心血管疾病与心理障碍

Cardiovascular disease and psychological disorder

主 编／ 杨 波 武汉大学人民医院
　　　　梁锦军 武汉大学人民医院
　　　　姚 维 随州市中心医院

副主编／ 谌晶晶 贵州医科大学附属医院
　　　　袁晓冉 中国医学科学院阜外医院
　　　　王大强 南阳医学高等专科学校第一附属医院
　　　　郭 璠 武汉市第五医院
　　　　杨幼生 安陆市普爱医院

参 编／ 周纪宁 武汉大学人民医院 　　 杨 媚 武汉大学人民医院
　　　　石少波 武汉大学人民医院 　　 梁 荻 湖北省第三人民医院
　　　　曲 川 武汉大学人民医院 　　 叶 勇 新疆生产建设兵团第五师医院
　　　　王 慧 武汉大学人民医院 　　 喻婷婷 宜昌市第一人民医院
　　　　秦 牧 上海交通大学附属胸科医院 　赵菲菲 武汉市第九医院
　　　　孙丽芳 武汉大学人民医院 　　 佘 进 钟祥市人民医院
　　　　万为国 武汉大学人民医院 　　 阮 兵 武汉市中心医院
　　　　张 翠 武汉大学人民医院 　　 谌莹莹 十堰市太和医院
　　　　孔 彬 武汉大学人民医院 　　 王 芳 临汾市人民医院
　　　　熊 君 武汉大学人民医院 　　 刘婷婷 武汉大学人民医院
　　　　徐 进 武汉大学人民医院 　　 周三凤 武汉大学人民医院
　　　　晏 涵 武汉大学人民医院 　　 冯 莹 武汉市第一医院

U0303397

华中科技大学出版社
http://www.hustp.com
中国·武汉

内 容 简 介

本书内容是各位编者在查阅既往大量临床及基础研究内容上进一步研究的结果。主要包括急性心肌梗死及抑郁模型的制作；研究 NMDA 受体、Sigma-1 受体、凋亡受体、I_{to} 等在心肌梗死后抑郁模型中的变化；结合影像学、电生理学及分子生物学技术进而观察心脏结构重构、电重构、神经重构及海马神经元形态学和分子生物学变化；应用经典抗抑郁药及传统中药进行干预，观察其在动物模型中的作用；观察药物及生物分子变化引起的大鼠行为学及心脏电活动的变化，进而阐明心血管疾病合并抑郁症患者发生心血管事件的具体分子机制。

本书可供广大心内科医师、从事心血管疾病与心理障碍相关研究的学者参考使用。

图书在版编目(CIP)数据

心血管疾病与心理障碍/杨波，梁锦军，姚维主编. —武汉：华中科技大学出版社，2018.9（2024.7重印）
ISBN 978-7-5680-4650-3

Ⅰ.①心… Ⅱ.①杨… ②梁… ③姚… Ⅲ.①心脏血管疾病-治疗 ②抑郁症-治疗
Ⅳ.①R540.5 ②R749.405

中国版本图书馆 CIP 数据核字(2018)第 245978 号

心血管疾病与心理障碍　　　　　　　　　　　　　　　杨　波　梁锦军　姚　维　主编
Xinxueguan Jibing yu Xinli Zhang'ai

策划编辑：居　颖
责任编辑：余　琼　毛晶晶
封面设计：杨玉凡
责任校对：刘　竣
责任监印：徐　露
出版发行：华中科技大学出版社(中国·武汉)　　电话：(027)81321913
　　　　　武汉市东湖新技术开发区华工科技园　　邮编：430223
录　　排：华中科技大学惠友文印中心
印　　刷：广东虎彩云印刷有限公司
开　　本：787mm×1092mm　1/16
印　　张：20.25
字　　数：468 千字
版　　次：2024 年 7 月第 1 版第 2 次印刷
定　　价：98.00 元

前言

    20世纪80年代,单纯的生物医学模式转变为多元的生物-心理-社会医学模式,人们开始关注心理健康,从身心医学的角度来研究疾病。随着经济的发展和社会压力的增加,精神障碍已成为世界的第四大疾病,具有发病率高、易反复和难治愈等特点。精神压力应激与心血管疾病关系密切,两者为相互影响的独立危险因素,精神疾病与心血管疾病均可严重威胁人类的身体健康。流行病学调查显示,20%～47%的心血管疾病患者都不同程度地伴有抑郁等精神心理障碍。抑郁症影响机体各组织器官的功能,在心血管系统方面表现出亚临床型左心室结构和功能的改变,包括左心室舒张功能下降和重量增加,以及心率变异性的降低和室性心律失常发生率的增加,并与抑郁的严重程度成正比,提示抑郁持续影响心功能,增加心血管疾病(特别是冠心病)的发生风险。在冠心病患者中,抑郁症的发病率增高,约为40%,是正常人群的5倍左右。同时抑郁患者心血管事件发生率亦增加,抑郁是冠心病患者猝死的独立危险因素之一。越来越多的心血管疾病患者合并存在心理问题,这两种疾病互为因果,相互影响,导致疾病恶化,两者的共病问题已成为我国严重的健康问题之一,应引起临床工作者的高度关注。然而心理疾病与心血管疾病之间的相互影响机制尚不清楚,因此探讨其发生机制,寻找合适的治疗策略显得尤为重要。

    心脑共病的发病机制目前已有普遍研究,其中重要机制主要是自主神经调控及体内激素水平变化。压力应激除激活下丘脑-垂体-肾上腺轴外,还会激活自主神经的交感神经支。交感神经的激活会使迷走神经张力减低,引起机体的免疫应答。此外NMDA受体、Sigma-1受体、凋亡蛋白、各种离子(钾、钙、钠)及各种通道蛋白在抑郁引起的各种心律失常中也扮演着重要作用。这些通路的改变在冠心病及精神疾病的共同发生过程中发挥很大作用。

    随着临床医学与基础医学的进步,交叉学科的快速发展,抑郁症合并心血管疾病防治也有了长足的进步。临床上常用的抗心梗后抑郁的药物SSRIs(选择性5-羟色胺再摄取抑制剂)不仅对于改善抑郁症状有效,还可降低冠心病患者的死亡率。研究发现SSRIs对冠心病合并抑郁症患者安全有效,其中氟西汀(百忧解)是SSRIs的代表药物,与三环类抗抑郁药物相比,其几乎没有心脏毒性和其他副作用。除此之外还有舍曲林,在临床应用广泛。除西药外，中药是我国的传统瑰宝，许多中药现已证明对临床的治疗有巨大的帮助作用。其中参松养心胶囊作为祖国医学的产物，已证明在治疗冠心病方面具有一定的疗效，是临床治疗冠心病的重要补充手段。

本书内容是各位编者在查阅既往大量临床及基础研究内容上进一步研究的结果。主要包括急性心肌梗死及抑郁模型制作；研究 NMDA 受体、Sigma-1 受体、凋亡受体、I_{to}、I_{Ca-L} 等在心肌梗死后抑郁模型中的变化；结合影像学、电生理学及分子生物学技术进而观察心脏结构重构、电重构、神经重构及海马神经元形态学和分子生物学变化；并应用经典抗抑郁药及传统中药进行干预，观察其在动物模型中的作用；观察药物及生物分子变化引起的大鼠行为学及心脏电活动的变化，进而阐明心血管疾病合并抑郁症患者发生心血管事件的具体分子机制，从而为临床药物研发提供新靶点，最终期望为广大临床患者带来福音。

百尺竿头，更进一步，本书编写的主要目的在于与广大心内科医师、从事心血管疾病与心理障碍相关研究的学者进行相互学习交流，从而促进交叉学科的进步。鉴于编者阅读范围及知识水平受限，如有不恰当之处，请广大读者提出批评，以便及时纠正！

编者

目录

第一篇 心血管疾病与心理障碍的基础研究

第二篇 心血管疾病与心理障碍的临床研究

第三篇 心血管疾病与心理障碍的研究进展

第一篇

心血管疾病与心理障碍的基础研究

XINXUEGUAN JIBING YU XINLIZHANG'AI DE JICHU YANJIU

第一章 N-甲基-D-天冬氨酸受体对心脏电生理和应激相关性心律失常的影响及机制研究

↓

引言

　　心脏电生理活动是心脏生理功能的基石,由窦房结发出的电信号通过有序的传导触发心脏机械活动,完成一次正常的心动周期。心脏电生理活动紊乱所导致的心律失常是心血管系统十分常见的疾病,既可发生于有心脏病的患者,也可发生于心脏结构正常的人群中。心律失常轻者无症状,重者致残、致死。据统计,我国的心房颤动(atrial fibrillation,AF)患病率为 0.77%,住院 AF 患者的脑卒中发生率为 24.8%;每年约有 90 万人发生恶性室性心律失常,有 54 万人发生心脏性猝死(sudden cardiac death,SCD)。既往心律失常抑制实验(CAST)证实,基于单纯离子通道干预靶点的抗心律失常药物,由于其致心律失常等不良反应,不能达到心律失常的治疗终点,逐渐被临床所淘汰。近来,由黄从新教授等提出从心电生物学角度,在心律失常发生的上游机制寻找靶点进行研究,为心律失常的研究提供了新的思路和方向。

　　N-甲基-D-天冬氨酸受体(NMDAR)是广泛分布于心脏中的谷氨酸离子型受体,有 NR1、NR2 和 NR3 三种亚基,主要位于心房肌、心室肌、传导系统、心脏内在神经纤维和神经节细胞,并与工作心肌细胞闰盘非常接近,受体能与多种配体结合,主要介导 Ca^{2+} 内流,从而发挥功能。研究发现 NMDAR 与心肌缺血再灌注、心肌梗死和心肌病诱发的心律失常和 SCD 密切相关,抑制 NMDAR 能够有效防治上述心律失常。然而 NMDAR 与心脏电生理的关系还未进行深入研究,其具体的机制还不清楚。

　　我们前期预研究也发现,在慢性应激模型大鼠的心脏中,NMDAR 表达上调,与其电生理改变密切相关。情绪或环境应激是心血管疾病的重要病因或诱因,研究也发现应激是房性和室性心律失常的重要危险因素,然而其具体分子机制却未阐明。为此,我们提出 NMDAR 可能在应激导致的心电生理改变中有关键作用的结论。

　　鉴于 NMDAR 的结构特点、功能特性,以及既往研究的结果,我们推测 NMDAR 可能是调节心电生理功能的重要位点,参与了心律失常的发生过程。为此,本研究通过抑制或激活 NDMAR,在离体和整体水平上,探讨其对心房和心室的电生理特性,以及对自主神经功能的影响。并采用慢性应激模型,探讨 NMDAR 与慢性应激相关的心律失常的关系及其具体机制。试图全面系统地探讨 NMDAR 与心脏电生理活动的关系,为心电生理研究提供新思路,并为心律失常的防治提供新靶点。

第一节　慢性激活 NMDAR 对心室肌电生理活动的影响及其机制

　　恶性室性心律失常(ventricular arrhythmia,VA)如室性心动过速(ventricular tachycardia,VT)和心室颤动(ventricular fibrillation,VF)是 SCD 的主要病因。我国每年约有 54 万人发生 SCD,发病率与年龄呈正相关,大于 35 岁的成年人每年 SCD 的发生率为 1/1000,器质性心脏病患者发生 SCD 的风险更高;然而,只有少于 5% 的院外心搏骤停患者得以幸存,SCD 严重危害了人们的生命健康,并给社会公共卫生带来了巨大的负担。尽管器械治疗和射频消融技术有长足发展,但是远未达到治疗室性心律失常的理想目标。既往 CAST 研究结果表明,心律失常发生的下游位点(离子通道)干预显著增加患者的死亡率,不能达到心律失常治疗的临床终点。上述研究结果均提示室性心律失常发生机制和心电生理活动的调控网络复杂,具体机制还不十分清楚,可能需要从更广阔的上游调控系统中寻找相关靶点。

NMDAR 在心室肌中丰富表达,介导 Ca^{2+} 内流,可能参与心室肌电生理活动。先前研究发现,缺血再灌注时心脏的 NMDAR 表达增加,抑制 NMDAR 活性能够显著抑制再灌注诱发的室性心律失常;心肌梗死(myocardial infarction,MI)后心脏对 NMDA 敏感,离体灌注 NMDA 能够诱发持续性 VT;给予 NMDAR 的抑制剂治疗一周,可显著降低心肌病模型大鼠发生 SCD 的风险。上述结果提示 NMDAR 参与了心室肌电生理活动,并与室性心律失常的发生发展密切相关。然而,其与心室肌电生理特性的关系还未进行细致的研究。为此,本部分通过慢性激活 NMDAR,研究在体和离体状态下心室肌电生理活动的变化,探讨相关分子机制,以期阐明 NMDAR 与心室肌电生理活动的具体关系。

一、材料与方法

1. 实验动物 清洁级的 Wistar 雄性大鼠 45 只,体重在 280～300 g,均购于湖北省疾病预防控制中心,均在温度、湿度恒定,且昼夜交替(12 h)的环境中饲养。在新环境中预饲养 3 天后,将动物随机均分为 3 组:对照组(CTL 组)、NMDA 组(N 组)和 NMDA＋MK-801 组(N＋M 组)。三组动物分别给予 0.9％的生理盐水(1 mL/kg)、NMDA(特异性 NMDAR 激动剂,3 mg/(mL·kg))和 NMDA＋MK-801(特异性 NMDAR 抑制剂,0.5 mg/(mL·kg)),均经腹腔持续注射 14 天。

2. 体表 ECG 记录 2 周的药物干预完成后,用戊巴比妥钠(40 mg/kg,Sigma 公司)经腹腔麻醉动物直到深麻醉。深麻醉经四肢疼痛反应消失证实。按体表 ECG Ⅱ 导联的标准连接电极于动物肢体皮下,进行记录,每只动物记录 15 min(PowerLab 系统,AD 公司)。测量和分析基础 ECG 参数:心率(HR),RR、PR、QT、QTc 和 TpTe 间期。QTc 的计算公式为 $QT/\sqrt{RR}$。

3. 超声心动图 同在深麻醉状态下,行超声心动图(Vevo770,Visual Sonics 公司)测量左心室的结构和收缩功能。经二尖瓣乳头肌水平,测量左心室二维长轴和短轴水平的运动图像。测量下列心功能参数:左心室舒张末期直径(LVEDD)、左心室收缩末期直径(LVESD)、左心室射血分数(LVEF)和短轴缩短率(FS)。每只动物取 3～5 个合格的图像进行测量,并取平均值用于最终分析。

4. 离体心脏准备 大鼠在深麻醉和肝素钠(400 U/只)抗凝 10 min 后,采用脱白法迅速处死,开胸分离心脏,按 Langerdorff 技术进行离体灌流。灌流压力为 70～90 cmH₂O,温度为 37 ℃。灌流液为 HEPES 缓冲液中的 Tyrode's 液:NaCl,135 mmol/L;KCl,5.4 mmol/L;CaCl₂,1.8 mmol/L;MgCl₂,1 mmol/L;Na₂HPO₄,0.3 mmol/L;HEPES,10 mmol/L;葡萄糖,10 mmol/L。用 NaOH 将 pH 校正为 7.4。每个心脏在进行下一步实验前先预灌流 20 min,让其恢复到稳定的状态。排除不能恢复

自主节律和发生不可逆性心肌缺血的心脏。

5. 程序起搏刺激　用自制的 Ag-AgCl 电极(直径:0.25 mm,宽度:0.5 mm)记录单向动作电位(monophasic action potential,MAP),将铂金电极(直径:0.25 mm,宽度:1 mm)置于右心室流出道作为刺激电极。均以 2 ms 的方波和 2 倍舒张期阈值进行起搏刺激,所有信号均由 PowerLab 系统经 0.3 Hz~1 kHz 放大和过滤。

6. 复极特性分析

(1) 动作电位时程(action potential duration,APD)和有效不应期(effective refractory period,ERP):运用经典的 S1S2 刺激模式测量左心室四个部位的 APD 和 ERP:左心室前壁基底部(left anterior base,LAB)、左心室后壁基底部(left posterior base,LPB)、左心室前壁心尖部(left anterior apices,LAA)和左心室后壁心尖部(left posterior apices,LPA)。S1S2 刺激模式:8 个 300 ms 周长的 S1 基础刺激,伴随一个周长连续减小的 S2 刺激。根据 Franz's 的标准分析 APD,包括 APD_{20}、APD_{50} 和 APD_{90}。将 APD 和 ERP 的变异系数(coefficient of variation,COV)定义为各自的空间离散度:SD/mean。以 ERP/APD_{90} 评价 APD 的组分。

(2) APD 交替(alternans,ALT)和每搏变异度(beat-to-beat variability,BVR):用动态刺激模式 S1S1 程序测量 ALT 和 BVR,评价左心室的复极频率适应性。S1S1 刺激模式:100 个 S1 刺激左心室前游离壁(left anterior free,LAF),每组刺激持续 15 s 以维持稳定状态,相邻两组刺激间隔 30 s 以消除起搏记忆,如果发生 VAs,则阻断 5~10 min 以维持心电恢复。APD 定义为连续的 APD_{90} 差值大于 5 ms 以上。用最后起搏程序时稳定状态下连续 31 个 APD 计算 BVR,包括短时程变异度(short-term variability,STV)和长时程变异度(long-term variability,LTV)。

$$STV = \sum |APD_{90(n+1)} - APD_{90(n)}| / (30 \times \sqrt{2})$$

$$LTV = \sum |APD_{90(n+1)} + APD_{90(n)} - 2APD_{90(mean)}| / (30 \times \sqrt{2})$$

(3) VAs 诱发率:用 S1S1 和 Burst 刺激程序测量 VAs 诱发率。Burst 刺激程序:给予 LAF 持续 2 s 的 50 Hz 的起搏刺激,若未诱发 VAs,则重复刺激 3 次。VAs 定义为大于 2 s 的连续快速或紊乱的室性电信号。根据临床标准将刺激诱发的 2~30 s 的 VAs 定义为非持续性 VAs,大于 30 s 的 VAs 定义为持续性 VAs。

7. Masson 染色　在电生理实验完成后,进行心脏称重,然后将心脏固定在 10% 的多聚甲醛中直至 Masson 染色。具体步骤如下。

(1) 石蜡切片脱蜡至水。

(2) 依次用自来水、蒸馏水洗片。

(3) 用 Weigert 苏木精液染核 5~10 min。

(4) 充分水洗。

(5) 蒸馏水洗。

(6) 使用 Masson 丽春红酸性复红液染色 5~10 min。

(7) 以 2% 的冰醋酸水溶液浸洗片刻。

(8) 以 1% 的磷钼酸水溶液分化 3~5 min。

(9) 苯胺蓝染色液染色 5 min。

(10) 以 0.2%冰醋酸水溶液浸洗片刻。

(11) 95%酒精(又称乙醇)、无水酒精脱水,二甲苯透明、中性树胶封固。

胶原纤维呈蓝色、心肌纤维呈红色、细胞核呈黑蓝色。用定量分析软件(Image Pro-Plus 6.0,IPP6.0)计算心肌纤维化分数:每张片子随机选取 5~10 个视野,计算蓝染组织占整张片子的百分比。

8. Western Blot 分析 动物在深麻醉后快速处死,取出心脏,分离左心室,经液氮冷冻后,储藏在-80 ℃冰箱中备用。Western Blot 分析的具体步骤如下。

(1) 蛋白提取:于-80 ℃取出所需样本,放入干冰中。每个 EP 管放入 3~4 颗钢珠,放入干冰中预冷。用眼科剪剪下所需样本放入对应的 EP 管,称重并记录每个样本的重量。裂解液中加入苯甲基磺酰氟(PMSF,要摇匀至无结晶才能与裂解液混合),混匀。加入相应量的裂解液到样品中,为防止温度过低使裂解液凝固冻住钢珠,加入裂解液后应迅速摇匀。匀浆器匀浆直至完全裂解。吸取澄清液体转移到新的 EP 管中继续离心。参数设置为 5 min,4 ℃,14000 r/min。准确吸取清液并定量,记录每个样本的裂解体积。注意:吸取澄清液体时注意切勿接触沉渣及上层白色漂浮物。

(2) 蛋白定量(BCA 法)

①准备工作液:按(200 μL partA+4 μL partB)/孔配制:所需 A 液的体积为(N+6)×400 μL+200 μL。B 液的体积为 A 液的 1/50。N 为被检测样品数目。A 液和 B 液混匀,低温放置备用。

②准备被检测样品:将提取的样品取出 4 μL 加入 116 μL 的双蒸水中震荡混匀。(组织样品稀释 30 倍,细胞样品稀释 15 倍)。

③准备标准品,按照以下表格,在 500 μL EP 管中,对标准品进行稀释(表 1-1)。

表 1-1 标准品的配制

编号	双蒸水的体积	标准蛋白的体积	标准蛋白的浓度
A	60 μL	60 μL 标准蛋白	1000 μg/mL
B	60 μL	60 μL A 液	500 μg/mL
C	60 μL	60 μL B 液	250 μg/mL
D	60 μL	60 μL C 液	125 μg/mL
E	60 μL	15 μL D 液	25 μg/mL
F	60 μL	0	0 μg/mL

④吸取稀释好的标准品或被测样品 25 μL 加入 96 孔板中,每份样品做 2 个复孔。加入 200 μL 的工作液。

⑤至 37 ℃温箱中孵育 30 min。

⑥取出 96 孔板冷却至室温,在 562 nm 处检测吸光度。

⑦根据结果加入相应量的 10×DTT、"水"和 4×Loading Buffer 将总蛋白校准到同一浓度。DTT 为终体积的 1/10,LB 为终体积的 1/4。"水"为与裂解液的配方中 RIPA 等体积的双蒸水。

(3) 蛋白变性:蛋白样品于 12000 r/min 瞬离,分装样品,72 ℃水浴 10 min(每 2~3

min 翻动一次），置于-80 ℃保存。

（4）SDS-PAGE 胶的制备

①下层分离胶的制备：根据待测的目的蛋白的相对分子质量，选择不同的凝胶浓度，因为 Kv4.2、Kv4.3、KChIP2、NMDAR1 和 GAPOH 的相对分子质量分别为 71、71、29、105、37kDa，故选用 10％和 15％的凝胶。

a.清洗厚薄玻璃板各一块，晾干。

b.对齐玻璃板放入夹中，卡紧，然后垂直卡在架子上。灌满双蒸水等待 10 min 看水位是否下降，如不漏液，将水倒出，用滤纸吸干，准备灌分离胶。

c.按要求配制适当浓度的分离胶。一块凝胶约需要 5 mL 的凝胶液。液面高度大概为 5 cm。不能太高也不能太低。

d.灌入凝胶液后，在其上慢慢加入一层乙醇。

e.待胶凝固后，倒出乙醇，吸干，准备灌浓缩凝胶液。

f.按要求配制浓缩胶，每块需要约 2 mL 的浓缩凝胶液，灌满后迅速从一边斜插入梳子。整个过程尽量赶出板内的气泡，等待凝固。

按表 1-2 配制不同浓度的分离胶，待下层胶凝固后，再进行上层浓缩胶的配制。

表 1-2 不同浓度的分离胶配制

各种组分名称	各种凝胶体积所对应的各种组分的取样量							
	5 mL	10 mL	15 mL	20 mL	25 mL	30 mL	40 mL	50 mL
6％ Gel								
H_2O	2.6	5.3	7.9	10.6	13.2	15.9	21.2	26.5
30％丙烯酰胺（Acrylamide）	1.0	2.0	3.0	4.0	5.0	6.0	8.0	10.0
1.5M Tris-HCl(pH 8.8)	1.3	2.5	3.8	5.4	6.3	7.5	10.0	12.5
10％十二烷基硫酸钠(SDS)	0.05	0.1	0.15	0.2	0.25	0.3	0.4	0.5
10％过硫酸铵	0.05	0.1	0.15	0.2	0.25	0.3	0.4	0.5
四甲基乙二胺（TEMED）	0.004	0.008	0.012	0.016	0.02	0.024	0.032	0.04
8％ Gel								
H_2O	2.3	4.6	6.9	9.3	11.5	13.9	18.5	23.2
30％Acrylamide	1.3	2.7	4.0	5.3	6.7	8.0	10.7	13.3
1.5M Tris-HCl(pH 8.8)	1.6	2.5	3.8	5.0	6.3	7.5	10.0	12.5
10％SDS	0.05	0.1	0.15	0.2	0.25	0.3	0.4	0.5
10％过硫酸铵	0.05	0.1	0.15	0.2	0.25	0.3	0.4	0.5

各种组分名称	各种凝胶体积所对应的各种组分的取样量							
	5 mL	10 mL	15 mL	20 mL	25 mL	30 mL	40 mL	50 mL
TEMED	0.003	0.006	0.009	0.012	0.015	0.018	0.024	0.03
10% Gel								
H_2O	1.9	4.0	5.9	7.9	9.9	11.9	15.9	19.8
30%Acrylamide	1.7	3.3	5.0	6.7	8.3	10.0	13.3	16.7
1.5M Tris-HCl(pH 8.8)	1.3	2.5	3.8	5.0	6.3	7.5	10.0	12.5
10%SDS	0.05	0.1	0.15	0.2	0.25	0.3	0.4	0.5
10%过硫酸铵	0.05	0.1	0.15	0.2	0.25	0.3	0.4	0.5
TEMED	0.002	0.004	0.006	0.008	0.01	0.012	0.016	0.02
12% Gel								
H_2O	1.6	3.3	4.9	6.6	8.2	9.9	13.2	16.5
30%Acrylamide	2.0	4.0	6.0	8.0	10.0	12.0	16.0	20.0
1.5M Tris-HCl(pH 8.8)	1.3	2.5	3.8	5.0	6.3	7.5	10.0	12.5
10%SDS	0.05	0.1	0.15	0.2	0.25	0.3	0.4	0.5
10%过硫酸铵	0.05	0.1	0.15	0.2	0.25	0.3	0.4	0.5
TEMED	0.002	0.004	0.006	0.008	0.01	0.012	0.016	0.02
15% Gel								
H_2O	1.1	2.3	3.4	4.6	5.7	6.9	9.2	11.5
30%Acrylamide	2.5	5.0	7.5	10.0	12.5	15.0	20.0	25.0
1.5M Tris-HCl(pH 8.8)	1.3	2.5	3.8	5.0	6.3	7.5	10.0	12.5
10%SDS	0.05	0.1	0.15	0.2	0.25	0.3	0.4	0.5
10%过硫酸铵	0.05	0.1	0.15	0.2	0.25	0.3	0.4	0.5
TEMED	0.002	0.004	0.006	0.008	0.01	0.012	0.016	0.02

②上层浓缩胶的配制:根据需要,按表1-3配制浓缩胶,并插好梳子。

表1-3 浓缩胶的配制

各种组分名称	各种凝胶体积所对应的各种组分的取样量							
	1 mL	2 mL	3 mL	4 mL	5 mL	6 mL	8 mL	10 mL
H_2O	0.68	1.4	2.1	2.7	3.4	4.1	5.5	6.8
30%Acrylamide	0.17	0.33	0.5	0.67	0.83	1.0	1.3	1.7

续表

各种组分名称	各种凝胶体积所对应的各种组分的取样量							
	1 mL	2 mL	3 mL	4 mL	5 mL	6 mL	8 mL	10 mL
1.0M Tris-HCl（pH 6.8）	0.13	0.25	0.38	0.5	0.63	0.75	1.0	1.25
10%SDS	0.01	0.02	0.03	0.04	0.05	0.06	0.08	0.1
10%过硫酸铵	0.01	0.02	0.03	0.04	0.05	0.06	0.08	0.1
TEMED	0.001	0.002	0.003	0.004	0.005	0.006	0.008	0.01

（5）上样及电泳

①上样：将配制好的凝胶板架在电泳槽中，加入电泳内液和电泳外液。每个电泳槽需 200 mL 电泳内液。电泳外液需要灌满电泳槽体积的 2/3。电泳内液需现配现用。每孔上样量为 25 μg 蛋白，点样完成后开始电泳。数据记录于表格。

②电泳：一般浓缩胶电压设为 80 V，时间设为 20 min，分离胶电压设为 120 V，时间设为 60 min，需要根据具体实验要求调整电压和时间。当染料到达胶底部时，停止电泳，进行下一步转膜。

（6）转膜

①按要求配制转膜液于 4 ℃预冷。

②按 8 cm×5.9 cm 裁剪好 PVDF 膜并在一角剪个缺口作为膜的左上角，使用前在甲醇中浸泡 15 s 后放入转膜液中备用。

③将夹板左右摊开，负极向右。黑色的一边为负极，白色为正极。两边各铺上 2 块海绵和 5 张滤纸（海绵和滤纸预先用转移缓冲液浸湿）。

④取出凝胶板中的凝胶，去除多余部分。用转膜液洗涤凝胶，将凝胶平铺在负极的滤纸上，赶走气泡，将 PVDF 膜覆盖其上，剪缺口的地方应与大 Marker 的一角对齐，赶走气泡后覆盖左边的滤纸及海绵（不能有气泡），夹上夹板。

⑤将夹板放入转膜槽中，转膜槽的负极（黑色面）应与夹板的负极（黑色面）放在一起，灌满转膜液以淹没凝胶。

⑥转膜槽接通电源，电压设为 250 V，电流设为 0.2 A。开始电泳转移，起始电压应大于 100 V，如果低于 100 V，可适当调高电流至所需电压，转移时间为 1.5 h。数据记录于表格。

⑦转移结束后，取出 PVDF 膜。

（7）膜上蛋白的检测：用丽春红染色工作液染色检测转膜是否成功。

①丽春红染色工作液：2%的丽春红储备液 1∶10 稀释（加 9 倍的双蒸水）。

②染色方法：将膜放入 TBST 洗一次，再置于丽春红染色工作液中，在室温下摇动染色 5 min，用大量的水洗膜直至水变清、无色蛋白条带清晰，PVDF 膜需用甲醇再活化后再用 TBST 洗涤，后进行封闭。

（8）膜的封闭及抗体孵育

①封闭：把蛋白膜放置到预先准备好的 TBST 中，洗去膜上的转膜液。蛋白膜放

入封闭液中,在摇床上缓慢摇动,室温封闭 1～4 h。

②一抗:根据说明书 Kv4.2 1∶1000、Kv4.3 1∶1000、KChIP2 1∶1000、NMDAR1 1∶1000、GAPDH 1∶1500 稀释抗体,利用封口机将薄膜封入杂交袋中,加上一抗,封口。尽可能不留空气。将杂交袋放入 4 ℃摇床中,过夜。

③二抗:将薄膜取出,用 TBST 洗涤 3 次,每次 5 min。回收一抗。将膜放入对应的加有二抗的二抗稀释液中,避光孵育 1 h。8 mL 二抗稀释液中加入 0.6 μL 的二抗。

(9) 显色(ECL 发光法)首先配制 ECL 发光液。取 ECL 发光液 A 和 B 等量混匀,加在膜的正面暗室避光 5 min。倒掉显色液,用纸小心吸取显色液,在膜上面覆盖一层平整的透明纸。在暗室中,打开红外灯,取出感光胶片做好标记,轻轻地放在膜上,显色 30～60 s,拿开胶片立即完全浸入显影液中 1～2 min,再放入定影液中 1 min,离开暗室观察结果。根据条带强弱,再次感光以达到理想结果。

9. 统计分析 所有数据均用 SPSS 17.0 软件分析,连续变量用平均数±标准差或中位数表示,组间比较采用独立样本 t 检验;计数资料用百分数描述,两组间比较采用 χ^2 检验;将 $P \leqslant 0.05$ 定义为差异有统计学意义。

二、结果

1. 体重和超声心动图结果 为研究 NMDAR 慢性激活是否影响心脏结构和功能,在给药两周后,我们比较了动物心脏重量和左心室功能。结果显示,CTL 组、N 组和 N＋M 组动物的体重(body weight,BW)、心脏重量(heart weight,HW)和 HW/BW 均相近,差异无统计学意义($P>0.05$),见表 1-4。超声心动图显示,左心室大小(LVEDD 和 LVESD)和运动功能(LVEF 和 FS)在三组间也相近,差异也无统计学意义($P>0.05$),见表 1-4。

表 1-4 各组大鼠体重和心功能的比较

参数	CTL 组($n=10$)	N＋M 组($n=10$)	N 组($n=10$)
BW/g	362±8	358±10	363±7
HW/g	1.27±0.03	1.26±0.04	1.30±0.03
HW/BW/(g/kg)	3.51±0.04	3.64±0.14	3.56±0.04
LVEDD/mm	4.31±0.67	4.45±0.33	4.67±0.29
LVESD/mm	1.12±0.25	1.23±0.52	1.33±0.30
LVEF/(%)	76.25±2.12	72.35±1.45	75.64±2.35
FS/(%)	45.26±2.45	46.12±2.20	42.32±3.25

注:BW,body weight,体重;HW,heart weight,心脏重量;LVEDD,left ventricular end-diastolic dimension,左心室舒张末期直径;LVESD,left ventricular end-systolic dimension,左心室收缩末期直径;LVEF,left ventricular ejection fraction,左心室射血分数;FS,fractional shortening,短轴缩短率。

2. 体表 ECG 结果 在麻醉状态下,体表 Ⅱ 导联 ECG 记录显示,N 组有 3 只动物发生了室性期前收缩(premature ventricular contraction,PVC),而 CTL 组和 N＋M 组均无 PVC 发生。与 CTL 组相比,N 组动物的 HR 较快((398±9)次/分 vs(361±11)次/分,$P<0.05$)、RR 间期较短((152±3) ms vs (167±5) ms,$P<0.05$)、QT 间期延

长((62±1) ms vs (49±2) ms,$P<0.01$)、QTc 间期延长((36±2) ms vs (25±2) ms,$P<0.01$)、TpTe 间期也延长((35±3) ms vs (24±2) ms,$P<0.01$),而 PR 间期无明显改变((45±2) ms vs (48±2) ms,$P>0.05$),见图 1-1。与 CTL 组相比,N+M 组动物 ECG 未出现明显改变,上述参数在两组之间的差异均无显著的统计学意义($P>0.05$),见图 1-1。

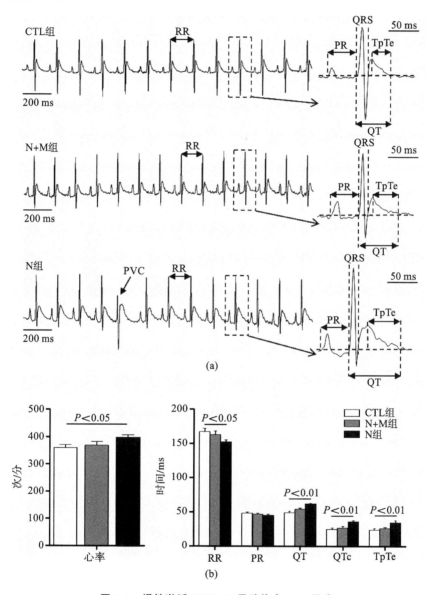

图 1-1　慢性激活 NMDAR 导致体表 ECG 异常

注:(a)三组动物典型的 ECG(II 导联)图形,N 组大鼠发生了室性期前收缩;(b)与 CTL 组相比,N 组大鼠的心率较快,RR 间期较短,QT、QTc 和 TpTe 间期延长。P 值为 N 组与 CTL 组相比。

3. 复极特性比较　在离体状态下,我们测量了左心室复极特性,与在体记录的 ECG 结果相一致,N 组动物的复极时程和形态均有显著变化。与 CTL 组相比,N 组的

APD 显著延长：APD_{20}（(19.27 ± 1.46) ms vs (15.57 ± 1.92) ms，$P<0.05$）、APD_{50}（(62.64 ± 2.53) ms vs (50.57 ± 2.30) ms，$P<0.01$）和 APD_{90}（(93.14 ± 2.82) ms vs (77.68 ± 3.75) ms，$P<0.05$），见图 1-2；而 N＋M 组的 APD 无显著改变，APD_{20}、APD_{50} 和 APD_{90} 分别为(16.67 ± 1.65) ms、(53.20 ± 1.99) ms 和(79.39 ± 1.09) ms。

N 组左心室 ERP 与 CTL 组相近（(45.5 ± 1.6) ms vs (48.6 ± 2.4) ms），差异无统计学意义（$P=0.14$），而 ERP/APD_{90} 显著减小（(48.1 ± 1.0)% vs (61.7 ± 2.2)%），差异有统计学意义（$P<0.01$）。N 组左心室复极离散度均显著大于 CTL 组，包括 COV_{APD}（(10.6 ± 0.9)% vs (3.2 ± 0.8)%）、COV_{ERP}（(22.1 ± 2.6)% vs (3.7 ± 0.3)%）和 $COV_{ERP/APD}$（(12.6 ± 1.4)% vs (5.2 ± 0.3)%），差异均有统计学意义（$P<0.01$）。而 N＋M 组的左心室复极离散度未显著改变，COV_{APD}、COV_{ERP} 和 $COV_{ERP/APD}$ 分别为(4.7 ± 0.2)%、(7.2 ± 0.5)% 和(5.5 ± 0.4)%，与 CTL 组相比，差异无统计学意义（$P>0.05$），见图 1-2。

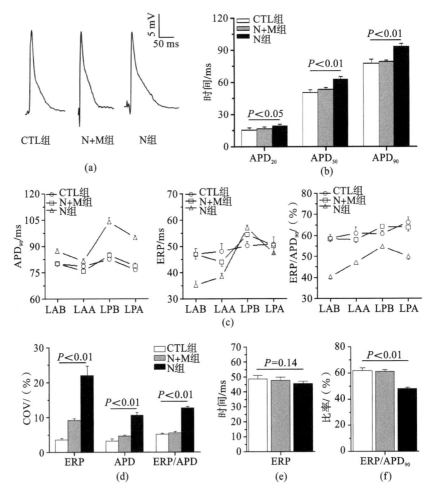

图 1-2　慢性激活 NMDAR 导致 APD 波形异常

注：(a)和(b)，与 CTL 相比，N 组的 APD 延长；(c)和(d)，APD_{90}、ERP 和 ERP/APD_{90} 的空间离散度增大；(e)ERP 无明显变化；(f)ERP/APD_{90}减小。P 值为 N 组与 CTL 组比较。

4. ALT 和 BVR　在 S1S1 刺激模式下,三组动物均发生了 ALT。N 组发生 ALT 的起搏周长显著大于 CTL 组(中位数:110 ms vs 90 ms,$P<0.01$);而 N+M 组发生 ALT 的周长为 100 ms,见图 1-3。N 组的 BVR 显著大于 CTL 组:STV((9.43 ± 0.92) ms vs (2.41 ± 0.20) ms,$P<0.01$)和 LTV((5.24 ± 0.51) ms vs (1.15 ± 0.10) ms,$P<0.01$),见图 1-3。

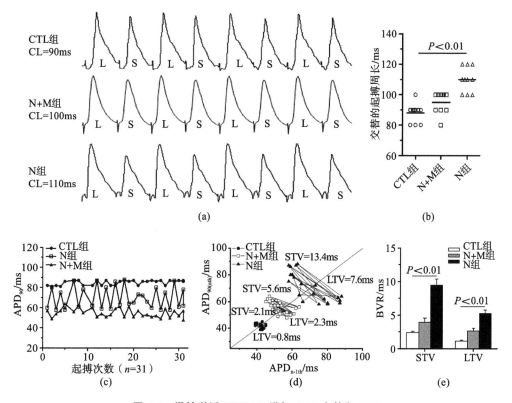

图 1-3　慢性激活 NMDAR 增加 APD 交替和 BVR

注:(a)各组 S_1S_1 起搏模式下典型的 APD 交替图形;(b)与 CTL 组相比,N 组 APD 交替的起搏周长显著延长;(c)起搏结束前,各组典型的 31 个 APD_{90} 动态变化;(d)和(e),与 CTL 组相比,N 的 BVR 显著增大,包括 STV 和 LTV。P 值为 N 组与 CTL 组比较。

5. VAs 易感性　在 S1S1 和 Burst 刺激模式下,N 组的 VAs 易感性均显著高于 CTL 组。S1S1 动态刺激下,N 组 90% 的动物可以诱发 VAs,而 CTL 组的诱发率只有 10%,N+M 组的诱发率为 30%,差异有统计学意义($P<0.01$)。Burst 超速刺激下,N 组 VAs 诱发率为 100%,CTL 组为 20%,N+M 组为 40%,差异也有统计学意义($P<0.01$)。持续性 VAs 诱发率在 N 组、N+M 组和 CTL 组分别为 80%、20% 和 0,差异有统计学意义($P<0.01$),见图 1-4。

6. 心肌纤维化和通道蛋白表达　Masson 染色显示,NMDA 给药 2 周后,左心室心肌出现了轻度的纤维化。N 组的纤维化指数显著高于 CTL 组((3.63 ± 0.17)% vs (1.53 ± 0.16)%,$P<0.01$),而 N+M 组未发现明显的纤维化,见图 1-5。

Western Blot 检测显示,N 组的复极相关钾通道蛋白下调,包括 Kv4.2、Kv4.3、KChIP2、Kv11.1,而 Cav1.2 和 NMDAR1 无明显改变,见图 1-6 和图 1-7。

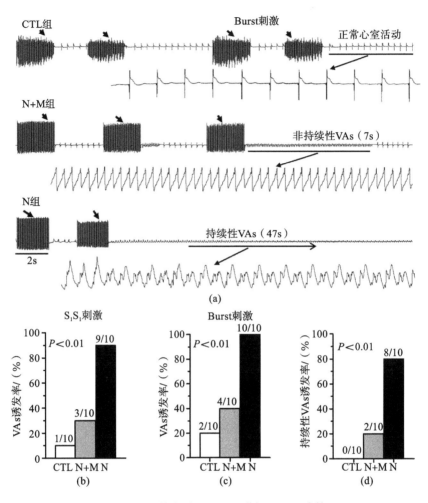

(a)

(b)　　　　　(c)　　　　　(d)

图 1-4　慢性激活 NMDAR 增加 VAs 易感性

注：(a)各组 Burst 刺激诱发的典型图形；(b)、(c)、(d)，与 CTL 组相比，N 组的 VAs 诱发率显著增加。P 值为 N 组与 CTL 组比较。

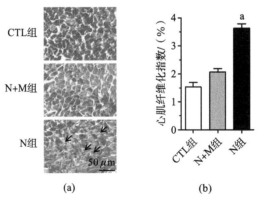

(a)　　　　　　　(b)

图 1-5　慢性激活 NMDAR 导致心肌轻度纤维化

注：箭头代表心肌纤维染色阳性区；(b)为 N 组与 CTL 组比较 P＜0.01。

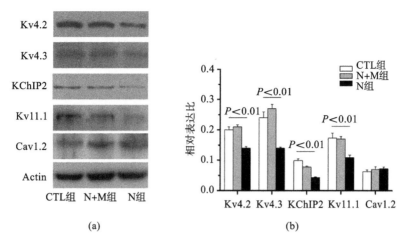

(a)　　　　　　　　　　(b)

图 1-6　慢性激活 NMDAR 下调左心室复极相关钾通道蛋白

注:*P* 值为 N 组与 CTL 组比较。

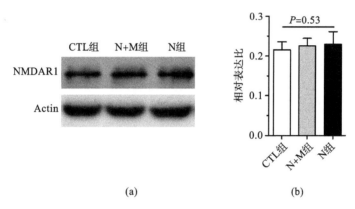

(a)　　　　　　　　　　(b)

图 1-7　左心室 NMDAR 的表达

注:*P* 值为 N 组与 CTL 组比较。

三、讨论

　　NMDAR 具有受体和离子通道的双重特性,既往研究主要集中在中枢神经系统。近年来,研究者发现 NDMAR 也丰富地表达于心脏各部位,并且参与了心律失常的发生过程。因此,我们假设 NMDAR 可能是心脏电生理活动的重要调控分子。与此假设一致的是,本研究发现慢性激活 NMDAR 2 周后,心室复极时程延长,复极的空间和时间离散度显著增加,导致心脏电生理活动不稳定,使 VAs 的易感性显著增加。在机制上,上述心脏电生理活动的变化主要与复极相关钾通道蛋白下调、心肌纤维化相关。

　　1. NMDAR 与心室复极特性　　NMDAR 对 Ca^{2+} 具有高度的通透性,Cao 等证实用 10^{-5} mol 的 NMDA 培养新生大鼠心肌细胞会导致细胞内的 Ca^{2+} 浓度呈可逆性增加,将浓度提高到 10^{-4} mol,则会引起钙超载。Ca^{2+} 是心脏电生理活动的重要离子,具有调节心肌兴奋性的功能。慢性激活 NMDAR 使心肌细胞内 Ca^{2+} 增加,将使心肌的可兴奋性增加。本研究发现,N 组动物的 HR 增加 11%,提示 NMDAR 的激活显著增加心脏的可兴奋性。

此外,体表 ECG 显示,慢性激活 NMDAR 后动物的 QT 间期、QTc 间期、TpTe 间期和 APD 均显著延长,表明心室复极时程明显延长。在离体状态下,我们检测了左心室四个代表部位的复极特性,综合分析发现,NMDAR 的慢性激活使心室复极离散度显著增加。TpTe 间期反映心肌跨壁复极离散度,也提示心室内外膜的空间复极差异。本研究中,我们进一步评价了复极动态特性和电生理活动的稳定性。在生理状态下,APD 的动态变化与 HR 相适应,称为复极储备;HR 增加时,APD 缩短;HR 降低时,APD 延长。在缺血等情况下,APD 的每搏变异度显著增加,与心率变化不匹配,复极储备下降,将会导致心脏电生理活动不稳定,形成功能性传导阻滞。ALT 是指连续相邻的 APD 差异明显增加;如果空间上发生不协调的 ALT,将会导致折返发生。本研究中,NMDAR 的慢性激活降低心室复极储备和 ALT 阈值,提示心室复极的频率适应性和稳定性下降。

为了进一步探讨相关分子机制,我们检测了形成复极电流(包括 I_{to}、$I_{ca,L}$ 和 I_{kr})的复极相关钾通道蛋白。结果显示 NMDAR 慢性激活使 Kv4.2、Kv4.3、KChIP2 和 Kv11.1 蛋白下调。Kv4.2 和 Kv4.3 是形成 $I_{to,f}$ 电流的亚基蛋白,而 KChIP2 作为 β 亚基,主要调节 I_{to} 相关蛋白的转运和定位。$I_{to,f}$ 相关蛋白作为大鼠心室肌 I_{to} 通道蛋白最主要的组成部分,是心室复极活动中的关键通道,与复极时程和动态变化密切相关。$I_{to,f}$ 下降将显著延长 APD 和 QT 间期,增加复极离散度,促进 ALT。而 Kv11.1 构成快速激活外向整流性电流 I_{kr},I_{kr} 是调节心室复极动态适应性的关键电流,I_{kr} 下降会导致心室复极储备下降。

2. NMDAR 和 VAs   Lu 等报道 NMDA 灌流诱发缺血再灌注相关 VAs;D'Amico 等发现 NMDAR 抑制剂(MK-801、氯胺酮和美金刚)可降低缺血再灌注相关 VAs 的发生率,以及显著减少心肌病大鼠发生 SCD 的风险。然而,未有研究探讨慢性激活 NMDAR 与 VAs 易感性的关系。

本研究中,在麻醉状态下,N 组大鼠出现了 PVC。深入研究发现,在离体状态下,S1S1 和 Burst 两种刺激模式下,N 组大鼠的 VAs 易感性显著升高。我们的结果提示,慢性激活 NMDAR 为 VAs 的发生提供了基础,使 VAs 风险增加。

复极不稳定可能是 NMDAR 增加 VAs 发生的重要机制。因为复极的时空离散度会导致复极顺序紊乱,从而引起传导阻滞和折返,最终增加心律失常的易感性。另外,复极的频率适应性下降也会引起折返性心律失常的发生。而且,NMDAR 激活导致心肌细胞 Ca^{2+} 大量内流,会使钙超载和运作紊乱,增加触发活动和心律失常的概率。

除了上述电重构改变外,心肌纤维化也是一个重要机制。心肌纤维化通过多种机制促使心律失常发生。纤维化损害心肌细胞电耦联,导致电传导不均一和不对称,从而减慢电传导,增加碎裂波和转子的组织易感性,是单向传导阻滞和折返性心律失常发生的重要机制。而 NMDAR 导致心肌纤维化的机制也可能与钙超载有关,因为大量 Ca^{2+} 内流时,会导致线粒体功能损害,诱发细胞凋亡。既往研究表明,用 NMDA 培养心肌细胞,会激活凋亡通路,促使心肌细胞凋亡。

四、结论

慢性激活 NMDAR 使 Kv4.2、Kv4.3、KChIP2 和 Kv11.1 蛋白下调,心室肌轻度纤维化,导致心室复极时程延长,电生理活动不稳定,最终使 VAs 易感性显著增加。

第二节　慢性激活 NMDAR 对心率变异性和房性心律失常的影响

在大鼠、猴子和人类心脏中,NMDAR 不仅表达于心室肌,在心房肌和心脏内在神经上也有丰富的分布,如神经末梢和神经节。NMDAR 与心脏自主神经功能的关系密切,研究发现,激活杏仁核和延髓头端腹外侧区的 NMDAR 显著增加内脏和腰椎交感神经的输出;在心脏交感神经增生的模型中,心脏 NMDAR 表达上调,激活 NMDAR 能够诱发 VT 和 VF。然而,NMDAR 与心率变异性(heart rate variability,HRV)的关系还不清楚。HRV 受支配窦房结的自主神经调控。HRV 作为非侵入性电生理指标,能够较准确地反映心脏自主神经功能,并能预测心律失常和 SCD 的发生。

另外,NMDAR 与心房肌电生理活动的关系也未见报道,NMDAR 在心房肌的表达较心室肌丰富,心房表面分布有许多自主神经和心脏内在神经纤维,心房肌电生理活动更易受到自主神经的影响,结合上节内容,强烈提示慢性激活 NMDAR 可能会导致心房电重构,增加 AF 的易感性。为此,本部分进一步探讨 NMDAR 的慢性激活与 HRV 和心房肌电生理活动的关系,以期全面理解 NMDAR 与心电生理功能的关系。

一、材料与方法

1. 实验动物　清洁级的 Wistar 大鼠 45 只,体重在 280～300 g,均购于湖北省疾病预防控制中心,均在温度、湿度恒定,且昼夜交替(12 h)的环境中饲养。在新环境中预饲养 3 天后,将动物随机均分为 3 组:对照组(CTL 组)、NMDA 组(N 组)和 NMDA＋MK-801 组(N＋M 组)。三组动物分别给予 0.9％的生理盐水(1 mL/kg)、NMDA(特异性 NMDAR 激动剂,3 mg/(mL·kg))和 NMDA＋MK-801(特异性 NMDAR 抑制剂,0.5 mg/(mL·kg)),均经腹腔持续注射 14 天。

2. 遥测心电图和 HRV 分析　大鼠经 1％的水合氯醛(0.3 mL/kg,Sigma 公司)深麻醉(深麻醉经四肢疼痛反应消失证实)后,置于 37 ℃恒温加热板固定四肢。在下腹部右侧钝性分离皮下组织,形成囊袋,将植入子(型号 EA-F40,DSI 公司)体部置入囊袋,再将阳性和阴性电极按体表 Ⅱ 导联的标准位置分别固定在右侧肩部和左侧腹股沟皮下。接收器(RMC-1)置入每只动物笼下,并与数据采集体系(Dataquest A. R. T,DSI 公司)连接,增益为 1000 倍,滤波范围为 0.05 Hz～1 kHz,信号采集频率为 1000 Hz。为排除手术、外伤的干扰,在置入的 3 天后开始记录,每只大鼠连续记录 24 h。

将记录数据经数模转换后于 LabChart 7.0 软件(AD 公司)上进行离线分析。选取无运动干扰和心律失常的 ECG 节段,10 min 为一段,采用时域和频域法对 HRV 进行分析。

(1)时域法:计算窦性 RR 间期的标准差(standard deviation of normal-normal intervals,SDNN)、全部相邻 RR 间期差值的均方根(square root of the mean squared differences of successive RR intervals，RMSSD)。

(2) 频域法：将数据进行快速傅里叶转化(Welch's 周期图：256 点，50％重复，Hamming 窗口)，分析低频(low frequency，LF，0.04～0.6 Hz)和高频(high frequency，HF，0.6～2.4 Hz)，计算 LF/HF。

3. 分离心脏 大鼠在深麻醉和肝素钠(400 U/只)充分抗凝 10 min 后，迅速处死，开胸分离心脏，按 Langerdorff 技术进行离体灌流。灌流压力为 70～90 cmH$_2$O，温度为 37 ℃。灌流液为 HEPES 缓冲的 Tyrode's 液：NaCl，135 mmol/L；KCl，5.4 mmol/L；CaCl$_2$，1.8 mmol/L；MgCl$_2$，1 mmol/L；Na$_2$HPO$_4$，0.3 mmol/L；HEPES，10 mmol/L；葡萄糖，10 mmol/L。用 NaOH 将 pH 校正为 7.4。每只心脏在进行下一步实验前先预灌流 20 min，让其恢复到稳定的状态。排除不能恢复自主节律和发生不可逆性心肌缺血的心脏。

4. 心房电生理活动记录 将自制的 Ag-AgCl 电极(直径：0.25 mm，宽度：0.5 mm)置于左心房，记录 MAP；将铂金电极(直径：0.25 mm，宽度：1 mm)置于右心耳作为刺激电极。均以 2 ms 的方波和 2 倍舒张期阈值进行起搏刺激，所有信号均由 PowerLab 系统经 0.3 Hz～1 kHz 放大和过滤。

(1) 程控刺激：在基线水平记录 10 min 后，行程控刺激，以 8 个稳定周长(300 ms) S1 刺激，附加一个额外期前刺激(S2)，S2 的周长从 100 ms 开始以 1 ms 反扫，直至心律失常或 ERP。测量每个 S2 下的激动潜伏时程(activation latency，AL)，AL 定义为 S2 与随后 MAP 的最大 dV/dt 处的间期。

(2) Burst 刺激：以 50 Hz 持续刺激 2 s，总共刺激 3 次，如果 AF 未诱发，则重复 3 次。AF 定义为大于 2 s 的连续紊乱的心房电生理活动，伴有不规则的心室电生理活动。用 Spike-2 软件对 AF 的特征进行频谱分析，包括主波频率(dominant frequency，DF)和规则指数(regularity index，RI)。

5. 免疫组化

(1) 固定心肌标本：做大鼠胸前正中切口，取出心脏，将心脏置于 4％多聚甲醛溶液中固定。

(2) 石蜡包埋：固定的心脏于系列浓度乙醇中脱水，浸蜡、石蜡包埋以备用。

(3) 常规脱蜡。

(4) 以蒸馏水冲洗，磷酸盐缓冲液(PBS)浸泡 5 min。

(5) 高压抗原修复。

(6) 3％去离子水，孵育 10 min，以消除内源性过氧化物酶活性。

(7) 滴加正常山羊血清工作液，室温孵育 15 min。

(8) 滴加适当比例稀释的一抗，37 ℃孵育 3 h。

(9) PBS 冲洗 3 min，共 3 次。

(10) 滴加荧光素标记的兔抗鼠 IgG 试剂，37 ℃孵育 15 min。

(11) PBS 冲洗 3 min，共 3 次。

(12) 荧光显微镜下观察，拍照。

切片置于 Olympus BX51 显微系统，先于 10 倍物镜下观察挑选，然后在 40 倍物镜下放大,利用 IPP 6.0(Media Cybernetics 公司)图像分析系统进行拍摄,保存图像文件并编号。将编号的图像文件以 IPP 6.0 软件进行最佳平衡、图像增强等处理后,进行图像分割操作,在 HIS 模式下将图像中阳性的免疫组织和阴性的绿染组织以及黑色的背景分隔开,计算免疫组织占总组织视野的百分比,以 Area(%)表示。

6. 天狼星红染色　在电生理实验完成后,将心脏置于 PBS 中清洗,分离、修剪心房组织,然后置入 4% 的多聚甲醛中处理 24 h,以进行天狼星红染色(PSR),分析心房胶原纤维的含量。

具体步骤如下。

(1)试剂配制

①天狼星红-饱和苦味酸液:0.5% 天狼星红 10 mL,饱和苦味酸液 90 mL。

②天青石蓝液:天青石蓝 B 1.25 g,铁明矾 1.25 g,蒸馏水 250 mL。溶解煮沸、待冷却过滤,加入甘油 30 mL,然后再加入浓盐酸 0.5 mL。

(2)染色步骤

①中性甲醛液固定组织,石蜡切片,常规脱蜡至水。

②天青石蓝液染 5~10 min。

③蒸馏水洗 3 次。

④天狼星红-饱和苦味酸液浓染 15~30 min。

⑤无水乙醇直接分化与脱水。

⑥二甲苯透明,中性树胶封固。

与免疫组化相同步骤选择切片,于普通光镜下观察,胶原纤维呈红色,细胞核呈绿色,其他成分呈黄色。用 IPP 6.0 软件进行最佳平衡、图像增强等处理后,对胶原纤维的面积进行定量分析,计算胶原纤维百分比(红色像素/心肌纤维总面积),以 Area(%)表示。

7. Western Blot 检测　同上节的 Western Blot 检测步骤,检测心房肌的 Cx40、MMP9、NMDAR1 和 β 肌动蛋白的表达量。

8. 统计学分析　所有数据均用 SPSS 17.0 软件分析,连续变量用均数±标准差或中位数表示,组间比较采用独立样本 t 检验;计数资料用百分数描述,两组间比较采用 χ^2 检验;将 $P \leqslant 0.05$ 定义为差异有统计学意义。

二、结果

1. 慢性激活 NMDAR 减低 HRV　给药前,基础状态下各组动物的 HRV 参数相近,差异无统计学意义($P > 0.05$)。与对照组相比,2 周的 NMDA 给药导致心脏自主神经功能紊乱,使 HRV 显著减低,主要表现为交感神经节律增加和副交感神经节律降低。以连续 10 min 的 RR 间期构成的散点图显示,N 组的 RR 间期离散度明显小于 CTL 组;定量的时域分析显示,与 CTL 组相比,N 组的 SDNN 较小((5.06±0.20) ms vs (8.05±0.88) ms,$P < 0.01$),RMSSD 也较小,((2.13±0.31) ms vs (5.12±0.71) ms,$P < 0.01$),见图1-8。

频域分析结果显示,与 CTL 组相比,N 组的 LF 显著增大((77.47±0.48) n. u. vs

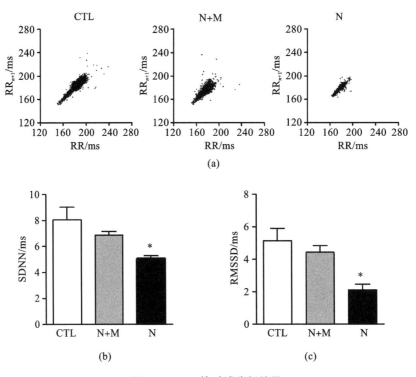

图 1-8　HRV 的时域分析结果

　　注：(a)三组典型的 10 min RR 的逐波变异的图形；(b)和(c)，与 CTL 组相比，N 组的 HRV 下降，包括 SDNN 和 RMSSD 均显著减小。* P＜0.01 为与 CTL 组比较。

(53.04±1.63) n. u,P＜0.01),HF 显著减小((20.71±0.51) n. u vs (46.48±1.61) n. u,P＜0.01),LF/HF 显著增加((3.82±0.10) vs (1.22 ±0.07),P＜0.01),见图 1-9。与 CTL 组相比,N＋M 组的上述 HRV 指标未有显著改变,差异无统计学意义(P＞0.05)。

　　2. AF 易感性分析　在 S1S2 程控刺激下,N 组心房的 AL 显著长于 CTL 组,在最末刺激周长下的 AL 显著延长((64.6±5.3) ms vs (22.8±2.4) ms,P＜0.01);在该刺激模式下,N 组更容易诱发 AF,而 CTL 组未有 AF 发生;此外,N 组心房的 ERP 显著小于 CTL 组((22.0±1.9) ms vs (32.6±1.8) ms,P＜0.01),见图 1-10。

　　Burst 刺激模式下,N 组大鼠均可诱发 AF,而 CTL 组无 AF 诱发(100％ vs 0％,P＜0.01)。虽然,N＋M 组的 AF 诱发率为 50％,但是 AF 的持续时间显著短于 N 组((4.38±0.95) s vs (81.56±21.66) s,P＜0.001)。频谱分析显示,与 N＋M 组诱发的 AF 相比,N 组的 AF 呈快速、相对不规则的心房电生理活动,中位数 DF 较大((25.88) Hz vs (15.62) Hz,P＜0.01),中位数 RI 较小(0.53 vs 0.91,P＜0.01),见图 1-11。

　　3. PSR 染色　先前研究显示,2 周的 NMDAR 激活导致心室肌轻度纤维化,因此本部分探讨心房肌是否有与心室肌同样的反应。PSR 染色显示,2 周的 NMDAR 慢性激活同样能够引起心房肌纤维化,N 组的心肌纤维化程度显著高于 CTL 组((9.08±1.03)％ vs (3.64±0.43)％,P＜0.001),见图 1-12。

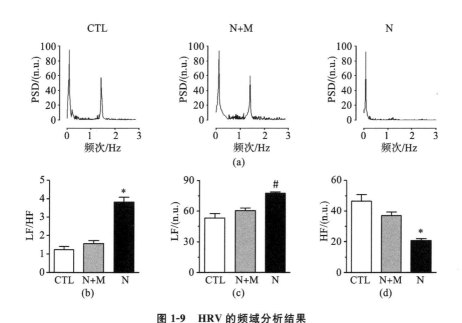

图 1-9　HRV 的频域分析结果

注：(a)三组典型的频域结构图形；(b)、(c)、(d)，与 CTL 组相比，N 组的 LF/HF 和 LF 增大，而 HF 减小。n. u.，normalized units，标准化单位；Hz，hertz，赫兹；与 CTL 组比较，* $P<0.01$ 和 # $P<0.05$。

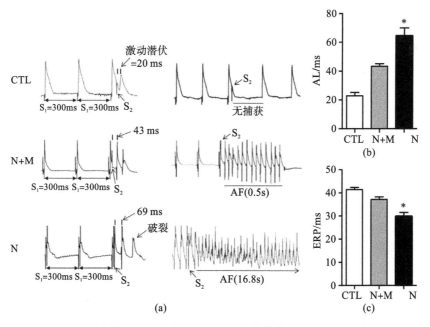

图 1-10　S1S2 刺激模式下的心房电图(EG)、激动潜伏(AL)和有效不应期(ERP)

注：(a)各组在 S1S2 刺激模式下的典型心房 EG 和 AF 图形；(b)和(c)，与 CTL 组比较，N 组的 AL 显著增加，而 ERP 减小。* $P<0.01$ 为与 CTL 组比较。

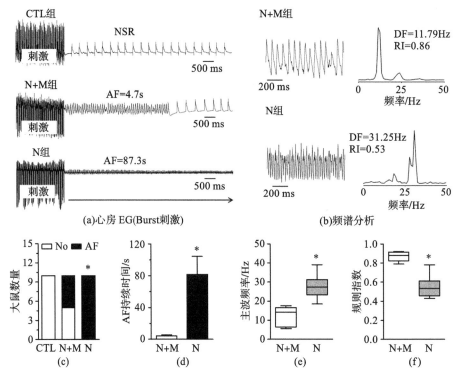

(a)心房 EG(Burst刺激)   (b)频谱分析

图1-11 Burst 刺激下的 AF 易感性

注:(a)各组 Burst 刺激下的典型心房电图(EG)图形;(c)AF 诱发率的比较;(d)N 组的 AF 持续时间显著长于 N+M 组;(b)、(e)、(f)AF 的频谱分析,与 N+M 组比较,N 组 AF 的主波频率(DF)较大,而规则指数(RI)较小。$^*P < 0.01$ 和 $^\#P < 0.05$ 为与 CTL 组比较。

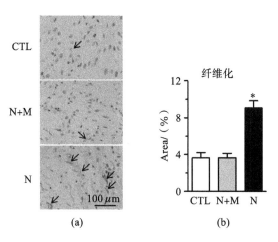

(a)   (b)

图1-12 心房肌纤维化

注:(a)心房肌 PRS 染色图片;(b)与 CTL 组相比,N 组心房肌纤维化水平显著增加。箭头代表阳性染色区;$^*P < 0.01$ 为与 CTL 组比较。

4. 免疫组化和蛋白检测结果　　为了进一步探讨心房电生理活动改变是否与心房肌细胞间缝隙连接蛋白下调有关,我们通过免疫组化发现,N 组心房肌的 Cx40 阳性染色较淡,面积百分比显著小于 CTL 组((3.50±0.32)% vs (8.60±0.54)%,$P<$ 0.001);Western Blot 检测也显示 N 组的 Cx40 显著下调,显著低于 CTL 组((0.96± 0.15) vs (1.86±0.21)%,$P<$0.001);同时,N 组的 MMP9 表达上调,显著高于 CTL 组((1.06±0.17) vs (0.67±0.14),$P<$0.001),而两组的 NMDAR1 表达之间差异无统计学意义((0.73±0.06) vs (0.78±0.02),$P=$0.28),见图 1-13 和图 1-14。

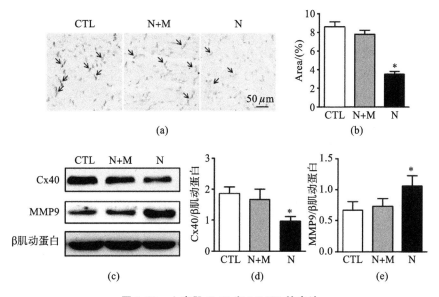

图 1-13　心房肌 Cx40 和 MMP9 的表达

注:(a)心房肌 Cx40 的免疫组化图;(b)与 CTL 组相比,N 组心房肌 Cx40 的表达面积百分比较少;(c)心房肌 Cx40 和 MMP9 的 Western Blot 图;(d)与 CTL 组相比,N 组心房肌的 Cx40 表达下调;(e)与 CTL 组相比,N 组心房肌的 MMP9 表达上调。箭头代表阳性染色区;* $P<$0.01 为与 CTL 组比较。

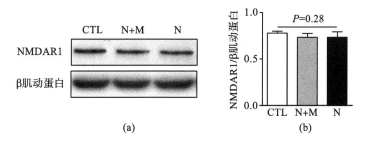

图 1-14　心房肌 NMDAR1 的表达

注:(a)心房肌 NMDAR1 的 Western Blot 图;(b)与 CTL 组相比,N 组心房肌 NMDAR1 的表达量无明显改变。P 值为 CTL 组和 N 组的比较。

三、讨论

虽然 NMDAR 广泛分布在心脏中,然而其与心脏电生理活动的关系研究较少。先前的研究主要聚焦在中枢神经系统,我们上部分探讨了 NMDAR 的慢性激活与心室肌电生理活动的关系,发现 NMDAR 的慢性激活可引起心室电重构,为室性心律失常的发生提供了潜在条件。鉴于 NMDAR 在心脏内在神经节、神经末梢和心房肌中均广泛分布,我们推测,慢性激活 NMDAR 可能也会显著影响自主神经对心电生理活动的调节,以及影响心房电生理活动。

1. NMDAR 与 HRV 虽然许多研究探讨了 NMDAR 与自主神经系统的关系,然而 NMDAR 与心脏自主神经功能、HRV 的关系还未得到深入研究。我们发现,慢性激活 NMDAR 显著减少 RR 间期的每搏变化,减小 SDNN 和 RMSSD。SDNN 是 RR 间期的变异程度,而 RMSSD 是定量短时程、高频率 RR 变异的指标,代表 HRV 的迷走神经调控的部分。此外,频谱分析发现慢性激活 NMDAR 可导致心脏的自主神经功能紊乱,特征表现为 LF/HF 和 LF 增加,HF 减小。LF/HF 是反映自主神经平衡的综合指标,LF 主要反映交感神经活动,而 HF 主要反映副交感神经的活动。上述结果提示,NMDAR 的激活增加心脏交感神经的活动输出,抑制副交感神经的活动,从而导致 HRV 下降。

HRV 与心脏自主神经系统功能的关系密切,HRV 下降是心律失常和 SCD 的有力预测因子。HRV 受神经-心脏轴活动的控制,神经-心脏轴包括窦房结、自主神经的外周传入和传出神经,自主神经中枢和大脑中枢神经系统,NMDAR 在这条轴的每个水平均有分布,因此为联系 NMDAR 与 HRV 提供了组织基础。我们同时发现,NMDAR 慢性激活使心率增快 11%;Lu 等的研究发现交感神经增生显著上调心室肌 NMDAR 的表达,而且静脉灌注 NMDA 能够导致心肌梗死伴交感增生模型大鼠发生 VT 和 VF。然而,在中枢神经系统的研究结果却并不十分一致,Matsuo 等在中枢神经系统微量注射 NMDA,显著增加副交感神经输出,引起减压反射和心动过缓;Leung 等在下丘脑室旁核微量注射 NMDA,显著增加肾脏交感神经输出,使心率增快,并呈剂量依赖性;Chapp 等发现杏仁核处神经元 NMDAR 激活或上调导致内脏交感神经和腰椎交感神经活动增加,并升高动脉压力,同样呈剂量依赖性。我们的结果提示,NMDAR 的激活显著增加心脏交感神经的活动输出,降低 HRV。上述结果均表明,NMDAR 是自主神经活动的重要调节靶点,其结果的不一致性可能与各位点神经类型分布差异有关。

2. NMDAR 与 AF 与 NMDAR 对室性心律失常易感性的影响一致,慢性激活 NMDAR 引起 AF 相关的电重构,包括延长 AL、减小 ERP,并显著增加 AF 的易感性。Krummen 等发现永久性 AF 患者与阵发性 AF 患者相比,心房的激动延迟、传导缓慢,使 AL 显著增加,导致 APD 整复曲线陡峭,为 AF 的发生提供了潜在的条件。ERP 减小是 AF 患者心房电重构的重要特征,会导致心房的可激动时间和 AF 发生率增加,而延迟 ERP 的干预方法能够有效终止 AF。

心房肌纤维化和缝隙连接减少也是 NMDAR 导致 AF 易感性增加的重要机制。为了进一步探讨心房结构改变的机制,我们发现 NMDAR 的慢性激活明显上调 MMP9 的表达。MMP9 是一种蛋白水解酶,MMP9 的激活会破坏细胞外基质蛋白,促进纤维化。心房肌纤维化是 AF 触发和维持的重要影响因素,纤维化干扰心脏电生理活动的连续性,并减慢传导;成纤维细胞和心肌细胞的相互作用将会触发异位电生理活动,还可导致折返发生。Cx40 是心房肌重要的缝隙连接蛋白,对维持正常的电传导起着关键作用。AF 患者普遍存在 Cx40 下调和异质性分布,并与病程呈正相关,永久性 AF 患者的 Cx40 异常程度显著高于阵发性 AF 患者。Cx40 为心肌细胞间电传导提供了低阻力通道,Cx40 表达下降或功能异常均会使 AL 增加,容易形成传导阻滞和触发 AF。

NMDAR 丰富表达于心房肌,慢性激活导致的 Ca^{2+} 大量内流也是心房重构的重要机制。Ca^{2+} 是心电生理活动的关键离子,然而慢性过度的 Ca^{2+} 内流会导致 Ca^{2+} 运作紊乱。越来越多的研究发现 Ca^{2+} 运作紊乱通过多种机制,如触发活动、折返和 AF 相关的重构,最终诱发 AF。另外,Ca^{2+} 是重要的第二信使,激活下游信号通路,产生多种生物学效应,如导致线粒体功能异常和激活 MMP9,最终导致心房重构。

四、结论

本部分探讨了 NMDAR 与 HRV 和心房电生理活动的关系,发现慢性激活 NMDAR 降低 HRV,增加 AF 的易感性,这与心脏自主神经功能失调、心房电重构、心房肌纤维化和缝隙连接减少有关。

第三节　NMDAR 与应激相关性心律失常的关系研究

心脏电生理活动与社会、自然环境的变化密切相关。大气污染、战争、地震、情绪突变等均可作为应激源刺激机体,引起神经内分泌系统的适应性反应,心血管系统功能和结构也会出现相应的改变。急性和慢性的应激作用于心脏,会导致心电生理活动不稳定,促发心律失常和 SCD。既往研究表明,自主神经系统功能失调、心肌缺血是应激导致心电活动不稳定的重要机制,可表现为 HRV 减小、窦性心律震荡(HRT)等。应激性心肌病(TTC)是急性应激损害心脏结构和功能最经典的案例,其以左心室心尖处心肌变薄呈球状为主要的病理特征,常发生心功能显著下降、致命性室性心律失常、泵衰竭、心脏破裂和血栓形成,85% 的病例在症状出现前均有身体或精神上的严重应激性事件发生,如配偶去世、恐惧、吵架、经济困境、急性哮喘发作、手术、化疗、脑卒中等。长期的焦虑、抑郁等情绪作为慢性应激源常常导致 HRV 下降,增加心律失常的发生风险,与总体死亡率和 SCD 显著相关。

虽然,应激与心脏电生理活动的关系已被大量的临床和基础研究所证实,但是其具体的分子机制还未明了。我们前期实验提示 NMDAR 可能在其中发挥了重要的作用,为此,本部分研究通过不可控慢性温和刺激(chronic mild stress,CMS)制作慢性应激动物模型,检测模型大鼠的心电生理的改变,并探讨 NMDAR 在其中的作用,为进一步研究应激与心律失常的关系提供新的靶点。

一、材料与方法

1. 实验动物　清洁级的 Wistar 大鼠 45 只,体重在 200～220 g,均购于湖北省疾病预防控制中心,均在温度、湿度恒定,且昼夜交替(12 h)的环境中饲养。在新环境中预饲养 3 天后,将动物随机均分为 3 组:对照组(CTL 组)、CMS 组和 CMS＋MK-801 组(C＋M 组)。三组动物分别给予 0.9％的生理盐水(1 mL/kg)、0.9％的生理盐水(1 mL/kg)和 MK-801(特异性 NMDAR 抑制剂,0.5 mg/(mL・kg)),均经腹腔持续注射 6 周。

2. CMS CMS 组和 C＋M 组大鼠均给予如下刺激:鼠笼 45 ℃倾斜 24 h,潮湿垫料(200 mL 水)24 h,限制活动 2 h,4 ℃冰水游泳 20 min,42 ℃热水游泳 10 min,持续禁食 24 h,持续禁水 24 h,夹尾 1 min,24 h 持续光照,闪光灯照射 24 h。将上述 10 种刺激随机安排到 6 周,每日 1～2 种刺激,同种刺激不连续出现,以使动物不能预料刺激的发生。CTL 组在常规的饲养环境中,不给予上述任何刺激。

3. 心脏超声检测 1％的水合氯醛(0.3 mL/kg,Sigma 公司)经腹腔注射麻醉大鼠,待大鼠深麻醉后置于 37 ℃恒温加热板上固定四肢,将大鼠左胸前区剃毛,涂抹耦合剂,取左侧卧位或仰卧位对大鼠进行超声检查。采用高频超声诊断仪(SONOS 5500,飞利浦电子,阿姆斯特丹),频率为 15MHz,选取标准左心室乳头肌短轴切面,测量大鼠左心室舒张末期直径(left ventricular end-diastolic dimension,LVEDD)、左心室收缩末期直径(left ventricular end-systolic dimension,LVESD)、左心室后壁厚度(left ventricular posterior wall depth,LVPWD)、舒张期室间隔厚度(interventricular septal depth,IVSD)、短轴缩短率(fractional shortening,FS)。每组至少采集 10 个大鼠的数据。

4. 遥测心电图和 HRV 分析 大鼠经 1％的水合氯醛(0.3 mL/kg,Sigma 公司)深麻醉后,置于 37 ℃恒温加热板固定四肢。在下腹部右侧钝性分离皮下组织,形成囊袋,将植入子(型号 EA-F40,DSI 公司)体部置入囊袋,再将阳性和阴性电极按体表 Ⅱ 导联的标准位置分别固定在右侧肩部和左侧腹股沟皮下。接收器(RMC-1)置入每只动物笼下,并与数据采集体系(Dataquest A. R. T,DSI 公司)连接,增益为 1000 倍,滤波范围为 0.05～1 kHz,信号采集频率为 1000 Hz。为排除手术、外伤的干扰,在置入的 3 日后开始记录,每只大鼠连续记录 24 h。将记录数据经数模转换后于 LabChart 7.0 软件(AD 公司)上进行离线分析。选取无运动干扰和心律失常的 ECG 节段,10 min 为一段,采用时域和频域法对 HRV 进行分析,包括 SDNN、RMSSD、LF、HF、LF/HF,并分析 24 h 的心率昼夜变化。

5. 离体电生理研究 大鼠在深麻醉(1％的水合氯醛,0.3 mL/kg)和肝素钠(400 U/只)充分抗凝 10 min 后,迅速处死,开胸分离心脏,按 Langerdorff 技术进行离体灌流。灌流压力为 70～90cmH₂O,温度为 37 ℃。灌流液为 HEPES 缓冲的 Tyrode's 液:NaCl,135 mmol/L;KCl,5.4 mmol/L;CaCl₂,1.8 mmol/L;MgCl₂,1 mmol/L;Na₂HPO₄,0.3 mmol/L;HEPES,10 mmol/L;葡萄糖,10 mmol/L。用 NaOH 将 pH 校正为 7.4。每个心脏在进行下一步实验前先预灌流 20 min,让其恢复到稳定的状态。排除不能恢复自主节律和发生不可逆性心肌缺血的心脏。

用自制的 Ag-AgCl 电极(直径:0.25 mm,间距:0.5 mm)记录 MAP;将铂金电极(直径:0.25 mm,间距:1 mm)置入作为刺激电极。均以 2 ms 的方波和 2 倍舒张期阈值进行起搏刺激,所有信号均由 PowerLab 系统经 0.3 Hz～1 kHz 放大和过滤。

(1) ERP:在基线水平记录 10 min 后,行程控刺激,以 8 个稳定周长(300 ms)S1 刺激,附加一个额外期前刺激(S2),S2 的周长从 100 ms 开始以 1 ms 反扫,直至出现心律失常或 ERP。分别测量左心房、右心房、左心室前壁基底部(LAB)、左心室后壁基底部(LPB)、左心室前壁心尖部(LAA)、左心室后壁心尖部(LPA)、右心室基底部(RB)、右心室心尖(RAV)的 ERP。根据 ERP 的均值和方差计算心房和心室的 ERP 变异系数(coefficient of variation,COV):SD/mean。并记录 S1S2 刺激后早期后除极(EAD)的个数。

(2) ALT:以动态刺激模式 S1S1 程序测量 ALT 和 BVR,评价左心室的复极频率适应性。S1S1 刺激模式:100 个逐步缩小频率的 S1 刺激左心室前游离壁(LAF),每组刺激持续 15 s 以维持稳定状态,相邻两组刺激间隔 30 s 以消除起搏记忆,如果发生 VAs,则阻断 5～10 min 以维持心电恢复。ALT 定义为连续的 APD_{90} 差值大于 5 ms。

(3) 心律失常诱发:以 50 Hz 的周长持续 2 s 的 Burst 刺激程序测量心律失常诱发率,总共刺激 3 次,如果心律失常未诱发,则重复 3 次。AF 定义为大于 2 s 的连续紊乱的心房电生理活动,伴有不规则的心室电生理活动。VAs 定义为大于 2 s 的连续快速或紊乱的室性电信号。根据临床标准将 2～30 s 的 VAs 定义为非持续性 VAs,大于 30 s 的 VAs 定义为持续性 VAs。

6. 钙浓度和钙瞬变

(1) 心肌细胞分离:采用酶解法制备心肌单个细胞,经深麻醉(1‰的水合氯醛,0.3 mL/kg),肝素钠(400 U/只)充分抗凝 10 min 后,开胸,迅速剪取心脏,置于预先氧饱和的冰冷生理盐水中,剪去心包及脂肪垫,心脏修饰后固定在 Langendorff 灌流装置上,将一 2F 的球囊通过灌流装置下端的三通管放入主动脉瓣水平以下,给予 2 个大气压的压力使其膨胀,封堵由于前期造模手术形成的主动脉瓣漏口,以防止灌流液回流引起灌注压不足。经主动脉根部逆行用不含牛血清白蛋白的 KB 液灌流(灌流压 70 cmH$_2$O,恒温 37.0 ℃)5 min,再用 0.4 mg/mL 胶原酶 I 与 0.1 mg/mL 蛋白酶 E 的低钙(含 100 μmol/L Ca^{2+})台氏液反复灌流 10～15 min,至心脏膨大、透明、松弛后改用含 0.1 mg/mL 牛血清白蛋白的 KB 液灌流 5 min;随后取下心脏,将心房肌和左心室分别剪碎,加入含 0.05 mg/mL 牛血清白蛋白的 KB 液 5～10 mL,用开口光滑的吸管轻轻吹打,37 ℃下温育 5～10 min 后用含 0.05 mg/mL 牛血清白蛋白的 KB 液稀释 4 倍,然后用 200 目的尼龙滤网过滤,得到分离的单个心室肌细胞,分离后的细胞存放于含 0.05 mg/mL牛血清白蛋白的 KB 液中,室温保存备用,并在 8～10 h 完成实验,实验前 1 h 逐步复钙至终钙浓度达到 1.0 mmol/L。

(2) 肌质网钙浓度的测定:应用钙荧光染料 Fluo-5N-AM 孵育细胞,给予不同受体活性药物,给予不同频率刺激方案(静息、单次刺激、0.25 Hz、0.5 Hz、1 Hz)后直接测量 Fluo-5N-AM 与肌质网内游离钙离子结合后的荧光值,可通过公式 $[Ca^{2+}]_{SR} = Kd(F_0 - F_{min})/(F_{max} - F_0)$ 计算出肌质网内游离钙含量;肌质网总钙容量:应用 10 mmol/L 咖啡因灌流 10 s 诱发的钙瞬变(Ca^{2+} transient,CaT)测得 F_{peak}/F_0 荧光值,可通过公式 $[Ca^{2+}]_{SRT} = Kd(F_0 - F_{min})/(F_{peak} - F_0)$ 计算出肌质网总钙容量。其中,Kd 为 Fluo-4-

AM 的解离常数,为 348nM;F 为扫描得到的荧光强度值,F_{max}、F_{min} 分别为加 10 mmol/L 咖啡因及 5 mM EGTA 时测得的荧光强度值。

F_0 为给予咖啡因之前的全细胞荧光信号,F_{peak} 为给予咖啡因后全细胞荧光信号的峰值。

(3)钙瞬变幅值的测定:应用钙荧光染料 Fluo-4(10 μmol/L)孵育细胞 30 min 后,采用线扫描方式和二维扫描方式相结合:给予不同受体活性药物后在二维扫描模式下选定细胞感兴趣区域,通过调节细胞对焦平面选取合适的细胞层面。然后将扫描线置于细胞长轴,转换为线扫描方式。二维扫描方案设置如下:单幅二维图像的像素数为 128×64,空间分辨率为 1.64urn;单图扫描时间为 50 ms;每次给药后连续扫描 20 s 图像,相邻两幅图像无采样时间间隔。线扫描方案设置如下:像素数为 1024,空间分辨率为 1.64urn;共扫描 1000 条线,采样速率为 2 ms/线。场刺激的刺激频率为 1 Hz,所取连续 5 个瞬变的平均值作为实验数据。钙瞬变的大小以标准荧光强度的变化即 F/F_0 表示,其中 F_0 表示静息状态的荧光强度,所有数值均减去背景荧光。

7. Western Blot 动物在深麻醉后快速处死,取出心脏,分离心房肌和心室肌,经液氮冷冻后,储藏在 -80 ℃冰箱中备用。按照第一部分的方法检测心房肌和心室肌的 NMDAR1、CaMKⅡ、p CaMKⅡ蛋白的表达量。

二、结果

1. 体重和心功能 在进行 6 周的 CMS 后,我们比较了各组大鼠心脏重量和左心室功能的差异。与 CTL 组相比,CMS 组和 C+M 组动物的体重(body weight,BW)较轻,差异均有统计学意义($P<0.05$);CMS 组动物的心脏重量(heart weight,HW)和 HW/BW 均显著大于 CTL 组动物,差异有统计学意义($P<0.01$);C+M 组与 CTL 组的 HW 和 HW/BW 相近,差异无统计学意义($P>0.05$),见表 1-5。超声心动图显示左心室大小(LVEDD 和 LVESD)和收缩功能(LVEF 和 FS)在三组间相近,差异均无统计学意义($P>0.05$),见表 1-5。

表 1-5 各组大鼠体重和心功能的比较

参数	CTL 组($n=8$)	CMS 组($n=8$)	C+M 组($n=9$)
BW/g	294±18	274±9[#]	270±13[#]
HW/g	0.92±0.15	1.15±0.06[*]	0.94±0.10
HW/BW/(g/kg)	3.15±0.52	4.19±0.24[*]	3.50±0.27
LVEDD/mm	5.23±0.64	5.41±0.27	5.38±0.39
LVESD/mm	2.48±0.15	2.27±0.26	2.31±0.33
LVEF/(%)	85.19±1.32	86.93±1.57	85.46±2.31
FS/(%)	46.13±3.25	45.06±2.76	46.24±3.17

注:BW,body weight,体重;HW,heart weight,心脏重量;LVEDD,left ventricular end-diastolic dimension,左心室舒张末期直径;LVESD,left ventricular end-systolic dimension,左心室收缩末期直径;LVEF,left ventricular ejection fraction,左心室射血分数;FS,fractional shortening,短轴缩短率。与 CTL 组比较,[#] $P<0.05$ 和[*] $P<0.01$。

2. 遥测 ECG 持续 24 h 的遥测 ECG 记录结果显示,CMS 组大鼠频繁出现单个或成对的 PVC,而 CTL 组和 C＋M 组大鼠只有偶发的 PVC,个数显著少于 CMS 组,见图 1-15。

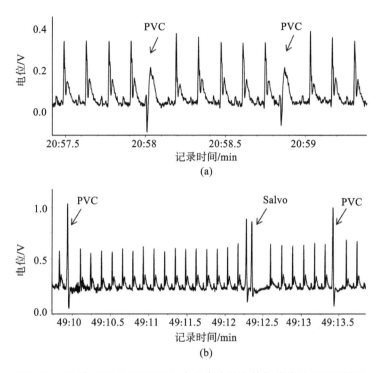

图 1-15 遥测 ECG 显示 CMS 组大鼠发生的室性期前收缩(PVC)图形

CMS 组大鼠的平均 HR 显著大于 CTL 组,但是 RR 间期的离散度却显著小于 CTL 组,差异均有统计学意义($P<0.01$);C＋M 组和 CTL 组相比较,HR 和 RR 离散度相近,差异均无统计学意义($P>0.05$),见图 1-16。离线分析 HRV 显示,与 CTL 组相比,CMS 组大鼠的 HRV 显著减小;时域分析显示 SDNN 和 RMSSD 均显著减小,差异有统计学意义($P<0.01$);频域分析显示,LF 增大,HF 减小,LF/HF 增大,差异均有

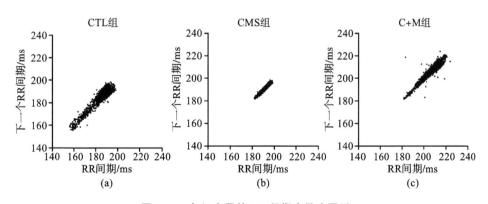

图 1-16 各组大鼠的 RR 间期离散度图形

注:与 CTL 组相比,CMS 组的 RR 间期离散度显著减小。

统计学意义($P<0.01$)。而 C+M 组和 CTL 组相比,上述 HRV 参数相近,差异均无统计学意义($P>0.05$),见表 1-6。

表 1-6　三组大鼠的 HRV 比较结果

参数	CTL 组($n=5$)	CMS 组($n=4$)	C+M 组($n=5$)
HR/(次/分)	339 ± 17	$405\pm40^{*}$	322 ± 33
SDNN/ms	6.82 ± 1.34	$2.59\pm1.05^{*}$	6.74 ± 1.59
RMSSD	3.90 ± 1.05	$0.62\pm0.18^{*}$	3.14 ± 0.98
LF/n. u.	56.23 ± 4.70	$81.76\pm2.52^{*}$	60.52 ± 6.13
HF/n. u.	43.19 ± 3.78	$17.69\pm2.39^{*}$	39.28 ± 6.30
LF/HF	1.32 ± 0.22	$4.70\pm0.79^{*}$	1.59 ± 0.39

注:与 CTL 组比较,$^{*}P<0.01$。

3. 离体电生理　与 CTL 组相比,CMS 组的心房有效不应期(AERP:(15.5 ± 1.8) ms vs (33.6 ± 5.80) ms,$P<0.01$)和心室有效不应期(VERP:(41.8 ± 6.0) ms vs (49.2 ± 1.5) ms,$P<0.01$)较小,而 VERP 的空间离散度较大(COV$_{VERP}$:(11.7 ± 2.7)% vs (5.6 ± 1.5)%,$P<0.01$);C+M 组与 CTL 组的 AERP((31.3 ± 8.7) ms vs (33.6 ± 5.80) ms,$P=0.40$)、VERP((47.0 ± 4.6) ms vs (49.2 ± 1.5) ms,$P=0.27$)和 COV$_{VERP}$((6.5 ± 2.8)% vs (5.6 ± 1.5)%,$P=0.39$)相近,见图 1-17。

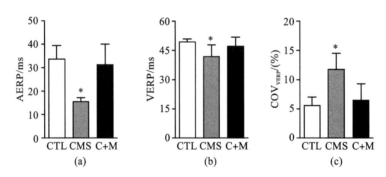

图 1-17　三组大鼠的 AERP、VERP 及其空间离散度的比较

注:与 CTL 组比较,$^{*}P<0.01$。

在 S1S1 刺激模式下,我们比较了三组大鼠心房和心室电交替(ALT)的阈值。结果显示,与 CTL 组相比,CMS 组的心房 ALT 的刺激阈值显著增加(中位数周长:100 ms vs 70 ms,$P<0.01$),C+M 组的心房 ALT 阈值与 CTL 组相比无显著增加(80 ms vs 70 ms,$P>0.05$);心室 ALT 的阈值趋势与心房相同,CMS 组的心室 ALT 阈值显著大于 CTL 组(140 ms vs 90 ms,$P<0.01$),C+M 组的心室 ALT 阈值与 CTL 组相比无显著增加(100 ms vs 90 ms,$P>0.05$),见图 1-18 和图 1-19。

经过 6 周的慢性应激程序刺激后,心脏在离体状态下给予 Burst 刺激,均可诱发出 AF(12/12,100%),MK-801 干预后显著降低 AF 的诱发率(2/12,16.7%),差异有统计学意义($P<0.01$);CMS 组的 AF 持续时间中位数显著大于 C+M 组(15.3 s vs 4.8 s,

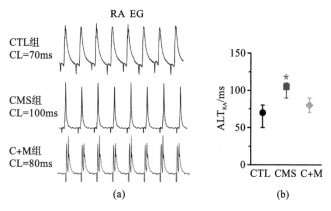

图 1-18　S1S1 刺激下右心房(RA)的电交替图形

注：与 CTL 组比较，* $P < 0.01$。

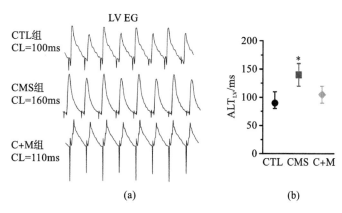

图 1-19　S1S1 刺激下左心室(LV)的电交替图形

注：与 CTL 组相比，* $P < 0.01$。

$P < 0.01$)，见图 1-20。

此外，CMS 组大鼠均可诱发出 VT(12/12,100%)，MK-801 干预后显著降低 VT 的诱发率(3/12,25%)，差异有统计学意义($P < 0.01$)；CMS 组的持续性 VT 比例显著高于 C+M 组(75% vs 0%，$P < 0.01$)，而且 CMS 组的 VT 持续时间中位数也显著大于 C+M 组(57.1 s vs 7.3 s，$P < 0.01$)，见图 1-21。

4. 自发钙释放　CTL 组、CMS 组和 C+M 组分别成功记录了 19、20 和 16 个心房肌细胞。与 CTL 组相比，以 0.5 Hz 和 1 Hz 的频率电刺激结束后，CMS 组的心房肌细胞自发的 Ca^{2+} 释放比例均较高：0.5 Hz(15/20 vs 1/19，$P < 0.01$)；1 Hz(20/20 vs 4/19，$P < 0.01$)。而 C+M 组与 CTL 组相比，0.5 Hz 和 1 Hz 的频率电刺激结束后的心房肌细胞自发的 Ca^{2+} 释放比例相近：0.5 Hz(3/16 vs 1/19，$P = 0.31$)；1 Hz(4/16 vs 4/19，$P = 0.55$)，见图 1-22。

CTL 组、CMS 组和 C+M 组分别成功记录了 17、21 和 18 个心室肌细胞。与 CTL 相比，以 0.5 Hz 和 1 Hz 的频率电刺激结束后，CMS 组的心室肌细胞自发的 Ca^{2+} 释放比例均较高：0.5 Hz(16/21 vs 2/17，$P < 0.01$)；1 Hz(19/21 vs 3/17，$P < 0.01$)。而 C

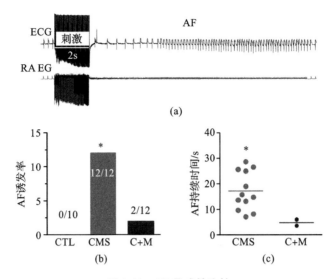

图 1-20　AF 易感性比较

注：(a)CMS 组大鼠在 Burst 刺激下的典型 AF 图形；(b)与 CTL 组相比，CMS 组 AF 的诱发率显著增加；(c)与 C＋M 组相比，CMS 组 AF 持续时间显著增加。* $P<0.01$，与 CTL 组或 C＋M 组比较。

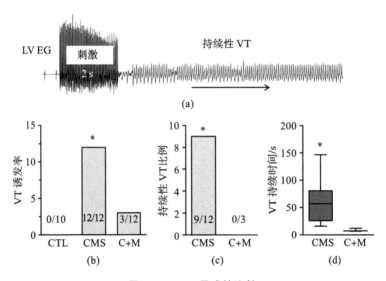

图 1-21　VAs 易感性比较

注：(a)CMS 组大鼠在 Burst 刺激下典型的持续性 VT 图形；(b)与 CTL 组相比，CMS 组 VT 的诱发率显著增加；(c)和(d)，与 C＋M 组相比，CMS 组持续性 VT 比例和 VT 的持续时间显著增加。* $P<0.01$，与 CTL 组或 C＋M 组比较。

＋M 组与 CTL 组相比，0.5 Hz 和 1 Hz 的频率电刺激结束后的心室肌细胞自发的 Ca^{2+} 释放比例相近：0.5 Hz（4/18 vs 2/17，$P=0.53$）；1 Hz（5/18 vs 3/17，$P=0.38$），见图 1-22。

5. Western Blot　经过 6 周的慢性应激程序刺激后，大鼠心房肌和心室肌的 NMDAR1 表达显著上调，与 CTL 组相比，差异有统计学意义（$P<0.01$）；而 C＋M 组

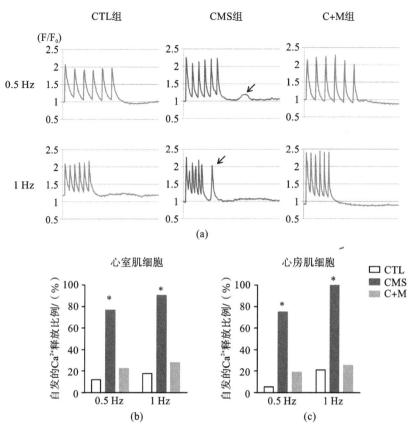

图 1-22 心肌细胞的自发性钙释放图形

注：* $P<0.01$，与 CTL 组比较。

和 CTL 组相比，差异无统计学意义（$P>0.05$）。与 CTL 组相比，CMS 组心房肌和心室肌的 CaMK Ⅱ 总量无显著改变，但 pCaMK Ⅱ 的表达量显著上调，差异有统计学意义（$P<0.01$）；与 NMDAR1 的趋势相同，C＋M 组和 CTL 组的心房肌和心室肌 CaMK Ⅱ 和 pCaMK Ⅱ 的表达量相近，差异无统计学意义（$P>0.05$），见图 1-23。

三、讨论

本节在前两节的基础上，通过慢性温和刺激（CMS）制作慢性应激动物模型，探讨了 NMDAR 与应激相关心律失常的关系及其具体机制，进一步拓展了 NMDAR 在心脏电生理和心律失常中的作用。本研究主要有以下发现：①CMS 动物的 AF 和 VF 易感性显著增加；②抑制 NMDAR 能够显著降低 CMS 动物的心律失常诱发率；③NMDAR 上调引起自主神经功能失调、钙运作紊乱，导致心脏电生理活动不稳定，最终使 CMS 动物发生心律失常。

应激的范围非常广泛，多种自然环境、社会环境、个人身体或情绪的变化都可以归为应激源，小到心理压力，大到地震、海啸、战争等灾难性事件。然而，越来越多的研究发现，上述应激变化常常影响心脏电生理活动，显著增加心律失常和猝死的风险。2011年日本岩手县地震海啸后 4 周发生的猝死人数大约为往年的两倍，地震急性期内猝死

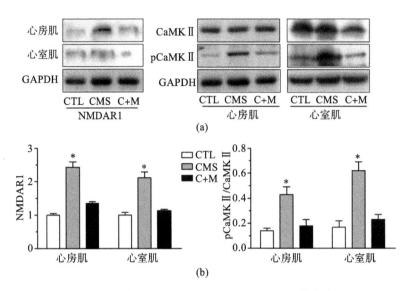

图 1-23　心肌 NMDAR1、CaMKⅡ和 pCaMKⅡ的表达量

注:* $P<0.01$ 为与 CTL 组比较。

的标准化发病率显著高于往年;同样,早在 20 年前人们就发现地震时的情绪压力与 SCD 的关系,1994 年洛杉矶大地震当天 SCD 的人数为 24 人,显著高于地震前的平均人数(4.6 人),地震 6 天后才降到平均水平。此外,长期有抑郁、焦虑情绪以及 A 型性格的人群,发生心血管事件和 SCD 的风险显著高于一般人群。然而,应激是怎样导致心律失常的,其具体机制还不清楚,有研究提示其与下丘脑-垂体轴和肾上腺交感神经系统激活、血清素大量释放等有关,但是研究也发现上述机制并不能完全解释清楚,其他的受体和分子机制也可能在其中发挥重要的作用。

我们前期研究发现,NMDAR 可能是应激导致心脏电生理活动紊乱的重要分子靶点。在本研究中,我们深入探讨了 NMDAR 在其中的作用及其具体机制。首先,我们运用 CMS 程序制作了慢性应激大鼠模型,CMS 是采用不同的温和刺激方式,通过不可控的随机刺激,给予动物长期的应激。该模型在有些实验中心已经制作成熟,经过多次复制,一般给予 4 周的刺激,基本可以引起活动度下降等应激样行为学改变。本部分实验为了更好地模拟慢性应激,故延长了刺激的周期,给予了 6 周的刺激。

遥测 ECG 结果显示,慢性应激 6 周后,动物频繁发生 PVC,呈单个或二联率,显著高于正常对照组动物;然而,在慢性刺激的同时抑制 NMDAR,可显著压制 PVC 的发生。在离体的状态下,给予心脏程序电刺激,显示慢性应激动物的 AF 和 VT 的发生率、持续时间均显著增加,与遥测 ECG 的趋势相同,抑制 NMDAR 同样可以显著降低 CMS 动物的 AF 和 VT 易感性。上述结果证明,CMS 程序成功地模拟了临床上应激与心律失常的关系,为研究提供了合理的动物基础,并且提示 NMDAR 可能在其中发挥重要的作用。

为了研究具体的机制,本研究从 NMDAR 的结构和功能特性着手,提出自主神经系统和钙运作紊乱的两个假说。这是由于 NMDAR 在自主神经系统的各个层面均丰富表达,起着调节自主神经的功能;另外,NMDAR 也广泛表达于心房肌和心室肌上,具有受体和通道的双重特性,激活时通道开放,引起 Ca^{2+} 大量内流,是 NMDAR 发挥功能的关键步骤。

应激状态常常导致自主神经功能紊乱,主要表现为交感神经活动增强,而副交感神经活动减弱。我们通过分析 HRV,发现 CMS 引起控制心率的交感成分增加,而副交感神经成分减少,使心率明显提高,心率的变异性指标 SDNN 减小。通过频谱分析,发现 LF 增大,而 HF 减小,LF/HF 显著增大。而抑制 NMDAR 基本可以消除 CMS 引起的上述 HRV 变化。结果均表明,CMS 可使自主神经功能紊乱,心率调节异常,NMDAR 抑制后可以显著减少 CMS 导致的自主神经功能紊乱。HRV 是评价自主神经功能的重要指标,通过计算窦房结每搏的变异度来分析自主神经对心血管系统的调节作用,对预测心律失常和 SCD 具有良好的价值。副交感神经通过释放乙酰胆碱(作用于毒蕈碱型受体)对窦房结发挥独特的快速动态调控作用,此作用反映在 HRV 的 HF 成分中;交感神经通过释放去甲肾上腺素(作用于 β 受体)对窦房结功能起着相对较慢的调控作用,因此反映在 HRV 的 LF 成分中。NMDAR 受体在中枢和外周的自主神经系统结构中均丰富表达,与自主神经功能关系密切。在下丘脑室旁核上微量注射 NMDA 激活 NMDAR,会引起肾交感神经活动增加、血压升高和心率增快,在心力衰竭(心衰)模型中表现得更为明显,同时伴有下丘脑室旁核 NMDAR 转录和表达上调。在交感神经增生的心脏模型中 NMDAR 表达上调,与 12 mg/kg 的 NMDA 灌流心肌梗死并交感神经增生的离体心脏,可促发 VT 和 VF。在第二部分,我们也发现,慢性激活 NMDAR 后显著减低 HRV,并增大 LF,减小 HF,使自主神经活动失衡。自主神经系统的结构和功能均深刻地影响心律失常的发生和维持,而 β 受体阻滞剂或自主神经消融能够有效地预防和治疗多种心律失常,并能预防 SCD,降低心血管死亡率。因此,自主神经功能紊乱可能是 NMDAR 介导应激性心律失常的重要机制之一。

本研究发现,6 周的 CMS 使心肌细胞的钙运作紊乱,表现为肌质网的钙离子浓度升高,钙瞬变幅值增加,衰减时程延长,并出现自发的钙波和钙释放;抑制 NMDAR 能够逆转 CMS 导致的钙运作紊乱。钙离子是触发心脏兴奋-收缩耦联(excitation-contraction coupling,ECC)的关键离子,心脏具有精细的钙调控系统,主要涉及三大过程:钙离子进入胞质、移出胞质和再摄取。由电压门控的 L 型钙通道进入胞内的少量钙离子介导的肌质网钙库大量释放钙离子进入胞质,完成了一次钙离子介导的钙释放(Ca^{2+} induced Ca^{2+} Release,CICR)过程,引起心肌细胞收缩;此后的舒张期,胞质内大部分钙离子经钙泵重摄取进入肌质网内,剩余的钙离子经细胞膜上的钠-钙交换体转运至胞外。钙瞬变是全细胞水平游离钙离子浓度发生快速增高和缓慢恢复的动态变化过程,反映了钙库释放和重摄取功能和整体细胞的游离钙离子浓度。钙瞬变的幅度反映了细胞膜上 L 型钙通道和肌质网膜上 RyR 受体操纵的钙通道的活性,而钙瞬变的时程则主要反映了肌质网钙泵的活性,其改变往往与钙离子浓度的改变呈正相关。钙运作过程也与心脏电生理活动紧密相关,是心电生理的重要基础。钙离子作为心肌细胞复极过程的关键阳性离子,生理状态下参与平台期的形成过程。当心肌细胞胞质内钙离子超负荷,将会引起钙运作相关细胞器内的钙离子浓度增加,如线粒体、肌质网等。钙离子是重要的第二信使,大量的钙离子会启动下游的信号通路,引起对应的靶蛋白的修饰和表达改变,最终导致相关的生物学改变。在心脏中,CaMKⅡ是钙离子结合的主要蛋白酶,当钙离子浓度增加时,CaMKⅡ磷酸化,可导致钙运作相关蛋白发生改变,如RYR_2、CaL、ATPca和PLB,最终引起细胞内钙运作失去平衡,发生钙运作紊乱。另外,心肌细胞上的Na^+通道和K^+通道也是pCaMKⅡ的靶点,Na^+通道和K^+通道的表达、转运、定位将受到影响。钙运作紊乱和离子通道改变均会使正常的心电生理活动紊乱,最终引起心律失常。

NMDAR是钙离子高电导的受体,钙离子也是NMDAR发挥生物学作用的基础。研究表明,随着NMDA的浓度增加,心肌细胞内的钙离子浓度也会显著增加,并会最终导致心肌细胞线粒体发生氧化应激,启动凋亡过程。本研究发现,CMS使心肌细胞的肌质网内的钙离子浓度增加,钙运作紊乱,出现了逐波交替的钙瞬变过程,并引起自发的钙离子释放。自发的钙离子释放到达除极阈值时引起一次自发的动作电位,该过程称为后除极,是导致心律失常的重要机制之一。与之相对的是,CMS动物的PVC、AF和VT发生率均显著增加。然而,NMDAR的阻滞剂抑制了上述过程,未出现明显的钙运作紊乱,提示NMDAR可能是重要的调控靶点。

综上所述,本节研究证实了慢性应激将增加心律失常的发生风险,并验证了NMDAR可能通过自主神经活动和钙运作这两个主要途径,参与了应激引起心电生理活动异常的过程,为防治应激性心律失常提供了新的靶点和思路。

参考文献

[1] Marsman R F, Tan H L, Bezzina C R. Genetics of sudden cardiac death caused by ventricular arrhythmias[J]. Nature reviews cardiology,2014,11(2):96-111.

[2] John R M,Tedrow U B,Koplan B A,et al. Ventricular arrhythmias and sudden cardiac death[J]. Lancet,2012,380(9852):1520-1529.

[3] Gill S, Veinot J, Kavanagh M, et al. Human heart glutamate receptors - implications for toxicology, food safety, and drug discovery[J]. Toxicol Pathol, 2007,35(3):411-417.

[4] Lü J,Gao X,Gu J,et al. Nerve sprouting contributes to increased severity of ventricular tachyarrhythmias by upregulating iGluRs in rats with healed myocardial necrotic injury[J]. J Mol Neurosci,2012,48(2):448-455.

[5] D'Amico M, Di Filippo C, Rossi F, et al. Arrhythmias induced by myocardial ischaemia-reperfusion are sensitive to ionotropic excitatory amino acid receptor antagonists[J]. Eur J Pharmacol,1999,366(2-3):167-174.

[6] Matsuoka N, Kodama H, Arakawa H, et al. N-Methyl-D-aspartate receptor blockade by dizocilpine prevents stress-induced sudden death in cardiomyopathic hamsters[J]. Brain Res,2002,944(1-2):200-204.

[7] Flores-Soto M E,Chaparro-Huerta V,Escoto-Delgadillo M,et al. Structure and function of NMDA-type glutamate receptor subunits[J]. Neurologia,2012,27(5):301-310.

[8] Gao X, Xu X, Pang J, et al. NMDA receptor activation induces mitochondrial

dysfunction, oxidative stress and apoptosis in cultured neonatal rat cardiomyocytes [J]. Physiol Res,2007,56(5):559-569.

[9]　Qu Z,Nivala M,Weiss J N. Calcium alternans in cardiac myocytes:order from disorder [J]. J Mol Cell Cardiol,2013,58:100-109.

[10]　Izu L T,Xie Y,Sato D,et al. Ca²⁺ waves in the heart[J]. J Mol Cell Cardiol, 2013,58:118-124.

[11]　Weiss J N,Karma A,Shiferaw Y,et al. From pulsus to pulseless:the saga of cardiac alternans[J]. Circ Res,2006,98(10):1244-1253.

[12]　Floré V, Willems R. T-wave alternans and beat-to-beat variability of repolarization:pathophysiological backgrounds and clinical relevance[J]. Acta Cardiol,2012,67(6):713-718.

[13]　Wilson L D,Rosenbaum D S. Mechanisms of arrythmogenic cardiac alternans [J]. Europace,2007,9 (Suppl 6):77-82.

[14]　Birnbaum S G,Varga A W,Yuan L L,et al. Structure and function of Kv4-family transient potassium channels[J]. Physiol Rev,2004,84(3):803-833.

[15]　Maoz A, Krogh-Madsen T, Christini D J. Instability in action potential morphology underlies phase 2 reentry:a mathematical modeling study[J]. Heart Rhythm,2009,6(6):813-822.

[16]　Vandenberg J I,Perry M D,Perrin M J,et al. hERG K(+)channels:structure, function,and clinical significance[J]. Physiol Rev,2012,92(3):1393-1478.

[17]　Merchant F M,Armoundas A A. Role of substrate and triggers in the genesis of cardiac alternans, from the myocyte to the whole heart:implications for therapy[J]. Circulation,2012,125(3):539-549.

[18]　Pueyo E,Husti Z,Hornyik T,et al. Mechanisms of ventricular rate adaptation as a predictor of arrhythmic risk[J]. Am J Physiol Heart Circ Physiol,2010, 298(5):H1577-1587.

[19]　Sipido K R. Calcium overload, spontaneous calcium release, and ventricular arrhythmias [J]. Heart Rhythm,2006,3(8):977-979.

[20]　Vacek T P, Vacek J C, Tyagi S C. Mitochondrial mitophagic mechanisms of myocardial matrix metabolism and remodelling [J]. Arch Physiol Biochem, 2012,118(1):31-42.

[21]　Takai H,Katayama K,Yasoshima A,et al. NMDA-induced apoptosis in the developing rat brain [J]. Exp Toxicol Pathol,2003,55(1):33-37.

[22]　Tyagi N,Vacek J C,Givvimani S,et al. Cardiac specific deletion of N-methyl-d-aspartate receptor 1 ameliorates mtMMP-9 mediated autophagy/mitophagy in hyperhomocysteinemia[J]. J Recept Signal Transduct Res,2010,30(2):78-87.

[23]　Leung J C,Travis B R,Verlander J W,et al. Expression and developmental regulation of the NMDA receptor subunits in the kidney and cardiovascular

system[J]. Am J Physiol Regul Integr Comp Physiol,2002,283(4):R964-971.

[24] Ferreira-Junior N C,Fedoce A G,Alves F H,et al. Medial prefrontal cortex N-methyl-D-aspartate receptor/nitric oxide/cyclic guanosine monophosphate pathway modulates both tachycardic and bradycardic baroreflex responses[J]. J Neurosci Res,2013,91(10):1338-1348.

[25] Chapp A D,Gui L,Huber M J,et al. Sympathoexcitation and pressor responses induced by ethanol in the central nucleus of amygdala involves activation of NMDA receptors in rats[J]. Am J Physiol Heart Circ Physiol,2014,307(5): H701-709.

[26] Barutcu A,Temiz A,Bekler A,et al. Arrhythmia risk assessment using heart rate variability parameters in patients with frequent ventricular ectopic beats without structural heart disease[J]. Pacing Clin Electrophysiol,2014,37(11): 1448-1454.

[27] La Rovere M T,Pinna G D,Maestri R,et al. Short-term heart rate variability strongly predicts sudden cardiac death in chronic heart failure patients [J]. Circulation,2003,107(4):565-570.

[28] Lombardi F,Mäkikallio T H,Myerburg R J,et al. Sudden cardiac death:role of heart rate variability to identify patients at risk[J]. Cardiovasc Res,2001,50 (2):210-217.

[29] Xhyheri B,Manfrini O,Mazzolini M,et al. Heart rate variability today[J]. Prog Cardiovasc Dis,2012,55(3):321-331.

[30] Shaffer F,McCraty R,Zerr C L. A healthy heart is not a metronome:an integrative review of the heart's anatomy and heart rate variability [J]. Front Psychol,2014,5:1040.

[31] Mäkikallio T H,Barthel P,Schneider R,et al. Prediction of sudden cardiac death after acute myocardial infarction:role of Holter monitoring in the modern treatment era[J]. Eur Heart J,2005,26(8):762-769.

[32] Huikuri H V,Raatikainen M J,Moerch-Joergensen R,et al. Prediction of fatal or near-fatal cardiac arrhythmia events in patients with depressed left ventricular function after an acute myocardial infarction [J]. Eur Heart J,2009, 30(6):689-698.

[33] Barutcu A,Temiz A,Bekler A,et al. Arrhythmia risk assessment using heart rate variability parameters in patients with frequent ventricular ectopic beats without structural heart disease[J]. Pacing Clin Electrophysiol,2014,37(11): 1448-1454.

[34] Shi S,Liu T,Li Y,et al. Chronic N-methyl-D-aspartate receptor activation induces cardiac electrical remodeling and increases susceptibility to ventricular arrhythmias[J]. Pacing Clin Electrophysiol,2014,37(10):1367-1377.

[35] Matsuo I, Hirooka Y, Hironaga K, et al. Glutamate release via NO production evoked by NMDA in the NTS enhances hypotension and bradycardia in vivo [J]. Am J Physiol Regul Integr Comp Physiol, 2001, 280(5): R1285-1291.

[36] Chapp A D, Gui L, Huber M J, et al. Sympathoexcitation and pressor responses induced by ethanol in the central nucleus of amygdala involves activation of NMDA receptors in rats[J]. Am J Physiol Heart Circ Physiol, 2014, 307(5): H701-H709.

[37] Krummen D E, Bayer J D, Ho J, et al. Mechanisms of human atrial fibrillation initiation: clinical and computational studies of repolarization restitution and activation latency[J]. Circ Arrhythm Electrophysiol, 2012, 5(6): 1149-1159.

[38] Narayan S M, Kazi D, Krummen D E, et al. Repolarization and activation restitution near human pulmonary veins and atrial fibrillation initiation: a mechanism for the initiation of atrial fibrillation by premature beats[J]. J Am Coll Cardiol, 2008, 52(15): 1222-1230.

[39] Hashimoto N, Yamashita T, Tsuruzoe N. Tertiapin, a selective IKACh blocker, terminates atrial fibrillation with selective atrial effective refractory period prolongation [J]. Pharmacol Res, 2006, 54(2): 136-141.

[40] Hashimoto N, Yamashita T, Fujikura N, et al. NIP-141, a multiple ion channel blocker, terminates aconitine-induced atrial fibrillation and prevents the rapid pacing-induced atrial effective refractory period shortening in dogs [J]. Europace, 2007, 9(4): 246-251.

[41] Yue L, Xie J, Nattel S. Molecular determinants of cardiac fibroblast electrical function and therapeutic implications for atrial fibrillation [J]. Cardiovasc Res, 2011, 89(4): 744-753.

[42] Akoum N, Daccarett M, Mcgann C, et al. Atrial fibrosis helps select the appropriate patient and strategy in catheter ablation of atrial fibrillation: a DE-MRI guided approach [J]. J Cardiovasc Electrophysiol, 2011, 22(1): 16-22.

[43] Gemel J, Levy A E, Simon A R, et al. Connexin40 abnormalities and atrial fibrillation in the human heart [J]. J Mol Cell Cardiol, 2014, 76: 159-168.

[44] Desplantez T, Dupont E, Severs N J, et al. Gap junction channels and cardiac impulse propagation[J]. J Membr Biol, 2007, 218(1-3): 13-28.

[45] Gemel J, Simon A R, Patel D, et al. Degradation of a connexin40 mutant linked to atrial fibrillation is accelerated[J]. J Mol Cell Cardiol, 2014, 74: 330-339.

[46] Sipido K R. Calcium overload, spontaneous calcium release, and ventricular arrhythmias [J]. Heart Rhythm, 2006, 3(8): 977-979.

[47] Heijman J, Voigt N, Wehrens X H, et al. Calcium dysregulation in atrial fibrillation: the role of CaMK Ⅱ [J]. Front Pharmacol, 2014, 5: 30.

[48] Leor J, Poole W K, Kloner R A. Sudden cardiac death triggered by an

earthquake [J]. N Engl J Med,1996,334(7):413-419.

[49]　Niiyama M,Tanaka F,Nakajima S,et al. Population-based incidence of sudden cardiac and unexpected death before and after the 2011 earthquake and tsunami in Iwate,northeast Japan[J]. J Am Heart Assoc,2014,3(3):e798.

[50]　Lampert R. Anger and ventricular arrhythmias[J]. Curr Opin Cardiol,2010,25 (1):46-52.

[51]　Dimsdale J E. Psychological stress and cardiovascular disease[J]. J Am Coll Cardiol,2008,51(13):1237-1246.

[52]　Yoshikawa T. Takotsubo cardiomyopathy,a new concept of cardiomyopathy: clinical features and pathophysiology[J]. Int J Cardiol,2014,182:297-303.

[53]　Eshtehardi P,Koestner S C,Adorjan P,et al. Transient apical ballooning syndrome--clinical characteristics,ballooning pattern,and long-term follow-up in a Swiss population[J]. Int J Cardiol,2009,135(3):370-375.

[54]　石少波,杨波,梁锦军.抑郁症与室性心律失常[J].中国心脏起搏与心电生理杂志,2012,26(5):386-388.

[55]　Lampert R,Shusterman V,Burg M,et al. Anger-induced T-wave alternans predicts future ventricular arrhythmias in patients with implantable cardioverter-defibrillators[J]. J Am Coll Cardiol,2009,53(9):774-778.

[56]　Mellor G,Raju H,de Noronha S V,et al. Clinical characteristics and circumstances of death in the sudden arrhythmic death syndrome[J]. Circ Arrhythm Electrophysiol,2014,7(6):1078-1083.

[57]　Whang W,Kubzansky L D,Kawachi I,et al. Depression and risk of sudden cardiac death and coronary heart disease in women:results from the Nurses' Health Study[J]. J Am Coll Cardiol,2009,53(11):950-958.

[58]　Watkins L L,Blumenthal J A,Davidson J R,et al. Phobic anxiety,depression, and risk of ventricular arrhythmias in patients with coronary heart disease[J]. Psychosom Med,2006,68(5):651-656.

[59]　Neelakantan S. Psychology:Mind over myocardium [J]. Nature,2013,493 (7434):S16-17.

[60]　Taggart P,Boyett M R,Logantha S,et al. Anger,emotion,and arrhythmias: from brain to heart[J]. Front Physiol,2011,2:67.

[61]　石少波,梁锦军,谌晶晶,等.NMDA 受体在心肌梗死后抑郁大鼠心电生理异常中的作用[J].中华心律失常学杂志,2013,17(4):298-302.

[62]　袁晓冉,石少波,王芳,等.舍曲林对心梗后抑郁大鼠行为学及海马 NR1 表达的影响[J].武汉大学学报(医学版),2014,35(1):56-59.

[63]　Tye K M,Mirzabekov J J,Warden M R,et al. Dopamine neurons modulate neural encoding and expression of depression-related behaviour[J]. Nature, 2013,493(7433):537-541.

[64] Shi S，Liang J，Liu T，et al. Depression increases sympathetic activity and exacerbates myocardial remodeling after myocardial infarction：evidence from an animal experiment[J]. PLoS One，2014，9(7)：e101734.

[65] Liang Jin-jun，SHI Shao-bo，SHEN Jing-jing，et al. Influence of wenxin particle on cardiac electrophysiology in depressed rats after myocardial infarction[J]. 心血管康复医学杂志，2012，21(6)：649-654.

[66] Nazif T M，Vazquez J，Honig L S，et al. Anti-N-methyl-D-aspartate receptor encephalitis：an emerging cause of centrally mediated sinus node dysfunction [J]. Europace，2012，14(8)：1188-1194.

[67] Kishore R K，Abhishekh H A，Udupa K，et al. Evaluation of the influence of ayurvedic formulation(Ayushman-15)on psychopathology，heart rate variability and stress hormonal level in major depression(Vishada)[J]. Asian J Psychiatr，2014，12：100-107.

[68] Patron E，Messerotti B S，Favretto G，et al. Depression is associated with increased vagal withdrawal during unpleasant emotional imagery after cardiac surgery[J]. Auton Neurosci，2015.

[69] Heart rate variability：standards of measurement，physiological interpretation and clinical use. Task Force of the European Society of Cardiology and the North American Society of Pacing and Electrophysiology [J]. Circulation，1996，93(5)：1043-1065.

[70] Fishman G I，Chugh S S，Dimarco J P，et al. Sudden cardiac death prediction and prevention：report from a national heart，lung，and blood institute and heart rhythm society workshop[J]. Circulation，2010，122(22)：2335-2348.

[71] Verrier R L，Tan A. Heart rate，autonomic markers，and cardiac mortality[J]. Heart Rhythm，2009，6(11 Suppl)：S68-75.

[72] Li Y F，Cornish K G，Patel K P. Alteration of NMDA NR1 receptors within the paraventricular nucleus of hypothalamus in rats with heart failure[J]. Circ Res，2003，93(10)：990-997.

[73] Stern J E，Potapenko E S. Enhanced NMDA receptor-mediated intracellular calcium signaling in magnocellular neurosecretory neurons in heart failure rats [J]. Am J Physiol Regul Integr Comp Physiol，2013，305(4)：R414-422.

[74] 张树龙. 自主神经与心律失常[J]. 江苏实用心电学杂志，2012，21(6)：389-407.

[75] Bradfield J S，Vaseghi M，Shivkumar K. Renal denervation for refractory ventricular arrhythmias[J]. Trends Cardiovasc Med，2014，24(5)：206-213.

[76] Chen P S，Chen L S，Fishbein M C，et al. Role of the autonomic nervous system in atrial fibrillation：pathophysiology and therapy[J]. Circ Res，2014，114(9)：1500-1515.

[77] Shen M J，Zipes D P. Role of the autonomic nervous system in modulating

cardiac arrhythmias[J]. Circ Res,2014,114(6):1004-1021.

[78] Walker M A, Williams G S B, Kohl T, et al. Superresolution modeling of calcium release in the heart[J]. Biophys J,2014,107(12):3018-3029.

[79] Krishna A, Sun L, Valderrábano M, et al. Modeling CICR in rat ventricular myocytes:voltage clamp studies[J]. Theor Biol Med Model,2010,7:43.

[80] Hammer K P, Hohendanner F, Blatter L A, et al. Variations in local calcium signaling in adjacent cardiac myocytes of the intact mouse heart detected with two-dimensional confocal microscopy[J]. Front Physiol,2014,5:517.

[81] Nivala M, Ko C Y, Nivala M, et al. Criticality in intracellular calcium signaling in cardiac myocytes[J]. Biophys J,2012,102(11):2433-2442.

[82] Qu Z, Nivala M, Weiss J N. Calcium alternans in cardiac myocytes:order from disorder[J]. J Mol Cell Cardiol,2013,58:100-109.

[83] Fischer T H, Neef S, Maier L S. The Ca-calmodulin dependent kinase II:a promising target for future antiarrhythmic therapies? [J]. J Mol Cell Cardiol, 2013,58:182-187.

[84] van Oort R J, McCauley M D, Dixit S S, et al. Ryanodine receptor phosphorylation by calcium/calmodulin-dependent protein kinase II promotes life-threatening ventricular arrhythmias in mice with heart failure [J]. Circulation,2010,122(25):2669-2679.

[85] Wagner S, Hacker E, Grandi E, et al. Ca/calmodulin kinase II differentially modulates potassium currents[J]. Circ Arrhythm Electrophysiol,2009,2(3): 285-294.

[86] Gao X, Xu X, Pang J, et al. NMDA receptor activation induces mitochondrial dysfunction, oxidative stress and apoptosis in cultured neonatal rat cardiomyocytes[J]. Physiol Res,2007,56(5):559-569.

第二章　舍曲林对心肌梗死后抑郁大鼠行为学及心脏电生理的影响及其机制研究

1. 抑郁与冠心病 20 世纪 80 年代,单纯的生物医学模式转变为多元化的生物-心理-社会医学模式,人们开始关注心理健康,从身心医学的角度来研究疾病。随着经济的发展和社会压力的增加,精神障碍已成为世界的第四大疾病,严重影响人们的身心健康;心血管疾病,特别是冠心病(coronary artery heart disease,CHD),则是世界上致死率、致残率及发病率很高的疾病之一。近年来发现,压力、抑郁等精神因素与心血管疾病的关系十分密切,焦虑、抑郁等精神因素是冠心病的独立危险因素;同时,心血管疾病患者的抑郁症发病率亦明显高于一般人群。在冠心病患者中,抑郁症的发病率约为40%,是正常人群的 5 倍左右。越来越多的心血管疾病患者合并心理疾病,这两种疾病互为因果,相互影响,导致疾病恶化,两者的共病问题已成为我国严重的健康问题之一,应引起临床工作者的高度关注。

大量的临床研究证实,抑郁症患者心律失常及其他心脏功能异常的发生概率较非抑郁症患者明显增高。一项 Meta 分析表明,心肌梗死后抑郁是心脏性猝死独立的危险因子,可增加恶性心律失常发生率,增加心血管事件住院率及死亡率,降低患者总体生活质量,严重影响临床结局。另一项 Meta 分析显示,合并有抑郁症的心肌梗死患者心脏性死亡率增加 2.4 倍,心血管事件发生率增加 2 倍。然而心理疾病与心血管疾病之间的相互影响及机制尚不清楚,因此探讨其发生机制,寻找合适的治疗策略显得尤为重要。

2. 选择性 5-羟色胺再摄取抑制剂 选择性 5-羟色胺再摄取抑制剂(selective serotonin reuptake inhibitors,SSRIs)是一类新型抗抑郁药物,包括氟西汀、帕罗西汀、舍曲林、西酞普兰等。SSRIs 通过抑制神经突触细胞对神经递质 5-羟色胺(5-serotonin,5-HT)的再吸收,增加突触间隙中可供生物利用的 5-HT 水平,增强 5-HT 能神经传递,从而发挥抗抑郁作用。同时,5-HT 能神经元参与了心血管系统的调节,对维持基础心血管功能及心血管反射功能起重要作用。5-HT 系统功能异常可能是精神障碍与心血管疾病的共同发病机制之一。

SSRIs 是抑郁症合并心血管疾病的患者中循证医学证据最多、应用最广泛的药物,服用 SSRIs 后不仅可显著改善抑郁症状,还可降低冠心病的发病率和死亡率,其中舍曲林应用最为广泛。CREATE 及其亚组研究发现在冠心病合并抑郁症患者中选择使用 SSRIs 治疗安全有效,SSRIs 可以在冠心病患者中抑制血小板活性并改善血管内皮功能,显著改善伴有抑郁症的心肌梗死后患者的心率变异性与炎症因子水平,减少心血管事件的发生。临床资料表明,SSRIs 对心脏电活动有一定的影响,在体表心电图上可表现为 PR 间期延长,QRS 波群增宽,QT 间期延长,且 SSRIs 可影响血管舒缩中枢和血压,这可能与 SSRIs 改善心肌梗死后抑郁症患者心血管预后的机制相关。

3. 抑郁与 NMDA 受体 大量的研究表明,应激性抑郁症的发生与海马谷氨酸(glutamate,Glu)含量增加及其受体功能变化有关。谷氨酸为体内重要的兴奋性氨基酸,是哺乳动物中枢神经系统中含量最丰富的兴奋性神经递质,参与神经系统多种重要功能的调节。而其重要受体之一———N-甲基-D-天冬氨酸(N-methyl-D-aspartate,NMDA)受体,被认为是学习记忆中的关键物质。

NMDA 受体在大脑皮层中广泛分布,但密度最高的是海马 CA1 区。海马则是边缘系统的重要组成部分,与中枢神经系统的发育、学习和记忆功能密切相关,是与抑郁症发生相关的主要脑区。生理状态下,活化的 NMDA 受体引起 Ca^{2+} 内流,Ca^{2+} 与 CaM 蛋白结合形成的复合物可使 CaMK 磷酸化激活,可通过激活 PI3K-Akt 途径、Ras-ERK 途径、CREB 途径等信号通路及 PKA、PKC 等下级蛋白,增强内在抗氧化防御系统,抑制促凋亡基因的表达,促进神经元的生长发育。同时,Ca^{2+} 内流可触发一系列级联反应,引起质膜去极化,诱导 LTP 的形成和传递,在突触可塑性的维持及学习记忆的形成中至关重要。然而,在长期慢性应激状态下,HPA 轴兴奋性持续增高,糖皮质激素(glucocorticoids,GCs)释放增加,透过血脑屏障进入脑组织,引起兴奋性氨基酸(excitatory amino acids,EAAs)过度释放,与 NMDA 受体结合,使后者激活。而 NMDA 受体的过度激活又可反馈性激活 HPA 轴,使 GCs 浓度进一步增加,最终导致 NMDA 受体功能亢进。NMDA 受体被过度激活后,与 NMDA 受体耦联的 Ca^{2+} 通道开放,大量的 Ca^{2+} 进入细胞,引起钙超载,造成一系列代谢紊乱,如造成线粒体功能障碍,生成大量自由基,产生核酸内切酶使 DNA 裂解,破坏细胞骨架等,最终导致神经元功能的异常和坏死,同时影响 LTP 的形成和传递。此机制与抑郁症的发生有密切关系。NMDA 受体拮抗剂氯胺酮则被证实具有迅速、持续缓解抑郁症状的作用。在多种抑郁动物模型中,NMDA 受体拮抗剂 MK-801 等也表现出其抗抑郁样作用。一些研究还发现,三环类抗抑郁药(tricyclic antidepressants,TCAs)可直接与 NMDA 受体作用,抑制在体 NMDA 的活性,引起大脑皮层 NMDA 受体的适应性改变。

NMDA 受体是由三种亚基组成的异聚体,包括 NR1、NR2 及 NR3,即 GluN1、GluN2 和 GluN3。其中,NR1 有八种不同的亚型(NR1-1a/b～4a/b),由同一基因剪接而来;NR2 包括四种亚型,即 NR2A～D;NR3 有两种,NR3A 和 NR3B;NR2 和 NR3 分别由六种不同基因编码。其中 NR1(核心亚基)是其功能发挥所必需的组分。本研究运用 Western Blot 方法半定量分析了实验动物海马中 NR1 亚基表达的变化,以阐述心肌梗死后抑郁大鼠行为学变化的发生机制。

4. 抑郁与心脏电生理　在无心血管疾病的人群中研究发现,抑郁导致亚临床型左心室结构和功能的改变,包括左心室舒张功能下降和重量增加,并与抑郁的严重程度成正比,提示抑郁持续影响心功能,增加心血管疾病的发生风险。临床资料显示,抑郁可增加冠心病患者室性心律失常的发生率,对室性心律失常有预测价值,心肌梗死后抑郁患者 QT 离散度增大、心率变异性(heart rate variability,HRV)降低;Grippo 等发现抑郁模型大鼠基础心率增加、心率变异性降低、室性心律失常阈值降低,这些都是心肌梗死后室性心律失常发生率增加的危险因素,而其具体分子机制尚不清楚。

心室肌电生理特性受多种离子通道的调节,其中瞬时外向钾通道(Kv4.2)是形成瞬时外向电流 I_{to} 的重要离子通道蛋白,介导心脏动作电位的早期复极阶段,主要参与心肌细胞动作电位复极 1 期。Kv4.2 表达下降使 I_{to} 电流密度减低,复极时间相对延长,容易引起传导阻滞,形成折返而导致室性心律失常的发生。L 型钙通道(L-type calcium channel,LTCC)则参与介导心肌细胞的去极化,其功能的异常会触发心律失常,易导致早期后除极(EAD)和尖端扭转型室性心动过速(TdP)。构成心肌细胞 L 型钙通道电流的重要亚单位有 α1C、β2、α2/δ，产生功能钙通道分子的亚单位是 α1C 亚单位。本实验中检测了 Kv4.2 和 L 型钙通道 α1C 亚单位的表达变化，以期阐述心肌梗死后抑郁大鼠心脏电生理特性变化的分子机制。

本实验集中于研究舍曲林对心肌梗死后抑郁大鼠行为学及心脏电生理特性的影响，并探讨潜在的分子机制，进一步阐述心肌梗死后抑郁症的发生发展，探讨抑郁症对心血管系统的影响，为心脏心理共病的治疗提供理论依据。

第一节　舍曲林对心肌梗死后抑郁大鼠行为学的影响

一、材料

1. 实验动物　SPF 级成年健康雄性 SD 大鼠 80 只，体重 150～200 g，由武汉大学动物实验中心提供，置于武汉大学人民医院动物房饲养，饲养条件符合实验要求。

2. 主要实验仪器

(1) 动物行为自动跟踪分析系统(Ethovision 3.0，荷兰 Noldus 公司)。

(2) 小动物呼吸机(成都泰盟科技有限公司)。

(3) LEAD 2000B 多道生理记录仪(四川锦江通用实业有限公司)。

(4) 其他实验常用耗材均由武汉大学心血管病研究所提供。

3. 主要药品

(1) 盐酸舍曲林片(辉瑞公司)，50 mg/片，以 0.9% NaCl 溶液配制成 0.2% 药液，在常温下储存。

(2) 戊巴比妥钠，使用时以 0.9% NaCl 溶液配制成 1% 药液，在常温下储存。

(3) 青霉素钠(华北制药集团有限责任公司)。

二、实验方法

1. 实验动物分组　SPF 级成年健康雄性 SD 大鼠 80 只，体重 150～200 g，由武汉大学动物实验中心提供，置于武汉大学人民医院动物房饲养。正常饲料喂养，自由饮食，光/暗周期为 12 h /12 h(光照时间 6:00－18:00)，室温保持在(20±3) ℃，饲养环境应尽量保持安静，以避免噪声等刺激对动物带来的影响。所有动物在实验室适应环境 1 周后，用旷场实验对它们进行行为学评分，选择得分相近的大鼠并随机分为五组：正常对照组(n=10)，心梗组(n=20)，抑郁组(n=10)，心梗后抑郁模型组(模型组，n=20)，心梗后抑郁＋舍曲林干预组(舍曲林组，n=20)。

2. 动物处理方法

(1) 正常对照组：正常喂养，每天用 5 mL/kg 生理盐水灌胃，从造模后第 1 天开始至实验结束，连续 28 天。

（2）心梗组：正常喂养，于第 1 天行冠状动脉左前降支结扎制作心梗模型，每天用 5 mL/kg 生理盐水灌胃，从造模第 1 天开始至实验结束，连续 28 天。

（3）抑郁组：正常喂养，按程序每天予以慢性温和应激刺激，同时每天用 5 mL/kg 生理盐水灌胃，从造模第 1 天开始至实验结束，连续 28 天。

（4）模型组：正常喂养，冠状动脉左前降支结扎制作心梗模型后，按程序每天予以慢性温和应激刺激，同时每天用 5 mL/kg 生理盐水灌胃，从造模第 1 天开始至实验结束，连续 28 天。

（5）舍曲林组：正常喂养，冠状动脉左前降支结扎制作心梗模型后，按程序每天予以慢性温和应激刺激，同时每天用 0.2％舍曲林药液（5 mL/kg）单次灌胃，从造模第 1 天开始至实验结束，连续 28 天。

模型制作完成后，于实验第 5 周进行行为学指标检测。

3. 心梗后抑郁大鼠模型的建立　根据文献将急性心梗模型与慢性轻度不可预见性应激抑郁模型结合建立心梗后抑郁大鼠模型。

（1）急性心梗模型的建立：运用冠状动脉左前降支结扎法制作急性心梗模型。大鼠称重，应用 1％戊巴比妥钠溶液（5 mL/kg）经腹腔注射麻醉，麻醉后仰卧固定于实验用木板上。分别在大鼠的四肢及皮下安放心电图记录接触电极，连接 LEAD 2000B 多道生理记录仪，记录体表心电图。颈部备皮消毒后，于颈部正中切开皮肤，钝性分离暴露气管，于第 2～3 气管环间插入气管插管，连接小动物呼吸机人工通气（压力 2～3 kPa，频率 68 次/分，呼吸比设为 1：1），以观察胸廓，胸廓抬举良好作为辅助呼吸成功的标志。在左胸前备皮消毒，于胸骨正中偏左约 1 cm，以第 2 肋和第 5 肋为上下界，纵行切开皮肤，切口长约 3 cm，利用止血钳钝性分离皮下组织、肌肉，再用止血钳夹住肋骨 1 min 左右，待肋间血流中断后，小心剪断第 3、4 根肋骨。用开胸器撑开胸廓后，用镊子小心撕开心包膜，将胸腺向右上方推开，暴露心脏。在左心耳根部下 1～2 mm 处用 7-0 无创缝线结扎冠状动脉左前降支，进针方向应与左心耳边缘平行，深度为 1～1.5 mm。手术中应严格控制结扎位置和深度的一致性，使心肌缺血梗死范围固定、一致。以结扎后局部心肌由鲜红变为暗紫，搏动减弱，外膜苍白，室壁运动明显减弱，且心电图 I、II、avL 导联 ST 段抬高 0.2 mV，作为手术成功的标志，观察数分钟以明确心脏搏动恢复正常，减少术后早期因心律失常所致的死亡。逐层缝合胸部切口肌肉组织及皮肤，关胸。拔除气管插管，缝合气管外皮肤。术后每天肌内注射青霉素 80 万 U 共三天，预防感染。

（2）慢性不可预见性温和应激（chronic unpredicted mild stress，CUMS）抑郁模型的建立：CUMS 抑郁模型是经典的抑郁模型之一。抑郁组、模型组和舍曲林组大鼠从心梗手术后第 2 天开始，每天随机给予 1 种轻度应激刺激，每天刺激时间不同，同种刺激不连续出现，以使动物不能预料刺激的发生，持续 4 周。这些刺激包括：鼠笼 45 ℃倾斜 24 h，铺潮湿垫料 24 h，行为限制 2 h，4 ℃冰水游泳 5 min，42 ℃热水游泳 5 min，禁食 24 h，禁水 24 h，夹尾 1 min，鼠笼摇晃 15 min，昼夜颠倒 24 h，捕食者声音刺激 30 min。对照组及心梗组不予任何刺激。

4. 行为学指标检测

(1) 糖水消耗实验:实验前先训练大鼠适应饮用蔗糖水,每笼同时放置 2 个水瓶,第一个 24 h,两瓶均装有 1‰蔗糖水,随后的 24 h,一个瓶装 1‰蔗糖水,另一个瓶装纯水。禁水 24 h 后,进行动物的基础糖水/纯水消耗实验:同时给予每只大鼠事先定量好的两瓶水,一瓶 1‰蔗糖水和一瓶纯水。2 h 后,取两瓶水再次称重,记录大鼠蔗糖水消耗量及纯水消耗量,计算动物的糖水偏爱百分比(糖水偏爱百分比＝蔗糖水消耗量/总液体消耗量×100‰)。

(2) 旷场实验(open field test,OFT):本实验所用旷场大小为 120 cm×90 cm×35 cm,内面涂黑,实验在早 9:00—10:00 安静的房间内进行。将大鼠置于旷场中心内,使用动物行为自动跟踪 Ethovision 3.0 系统记录并分析大鼠在旷场内 10 min 的行为,主要观测指标为大鼠运动总行程及平均运动速度。直立次数(以大鼠两前爪腾空或攀附墙壁且离开地面 1 cm,无论大鼠站立多长时间,直至大鼠两前爪放下为直立 1 次)由研究者自行记录。每只动物单独测试,两只动物之间需彻底清洁旷场,排除大鼠气味的影响。

5. 统计学处理　所有计量数据均以均数±标准差表示,造模前后及两组间比较采用两个独立样本间 t 检验,多组间比较用单因素方差分析(ANOVA)。所有数据均输入 SPSS 17.0 软件包。以 $P<0.05$ 为差异有统计学意义。

三、实验结果

1. 动物模型　按照上述分组及造模方法建立心梗后抑郁模型,心梗前后肉眼可见心肌颜色、搏动等的变化及明显动物心电图变化,见图 2-1。4 周后,共 64 只实验动物存活,各组分别为:正常组 $n=10$;心梗组 $n=16$;抑郁组 $n=10$;模型组 $n=13$;舍曲林组 $n=15$。舍曲林组生存率(75.0‰,15/20)稍高于模型组(65.0‰,13/20)。

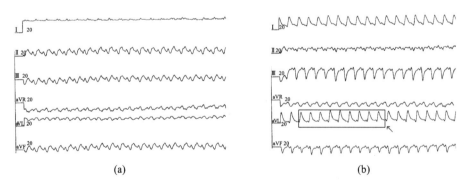

(a)　　　　　　　　　　　　(b)

图 2-1　心梗前后动物心电图变化

注:(a)为心梗前大鼠心电图;(b)为心梗后大鼠心电图,箭头指示 ST 段抬高,与 R 波融合。

2. 舍曲林对心梗后抑郁动物行为学影响

(1) 糖水消耗实验:与正常组相比,心梗组、抑郁组和模型组糖水摄入量显著降低,分别为(69.50± 9.58)‰、(48.75±16.76)‰、(39.50±9.61)‰ vs (85.57±7.94)‰,$P<0.05$,说明动物快感减少;而与心梗组、抑郁组相比,模型组大鼠糖水偏爱百分比

进一步降低($P<0.05$);舍曲林干预后,糖水偏爱百分比较模型组升高(($76.63\pm$ 12.03)% vs (39.50 ± 9.61)%,$P<0.05$),见表2-1。

(2)旷场实验:与正常组相比,心梗组、抑郁组和模型组在旷场实验中的运动总行程缩短,平均运动速度减小,直立次数减少,表明大鼠活动度降低,空间探索减少,差异有显著性($P<0.05$);舍曲林干预后,心梗后抑郁大鼠运动行程增加,直立次数增加($P<0.05$),见表2-1。

表 2-1　各组实验动物行为学检测结果

组别	糖水偏爱百分比/(%)	旷场实验		
		总行程/m	运动速度/(cm/s)	直立次数/次
正常组	$85.57\pm7.94^{\#}$	$70.85\pm6.64^{\#}$	$16.11\pm0.86^{\#}$	$33.38\pm5.04^{\#}$
抑郁组	$48.75\pm16.76*^{\#}$	$24.30\pm6.85*^{\#}$	$4.66\pm0.91*$	$7.75\pm1.98*$
心梗组	$69.50\pm9.58*^{\#}$	$29.51\pm9.54*^{\#}$	$4.99\pm1.59*$	$11.50\pm4.96*$
模型组	39.50 ± 9.61	$18.10\pm9.17*$	$3.69\pm1.89*$	$9.00\pm5.18*$
舍曲林组	$76.63\pm12.03^{\#}$	$79.06\pm10.97^{\#}$	$11.44\pm4.74^{\#}$	$28.63\pm8.00^{\#}$

注:与正常组相比,心梗组、抑郁组和模型组均有运动减少,直立次数减少,显示大鼠活动度降低,空间探索减少;舍曲林干预后,大鼠运动及直立次数增加。与正常组比较,$*P<0.05$;与模型组比较,$^{\#}P<0.05$。

第二节　舍曲林对心肌梗死后抑郁大鼠在体心脏电生理特性的影响

一、材料

1. 实验动物　同第一节。

2. 主要实验仪器

(1)小动物呼吸机(成都泰盟科技有限公司)。

(2)LEAD 2000B 多道生理记录仪(四川锦江通用实业有限公司)。

(3)多道电子刺激器(SEN-7301,日本)。

(4)自制针形电极。

(5)其他实验常用耗材均由武汉大学心血管病研究所提供。

3. 主要实验试剂　戊巴比妥钠,使用时以 0.9% NaCl 溶液配制成 1%药液,在常温下储存。

二、实验方法

于第一节大鼠行为学指标检测完成后,将大鼠用1%戊巴比妥钠溶液(5 mL/kg)经腹腔注射麻醉,麻醉后仰卧固定于实验用木板上。分别在大鼠的四肢及皮下安放心电图记录接触电极,连接 LEAD 2000B 多道生理记录仪,记录体表心电图。颈部备皮消毒后,于颈部正中切开皮肤,钝性分离暴露气管,于第 2、3 气管环间插入气管插管,连接小动物呼吸机人工通气(压力 2～3 kPa,频率 68 次/分,呼吸比设为 1∶1),以观察胸廓,胸廓抬举良好作为辅助呼吸成功的标志。左前胸备皮消毒,于胸骨正中偏左约 1 cm,以第 2 肋和第 5 肋为上下界,纵行切开皮肤,切口长约 3 cm,利用止血钳钝性分离皮下组织及肌肉,小心剪断第 3、4 根肋骨。用开胸器撑开胸廓后,将胸腺向右上方推开,暴露心脏。参比电极夹在胸前皮下组织下,记录电极放置于心梗周边区前壁,深度约 1 mm,连接记录仪,进行大鼠在体心脏电生理特性的记录和检测。以冠状动脉结扎线为标志,梗死苍白区边缘及周围 3 mm 以内定义为心梗周边。未行心梗手术组则置于心脏相应部位。

1. 单相动作电位(monophasic action potential,MAP)记录 在窦性心律情况下,记录大鼠心室肌单相动作电位。分析动作电位时按以下标准选择:①基线平稳;②可稳定记录动作电位 5 min 以上;③除动作电位上升支起始部偶有心电引起的伪迹外,其他部位无任何伪迹;④取连续 10 个动作电位的均值计算各参数。计算 MAPD90(从 MAP 起始到复极完成 90% 的时间)。

2. 心室有效不应期(ventricular effective refractory period,VERP)检测 采用 S1S2 刺激法测定心室有效不应期(VERP)。双极刺激电极置于心梗周边区,深度为 1 mm 左右,两电极相距约 2 mm。未行心梗手术组置于心脏相应部位。先用 S1S1 刺激法测定阈电压,设置 S1S1 间期为 150 ms,脉宽 2 ms,电压逐渐增加,能引起 8 个以上连续心室激动的最小电压即为阈电压。再采用 S1S2 刺激法测定心室有效不应期(VERP)。S1S1 间期为 150 ms,期前刺激 S2 脉宽和电压与 S1 相同,在连续发放 8 个起搏刺激后发放期前刺激 S2,S1S2 间期从 150 ms 开始,S2 以 2 ms 的时距递减。负向扫描至 S2 不能引起各部位心室肌去极化为止时,即为 VERP。计算 VERP/MAPD90 值。

3. 室颤阈值(ventricular fibrillation threshold,VFT)测定 检测 VERP 后,用短阵高强度刺激法测定 VFT。双极刺激电极仍置于心梗周边区,深度 1 mm 左右,两电极相距 2 mm。用电子刺激器施加短阵高强度刺激,周长 20 ms,脉宽 4 ms,每次刺激持续时间 5 s,间断 2 s 后进行下一次刺激。从能引起心室激动的阈电压开始,每次递增 2 V,至可引起持续性室颤(间歇期室颤不能完全恢复)时,再以 1 V 递减负向扫描,重复三次,以可引起持续性室颤的最低电压为 VFT。

4. 统计学处理 所有计量数据均以均数±标准差表示,造模前后及两组间比较采用两个独立样本间 t 检验,多组间比较用单因素方差分析(ANOVA)。所有数据均输入 SPSS 17.0 软件包。以 $P < 0.05$ 为差异有统计学意义。

三、实验结果

1. 单相动作电位(MAP)变化 与正常组相比,心梗组、抑郁组和模型组 MAPD90 均明显延长,其中模型组与心梗组及抑郁组相比,MAPD90 亦有进一步的延长。舍曲

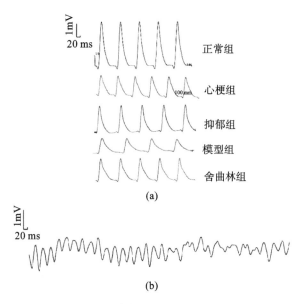

图 2-2　心脏电生理检测结果示意图

注:(a)为各组 MAP 记录示意图;(b)为实验中所诱发室颤示意图。

林干预后,MAPD90 较模型组有所缩短,但差异无显著性($P>0.05$)(图 2-2、表 2-2)。

2. 心室肌有效不应期(VERP)及 VERP/MAPD90 值变化　与正常组相比,心梗组、抑郁组和模型组 VERP 均显著延长,且模型组 VERP 较心梗组及抑郁组均延长。舍曲林可使其有所缩短,但无统计学意义($P>0.05$)。与正常组相比,心梗组、抑郁组和模型组 VERP/MAPD90 值降低,舍曲林干预后可使其升高($P<0.05$)(表 2-2)。

3. 室颤阈值(VFT)变化　与正常组相比,心梗组、抑郁组及模型组 VFT 均明显降低((18.00±3.62) mV、(18.67±2.92) mV、(14.67±1.85) mV vs (23.33±3.02) mV),模型组 VFT 较心梗组、抑郁组有进一步的降低($P<0.05$);舍曲林的干预使模型大鼠 VFT 显著提高((20.20±9.32) mV vs (14.67±1.85) mV,$P<0.05$)(表 2-2)。

表 2-2　各组实验动物心脏电生理特性检测结果

组别	MAPD90/ms	VERP/ms	VERP/MAPD90	VFT/mV
正常组	79.38±5.86#	64.63±4.98#	0.81±0.02#	23.33±3.02#
心梗组	95.32±3.59 * #	73±6.42 * #	0.76±0.01 * #	18.00±3.62 * #
抑郁组	87.21±6.47 * #	70±6.66 * #	0.80±0.01 * #	18.67±2.92 * #
模型组	109.83±7.12 *	82±5.85 *	0.73±0.02 *	14.67±1.85 *
舍曲林组	104.16±8.37 *	79±7.38 *	0.75±0.01 *	20.20±9.32 * #

注:与正常组相比,心梗组、抑郁组及模型组的 MAPD90 和 VERP 延长,VERP/MAPD90 降低,VFT 降低,舍曲林可缩短模型组的 MAPD90 和 VERP,增高 VERP/MAPD90 值,并显著提高 VFT。与正常组比较, * $P<0.05$;与模型组比较,# $P<0.05$。

第三节 舍曲林对心肌梗死后抑郁大鼠海马 NR1 及心肌离子通道表达的影响

一、材料

1. 实验动物 同第一节。

2. 主要实验仪器

（1）紫外分光光度计（DU-7500，Beckman 公司，美国）。

（2）超低温冰箱（MDF-382E，SANYO 公司，日本）。

（3）超高速低温离心机（L7-65 Ultracentrifuge，Beckman 公司，美国）。

（4）超纯水仪（Milli-Q Academic，Millipore 公司，美国）。

（5）0.22 μm 滤器（Whatman 公司，美国）。

（6）移液器（2 μL、10 μL、20 μL、100 μL、200 μL、1 mL，Gilson 公司，法国）。

（7）pH 计（Beeklnna 71，美国）。

（8）Mini-Protein Ⅲ垂直电泳仪（Bio-Rad 公司，美国）。

（9）Trans-Blot SD 半干转印槽（Bio-Rad 公司，美国）。

（10）其他实验常用耗材均由武汉大学心血管病研究所提供。

3. 主要试剂

（1）鼠抗 NR1 抗体（RBI，Cat. No. M-207，美国）。

（2）鼠抗 Kv4.2 抗体（Abcam，ab99040，香港）。

（3）鼠抗 L 型钙通道 α1C 亚基抗体（Sigma，C4980，美国）。

（4）鼠抗 GAPDH 抗体（Epitomics，2251-1，美国）。

（5）PVDF 膜（Millipore，美国）。

（6）预染蛋白 Marker（Fermentas，美国）。

（7）辣根过氧化物酶标记的兔抗鼠二抗（Epitomics，美国）。

（8）BCA 蛋白浓度测定试剂盒（碧云天，P1002，上海）。

（9）RIPA 裂解液（强）（碧云天，P0013，上海）。

（10）PMSF（一种蛋白酶抑制剂）（碧云天，上海）。

（11）BeyoECL Plus（超敏 ECL 化学发光试剂盒）（碧云天，P0018，上海）。

4. Western Blot 主要试剂的配制

（1）1.5 mol/L Tris-HCl（pH 8.8）100 mL：18.165 g Tris 碱，80 mL 去离子双蒸水，缓慢加浓 HCl 至 pH 8.8（约加 4 mL）；溶液冷却至室温后 pH 将会升高，加去离子双蒸水至 100 mL，过滤。

（2）1 mol/L Tris-HCl（pH 6.8）100 mL：12.11 g Tris 碱，80 mL 去离子双蒸水，缓慢加浓 HCl 至 pH 6.8（约加 8 mL）；溶液冷却至室温后 pH 将会升高，加去离子双蒸水至 100 mL，过滤。

(3) 10%SDS 100 mL:5 g SDS 加入 45 mL 双蒸水,加热 68 ℃助溶后,调整 pH=7.2,定容到 50 mL,常温保存。

(4) 25×电转缓冲液:18.2 g Tris 碱,90 g 甘氨酸,450 mL 水助溶后,调整 pH=8.3,定容到 500 mL,常温保存。

(5) 1×电转缓冲液:25×电转缓冲液 20 mL,甲醇 100 mL,SDS 0.05 g,450 mL 水助溶后,定容到 500 mL,常温保存。

(6) 10×TBS 缓冲液:12.11 g 的 Tris 碱,90.00 g 的 NaCl,加去离子双蒸水至 1000 mL,可在 4 ℃存放数月。

(7) 10×电泳缓冲液:30 g 的 Tris 碱,144 g 的甘氨酸,10 g 的 SDS,加去离子双蒸水至 1000 mL,可在常温存放数月。

(8) 30%丙烯酰胺储存液 100 mL:29%丙烯酰胺 29.0 g,1%双丙烯酰胺 1.0 g,60 mL 双蒸水加热 37 ℃助溶后,调整 pH<7,定容到 100 mL(固体粉剂体积太大,加水不能过多),然后液体用漏斗过滤,棕色瓶避光常温保存。

(9) 12%分离胶缓冲液 10 mL:

双蒸水	3.3 mL
30% PAA	4.0 mL
1.5 mol/L Tris-HCl(pH 8.8)	2.5 mL
10% SDS	0.1 mL
10% AP	0.1 mL
四甲基乙二胺(TEMED)	0.004 mL

(10) 5%浓缩胶缓冲液 5 mL:

双蒸水	3.4 mL
30% PAA	0.83 mL
1.0 mol/L Tris-HCl(pH 6.8)	0.63 mL
10% SDS	0.05 mL
10% AP	0.05 mL
TEMED	0.005 mL

(11) 电泳缓冲液:

10×电泳缓冲液	100 mL
去离子双蒸水	900 mL

(12) 磷酸盐吐温缓冲液(PBST):

1×PBS	1000 mL
Tween-20	1 mL

(13) 5% 脱脂奶粉封闭液(抗体稀释液)100 mL:

脱脂奶粉	5 g
PBST	100 mL

(14) 5×上样缓冲液 5 mL:称取 1.5 mol/L(pH=6.8)Tris-HCl 2.5 mL、二硫苏糖醇(DTT)0.39 g、SDS 0.5 g、溴酚蓝 0.025 g 及甘油 2.5 mL,将 Tris-HCl 加入溴酚

蓝中,过滤后依次加入甘油、SDS及DTT,定容至5 mL,使用时按样品∶缓冲液＝4∶1的比例加入蛋白样品中。

二、实验方法

1. 样本处理 于第二节心脏电生理实验结束后,拔除气管插管,断头处死动物,迅速将大鼠头部置于冰上。稍提起心脏,于主动脉根部剪取心脏。剥离大鼠头部皮肤及颅骨组织部分,迅速于冰上分离脑组织,除去大脑皮层部分,分离大鼠海马。同时,于冰上除去大鼠左、右心耳,并沿室间沟分离左、右心室,剪取左心室心梗周边区游离壁或相应部位心肌组织。所取组织立即用锡箔纸包好投入液氮中防止蛋白变性,分装,在分装袋外用记号笔标记清楚,置于−80 ℃冰箱保存备用。

2. 总蛋白提取及处理

(1)组织裂解:把组织剪切成细小的碎片。融解RIPA裂解液,混匀。取适量的裂解液,在使用前数分钟内加入PMSF,使PMSF的最终浓度为1 mmol/L。按照每20 mg组织加入150～250 μL裂解液的比例加入裂解液,根据组织裂解情况增加或减少裂解液用量。用玻璃匀浆器在冰上匀浆,直至组织块充分裂解。

(2)离心:启动离心机预冷,使离心机内温度降至4 ℃。将充分裂解后的溶液转移至EP管内,平衡地置于离心机中,10000～14000 g离心3～5 min,小心吸取上清液,即为总蛋白样品,分装至EP管内。

(3)蛋白浓度测定:按50体积BCA试剂A加1体积BCA试剂B(50∶1)配制适量BCA工作液,充分混匀。完全溶解蛋白标准品,取10 μL稀释至100 μL,使终浓度为0.5 mg/mL。将标准品按0 μL、1 μL、2 μL、4 μL、8 μL、12 μL、16 μL、20 μL加到96孔板的标准品孔中,加用于稀释标准品的溶液补足到20 μL。加适当体积总蛋白样品到96孔板的样品孔中,加用于稀释标准品的溶液到20 μL。各孔加入200 μL BCA工作液,37 ℃放置30 min。测定A_{562}。根据标准曲线计算出总蛋白浓度。

(4)蛋白变性处理:剩余蛋白样品按照4∶1比例加入5×蛋白上样缓冲液,混合,用移液器吹打数下,100 ℃沸水变性10 min。置于−20 ℃冰箱内保存。

3. Western Blot检测

(1)电泳

①清洗玻璃板,冲洗干净后用无水乙醇冲洗晾干。

②玻璃板对齐后放入夹中卡紧,然后垂直卡在架子上准备灌胶。

③配12%分离胶,加入TEMED后立即摇匀即可灌胶,然后在胶上加水密封。

④静置约30 min,待胶充分凝固后,倒去胶上层水,用无水乙醇冲洗2遍后吸干残存乙醇。

⑤配5%的浓缩胶,加入TEMED后立即摇匀,灌胶、插梳。30 min左右,浓缩胶凝固后,将梳子轻轻拔出。置于4 ℃过夜备用。

⑥SDS-PAGE电泳:将电泳槽内加入1×电泳缓冲液,电泳缓冲液液面需高于凝胶最上端。每上样孔内加约40 μg已变性的蛋白样品,根据已测得总蛋白浓度计算上样量,用微量进样器吸取相应量,缓慢加入上样孔内,胶的两侧加预染蛋白Marker 4～5 μL,以确定蛋白条带的相对分子质量大小。电压为 90 V,电泳至分离胶后电压改为 120 V,电泳至溴酚蓝跑至胶最底部即可终止电泳。

(2) 转膜

①准备 3 张滤纸和 1 张 PVDF 膜,PVDF 膜用无水甲醇浸泡 1 min,用双蒸水浸洗备用。

②在加有转移液的搪瓷盘里置海绵垫和浸过的 PVDF 膜。

③打开夹子保持水平,垫上海绵垫,在垫子上垫三层滤纸和 PVDF 膜,去除其中的气泡。

④除去小玻璃板,刮去浓缩胶,剥下分离胶盖于滤纸上,调整,使其与滤纸对齐。将膜盖于胶上,膜与胶的另一面盖上三张滤纸并除去气泡。盖上另外的海绵垫,小心用玻璃棒除去夹子内的气泡,合起夹子。

⑤将夹子放入转移槽中转膜。电转时在槽的一边放冰以降温。转膜装置置于冰水中,打开电源,电流 200 mA 转膜 1~1.5 h。

⑥转膜完毕后取出夹子,除去滤纸及凝胶,在 PVDF 膜上做记号以判断膜的正反面。

(3) 免疫反应

①将膜用 PBST 浸洗 3 次,每次 5 min。将漂洗后的膜取出后置于平皿中,加 5% 脱脂奶粉封闭液,室温下脱色摇床上摇动封闭 2 h。

②从封闭液中取出膜,置于抗体孵育盒中,加入一抗孵育液(5% 脱脂奶粉中分别加入抗 NR1 抗体(1∶1000)、抗 Kv4.2 抗体(1∶1000)、抗 α1C 亚基抗体)(检测 GAPDH 蛋白表达水平作为内参),4 ℃孵育过夜后,用 TBST 在室温下脱色摇床上洗 3 次,每次 15 min。

③在 5% 脱脂奶粉中加入加辣根过氧化物酶(HRP)标记的二抗(1∶3000),室温孵育 1 h,用 TBST 在室温下脱色摇床上洗 3 次,每次 15 min。

(4) 化学发光,显影及定影

①将 ECL 化学发光液中 A 和 B 两种试剂等体积混合。用平头镊将 PVDF 膜取出,用吸水纸略吸去过多的液体,放置于一洁净的保鲜膜上。

②根据膜的大小,按每 10 cm² 膜加 1 mL ECL 液的比例,滴加 ECL 工作液,确保膜蛋白面与工作液充分均匀接触,避光放置 1 min 左右,吸去过多 ECL 液,用保鲜膜包好,放入 X 光片夹中。

③在暗室中,将 1× 显影液和定影液分别倒入塑料盘中;在红灯下取出 X 光片,剪裁适当大小(比膜的长和宽均需大 1 cm),打开 X 光片夹,把 X 光片放在膜上,关上 X 光片夹,根据信号的强弱适当调整曝光时间;曝光完成后,打开 X 光片夹,取出 X 光片,迅速浸入显影液中显影 3 min,待出现明显条带后,即刻终止显影。显影结束后,马上把 X 光片浸入定影液中,定影 5 min,以胶片透明为止,用自来水冲去残留的定影液后,室温下晾干。

④胶片扫描后用凝胶图像处理 Image J 系统进行灰度分析,以各目的蛋白光密度(optical density,OD)值与 GAPDH 蛋白 OD 值的比值为目的蛋白相对表达量。

4. 统计学处理 以各目的蛋白 OD 值与 GAPDH 蛋白 OD 值的比值为目的蛋白相对表达量,以对照组目的蛋白表达水平为 1(100%),计算各组目的蛋白的相对表达量。所有数据均以均数±标准差表示,两组间比较采用两个独立样本间 t 检验,多组间比较用方差分析(ANOVA)。所有数据均输入 SPSS 17.0 软件包。以 $P<0.05$ 为差异有统计学意义。

三、实验结果

1. 海马 NR1 表达变化 与正常组相比,心梗组海马 NR1 的表达量有下降趋势((12 ± 5)%,$P>0.05$),差异无统计学意义;抑郁组及模型组分别减少了(30 ± 11)% 和(57 ± 9)%;舍曲林干预可增加模型组海马 NR1 表达((17 ± 6)%)(图 2-3)。

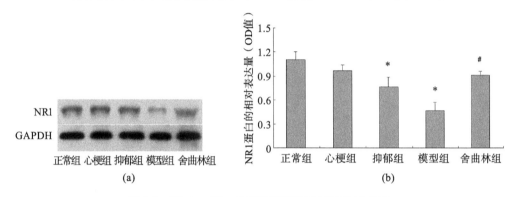

图 2-3　Western Blot 检测半定量海马 NR1 蛋白表达

注:(a)为各组海马组织 NR1 蛋白检测结果示意图;(b)为各组海马 NR1 蛋白的相对表达量。与正常组比较,* $P<0.05$;与模型组比较,# $P<0.05$。

2. 心室肌离子通道蛋白表达变化 与正常组相比,心梗组、抑郁组以及模型组心室肌 Kv4.2 的表达分别减少了(29 ± 12)%、(24 ± 6)% 和(41 ± 15)%;舍曲林干预可增加模型组 Kv4.2 的表达((30 ± 9)% vs (41 ± 15)%)(图 2-4)。

与正常组相比,心梗组心室肌 α1C 亚基表达量有所增加((15 ± 13)%,$P>0.05$),无统计学差异;抑郁组及模型组心室肌 α1C 亚基表达量分别增加了(24 ± 11)%、(95 ± 29)%;舍曲林干预可减少心梗后抑郁大鼠心室肌 α1C 亚基的表达((19 ± 7)%)(图 2-4)。

四、讨论

随着经济的发展和社会压力的增加,精神障碍已成为世界的第四大疾病,具有发病率高、易反复发病和难治愈等特点。抑郁症是由各种原因所引起的以抑郁为主要症状的一组心境障碍,是以抑郁心境自我体验为中心的临床症候群,主要表现为活动力下降、兴趣丧失及食欲降低等。抑郁症影响机体各组织器官的功能,在心血管系统方面表现为亚临床型左心室结构和功能的改变,包括左心室舒张功能下降和重量增加,以及心率变异性的降低和室性心律失常发生率的增加,并与抑郁症的严重程度成正比,提示抑郁症持续影响心功能,增加心血管疾病的发生风险。在冠心病患者中,抑郁症的发病率增高,约为 40%,是正常人群的 5 倍左右。同时抑郁症患者心血管事件发生率亦增加,

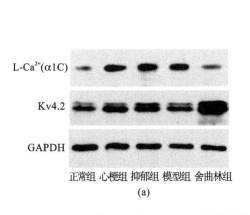

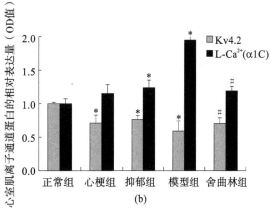

图 2-4 Western Blot 检测各组心室肌 Kv4.2 及 L-Ca²⁺ α1C 亚基表达

注：(a)各组心室肌离子通道蛋白检测结果示意图；(b)各组心室肌离子通道蛋白的相对表达量；与正常组相比，心梗组、抑郁组以及模型组心室肌 Kv4.2 的表达分别减少了(29 ± 12)％、(24 ± 6)％和(41 ± 15)％；舍曲林干预可增加模型组 Kv4.2 的表达((30 ± 9)％ vs (41 ± 15)％)。与对照组比较，$^*P<0.05$；与模型组比较，$^{\#}P<0.05$。

抑郁症是冠心病患者猝死的独立危险因子之一。一项 Meta 分析显示，合并抑郁症的心梗患者心脏性死亡率增加 2.4 倍，心血管事件发生率增加 2 倍。但其发病机制尚不清楚，因此研究其发病机制，寻找有效而安全的治疗策略，改善冠心病患者的预后显得尤为重要。

SSRIs 是抑郁症合并心血管疾病的患者中循证医学证据最多、应用最广泛的药物，服用 SSRIs 后不仅可显著改善抑郁症状，还可降低冠心病的发病率和死亡率。本实验集中于研究 SSRI 类抗抑郁药舍曲林对心梗后抑郁大鼠行为学及心脏电生理特性的影响及其潜在的分子机制，探讨抑郁对心血管系统的影响，进一步阐述心梗后抑郁症的发生发展，为心脏心理共病的治疗提供理论依据。

1. 心梗后抑郁大鼠模型的建立 动物模型的建立对于人类疾病发生机制及治疗的研究和探讨是十分必要的，借助于动物模型的间接研究，可以人为地改变实验条件，进行反复观察和研究，避免了在人身上进行实验所带来的风险，对某些发病率低、病程长的疾病也能通过有意识的控制进行研究，有助于更准确、方便地认识人类疾病的发生发展规律和研究防治措施，是现代生物医学研究中一个极为重要的实验方法和手段。一个满足需求、可被广泛推广应用的动物疾病模型应能良好地再现所要研究的人类疾病，并具有易复制和专一的特点。常用作疾病模型的动物有大鼠、兔、犬和猪，而大鼠因来源广泛，具有繁殖速度快、成本低、易于饲养等优点，被广泛应用于各种疾病病理机制、新药的筛选和病理特性等方面的研究。

本研究中采用急性心梗模型与慢性不可预见性温和应激模型相结合的方法制作心梗后抑郁模型。

国内外常用的心梗模型可分为诱导性动物模型和自发性动物模型。制作诱导性动物模型的方法主要是人工阻塞冠状动脉造成急性或慢性心肌缺血及梗死，包括血管结扎法、球囊堵塞法、血栓形成法、选择性饮食法、药物法等。冠状动脉结扎法是目前各种心梗模型中应用最早、最广泛的制作方法,通过开胸结扎冠状动脉不同分支部位造成急性心肌缺血,大多结扎冠状动脉左前降支。该模型手术简便,制作方法成熟,重复性好,周期短,可人为控制缺血范围及时间。球囊堵塞法采用介入方法封堵冠状动脉,此方法可避免开胸所致有创损伤,动物恢复快,有利于长期的观察和研究,但其手术要求相对较高,成本高。血栓形成法是通过点刺激、光化学反应法、机械损伤法等诱导冠状动脉血栓形成,造成心肌缺血,手术时间短,损伤小。选择性饮食法则是通过高脂饮食诱导冠状动脉粥样硬化,诱发冠状动脉狭窄与梗死,与人类心梗发病极其相似,但模型制作周期长,不适用于短期观察。药物法常用异丙肾上腺素和垂体后叶素诱导血管收缩,使冠状动脉痉挛,造成心梗,操作简便,但药物作用广泛,梗死范围无法人为控制和计量。自发性动物模型则主要采用具有高度动脉粥样硬化倾向的遗传性高脂血症心梗家兔进行制作。

本实验中急性心梗模型是运用结扎冠状动脉左前降支的方法诱导建立的。心梗手术后的心电图显示对应导联 ST 段抬高,与 R 波融合,并且肉眼观察可见梗死区心肌由鲜红变为暗紫,外膜变白,室壁运动明显减弱,表明心梗模型制作成功。

研究发现,应激性生活事件是抑郁症的明显促发因素,研究者还认为慢性、低强度、长期的日常压力是引发抑郁症的主要原因,并呈剂量-反应关系。慢性不可预见性温和应激模型由 Katz R J 于 1981 年提出,并逐步发展而成。本模型与人类抑郁症临床特征相似,其理论依据与人类抑郁症中慢性、低水平的应激源导致抑郁症的发生并加速抑郁症发展的机制更为接近,因而被广泛应用。经慢性应激后,动物表现出体重增长明显缓慢、探索行为减少及对新鲜环境的好奇程度降低、自身关注下降等症状,并且这种症状一旦出现,可保持数月。因此慢性不可预见性应激模型能较真实和可信地模拟抑郁症患者的某些症状和病因,是目前应用和研究较多的抑郁模型。

慢性不可预见性温和应激模型主要模拟了人类抑郁症的核心症状,即快感缺乏。本模型脑内奖赏系统内的一些神经元结构受损,导致快乐体验能力的缺乏,可能为此模型快感缺乏的神经结构基础。目前国内外学者多用糖水消耗量和糖水偏爱百分比作为衡量快感缺乏的有效客观指标。同时本模型也伴随其他很多行为的改变,如探索行为减少、睡眠规律紊乱、体重增长缓慢和自发性活动减少。而旷场实验中水平活动得分反映动物的活动度和空间探索能力,垂直活动则反映动物对周围新鲜环境的好奇程度。

本实验中可观察到,4 周慢性应激后,抑郁组及模型组大鼠糖水偏爱百分比降低,旷场实验中水平运动距离显著减小,垂直运动次数亦明显减少。由此可见抑郁组及模型组动物表现出快感缺乏、活动能力下降、兴趣丧失,反映其抑郁样行为的发生,表明慢性不可预见性温和应激模型制作成功。

另外,我们观察到,舍曲林的应用可将心梗后抑郁大鼠的死亡率由 75% 降低至 65%,提示舍曲林对心梗后抑郁预后的改善作用。实验过程中的动物死亡原因有多种可能。对于心梗大鼠,术中及术后 24～28 h 是大鼠主要的死亡时间。术中麻醉过深、大鼠气道分泌物过多、开胸位置不当致严重气胸、术后呼吸机撤离过早等多种原因均可能导致动物的死亡。大鼠左冠状动脉结扎位置过高,心梗面积过大,导致大鼠发生急性心衰或急性恶性心律失常等,均会增加动物死亡率。此外术后可能发生的严重感染也是致死原因之一。由于死因的多样性,本实验结果并不能作为舍曲林改善心梗后抑郁作用的证据,亦不排除样本量小造成的系统误差。

2. 舍曲林对心梗后抑郁大鼠行为学的影响及机制　实验中,心梗大鼠表现出糖水偏爱百分比降低,空间运动亦减少,表明心梗后动物抑郁发生概率升高;模型组大鼠抑郁样行为表现重于心梗动物及抑郁动物,说明心梗及抑郁对动物行为的影响可能存在协同效应;舍曲林干预后行为学检测指标改善,说明舍曲林可改善心梗后抑郁模型的抑郁样行为。此研究结果与临床研究相符。而目前心梗后抑郁的发生机制尚不清楚。既往研究显示,在左冠状动脉结扎的急性心梗大鼠模型中,海马齿状回神经元丢失,神经元凋亡增多,提示心梗与抑郁可能存在共同的脑组织功能受损。舍曲林是一种 SSRI 类新型抗抑郁药物,可抑制神经突触细胞对神经递质 5-羟色胺(5-serotonin,5-HT)的再吸收。5-HT 能刺激海马齿状回颗粒细胞的生成,而损伤 5-HT 系统则会减少神经元的生成。慢性的舍曲林干预可增加突触间隙中可供生物利用的 5-HT 水平,增强 5-HT 能神经传递,逆转抑郁所致海马神经元损伤,从而发挥抗抑郁作用。

本实验结果显示,抑郁组和模型组大鼠在表现抑郁样行为的同时,海马 NR1 亚基表达下降。舍曲林干预后,模型大鼠抑郁样行为得到改善,同时海马 NR1 亚基表达上调,提示舍曲林可能通过调节海马 NR1 表达从而改善动物的抑郁样行为。心梗组大鼠海马 NR1 亚基表达亦有所下降,虽无统计学意义,也提示了 NR1 在心梗后抑郁发生中可能起的作用。

目前研究表明,应激性抑郁发生与海马谷氨酸(Glu)含量增加及其受体功能变化有关。Glu 为体内重要的兴奋性氨基酸,是哺乳动物中枢神经系统中含量最丰富的兴奋性神经递质,参与神经系统多种重要功能的调节,对于学习、记忆及神经传导等有着重要的作用。Glu 与主要的抑制性神经递质——γ-氨基丁酸(γ-aminobutyric acid, GABA)之间的平衡是维持中枢神经系统中生理稳态的必要条件。研究显示,Glu 兴奋性中毒与多种中枢神经系统疾病以及精神疾病的发生均有密切关系。Glu 在神经末梢中储存于囊泡中,在突触传递中,Glu 以胞吐形式释放,进而激活位于突触后的 Glu 受体。Glu 受体激活后,再使相应的效应子发挥作用,从而改变细胞的膜电位和生化状态。根据其与效应子之间功能耦联的关系,Glu 受体分为 2 种主要类型:离子型谷氨酸受体(ionotropic glutamate receptor,iGluR)和代谢型谷氨酸受体(metabotropic glutamate receptor,mGluR)。根据受体选择性激动剂的不同,iGluR 分为 N-甲基-D-天冬氨酸(N-methyl-D-aspartate,NMDA)受体、α-氨基-3-羟基-5-甲基-4-异噁唑(α-amino-3-hydroxy-5-methyl-4-isoxazole-propionic acid,AMPA)受体和海藻酸(KA)受体,后两种受体常合称为非 NMDA 受体。这些受体都是非选择性阳离子通道,介导氨基酸的快速兴奋性突触传递,调节神经元去极化,参与学习记忆的形成和突触可塑性的维持。其中 KA 受体、AMPA 受体通道维持平时的信息传递,而 NMDA 受体通道只在学习记忆过程中才开启,因此被认为是学习记忆中的关键物质。

NMDA 受体是由三种亚基组成的异聚体,包括 NR1、NR2 及 NR3,亦即 GluN1、GluN2 和 GluN3。其中,NR1 有八种不同的亚型(NR1-1a/b～4a/b),由同一基因可变剪接而来;NR2 包括四种亚型,即 NR2A～D;NR3 有两种,NR3A 和 NR3B;NR2 和

NR3 分别由六种不同的基因编码。其中 NR1 是 NMDA 受体的核心亚单位,是其发挥功能所必需的组分,NR2(强化亚基)的介入则修饰了整个受体的功能特性。因 NR1 亚基是 NMDA 受体的必需组分,其表达量变化会影响到 NMDA 受体的整体功能。

NNMDA 受体在大脑皮层广泛分布,但密度最高的是海马 CA1 区。海马则是边缘系统的重要组成部分,与中枢神经系统的发育、学习和记忆功能密切相关,是与抑郁症发生相关的主要脑区。生理状态下,活化的 NMDA 受体引起 Ca^{2+} 内流,Ca^{2+} 与 CaM 结合形成的复合物可使 CaMK 磷酸化激活,可通过激活 PI3K-Akt 途径、Ras-ERK 途径、CREB 途径等信号通路及 PKA、PKC 等下级蛋白,增强内在抗氧化防御系统,抑制促凋亡基因的表达,促进神经元的生长发育。同时,Ca^{2+} 内流可触发一系列级联反应,引起质膜去极化,促进 LTP 的形成。然而,在长期慢性应激状态下,HPA 轴兴奋性持续增高,糖皮质激素(glucocorticoids,GCs)释放增加,透过血脑屏障进入脑组织,引起兴奋性氨基酸(excitatory amino acids,EAAs)过度释放,与 NMDA 受体结合,使后者激活。而 NMDA 受体的过度激活又可反馈性激活 HPA 轴,使 GCs 浓度进一步增高,最终导致 NMDA 受体功能亢进。当 NMDA 受体被打开后,与 NMDA 受体耦联的 Ca^{2+} 通道开放,大量的 Ca^{2+} 进入细胞,引起钙超载,造成一系列代谢紊乱,如生成大量自由基,破坏线粒体功能,产生核酸内切酶使 DNA 裂解,破坏细胞骨架等,最终导致神经元功能的异常和坏死,造成神经毒性作用。此机制与抑郁症的发生有密切关系。

研究表明,NMDA 受体过度激活能诱发抑郁,NMDA 受体拮抗剂则具有很好的抗抑郁效果。有研究显示 NR1 缺陷小鼠表现出严重的情感淡漠;在海马 CA1 区 NR1 基因敲除后的动物模型中,实验动物虽能发育成为大体正常的成年动物,但其学习及空间记忆能力大受影响;另有研究以放射性配体结合技术对抑郁症自杀者与其他原因突然死亡者的大脑进行比较的研究结果表明,前者额叶皮质 NMDA 受体复合物中高亲和性甘氨酸结合位点的数目减少,NMDA 受体拮抗剂结合点亦减少;用原位杂交法对抑郁症自杀者海马进行检测,结果发现其 NMDA 受体的 mRNA 表达显著减少,可能是脑内谷氨酸的含量升高而导致 NMDA 受体功能代偿性下调的结果。非选择性 NMDA 受体拮抗剂氯胺酮被证实具有迅速、持续缓解抑郁症状的作用。在多种抑郁动物模型中,NMDA 受体拮抗剂也表现出其抗抑郁样作用,包括习得性无助模型、慢性应激模型等。有动物研究显示,应用氯胺酮、MK-801 等 NMDA 受体拮抗剂进行治疗后,抑郁动物在强迫游泳实验(forced-swimming test,FST)和旷场实验(open field tests,OFT)中的不动时间减少,提示其具有改善抑郁症状的作用。一些研究还发现,三环类抗抑郁药(tricyclic antidepressants,TCAs)可直接与 NMDA 受体作用,抑制在体 NMDA 的活性。大剂量的氟西汀或舍曲林亦可增强 MK-801 诱发的抗抑郁作用。

NMDA 受体除在中枢神经系统内丰富表达外,在外周组织中亦发挥着重要作用,包括心脏、肝、胰腺、脊髓等。研究发现,NMDA 受体广泛分布在整个神经系统中,可通过增加 Ca^{2+} 内流,调节心脏电信号的传导。过度的 NMDA 受体激活可通过神经传导系统与心肌细胞作用,产生异常电冲动信号,影响心脏自律性,诱发心律失常。因此 NMDA 受体表达和功能的异常可能是精神障碍与心血管疾病共同的病理过程。

3. 舍曲林对心梗后抑郁大鼠心脏电生理特性的影响及机制 临床资料表明,抑郁可增加冠心病患者室性心律失常发生率,对室性心律失常的发生有预测价值,心梗后抑郁患者 QT 间期离散度增大、心率变异性降低;Grippo 等发现抑郁模型大鼠基础心率增加、心率变异性降低、室性心律失常阈值降低,都是心梗后室性心律失常发生率增加的危险因素,而其具体分子机制尚不清楚。心室肌电生理特性受多种离子通道的调节,本实验拟通过动物模型研究心梗后抑郁对大鼠的心脏电生理特性,以及心室肌瞬时外向钾通道(Kv4.2)、L 型钙离子通道(L-Ca^{2+})蛋白表达的影响,以期阐明其分子机制。

(1) 在体心脏电生理特性变化:MAP 是细胞外记录的心肌细胞群局部电活动,其波形能较真实地反映跨膜动作电位(transmembrane action potential,TAP)的形态和时相,尤其是去极化阶段。MAP 是心肌细胞群的平均胞外电位,可用于在体完整的搏动心脏,其记录真实再现心脏病的病理生理学。关于其形成机制,目前比较公认的是"损伤电流学说"。静息状态下,细胞膜内电位为负,膜外为正,形成 −90 mV 的跨膜电位。当记录电极顶端接触心肌细胞时,压力的作用使电极接触部位心肌细胞群产生去极化,使此区域处于电冻结状态,不能主动参与去极化和复极化的过程。邻近部位正常心肌细胞的动作电位传导至此区域时,两区域间的电位差变化形成 MAP。近年来,MAP 记录已被广泛应用于心律失常的发生机制、抗心律失常药物的评价等多方面的研究。MAP 记录的主要指标包括单相动作电位振幅(monophasic action potential amplitude,MAPA) 和单相动作电位时程(monophasic action potential duration,MAPD)。MAPD90 是从动作单位起始到复极完成 90% 的时间,可导致心室肌电生理特性不稳定,后除极增加,易于诱发室性心律失常。

心室有效不应期(VERP)则指一段从除极化开始的不能产生动作电位的间期,其长短与动作电位的时间呈正相关。在动作电位时间内,VERP 相对延长,即心室有效不应期和动作电位时程比值(VERP/MAPD90)增大,可减少期前收缩的发生,并使折返激动易被阻断,有抗心律失常效应;反之,VERP/MAPD90 减小时,则易发生心律失常。

本实验结果表明:心梗后抑郁大鼠心室肌较正常组、心梗组和抑郁组 MAPD90 和 VERP 均有延长,VERP/MAPD90 则降低,抑郁和心梗对大鼠心室肌电生理特性的影响可能存在累积效应。VERP/MAPD90 的降低可能导致心肌电生理特性的不稳定,早期后除极的发生增加,室性心律失常易于诱发,而其室颤阈值较正常组降低也说明了这一点。舍曲林干预可缩短模型组的 VERP,并使 VERP/MAPD90 增大,室颤阈值增加。这进一步说明,心室肌电生理特性的改变可能是心梗后抑郁增加恶性心律失常发生,导致心脏性猝死,增加死亡率的原因之一。

抑郁对心脏电生理特性产生影响的具体分子机制尚不清楚,可能通过以下途径发挥作用:①抑郁患者自主神经功能紊乱,交感神经系统激活导致静息心率增高,心率反应性增高,压力反射敏感性受损,心室复极高变异性,心率变异性降低。交感神经系统激活,心肌局部儿茶酚胺增多,通过 β 受体途径,激活 L 型钙通道,使细胞内钙离子浓度升高,钙离子过多堆积,引起相应离子通道表达的改变,从而影响离子流的幅度和时程,进而影响心室肌细胞复极异常。②抑郁引起 HPA 轴活性增高,血浆皮质醇浓度增高,从而影响 L 型钙通道、钠-钙交换体和瞬时外向钾通道蛋白等的功能和表达,影响心肌复极,延长 ERP。③抑郁引起免疫状态异常,IL-1、IL-2、IL-6 等细胞因子水平升高,从而影响离子通道蛋白的表达和功能，影响心肌复极，延长 ERP。

舍曲林的抗抑郁治疗可能通过增加患者的迷走神经张力、降低交感神经活性而增加心率变异性，改善心脏的自主神经功能。舍曲林的作用靶点 5-HT 能神经元参与了心血管系统的调节，对维持基础心血管功能及心血管反射功能起重要作用。

（2）心肌 Kv4.2 通道表达变化：钾通道在调节细胞膜电位、细胞兴奋性及肌肉组织收缩舒张活动中具有重要作用。钾通道按其电生理特性分为电压依赖性钾通道、钙依赖性钾通道和内向整流钾通道，其中电压依赖性钾通道（Kv）又可分为延迟整流钾通道（delayed rectifier potassium current，Kr）和瞬时外向钾通道（K_A）。K_A 通道激活迅速，失活快，但活性恢复缓慢。该通道在细胞膜去极化明显时才被激活，其产生的外向电流 I_{to} 无整流性，参与动作电位 1 期复极过程。Kv4.2 通道是构成瞬时外向钾电流（I_{to}）的重要离子通道蛋白，介导心脏动作电位的早期复极化阶段。心肌缺血时，由于缺血缺氧心肌局部代谢产物堆积，引起微环境发生变化，如 pH 减小等，而 Kv4.2 通道在缺血缺氧等改变时表达量及功能发生变化，离子流明显受到抑制。研究发现，心肌缺血缺氧可以使犬类心室肌细胞 I_{to} 下调；将细胞外液 pH 下调后，I_{to} 值也显著下调。而细胞微环境恢复正常后，I_{to} 可部分纠正。说明心梗后心肌细胞缺血缺氧导致微环境变化是 I_{to} 下调的原因之一，是心梗后心律失常发生的重要机制。

Kv4.2 表达下降使 I_{to} 电流密度减低，细胞内钾外流减少，使动作电位时程（action potential duration，APD）延长，复极时间相对延长，容易引起传导阻滞，形成折返，诱发早期后除极（early afterdepolarization，EAD），而心室肌不同部位 APD 不同，I_{to} 减低所致 APD 延长亦不同，导致心室复极时程及顺序异常，易形成折返，引起室性心律失常的发生，如心率变异性（HRV）降低，室颤阈值（VFT）降低，导致心脏性猝死的发生。本研究检测了心室肌瞬时外向钾通道（Kv4.2）的表达，结果表明：心梗组、抑郁组和模型组 Kv4.2 表达均较正常组减少，而舍曲林可使其表达增加。Kv4.2 表达量的异常可能是抑郁易导致心律失常的机制之一。

Ren 等研究发现心梗修复期心脏 NMDA 受体表达升高，添加 NMDA 激活心肌细胞的 NMDA 受体，使 Ca^{2+} 内流增加，Ca^{2+} 通过一系列信号通路阻止了核内表达 Kv 交互作用蛋白（KChIPs）的序列，使 KChIPs 表达减少，最终 Kv4.2 在心肌细胞膜上表达减少，导致 I_{to} 电流密度减低，复极时间相对延长，这可能是心梗后室性心律失常发生的重要机制之一。KChIPs 是调节 Kv4.2 在细胞膜上表达和功能的蛋白质，其缺乏会阻碍 Kv4.2 通道在细胞膜上定位，导致 I_{to} 的电流密度降低，APD 及 ERP 延长，因此可通过折返机制诱发心律失常。

（3）心肌 L 型钙通道表达变化：心肌细胞膜上存在 L 型和 T 型两种电流特性不同的钙通道。T 型钙通道不影响动作电位的形成，而 L 型钙通道是 Ca^{2+} 进入心肌细胞内的主要通道，L 型钙通道电流（I_{Ca-L}）主要在快速去极化时引起电位的传播，参与动作电位 2 期（平台期）的形成，构成窦房结和房室结的动作电位。Ca^{2+} 可经 L 型钙通道进入胞质内，并触发肌质网的 Ca^{2+} 的大量释放，引起细胞内 Ca^{2+} 浓度的迅速增加，在心室肌动作电位的形成及兴奋-收缩耦联中起重要作用。构成心肌细胞 L 型钙通道电流的重要亚单位有 α1C、β2、α2/δ，产生功能钙通道分子的亚单位是 α1C 亚单位。我们的实验发现,模型组心室肌 α1C 亚基表达量较正常组增加了(95±29)%,舍曲林的干预则可使心梗后抑郁大鼠心室肌 α1C 亚基的表达量减少(19±7)%。

α1C 亚基表达的升高可以影响 L 型钙通道的功能,导致 Ca^{2+} 内流增加,而 Ca^{2+} 内流的增加和细胞内 Ca^{2+} 浓度的升高可以导致心律失常和心肌细胞的损伤。此外,Ca^{2+} 可与钙调蛋白(calmodulin,CaM)结合形成 Ca^{2+}/CaM 复合物,激活钙调蛋白依赖性蛋白激酶Ⅱ(calmodulin-dependent protein kinase Ⅱ,CaMKⅡ),作用于 ryanodine 受体(RyR)而触发钙离子从肌质网释放,进一步加重了细胞内钙超载。同时,CaMKⅡ 在过度激活时可通过增加 LTCC 的再开放,拮抗钾离子通道,增加 I_{Ca-L},减少 I_{to},从而触发心律失常,易于导致早期后除极(EAD)和尖端扭转型室性心动过速(TdP)。Ca^{2+}/CaM 拮抗剂 W-7 和 CaMKⅡ 特异性抑制剂 KN-93 的使用均可减少早期后除极和晚期后除极,并明显减少室性心律失常的发生。另有研究表明,CaMKⅡ 在心肌肥厚、心肌细胞凋亡及心力衰竭等的发生过程中亦有重要作用,过度的 CaMKⅡ 活化会导致细胞凋亡,表现为心肌肥大并伴有显著的心室壁变薄,促进心力衰竭发生。而 CaMKⅡ 特异性抑制剂 KN-93 可抑制 CaMKⅡ 的表达和活性,显著改善心脏结构变化和血流动力学,起到保护心脏的作用。

同时 CaMKⅡ 也是脑内含量最丰富的蛋白激酶,高表达于海马和大脑皮层的突触后致密物质(postsynaptic density,PSD)中,而海马和大脑皮层是学习记忆和行为的结构基础,研究表明,CaMKⅡ 是学习与记忆的分子基础。另外,CaMKⅡ 在中枢神经可塑性及多种认知活动中均有重要作用,被称为"记忆分子"。创伤、大脑缺血、间断低氧等多种刺激及慢性应激将导致 Ca^{2+}/CaM 表达的动态变化,进而影响 CaMKⅡ 活化,引起细胞凋亡及神经可塑性降低。而 CaMKⅡ 特异性抑制剂 KN-93 可减少 CaMKⅡ 活化,起到神经元保护作用。钙调蛋白通路变化参与了创伤后应激障碍行为异常的发生。而中枢内 CaMKⅡ 可被 NMDA 受体所激活。综上所述,Ca^{2+}/CaM/CaMKⅡ 通路可能是心脏心理共病发病机制中关键信号通路之一。

4. 研究的局限及展望　本研究从动物水平、蛋白水平较深入地探讨了心梗后抑郁可能的发病机制,但仍存在以下局限:①本研究中,五组实验动物中仅模型组进行了舍曲林的处理,而正常组未予舍曲林。因此,舍曲林是否会对正常组、心梗组及抑郁组的行为和电生理特性产生影响? 还是仅对心梗后抑郁大鼠起作用? 这一问题也是我们未来的研究方向之一。②由于心脏电生理指标是在麻醉开胸状态下检测的,不能排除麻醉对指标可能产生的影响。③由于大鼠心肌厚度和实验操作中的局限,本研究仅测定了大鼠心脏外膜的电生理指标,只能证明心室肌外膜的电生理改变。由于离子通道存在跨壁的不均匀分布及电异质性,本研究尚无法证明心梗后抑郁对心室肌内膜及中层心膜的电生理特性有相同的影响,有待进一步研究证实。④关于心肌离子通道,本研究中仅分析了 Kv4.2 和 L 型钙通道蛋白的表达,此外还有钠-钙交换体(Na^+/Ca^{2+} exchanger,NCX)等多种离子通道与心律失常的发生相关,本研究对于心梗后抑郁对心脏电生理的影响机制的阐述尚不够完全。

在未来的研究中,我们还将运用生理信号无线遥测植入子对大鼠进行清醒状态下24 h 心电监测,对比记录各组大鼠心率变异性、心律失常发生率等,排除手术操作对电生理结果的影响,直接、客观地反映心梗后抑郁对心律失常发生的影响;通过膜片钳方法检测心室肌膜通道蛋白功能的改变。此外,我们还将以 NMDA 受体为靶点,开展一系列研究,在心脏和海马中同步检测其下游信号通路活性的变化,包括 Ca^{2+}/CaM/CaMK $\parallel$ 通路、CREB 通路、Ras/ERK 通路等,并探讨舍曲林对心血管系统的影响是否与其抗抑郁作用相关,进一步阐述心脏心理共病的发病机制。

五、结 论

(1) 经 4 周造模后,抑郁组和模型组大鼠表现出明显的抑郁样行为,Western Blot 结果显示海马 NR1 亚基表达下降。舍曲林干预后,模型大鼠的抑郁样行为得到改善,同时海马 NR1 亚基表达上调,表明舍曲林可能通过调节海马 NR1 表达从而改善动物的抑郁样行为。海马 NR1 表达异常可能是心梗后抑郁发生的机制之一。

(2) 心梗后抑郁大鼠心室肌较正常组、心梗组和抑郁组 MAPD90 和 VERP 均有延长,VERP/MAPD90 则降低,抑郁和心梗对大鼠心室肌电生理特性的影响可能存在累积效应;舍曲林干预可明显提高心梗后抑郁大鼠的室颤阈值。结合蛋白检测结果,我们推断,抑郁可能通过下调 Kv4.2、增加 L 型钙通道的表达而影响心脏电生理,增加患者的心律失常发生率;而舍曲林干预可能通过部分逆转上述变化,从而减少心梗后抑郁患者恶性心律失常的发生率,提高生存率。心肌离子通道表达异常可能是抑郁对心脏电生理影响的分子机制之一。

参考文献

[1] Neelakantan S. Psychology: Mind over myocardium [J]. Nature, 2013, 493 (7434):S16-17.

[2] Frasure-Smith N, Lespérance F, Talajic M. Depression and 18-month prognosis after myocardial infarction[J]. Circulation, 1995, 91(4):999-1005.

[3] Frasure-Smith N, Lespérance F. Depression and cardiac risk:present status and future directions[J]. Heart, 2010, 96(3):173-176.

[4] Myers V, Gerber Y, Benyamini Y, et al. Post-myocardial infarction depression: Increased hospital admissions and reduced adoption of secondary prevention measures:A longitudinal study[J]. J Psychosom Re, 2012, 72(1):5-10.

[5] Barth J, Schumacher M, Herrmann-Lingen C. Depression as a risk factor for mortality in patients with coronary heart disease:a meta-analysis[J]. Psychosom Med, 2004, 66(6):802-813.

[6] Phillips M R, Zhang J, Shi Q, et al. Prevalence, treatment, and associated disability of mental disorders in four provinces in China during 2001-05: an epidemiological survey[J]. Lancet, 2009, 373(9680):2041-2053.

[7] Ege M R, Yilmaz N, Yilmaz M B. Depression and heart failure[J]. Int J Cardiol, 2012, 158(3):474.

[8] Roest A M, Martens E J, Denollet J, et al. Prognostic association of anxiety post myocardial infarction with mortality and new cardiac events:a meta-analysis[J].

Psychosom Med,2010,72(6):563-569.

[9] Glassma A H,O'Connor C M,Califf R M,et al. Sertraline treatment of major depression in patients with acute MI or unstable angina[J]. JAMA,2008,288 (6):701-709.

[10] van Melle J P,de Jonge P,Honig A,et al. Effects of antidepressant treatment following myocardial infarction[J]. Br J Psychiatry,2007,190:460-466.

[11] Lespérance F,Frasure-Smith N,Koszycki D,et al. Effects of citalopram and interpersonal psychotherapy on depression in patients with coronary artery disease:the Canadian Cardiac Randomized Evaluation of Antidepressant and Psychotherapy Efficacy(CREATE)trial[J]. JAMA,2007,297(4):367-379.

[12] Pacher P,Ungvari Z,Nanasi P P,et al. Speculations on difference between tricyclic and selective serotonin reuptake inhibitor antidepressants on their cardiac effects. Is there any? [J] Curr Med Chem,1999,6(6):469-480.

[13] Moghaddam B,Bolinao M L,Stein-Behrens B,et al. Glucocorticoids mediate the stress-induced extracellular accumulation of glutamate[J]. Brain Res,1994,655 (1-2):251-254.

[14] Hardingham G E. Coupling of the NMDA receptor to neuroprotective and neurodestructive events[J]. Biochem Soc Trans. 2009,37(Pt 6):1147-1160.

[15] Fang X Q,Xu J,Feng S,et al. The NMDA receptor NR1 subunit is critically involved in the regulation of NMDA receptor activity by C-terminal Src kinase (Csk)[J]. Neurochem Res,2011,36(2):319-326.

[16] Kim Y H,Kim S H,Lim S Y, et al. Relationship between depression and subclinical left ventricular changes in the general population[J]. Heart,2012,98 (18):1378-1383.

[17] Carney R M,Freedland K E,Stein P K,Watkins L L,et al. Effects of depression on QT interval variability after myocardial infarction[J]. Psychosom Med,2003,65(2):177-180.

[18] Carney R M,Blumenthal J A,Freedland K E,et al. Low heart rate variability and the effect of depression on post-myocardial infarction mortality[J]. Arch Intern Med,2005,165(13):1486-1491.

[19] Grippo A J,Beltz T G,Johnson A K. Behavioral and cardiovascular changes in the chronic mild stress model of depression[J]. Physiol Behav,2003,78(4-5): 703-710.

[20] Kim L A,Furst J,Butler MH,et al. Ito channels are octomeric complexes with four subunits of each Kv4. 2 and K^+ channel-interacting protein 2[J]. J Biol Chem,2004,279(7):5549-5554.

[21] Kamada Y,Yamada Y,Yamakage M,et al. Single-channel activity of L-type Ca^{2+} channels reconstituted with the beta2c subunit cloned from the rat heart

[J]. European Journal of Pharmacology,2004,487(1-3):37-45.

[22] Wann B P,Bah T M,Boucher M,et al. Vulnerability for apoptosis in the limbic system after myocardial infarction in rats:a possible model for human postinfarct major depression[J]. J Psychiatry Neurosci,2007,32(1):11-16.

[23] Dai W, Hale S L, Martin B J, et al. Allogeneic mesenchymal stem cell transplantation in postinfarcted rat myocardium:short-and long-term effects [J]. Circulation,2005,112(2):214-223.

[24] Ando M, Katare R G, Kakinuma Y, et al. Efferent vagal nerve stimulation protects heart against ischemia-induced arrhythmias by preserving connexin43 protein[J]. Circulation,2005,112(2):164-170.

[25] Grippo A J, Santos C M, Johnson R F, et al. Increased susceptibility to ventricular arrhythmias in a rodent model of experimental depression[J]. Am J Physiol Heart Circ physiol,2004,286(2):H619-626.

[26] Grippo A J,Beltz T G,Johnson A K. Behavioral and cardiovascular changes in the chronic mild stress model of depression[J]. Physiol Behav,2003,78(4-5):703-710.

[27] Lin Y H,Liu A H,Xua Y,et al. Effect of chronic unpredictable mild stress on brain-pancreas:relative protein in rat brain and pancreas[J]. Behav Brain Res,2005,165(1):63-71.

[28] Wen H,Jiang H,Lu Z,et al. Carvedilol ameliorates the decreases in connexin 43 and ventricular fibrillation threshold in rats with myocardial infarction[J]. Tohoku J Exp Med,2009,218(2):121-127.

[29] Anastasiou-Nana M I,Tsagalou E P,Charitos C,et al. Effects of transient myocardial ischemia on the ventricular defibrillation threshold[J]. Pacing Clin Electrophysiol,2005,28(2):97-101.

[30] van Melle J P, de Jonge P, Spijkerman T A, et al. Prognostic association of depression following myocardial infarction with mortality and cardiovascular events:a meta-analysis[J]. Psychosom Med,2004,66(6):814-822.

[31] 闫位娟,李贻奎,高会丽,等. 心肌梗死模型研究进展[J]. 赤峰学院学报（自然科学版）,2012,28(6):144-146.

[32] Mathews D C, Henter I D, Zarate C A. Targeting the glutamatergic system to treat major depressive disorder:rationale and progress to date[J]. Drugs,2012,72(10):1313-1333.

[33] Traynelis S F, Wollmuth L P, McBain C J, et al. Glutamate receptor ion channels:structure,regulation,and function[J]. Pharmacol Rev,2010,62(3):405-496.

[34] Hardingham G E. Coupling of the NMDA receptor to neuroprotective and neurodestructive events[J]. Biochem Soc Trans,2009,37(Pt6):1147-1160.

［35］ Jiang B，Wang W，Wang F，et al. The stability of NR2B in the nucleus accumbens controls behavioral and synaptic adaptations to chronic stress［J］. Biol Psychiatry，2013，74（2）：145-155.

［36］ Fang X Q，Xu J，Feng S，et al. The NMDA receptor NR1 subunit is critically involved in the regulation of NMDA receptor activity by C-terminal Src kinase （Csk）［J］. Neurochem Res，2010，36（2）：319-326.

［37］ Law A J，Deakin J F. Asymmetrical reductions of hippocampal NMDAR1 glutamate receptor mRNA in the psychoses［J］. Neuroreport，2001，12（13）：2971-2974.

［38］ Brown A D，Barton D A，Lambert G W. Cardiovascular abnormalities in patients with major depressive disorder：autonomic mechanisms and implications for treatment［J］. CNS Drugs，2009，23（7）：583-602.

［39］ Servant D，Logier R，Mouster Y，et al. Heart rate variability. Applications in psychiatry［J］. Encephale，2009，35（5）：423-428.

［40］ Leung J C，Travis B R，Verlander J W. Expression and developmental regulation of the NMDA recoptot subunits in the kidney and cardiovascular system［J］. Am J Physiol Regul Integr Comp Physiol，2002，283（4）：R964-971.

［41］ Gill S，Veinot J，Kavanagh M，et al. Human heart glutamate receptors - implications for toxicology，food safety，and drug discovery［J］. Toxicol Pathol，2007，35（3）：411-417.

［42］ Lache B，Meyer T，Herrmann-Lingen C. Social support predicts hemodynamic recovery from mental stress in patients with implanted defibrillators［J］. J Psychosom Res，2007，63（5）：515-523.

［43］ Jokinen J，Nordström P. HPA axis hyperactivity and cardiovascular mortality in mood disorder inpatients［J］. J Affect Disord，2009，116（1-2）：88-92.

［44］ Shively C A，Musselman D L，Willard S L. Stress，depression，and coronary artery disease：modeling comorbidity in female primates［J］. Neurosci Biobehav Rev，2009，33（2）：133-144.

［45］ Leonard B，Maes M. Mechanistic explanations how cell-mediated immune activation，inflammation and oxidative and nitrosative stress pathways and their sequels and concomitants play a role in the pathophysiology of unipolar depression［J］. Neurosci Biobehav Rev，2012，36（2）：764-785.

［46］ Su J A，Chou S Y，Tsai C S，et al. Cytokine changes in the pathophysiology of poststroke depression［J］. Gen Hosp Psychiatry，2012，34（1）：35-39.

［47］ Ren C，Wang F，Li G，et al. Nerve sprouting suppresses myocardial I（to）and I （K1）channels and increases severity to ventricular fibrillation in rat［J］. Auton Neurosci，2008，144（1-2）：22-29.

［48］ Kim L A，Furst J，Butler M H，et al. Ito channels are octomeric complexes with four subunits of each Kv4. 2 and K^+ channel-interacting protein 2[J]. J Biol Chem,2004,279(7):5549-5554.

[49] Kuo H C,Cheng C F,Clark R B,et al. A defect in the Kv channel-interacting protein 2 (KChIP2) gene leads to a complete loss of I (to) and confers susceptibility to ventricular tachycardia[J]. Cell,2001,107(6):801-813.

[50] Benito B,Guasch E,Rivard L,et al. Clinical and mechanistic issues in early repolarization of normal variants and lethal arrhythmia syndromes[J]. J Am Coll Cardiol,2010,56(15):1177-1186.

[51] Couchonnal L F,Anderson M E. The role of calmodulin kinase II in myocardial physiology and disease[J]. Physiology(Bethesda),2008,23:151-159.

[52] Erickson J R,He B J,Grumbach I M,et al. CaMK II in the cardiovascular system:sensing redox states[J]. Physiol Rev,2011,91(3):889-915.

[53] Silverman H S,Stern M D. Ionic basis of ischaemic cardiac injury:insights from cellular studies[J]. Cardiovasc Res,1994,28(5):581-597.

[54] Fischer T H,Neef S,Maier L S. The Ca-calmodulin dependent kinase II : a promising target for future antiarrhythmic therapies? [J] . Journal of Molecular and Cellular Cardiology,2013,58:182-187.

[55] Mark E Anderson,Joan Heller Brown,Donald M Bers. CaMK II in myocardial hypertrophy and heart failure[J]. J Mol Cell Cardiol,2011,51(4):468-473.

[56] John Lisman,Howard Schulman,Hollis Cline. The molecular basis of CaMK II function in synaptic and behavioural memory[J]. Neuroscience,2002,3(3):175-190.

[57] Kaixiong Tang,Chunli Liu,John Kuluz,et al. Alterations of CaMK II after hypoxia-ischemia during brain development[J]. J Neurochem,2004,91(2):429-437.

[58] Xiao B,Han F,Shi Y X. Dysfunction of Ca^{2+}/CaM kinase II alpha cascades in the amygdala in post-traumatic stress disorder[J]. Int J Mol Med,2009,24(6):795-799.

第三章　Sigma-1 受体对心肌梗死后抑郁大鼠心脏电生理变化的影响研究

第一节 Sigma-1 受体对心肌梗死后抑郁大鼠心功能的影响

　　全世界每年因心血管疾病而死亡的人数将近有 2000 万,其中一半以上死于心肌梗死(简称心梗,myocardial infarction,MI)及其并发症。在心梗发生、发展过程中常合并焦虑、抑郁等不良情绪,有些患者甚至在心梗发病前就已经罹患抑郁症。急性心梗患者患抑郁症的风险是健康人群的 3 倍,20%～40%的心梗患者并发抑郁情绪、抑郁状态或抑郁症。WHO 预测抑郁症将在 2020 年成为仅次于心血管疾病的第二大疾病。在冠心病的众多危险因素中,抑郁症占有重要的位置,抑郁症患者比健康人患冠心病的风险增加 1.3 倍,心梗合并抑郁患者的心源性死亡风险是健康人的 1.6～2.7 倍,新发心血管事件风险为健康人的 2 倍,以上均表明心梗和抑郁之间相互作用、相互影响。当冠心病和抑郁症两者合并时对患者的生存威胁剧增,如何降低冠心病合并抑郁症的发生率、改善患者生活质量已成为亟待解决的问题。

　　传统的心梗治疗模式主要包括药物治疗和血运重建术,尽管目前抗血小板治疗、强化调脂、β 受体阻滞剂等已经得到了广泛的应用,但是心梗患者一旦合并抑郁症,其治疗效果和预后会大打折扣。抗抑郁治疗虽然种类繁多,归纳起来主要包括传统的药物治疗和以心理干预为主要方式的非药物治疗。非药物治疗由于其疗效不显著,只能起辅助治疗作用,而药物治疗或多或少对人体其他系统有一定影响,即使是选择性 5-羟色胺再摄取抑制剂(SSRIs)也不是绝对安全的,因此,寻找新的治疗方法迫在眉睫。但是治疗方法是建立在发病机制基础之上的,所以,探讨心梗和抑郁二者共同的发病机制是关键。

　　目前国内外对心梗和抑郁共病机制的研究主要集中在以下几个方面:①患者药物依从性差,缺乏适当运动等行为学机制;②去甲肾上腺素及下丘脑-垂体-肾上腺轴(hypothalamic pituitary adrenal axis,HPA 轴)活性增高,内分泌紊乱;③自主神经功能异常,交感与副交感神经系统失衡;④炎症反应与血小板反应性升高,内皮功能障碍;⑤基因机制;⑥其他机制。

　　Sigma 受体最早被认为是阿片类受体的一个亚型,它存在两个不同异构体,Sigma-1受体(Sig-1R)和 Sigma-2 受体(Sig-2R),它们以不同的结合方式及相对分子质量而存在。Sigma-1 受体在 1996 年首次被克隆出来,是一种 24kDa 的膜蛋白,主要在内质网上表达,广泛存在于神经系统和周围器官中,如心脏、肺、肝脏等,具有调节神经传导、内分泌和免疫功能等多种生理作用。在神经系统,Sigma-1 受体通过调节神经可塑性参与抑郁症的病理生理过程,Sigma-1 受体基因敲除后可诱发雄鼠的抑郁样行为。在心梗或心力衰竭小鼠中,脑 Sigma-1 受体表达显著减少,并伴随抑郁样症状增加,侧脑室注射其特异性激动剂后,心功能改善,抑郁样行为明显减少。在新生小鼠和成年小鼠的心肌细胞中,Sigma-1 受体表达丰富,而在心室肥厚过程中,Sigma-1 受体表达减少,并与心力衰竭严重程度明显相关,因此我们推测 Sigma-1 受体与心梗后抑郁密切相关。

Sigma-1 受体在不同器官中表达量不同,如心脏及大脑等。在新生小鼠的心肌细胞中已经检测到 Sigma-1 受体的表达,成年小鼠的心肌细胞膜里也可检测到。心血管功能被一系列复杂途径影响,这一系列途径是由 Sigma-1 受体与心脏和大脑中相应激动剂结合而启动的。众多的研究表明,低水平的 DHEA-S 与心血管疾病的高风险存在着联系,如缺血性心肌病、所有可能原因引起的致死性疾病等。在心梗模型小鼠中,血浆及脑中 Sigma-1 受体的表达减少,交感神经的活性增加,与假手术组相比,尿中去甲肾上腺素的量是增多的,其是反映心脏结构及功能的指标,左心室收缩末期直径较舒张末期直径缩短的百分数是减少的,左心室重量是增加的。由此可见,Sigma-1 受体在心血管疾病,如心力衰竭及心梗等的演变进程中饰演重要的角色。

脑中 Sigma-1 受体已经被报道是参与精神疾病发病机制的关键分子,如抑郁症或认知障碍等。Sigma-1 受体是一种新型的内质网伴侣,参与多种细胞功能如 Ca^{2+} 信号的调节、炎症的发生和神经突触的生长。数据显示 Sigma-1 受体调节神经可塑性可能是通过谷氨酸受体通道介导的 Ca^{2+} 内流加强而使海马神经元长时程增强进行的,长时程增强是学习和记忆的基础。神经可塑性过程在神经心理疾病(如严重抑郁症和精神分裂症)的病理生理过程中发挥重要作用。目前研究已证实大脑中 Sigma-1 受体表达下调在抑郁症的发病机制中发挥关键作用。在抑郁模型的研究中,研究者发现 Sigma-1 受体的配体有很好的保护作用。Sigma-1 受体调节神经元内 Ca^{2+} 水平及 NMDA 介导的生物学作用。瞿伟骏等的研究结果显示,Sigma-1 受体敲除后雄鼠的空间记忆及运动能力下降,提示 Sigma-1 受体敲除后雄鼠的抑郁样行为加强。接受抗抑郁药治疗能增加中枢神经系统的 Sigma-1 受体水平,改善抑郁症状。这些研究强烈提示 Sigma-1 受体有调节神经系统功能的作用。

心梗时梗死相关血管供血的心肌血流完全中断,心肌出现坏死,若及时开通梗死血管,还可以挽救部分顿抑心肌和冬眠心肌,但是坏死心肌不可能再生,只能瘢痕修复,随着时间的推移,心梗后心脏发生结构重构,如心肌纤维化、心室壁变薄、心腔变大等,心泵功能会逐步下降,久而久之,出现终末期的心力衰竭。心功能不全是各种器质性心脏病(包括心梗等)的最终归宿,也是心梗常见的并发症之一。因此以心功能作为评价指标,来探讨心梗和抑郁共同的干预靶点具有重要意义。

因此本实验通过构建心梗后抑郁大鼠模型,用糖水消耗实验和旷场实验对大鼠进行行为学评价,并对各组大鼠进行心功能检测,用 Western Blot 检测心室肌 Sigma-1 受体的表达情况,以探讨心梗和抑郁的共病机制,为心梗后抑郁的防治提供理论基础。

一、材料和方法

1. 材料

(1)动物:Wistar 大鼠(成年雄性),体重为 $200\sim220$ g,100 只,购买于湖北省疾病预防控制中心,置于武汉市第三医院动物房饲养,饲养条件符合实验要求。

(2)主要实验仪器:如表 3-1 所示。

表 3-1　Sigma-1 受体相关实验主要实验仪器 1

仪器名称	产地	型号
动物行为自动跟踪记录仪	荷兰 Noldus 公司	Ethovision 3.0
小动物呼吸机	成都泰盟科技有限公司	HX-101E
LEAD 2000B 多道生理记录仪	四川锦江通用实业有限公司	MP150
超声心动图仪	美国	GE Vivid7
紫外分光光度计	美国 Beckman 公司	DU-7500
超高速低温离心机	美国 Beckman 公司	L7-65
超低温冰箱	日本 SANYO 公司	MDF-382E
Trans-Blot SD 半干转印槽	美国 Bio-Rad 公司	
Mini-ProteinⅢ垂直电泳仪	美国 Bio-Rad 公司	
超纯水仪	美国 Millipore 公司	Milli-Q Academic
0.22 μm 滤器	美国 Whatman 公司	
移液器 2 μL、10 μL、20 μL、100 μL、200 μL、1 mL	法国 Gilson 公司	
pH 计	美国	Beeklnna 71

注:其他实验常用耗材均由武汉大学心血管病研究所提供。

（3）主要实验试剂:如表 3-2 所示。

表 3-2　Sigma-1 受体相关实验主要实验试剂

试剂	产地
水合氯醛	国药集团化学试剂上海有限公司
SA4503	美国 MCE 公司
BD1063	英国 Tocris 公司
鼠抗 Sigma-1 受体单克隆抗体	美国 Santa Cruz 公司
PVDF 膜	美国 Millipore 公司
辣根过氧化物酶标记的兔抗鼠二抗	美国 Epitomics 公司
预染彩虹蛋白 Marker	美国 Fermentas 公司
BCA 蛋白浓度测定试剂盒	上海碧云天生物技术有限公司,P1002
RIPA 裂解液(强)	上海碧云天生物技术有限公司,P0013
PMSF(一种蛋白酶抑制剂)	上海碧云天生物技术有限公司
BeyoECL Plus(超敏 ECL 化学发光试剂盒)	上海碧云天生物技术有限公司,P0018

注:其他实验常用试剂均由武汉大学心血管病研究所提供。

2. 方法

（1）分组:Wistar 大鼠,雄性成年,200～220 g,100 只,12 h 白昼交替条件下适应性生活 1 周,采用旷场实验和糖水消耗实验进行行为学评分,剔除行为异常的大鼠,将行为学得分相近的大鼠随机分为正常组、心梗组、抑郁组、心梗后抑郁组（模型组）、SA4503 组（又称激动剂组）、BD1063 组（又称拮抗剂组）,分别为 10、20、10、20、20 和

20 只。

（2）模型制作方法：心梗后抑郁大鼠模型通过结扎冠状动脉左前降支和慢性不可预见性温和应激（CUMS）相结合的方法制作（图 3-1）。

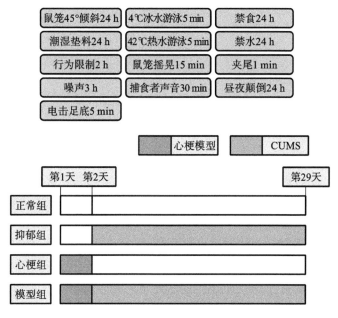

图 3-1　各组大鼠造模示意图

心梗大鼠模型制作及鉴定：称取 Wistar 大鼠，记录重量，抽取 1‰戊巴比妥钠溶液（5 mL/kg），腹腔注射麻醉大鼠，进针后注意回抽是否有血，避免麻醉药进入血管。观察大鼠肌力、反应状态，时间 8～15 min；将麻醉好的大鼠仰卧置于木板上固定四肢，逆向剃除颈前区及左胸部的鼠毛。上述操作均在动物准备间进行；手术者对颈前部及左胸部用碘酒进行消毒；助手打开氧气瓶阀门，调节压力，打开动物呼吸机开关，调节频率到 70 Hz，连接静脉置管与氧气管，调节压力到 2 kPa；术者剪开大鼠颈前部皮肤，用组织镊逐层分离组织，注意边分离，边止血。在环状软骨下 1～2 个软骨环进行气管插管，插管时倾斜一定角度，插入后气管插管与气管平行进入，注意无阻力感，插入后打开静脉置管，注意动态观察动物呼吸机压力。术者剪开大鼠胸骨旁左侧皮肤，逐层分离组织，夹闭肋骨 1 min 进行止血，然后夹断第 2 或第 3 肋，小心撕开心包膜，找到左心耳，在其起源处往下 1～2 mm 处结扎冠状动脉左前降支。以结扎后心电图 ST 段抬高、与 R 波融合作为手术成功的标志，更为直接的证据为缺血区域变白。再次消毒大鼠颈部及心前区皮肤。最后将大鼠放回鼠笼，正常进食水。肌注 80 万 U 青霉素 3 天，防止感染。

抑郁大鼠模型制作：采用国际上公认的慢性不可预见性温和应激（CUMS）的方法制作。每天一种，共 28 天。

（3）给药方法

①激动剂组：在模型组的基础上，从抑郁模型开始制作时每天给予 0.03％的SA4503（Sigma-1 受体激动剂）1 mL/kg 灌胃，直至抑郁模型制作结束，一共 28 天。

②拮抗剂组:在模型组的基础上,从抑郁模型开始制作时每天给予0.1%的BD1063(Sigma-1受体拮抗剂)1 mL/kg腹腔注射,直至抑郁模型制作结束,一共28天。

(4)行为学评价:包括旷场实验和糖水消耗实验,旷场实验主要检测大鼠的运动能力和探索行为能力;用糖水消耗实验中的糖水偏爱百分比作为衡量快感缺乏的有效客观指标。

旷场实验:实验在上午8:00—12:00安静的房间内、大小为120 cm×90 cm×35 cm内面涂黑的敞箱中进行,测定开始时将大鼠置于旷场正中心,使用动物行为自动跟踪记录仪(Ethovision 3.0系统)记录10 min内大鼠的活动,观测指标包括大鼠运动的总行程和平均运动速度,研究者根据实验过程中的观察记录直立次数,以大鼠两前爪悬空或攀附旷场壁算作直立。单只大鼠独立测试,每次测试完成后,均要将粪便清理干净,以排除干扰。

糖水消耗实验:实验前先训练大鼠的糖水适应性。用烧杯量取500 mL去离子水;在称重器置称量纸一张,调零,称取5 g蔗糖,注意不要将蔗糖撒到称量纸之外,保持称重器干燥;将5 g蔗糖溶于装有500 mL去离子水的烧杯中,将烧杯置于搅拌器上,调整转速,注意避免液体溅出烧杯外,待蔗糖完全溶解后,关闭搅拌器,将配好的1%蔗糖溶液灌入饮水瓶中;按上述步骤配好其余饮水瓶的1%蔗糖溶液;每个鼠笼放2瓶糖水,观察24 h糖水消耗情况。第二个24 h:用烧杯量取500 mL去离子水;按照前述方法配制1%蔗糖溶液;每个鼠笼放置糖水、纯水各一瓶,观察24 h糖水、纯水消耗量。再禁水24 h。每只大鼠单独给予纯水和1%蔗糖水各一瓶,2 h后记录纯水及蔗糖水消耗量,再计算糖水偏爱百分比(糖水偏爱百分比=糖水消耗量/总液体消耗量×100%)。

(5)大鼠心功能检测:称取Wistar大鼠,记录重量,抽取1%戊巴比妥钠溶液(5 mL/kg),腹腔注射麻醉大鼠,进针后注意回抽是否有血,避免麻醉药进入血管。使大鼠保持自主呼吸,用超声心动图仪进行心功能检测。将大鼠仰卧固定,剃毛,使心前区暴露,选择左心室乳头肌水平短轴面,用7.5 MHz的探头进行检查,分别测量左心室前壁厚度(LVAWT)、左心室后壁厚度(LVPWT)、LVEDD、LVESD和LVEF,将这些指标三次测量的结果求平均值。LVFS=(LVEDD−LVESD)/LVEDD×100%。

(6)取材:待行为学评价和心功能检测完成后,称取Wistar大鼠,记录重量,抽取1%戊巴比妥钠溶液(5 mL/kg),腹腔注射麻醉大鼠,进针后注意回抽是否有血,避免麻醉药进入血管。待大鼠意识丧失后,打开胸腔,稍提起心脏,于主动脉根部减去心脏,迅速置于冰上,同时,于冰上除去大鼠左、右心耳,分离出左心室,所取组织立即用锡箔纸包好投入液氮中防止蛋白变性,再分装在EP管里,在分装袋和EP管外用记号笔标记清楚,保存于−80 ℃冰箱。

(7)Western Blot检测心室肌Sigma-1受体蛋白表达量:提取心室肌Sigma-1受体蛋白,利用BCA蛋白定量试剂盒进行蛋白质定量,使蛋白质变性,准备上样。电泳、转膜、免疫反应、化学发光、显影再定影。GAPDH为参照物,Sigma-1受体的相对表达量为最后结果。

(8)统计学处理:以各组内参GAPDH表达量为1(100%),计算实验中各组Sigma-1受体的表达量。所有计量数据均以均数±标准差表示,对于造模行为学、

Western Blot及心功能数据，两组间的比较采用两个独立样本间t检验，多组间比较用方差分析。SPSS 21.0软件为统计工具，$P<0.05$为差异有统计学意义。

二、结果

1. 动物模型　在制作大鼠心梗模型过程中，因各种原因，包括冠状动脉破裂、心脏破裂、呼吸循环衰竭等，心梗组、心梗后抑郁组、激动剂组和拮抗剂组大鼠分别死亡4只、6只、7只和6只，在行28天CUMS的过程中，抑郁组、心梗后抑郁组、激动剂组和拮抗剂组分别死亡1只、2只、1只和3只，心梗组在造模后饲养的过程中死亡1只。心梗后抑郁模型制作成功后正常组、心梗组、抑郁组、心梗后抑郁组、激动剂组和拮抗剂组大鼠数量分别为10只、15只、9只、12只、12只和11只。

大鼠心梗模型制作成功后，肉眼看到心肌缺血形成，心电图提示ST段较结扎前抬高明显，并与R波融合。心梗前后典型心电图比较见图3-2和图3-3。

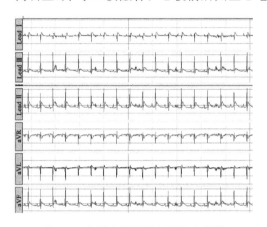

图3-2　大鼠心梗模型心梗前心电图

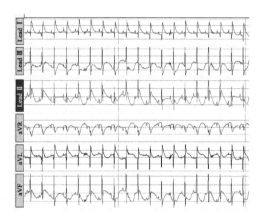

图3-3　大鼠心梗模型心梗后心电图

2. 动物行为学评价　造模成功后，模型组大鼠糖水偏爱百分比、活动度及探索行为最低，心梗组、抑郁组大鼠糖水偏爱百分比和旷场实验中的总行程、运动速度及直立次数比正常组都低，$P<0.05$，差异有统计学意义；激动剂组比模型组行为学评分增加，表现出抗抑郁样行为，拮抗剂干预后大鼠行为学评分降低，表现出致抑郁样作用，$P<0.05$，差异有统计学意义（表3-3）。

旷场实验：抑郁组、心梗组、模型组比正常组总行程减少、运动速度降低和直立次数减少，$P<0.05$，差异有统计学意义，说明大鼠活动减少、探索能力下降；与模型组相比，激动剂组大鼠总行程增加、运动速度增加和直立次数增加，拮抗剂组均相反，$P<0.05$，差异有统计学意义，提示激动剂有抗抑郁作用，而拮抗剂有致抑郁作用（表3-3）。

表3-3　实验后大鼠行为学结果比较

组别	糖水偏爱百分比/（%）	旷场实验		
		总行程/m	运动速度/（cm/s）	直立次数
正常组	64.39±28.33*	40.42±19.0*	6.29±2.29*	18.20±9.78*
抑郁组	37.44±5.12#	17.08±7.16#*	2.02±1.49#	6.11±3.22#*

组别	糖水偏爱 百分比/(%)	旷场实验		
		总行程/m	运动速度/(cm/s)	直立次数
心梗组	49.03±16.37#*	23.92±15.84#	3.56±2.78#*	8.70±6.72#*
模型组	30.01±20.21#	10.89±5.33#	1.36±1.47#	3.44±2.01#
激动剂组	57.80±25.23*	23.45±7.90*	2.99±0.57*	15.43±5.94*
拮抗剂组	12.08±10.99*	6.33±1.27*	0.27±0.18*	2.00±2.26*

注:#表示与正常组比较,$P<0.05$;*表示与模型组比较,$P<0.05$。

3. 心功能评价 造模前各组大鼠 LVAWT、LVPWT、LVEDD、LVESD、LVEF 和 LVFS 之间的差异无统计学意义($P>0.05$,表 3-4)。

表 3-4 基础状态下各组大鼠心功能比较

组别	LVAWT	LVPWT	LVEDD	LVESD	LVEF/(%)	LVFS/(%)
正常组	2.22±0.20	2.21±0.34	5.15±0.30	3.19±0.29	75.90±3.84	38.17±3.50
心梗组	2.26±0.22	2.28±0.31	5.38±0.31	3.22±0.22	75.75±3.64	39.95±5.12
抑郁组	2.08±0.23	2.27±0.36	5.28±0.39	3.08±0.52	74.70±4.22	40.93±12.60
模型组	2.31±0.28	2.22±0.31	5.33±0.28	3.21±0.24	74.45±3.73	39.52±5.82
激动剂组	2.28±0.29	2.32±0.30	5.32±0.30	3.24±0.23	75.65±3.53	39.00±5.15
拮抗剂组	2.31±0.31	2.31±0.37	5.28±0.26	3.23±0.24	75.25±4.04	38.77±4.87

心梗后抑郁模型制作成功后,心梗组、抑郁组、模型组大鼠心功能比正常组低,$P<0.05$,差异有统计学意义。激动剂干预后,大鼠心功能好转,拮抗剂干预后,大鼠心功能在模型组的基础上进一步降低,$P<0.05$,差异有统计学意义。提示 Sigma-1 受体激动剂可以改善心梗后抑郁大鼠的心功能,而 Sigma-1 受体拮抗剂则使其心功能降低（表 3-5）。

表 3-5 造模后各组大鼠心功能比较

组别	LVAWT	LVPWT	LVEDD	LVESD	LVEF/(%)	LVFS/(%)
正常组	2.22±0.22*	2.20±0.33*	5.14±0.26*	3.21±0.27*	76.00±3.33*	37.53±2.61*
心梗组	1.75±0.15#*	1.76±0.14#*	7.08±0.19#*	5.17±0.21#*	60.20±4.35#*	26.63±3.01#*
抑郁组	2.09±0.26#*	2.12±0.13#*	6.51±0.28#*	4.49±0.21#*	66.89±3.33#*	30.97±3.85#
模型组	1.64±0.12#	1.62±0.16#	7.47±0.25#	5.39±0.29#	55.08±3.63#	27.82±3.22#
激动剂组	1.89±0.10*	1.97±0.11*	5.63±0.21*	3.54±0.32*	61.17±2.92*	36.94±6.68*
拮抗剂组	1.46±0.07*	1.48±0.10*	7.69±0.19*	5.80±0.20*	48.91±2.47*	24.53±3.62*

注:#表示与正常组比较,$P<0.05$,差异有统计学意义;*表示与模型组比较,$P<0.05$,差异有统计学意义。

4. 各组大鼠心室肌 Sigma-1 受体蛋白表达量 与正常组相比,心梗组心室肌 Sigma-1 受体蛋白表达量减少(37.67±4.92)%,$P<0.05$,差异有统计学意义;对于模型组,激动剂组和拮抗剂组心室肌 Sigma-1 受体蛋白表达量分别增加(14.62±9.39)%和减少(28.81±3.21)%,$P<0.05$,差异有统计学意义（图 3-4、图 3-5）。

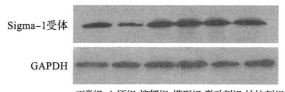

正常组 心梗组 抑郁组 模型组 激动剂组 拮抗剂组

图 3-4 Western Blot 检测各组大鼠心室肌 Sigma-1 受体蛋白表达结果

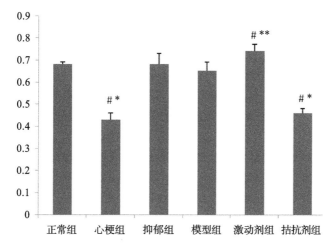

图 3-5 心室肌 Sigma-1 受体蛋白相对表达量的结果分析

注：# 表示与正常组比较，$P < 0.05$；* 表示与模型组比较，$P < 0.05$。

三、讨论

本研究发现心梗后抑郁大鼠行为学评分和心功能均显著下降，Sigma-1 受体激动剂 SA4503 可以提高其行为学评分、改善心功能，起到抗抑郁、改善心梗预后的作用；Sigma-1 受体拮抗剂 BD1063 干预后，行为学评分降低、心功能恶化，表现出致抑郁、促进心梗不良预后的作用。正向和负向调节 Sigma-1 受体，对抑郁症和心梗均产生影响，显示出 Sigma-1 受体在心梗和抑郁症中发挥重要作用。

临床资料表明，心梗后出现抑郁症是一个常见的现象，从外部因素来讲，心梗带来的胸痛等躯体不适、担心医疗费用、缺乏足够的社会关怀及自我价值的否定等因素可能是导致心梗后抑郁症发生的直接原因；而从身体内部来讲，一系列病理生理变化是心梗后出现抑郁症的直接根源，如交感神经激活、自主神经功能紊乱、HPA 轴活性增高等。尽管目前处于再灌注时代，但心梗患者生活质量下降、预后较差仍然没有得到显著的改善，一旦合并抑郁症，这一情况就更加严重，抑郁症是心梗后患者生活质量低下的主要预测因子和心脏性死亡的独立危险因素。

本研究通过结扎冠状动脉左前降支和 28 天慢性不可预见性温和应激（CUMS）相结合的方法来制作心梗后抑郁大鼠模型，经过多次学习和技术改进，模型制作已经相对稳定，具有可复制性。通过糖水消耗实验和旷场实验对动物进行行为学评价。糖水偏爱百分比反映了抑郁症的核心症状：快感缺乏，旷场实验中的总行程和运动速度反映了大鼠的活动度，直立次数则反映了大鼠的探索行为，对抑郁模型进行了全面而科学的评价。心梗模型主要通过造模时心电图变化、肉眼观察，并结合人类心梗时心电图的变化情况来评估，造模时大鼠心电图出现 ST 段抬高并且心尖区变白视为心梗。此造模方法能够很好地模拟人类心梗后抑郁，为此类疾病的研究提供了模型基础。

本研究中不但抑郁组行为学评分在正常组的基础上降低（这也从另一侧面验证了行为学评分对抑郁模型进行评价的可靠性），而且心梗组和心梗后抑郁组大鼠行为学评分也显著下降，说明心梗和心梗后抑郁大鼠同样出现抑郁样行为，这与临床上心血管疾病特别是心梗患者容易并发抑郁症是相符合的。对模型组给予 Sigma-1 受体激动剂和拮抗剂后，分别起到抗抑郁和致抑郁作用，显示出 Sigma-1 受体在抑郁症或抑郁样行为中起着重要作用。

在目前这种国情下，冠心病的患病人数一年比一年增加，其中最严重的心梗也保持着居高不下的患病率和死亡率。心梗患者主要死于心力衰竭和恶性心律失常，所以心功能的评价对心梗患者有着重要的预测意义。本研究中心梗组和模型组心功能比正常组明显降低，抑郁组心功能部分指标也是降低的，表明抑郁对心梗后的心功能有一定影响。这与 HUNT 研究的结果是一致的：在无心血管疾病的健康人群中，抑郁与亚临床左心室功能障碍相关。激动和抑制 Sigma-1 受体后，大鼠心室肌 Sigma-1 受体表达量分别增加和降低，心梗后抑郁大鼠的心功能得到改善和进一步恶化，表明心室肌 Sigma-1 受体对心梗后抑郁大鼠心功能有重要影响。

2010 年，在美国据估计有 379559 人因冠心病而死亡。在英国，这个数字超过65000，因冠心病而死亡的人数高于其他任何疾病。在发展中国家，因心血管疾病而死亡的人数居首位，而其中冠心病的发病率和死亡率呈指数增加。2008 年全球估计有730 万人死于冠心病，因此，它成为全世界患病者死亡的主要原因。另一个常见的疾病是抑郁症。在美国，它影响 26% 的女性和 18% 的男性。前瞻性 Meta 分析研究发现抑郁症患者出现冠心病的概率较高，这严重地影响了公众的身心健康。因此，尚需进一步研究抑郁症如何导致冠心病患者的死亡风险增加的潜在机制。最新研究显示女性患者的这种风险增加。因此，如何降低冠心病合并抑郁症患者的心脏性事件发生率和猝死率是当前研究的重点和难点。故本研究将急性心梗模型与慢性不可预见性温和应激模型相结合建立心梗后抑郁模型，然后通过糖水消耗实验和旷场实验对实验模型动物进行行为学评估，并分析药物干预对心梗后抑郁大鼠行为学、电生理及相关蛋白表达的影响。

最近研究结果显示，Sigma-1 受体是一种新型的内质网分子伴侣蛋白，调节多种细胞功能，如肌醇 1,4,5-三磷酸受体（IP3R）介导的钙信号，离子通道，蛋白激酶定位、激活，细胞氧化还原、神经递质释放，炎症，细胞分化，神经元生存及突触的发生。在其休眠状态，Sigma-1 受体与伴侣结合形成免疫球蛋白结合蛋白（BiP），其同时也被称为糖调节蛋白（GRP78）。Sigma-1 受体激动剂通过减少内质网 Ca^{2+} 而引发 Sigma-1 受体从BiP 离解，激活 Sigma-1 受体伴侣。更为重要的是，即便内质网 Ca^{2+} 缺失，Sigma-1 受体激动剂也能导致 BiP 从 Sigma-1 受体解离，导致 Sigma-1 受体伴侣的激活。同时证明了 Sigma-1 受体拮抗剂抑制受体激动剂的活性。此受体分子伴侣位于羧基末端，受体激动剂通过激动此受体来缓解内质网应激及氧化应激从而起到神经保护作用。

Sigma-1 受体也广泛表达于外周器官(如心脏和大脑)中。在新生鼠心肌细胞和成人的心肌细胞的细胞膜中已发现 Sigma-1 受体。此外,与大脑组织相比,左、右心室心肌细胞中表达 Sigma-1 受体更加丰富。心血管功能可能受到一系列的复杂的机制影响,其中主要由 Sigma-1 受体结合配体介导完成。最近,Fukunaga 和同事报告了左心室 Sigma-1 受体表达下降参与左心室肥大的进程,Sigma-1 受体在左心室的表达量和心力衰竭之间呈显著的负相关。这些发现表明 Sigma-1 受体在心脏病的病理生理机制中发挥重要作用。

Bhuiyan 等的研究发现心脏 Sigma-1 受体在压力超负荷导致的双侧卵巢切除大鼠、主动脉缩窄和压力超负荷导致的心力衰竭啮齿类动物中的表达量均下降,氟伏沙明(选择性 5-羟色胺再摄取抑制剂的一种)通过上调 Sigma-1 受体的表达和刺激 Sigma-1 受体介导的 Akt-eNOS 信号通路来保护压力超负荷或主动脉缩窄引起的心肌损伤,显示心脏 Sigma-1 受体在心肌肥厚进程中的潜在作用。而且 Sigma-1 受体激动剂 SA4503 通过激活血管内皮细胞上 Sigma-1 受体,提高 eNOS-cGMP 的表达,修复受损的血管内皮细胞。更早的研究显示 Sigma-1 受体激动剂脱氢表雄酮(DHEA-S)通过上调 Sigma-1 受体来保护心脏避免心肌肥厚。同时 Sigma-1 受体与 BDNF-TrkB 组成的信号通路是抑郁症和心血管疾病联系的纽带。在神经系统,Sigma-1 受体参与学习、记忆等,与抑郁症等神经退行性改变疾病相关联。Shimizu 等的临床研究结果显示老年抑郁症患者(年龄>60 周岁)进行抗抑郁治疗后,随着抑郁症状的改善,血浆中 Sigma-1 受体浓度升高。Sigma-1 受体激动剂将来可能会成为治疗精神分裂症和抑郁症的药物。

大量研究发现 Sigma-1 受体与心脏病有着方方面面的联系,Sigma-1 受体具有抗心律失常,调节心脏收缩和血管舒缩性、紧张性的功能。在心血管疾病研究中,研究者发现给予去除卵巢的大鼠 Sigma-1 受体激动剂 DHEA 可缓解压力诱导的心肌肥厚。Sigma-1 受体对心脏功能的影响可能是由离子通道介导的。如前所述,在心血管疾病患者中使用 SSRI 类药物具有潜在的安全性问题。然而,最近有结果显示,SSRI 类药物对心血管疾病患者只发挥了较小的抗抑郁作用。所有 SSRI 类药物可通过阻断 5-羟色胺转运蛋白导致整个大脑 5-羟色胺水平升高,大量数据也表明它们的药理作用其实非常相似。作为 Sigma-1 受体激动剂,氟伏沙明显示了最大的激动效力,而帕罗西汀对 Sigma-1 受体没有亲和力,舍曲林可能是一种受体拮抗剂。因此,可能是 SSRI 类药物在 Sigma-1 受体上的相似作用部分导致其在心血管疾病的研究中显示出微弱作用。

脱氢表雄酮增加氟伏沙明诱导的 Sigma-1 受体的表达,从而起到心脏保护作用,这种作用可以被 Sigma-1 受体拮抗剂 NE-100 所拮抗,表明 Sigma-1 受体在氟伏沙明作用中的用途。相比之下,帕罗西汀(另一个 SSRI)对 Sigma-1 受体的亲和力非常低,而且无效。氟伏沙明能够显著改善主动脉压力诱导的心肌肥厚,同时使左心室 Sigma-1 受体的表达增加。此外,氟伏沙明也减少了左心室肥厚引发的心功能损害,这种心肌保护作用也同样能被 NE-100 所抵消。氟伏沙明在切除卵巢的大鼠中通过缓解心肌肥厚诱导的血管损伤而表现出心肌保护作用,和之前一样,这些影响同样被 NE-100 所拮抗。

根据本实验的研究结果,我们推测 Sigma-1 受体在心梗后抑郁的发病中起着重要作用,通过干预 Sigma-1 受体,可以缓解心梗后抑郁的抑郁症状,改善心功能,使预后更好。Sigma-1 受体将成为心梗后抑郁的干预靶点之一。

未来我们将利用病毒转染构建 Sigma-1 受体基因过表达和沉默模型以及基因敲除模型,从基因水平进一步探讨 Sigma-1 受体在心梗后抑郁中的作用及其机制,同时关于 Sigma-1 受体的临床研究也是必不可少的。

四、结论

(1)抑郁、心梗和心梗后抑郁大鼠的行为学评分下降,表现出抑郁样行为,Sigma-1 受体激动剂和拮抗剂分别提高和降低心梗后抑郁大鼠的行为学评分,表现出抗抑郁和致抑郁作用。

(2)抑郁、心梗和心梗后抑郁大鼠的心功能下降,Sigma-1 受体激动剂和拮抗剂分别改善和恶化心梗后抑郁大鼠的心功能。

(3)心梗大鼠心室肌 Sigma-1 受体表达量显著下降,Sigma-1 受体激动剂和拮抗剂分别提高和降低心梗后抑郁大鼠心室肌 Sigma-1 受体表达量。

(4)Sigma-1 受体对心梗后抑郁大鼠心功能有重要影响,Sigma-1 受体可能是心梗和抑郁的共病机制之一。

第二节 Sigma-1 受体对心肌梗死后抑郁大鼠室性心律失常的影响

一、概论

众多流行病学研究报道心肌梗死(myocardial infarction,MI)后精神疾病,有抑郁症和认知障碍等。心血管疾病与精神疾病的共存是公认的导致预后不良的因素。数据证明 MI 患者中有 $20\%\sim40\%$ 并发抑郁情绪、抑郁状态或者抑郁症,抑郁不仅降低 MI 患者的生活质量(这些患者的预后很差),而且抑郁是 MI 患者心血管事件、心脏性死亡和全因死亡的独立预测因子,然而直接导致患者死亡的则是心律失常,尤其是室性心律失常。研究已发现室性心律失常是 MI 合并抑郁患者心脏性猝死的独立预测因子,并且有动物模型研究结果显示 MI 后抑郁大鼠的室颤阈值明显下降,室性心律失常发生率较对照组有明显上升的趋势。对 MI 后抑郁大鼠室性心律失常具体机制进行研究,并采取可能有效的干预措施,有望降低室性心律失常发生率,进而改善 MI 并发情绪异常患者的预后,提高其生活质量。

1. Sigma-1 受体 研究者开始认为 Sigma-1 受体是一种阿片类受体,它存在两个不同异构体,Sigma-1 受体和 Sigma-2 受体,它们以不同的结合方式及相对分子质量而存在;然而,迄今为止,只能克隆出 Sigma-1 受体。Sigma-3 受体是否存在,饱受争议。克隆研究表明 Sigma-1 受体是含 223 个氨基酸的有两个潜在的跨膜域的受体。最近的一些研究证实了 Sigma-1 受体在内质网的定位。到目前为止,只有一些电子显微镜数据可以清楚地显示 Sigma-1 受体胞质膜的定位。在内质网中,Sigma-1 受体的第二个跨膜域和受体 C 端提供了配体结合位点。因此,与大多数的神经递质受体与配体结合的位点相反,Sigma-1 受体的结合位点位于内质网膜腔内表面。配体结合位点的独特疏水环境可能使疏水分子与结合位点结合。此受体分子伴侣位于羧基末端,受体激动剂通过激动此受体来缓解内质网应激及氧化应激从而起到神经保护作用。Sigma-1 受体存在的不同结合位点提示这些受体可能通过多种途径影响生理和病理过程。综上所述,Sigma-1 受体对神经系统具有显著影响。

2. Sigma-1 受体与抑郁 大脑中 Sigma-1 受体已经被报道是参与精神疾病发病机制的关键分子,如抑郁症或认知障碍。Sigma-1 受体是一种新型的内质网伴侣,参与多种细胞功能如 Ca^{2+} 信号调节、炎症和神经突触生长。

数据显示 Sigma-1 受体调节神经可塑性可能是通过谷氨酸受体通道介导的 Ca^{2+} 内流加强而使海马神经元长时程增强进行的,长时程增强是海马学习和记忆的基础。神经可塑性过程在神经心理疾病的病理生理机制中有重要影响,如严重抑郁症和精神分裂症。目前研究已证实大脑中 Sigma-1 受体表达下调在抑郁症的发病机制中发挥关键作用。在抑郁模型研究中应用 Sigma-1 受体的配体发现其有很好的保护作用。Sigma-1 受体调节神经元内 Ca^{2+} 水平及 NMDA 介导的生物学作用。瞿伟骏等研究结果显示,Sigma-1 受体敲除后,雄鼠的空间记忆及运动能力下降,提示 Sigma-1 受体敲除后雄鼠的抑郁样行为加强。接受抗抑郁药治疗能增加中枢神经系统的 Sigma-1 受体水平,改善抑郁症状。这些研究强烈提示 Sigma-1 受体有调节神经系统功能的作用。

3. Sigma-1 受体与心脏 Sigma-1 受体在不同器官中表达量不同,如心脏及大脑等。在新生小鼠心肌细胞、成年小鼠心肌细胞已经检测出 Sigma-1 受体。心血管功能被一系列复杂途径影响,这一系列途径是由 Sigma-1 受体与心脏和大脑里激动剂结合而启动的。众多的研究表明低水平的 DHEA-S 与心血管疾病的高风险存在着联系,如缺血性心肌病、所有可能原因引起的致死性疾病。Sigma-1 受体是反映心脏结构及功能的指标。在 MI 模型小鼠中,血浆及脑中 Sigma-1 受体的表达减少,交感神经的活性增加,与假手术组相比,尿中去甲肾上腺素的量是增加的,左心室收缩末期直径较左心室舒张末期直径缩短的百分数是减少的,左心室重量是增加的。由此可见 Sigma-1 受体在心血管疾病,如心力衰竭及 MI 等的演变进程中饰演重要的角色。然而 Sigma-1 受体和心律失常,尤其室性心律失常的关系仍不清楚。

因 Sigma-1 受体没有与哺乳动物蛋白质表现出同源性,所以在实验系统中基因技术对于研究它们的功能很有帮助。这些研究认可药理干预的结果,药理干预有可能成为潜在的治疗方法。拮抗剂表示导致受体蛋白质表达下调的药物。它们通常对自己没有影响,但减弱 Sigma-1 受体的刺激的影响。研究中涉及的主要药物如下:BD1047、BD1063 和 NE-100。相比之下,Sigma-1 受体激动剂表现出受体过表达的表型、本身或其他化合物影响的额外表型。常用的选择性 Sigma-1 受体激动剂如下:镇痛新、PRE084 和 SA4503。目前许多销售的药物(如氟哌啶醇、多奈哌齐、氟伏沙明)与 Sigma-1 受体相互作用,但无选择性。Sigma-1 受体亚型的作用须使用选择性药物来进行仔细严格的分析论证。

综上,冠心病患者心血管事件与抑郁症的发病机制间存在密切关联,两者因果关系复杂,交互作用,但抑郁症与心血管事件发生之间的具体机制尚不清楚。以前研究者们推想它们之间可能存在着共同的信号通路,Sigma-1 受体在两者共病的发生演变过程中起作用。以此为契机,本研究拟通过结扎冠状动脉左前降支结合慢性不可预见性温和刺激建立 MI 后抑郁大鼠模型,并评价模型动物行为学变化,通过离体电生理方法检测室性心律失常发生情况,采用 Western Blot 方法半定量检测 Sigma-1 受体蛋白,了解其在各组表达量的差异,进而初步探究 Sigma-1 受体与室性心律失常的关系,为更深入了解其中具体机制奠定基础,从而期望为临床 MI 后抑郁患者寻找新的靶点,改善患者生活质量,降低社会经济负担。

二、材料

1. 实验动物 湖北省疾病预防控制中心提供的体重为 $200\sim220$ g,100 只 SPF 级健康雄性 Wistar 大鼠,由武汉大学人民医院动物房饲养,饲养条件符合实验要求。

2. 主要实验仪器 如表 3-6 所示。

表 3-6 Sigma-1 受体相关实验主要实验仪器

仪器	厂家信息
动物行为自动跟踪记录仪	Ethovision 3.0,荷兰 Noldus 公司
小动物呼吸机	成都泰盟科技有限公司
LEAD 2000B 多道生理记录仪	四川锦江通用实业有限公司
紫外分光光度计	DU-7500,Beckman 公司,美国
超高速低温离心机	L7-65,Beckman 公司,美国
超低温冰箱	MDF-382E,SANYO 公司,日本
Trans-Blot SD 半干转印槽	Bio-Rad 公司,美国
Mini-ProteinⅢ垂直电泳仪	Bio-Rad 公司,美国
$0.22~\mu\text{m}$ 滤器	Whatman 公司,美国
移液器	Gilson 公司,法国
pH 计	Beeklnna 71,美国

注:其他常用耗材均由武汉大学人民医院心血管病研究所实验室提供。

3. 主要实验试剂 如表 3-7 所示。

表 3-7 Sigma-1 受体相关实验主要实验试剂

试剂、药品	厂家信息
戊巴比妥钠粉末	华北制药集团有限责任公司
青霉素钠	华北制药集团有限责任公司
鼠抗羊 Sigma-1 受体单克隆抗体	Santa Cruz Biotechnology 公司
PVDF 膜	Millipore 公司,美国

续表

试剂、药品	厂家信息
辣根过氧化物酶标记的兔抗鼠二抗	Epitomics 公司,美国
预染彩虹蛋白 Marker	Fermentas 公司,美国
BCA 蛋白浓度测定试剂盒	上海碧云天生物技术有限公司,P1002,上海
RIPA 裂解液(强)	上海碧云天生物技术有限公司,P0013,上海
BeyoECL Plus(超敏 ECL 化学发光试剂盒)	上海碧云天生物技术有限公司,P0018,上海
BD1063	Tocris 公司,CAS No:150208-28-9,10 mg
SA4503	MCE 公司,CAS No:165377-43-5,10 mg

注:其他实验的常用试剂均由武汉大学基础医学院病理生理实验室提供。

此外,离体灌流的试剂如下:正常台氏液的配制为 NaCl(58.44 mmol/L)、KCl(74.55 mmol/L)、$CaCl_2$(110.98 mmol/L)、$MgCl_2$(203.30 mmol/L)、NH_2PO_3(156.01 mmol/L)、HEPES(238.30 mmol/L)、葡萄糖(198.17 mmol/L),然后用 NaOH 调 pH 至 7.35。

三、实验方法

1. 实验动物分组　将购买于由湖北省疾病预防控制中心、置于武汉大学人民医院动物房饲养的 100 只 Wistar 大鼠,按假手术组($n=10$)、MI 组($n=20$)、抑郁组($n=10$)、模型组($n=20$)、激动剂组($n=20$)、拮抗剂组($n=20$)随机分为 6 组;通过结扎冠状动脉左前降支方法建立 MI 模型,给予慢性不可预见性温和刺激 28 天建立抑郁模型,在急性 MI 模型建立后第 2 天随即给予慢性不可预见性温和刺激建立 MI 后抑郁模型。

2. 动物处理方法

(1)假手术组:冠状动脉左前降支只挂线不结扎,从第 2 天开始持续到实验结束需要 28 天,在实验阶段保持每天用 5 mL/kg 的生理盐水灌胃。

(2)MI 组:在行冠状动脉左前降支结扎制作急性 MI 模型之后,每天用 5 mL/kg 生理盐水灌胃,持续 28 天正常喂养。

(3)抑郁组:正常喂养,按程序每天予以慢性不可预见性温和应激刺激,之后与 MI 组以相同方式灌胃,连续 28 天。

(4)模型组:正常喂养,冠状动脉左前降支结扎制作 MI 模型后,按程序每天予以慢性温和应激刺激,之后与 MI 组以相同方式每天灌胃,连续 28 天。

(5)激动剂组:正常喂养,冠状动脉左前降支结扎制作 MI 模型后,按程序每天予以慢性温和应激刺激,同时每天用 0.03% SA4503 药液 1 mL/kg(即 0.3 mg/kg)灌胃 1 次,连续 28 天。

(6)拮抗剂组:正常喂养,前冠状动脉左前降支结扎制作 MI 模型后,按程序每天予以慢性温和应激刺激,同时每天腹腔注射 0.1% BD1063 药液 1 mL/kg(即 1 mg/kg)1 次,连续 28 天。

各组模型制作完成后,于实验第 5 周进行行为学及电生理指标检测。

3. 动物模型的制作

(1)急性 MI 模型:依据相关文献建立急性 MI 模型。称取 Wistar 大鼠,记录重量;

抽取一定量麻醉药1%戊巴比妥钠溶液(4 mL/kg 大鼠),腹腔注射麻醉大鼠,进针后注意回抽是否有血,避免麻醉药进入血管。观察大鼠肌力、反应状态,时间 8～15 min;将麻醉好的大鼠仰卧置于木板上固定四肢,逆向剃除颈前区及左胸部的鼠毛。上述操作均在动物准备间进行;手术者对颈前部及左胸部进行碘酒消毒;助手打开氧气瓶阀门,调节压力,打开动物呼吸机开关,调节频率到 70 Hz,连接静脉置管与氧气管,调节压力到 2 kPa;术者剪开颈前部皮肤,用组织镊逐层分离组织,注意边分离、边止血。在环状软骨下 1～2 软骨环进行气管插管,插管时倾斜一定角度插入后气管插管与气管平行进入,注意无阻力感,插入后打开静脉置管,注意动态观察动物呼吸机压力。术者剪开胸骨旁左侧皮肤,逐层分离组织,注意夹闭肋骨 1 min 进行止血,然后夹断第 2 或第 3 肋,小心撕开心包膜,找到左心耳,在其起源处往下 1～2 mm 处结扎冠状动脉左前降支,以心电图Ⅰ、Ⅱ、aVL 导联 ST 段抬高 0.2 mV 作为手术成功标志,更为直接证据为缺血区域变白。关闭胸腔,依次缝合各层组织,待大鼠恢复自主呼吸后拔出气管插管。再次消毒颈部及心前区皮肤。最后将大鼠放回鼠笼,正常进食水。肌注 80 万 U 青霉素 3 天,防止感染。

(2)慢性不可预见性温和应激制作抑郁模型:利用慢性不可预见性温和应激(CUMS)制作抑郁模型。抑郁组、模型组、激动剂组及拮抗剂组大鼠从 MI 手术后第 2 天开始,每天定点给予随机某种轻度刺激,每天刺激时间、种类不同,以使动物不能预料刺激的发生,连续 28 天。这些刺激包括:鼠笼 45°倾斜持续 24 h,铺潮湿垫料持续 24 h,禁食持续 24 h,禁水持续 24 h,4 ℃冰水游泳 5 min,42 ℃热水游泳 5 min,夹尾 1 h,鼠笼摇晃 15 min,昼夜颠倒 24 h,捕食者声音刺激 30 min。假手术组及 MI 组不予任何刺激。连续 2 天不给予相同刺激。

4. 行为学指标检测

(1)糖水消耗实验

①实验前先训练大鼠糖水适应性:用烧杯量取 500 mL 去离子水;在称重器置称量纸一张,调零,称取 5 g 蔗糖,注意不要将蔗糖撒到称量纸之外,保持称重器干燥;将 5 g 蔗糖溶于装有 500 mL 去离子水的烧杯中,将烧杯置于搅拌器上,调整转速,注意避免液体溅出烧杯外,待蔗糖完全溶解后,关闭搅拌器,将配好的 1%蔗糖溶液灌入饮水瓶中;按上述步骤配好其余饮水瓶的 1%蔗糖溶液。

②每个鼠笼放 2 瓶糖水,观察 24 h 糖水消耗情况。第二个 24 h:用烧杯量取 500 mL 去离子水;按照前述方法配制 1%蔗糖溶液;每个鼠笼放置糖水、纯水各一瓶(500 mL、500 mL),观察 24 h 糖水、纯水消耗情况。第三个 24 h 禁食禁水。

③于 72 h 后,做动物的基础糖水/纯水消耗实验:同时给予每只大鼠一定量的两瓶水,重量相同,一瓶 1%蔗糖水及一瓶纯水。2 h 后,取两瓶水再次称重,记录大鼠蔗糖水减少及纯水减少量。动物的糖水偏爱百分比的计算方法:糖水偏爱百分比＝糖水消耗量/(糖水消耗量＋纯水消耗量)×100%。

(2)旷场实验:本研究所要用的旷场为无盖的长方体铁箱,长 120 cm,宽 90 cm,高 35 cm。本研究实验均在早上 9:00—10:00 进行,条件均为在安静的房间内,避免各种嘈杂环境的影响。记录时主要采用动物行为自动跟踪系统记录大鼠于旷场内 10 min

的运动情况,检测时注意将 Wistar 大鼠置于旷场中心,然后分析比较主要观测指标。直立次数则是由实验者自行记录,将测试大鼠两前爪腾空、攀附墙壁、离开地面 1 cm,无论大鼠攀附墙壁多长时间,只要符合前述要求条件,直至大鼠两前爪放下为直立 1 次。系统会记录大鼠运动总行程及平均运动速度,实验员会在每只动物单独测试后及需要马上测试的动物之间彻底清洁旷场,并尽量保证测试环境安静,排除大鼠气味、噪声等其他因素对其运动的影响。

5. 心肌组织中 Sigma-1 受体的检测

(1) 心肌组织分离:各组模型建立后,用 1% 戊巴比妥钠麻醉动物,待完全麻醉后迅速将大鼠头部置于冰上。利用弯镊稍提起心脏,于主动脉根部剪取心脏。于冰上去除心脏表面多余组织,剪取左心室部位心肌组织。所取组织立即用锡箔纸包好置于冰里的 EP 管内,防止蛋白变性,并用记号笔标记标本号,并迅速置于 −80 ℃冰箱保存备用。最后须标记好标本位置,以便取放。

(2) 总蛋白提取:取出 −80 ℃冰箱中心肌组织,并将其剪切成组织碎片,将 RIPA 裂解液加入 PMSF 中。将心肌组织按照 20 mg:(150∼250) μL 的比例加入裂解液,匀浆,裂解,然后预冷至 4 ℃。将有裂解液的 EP 管平置于离心机中,离心 3∼5 min,取上清液,即为总蛋白样品,放 EP 管内。测蛋白浓度,剩余样品按比例加缓冲液,混匀,吹打,将剩余样品完成混匀及吹打后,放入 100 ℃沸水中 5 min 使蛋白变性。之后再放置于 −20 ℃冰箱内保存为以后进行 Western Blot 检测做准备。

(3) Western Blot 检测

①电泳:将清洗干净的玻璃板晾干,然后使之对齐,放入夹子中卡紧。将 12% 浓度的分离胶加 TEMED 后立即摇匀即可灌胶,胶上加水密封。之后静置约 30 min,待胶凝固后,倒去胶上层水,用无水乙醇冲洗 2 遍后吸干残存乙醇。用 5% 的浓缩胶加入 TEMED 后摇晃匀。之后进行灌胶并插梳。插梳 30 min 左右拔出,并置于 4 ℃过夜备用。将电泳槽内加入一倍的电泳缓冲液,须注意电泳缓冲液液面需高于凝胶最上端。(心室组织)80 μg 已变性的蛋白样品,依据已测到的总蛋白浓度计算所需上样的量,用微量移液器吸取相应量,加到上样孔里,加入预染蛋白,确定蛋白条带的相对分子质量大小。溴酚蓝跑至最底部即可结束电泳(电压为 80 V 至 120 V)。

②转膜:浸泡并浸洗 PVDF 膜。加转膜液到搪瓷盘内,放入海绵垫和滤纸。水平打开夹子,垫上海绵垫,同时垫上滤纸,除去气泡。除去玻璃板,剥下分离胶置于滤纸正中。将膜盖于胶上,另一面盖上三张滤纸并除去气泡。盖上另外的海绵垫,合起夹子,注意赶走夹子里的气体。合上夹子放进转印槽中进行转膜。在 PVDF 膜上做记号以判断膜的正反面。

③免疫反应:将 PVDF 膜置于平皿中加入封闭液脱色 1 h。而后取出膜将其置于抗体孵育盒中,加入一抗孵育液(一抗稀释液加入 Sigma-1 受体抗体(1:1000))(检测 GAPDH 蛋白表达水平作为内参照),4 ℃孵育过夜,然后脱色洗 25 min,共 5 次。在二抗稀释液中加入 HRP 标记的二抗(1:3000),孵育 1 h,同样脱色洗。

④化学发光、显影及定影:按每 10 cm² 膜加 1 mL ECL 工作液的比例,使膜蛋白面与工作液充分均匀接触,然后用保鲜膜包好,放入 X 光片夹中。在暗室中,将显影液和

定影液倒入塑料盘中,在红灯照射下取出 X 线光片,剪裁成适当大小(比膜的长和宽均需大 1 cm)。打开 X 线光片夹,把 X 线光片置于膜上,合上 X 线光片夹。待曝光结束后,取出 X 线光片,浸入显影液中 30 s,待出现明显条带后,即可停止显影。立刻将 X 线光片浸入定影液 1 min,冲洗胶片,冲去定影液,晾干。扫描胶片,然后用 Quantity One 系统软件进行条带灰度值分析,计算目的蛋白相对含量。

6. 离体灌流检测室性心动过速的发生　各组大鼠利用苯巴比妥钠进行腹腔麻醉(40 mg/kg),经腹腔注射肝素钠(100 IU),等待 10 min 后,剪开胸腔,减掉多余组织,迅速取出心脏连接于 Langerdorff 心脏灌流装置上,逆行灌流,灌流速度为 2～2.5 mL/min,灌注压稳定在 60～80 mmHg,灌注 10 min。

心律失常诱发:将 ECG 电极置于右心房后壁和心尖部模拟心电图。将电极放置在右心室基底部起搏心脏。利用单相动作电位(MAP)电极记录左心室动作电位,分析单相动作电位复极 90% 时程 MAPD90。基线稳定 10 min 后行程控刺激(8 个 S1 刺激加单个期前刺激 S2,S2 从 250 ms 开始,以−10 ms 反扫)和 Burst 刺激观察室性心律失常诱发情况。室性心动过速定义为出现 5 个及以上室性期前收缩,包括室性心动过速及心室颤动。室性心动过速诱发率为:各组大鼠诱发阳性的只数/总大鼠的只数×100%。持续时间为各组大鼠发生室性心动过速的时间。

7. 统计学处理　以各目的蛋白 OD 值与 GAPDH 蛋白 OD 值的比值为目的蛋白相对表达量,以对照组目的蛋白表达水平为 1(100%),计算各组目的蛋白相对表达水平。所有计量数据均以均数±标准差表示,造模行为学、Western Blot 及离体电生理数据两组间比较采用两个独立样本间 t 检验,多组间比较用方差分析(ANOVA),计数数据用率(%)表示,组间比较用 χ^2 检验。所有数据均利用 SPSS 21.0 软件包进行统计学分析,以 $P<0.05$ 表示差异有统计学意义。

四、实验结果

1. 动物模型　急性 MI 模型制作心电图如图 3-6 所示。

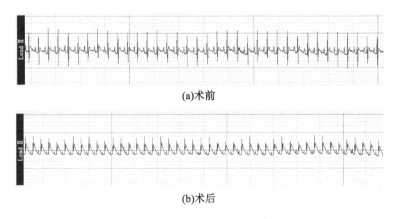

(a)术前

(b)术后

图 3-6　急性 MI 模型制作心电图

注:(a)表示术前体表心电图 ST 段未发现异常;(b)术后体表心电图,显示Ⅱ导联 ST 段抬高与 T 波融合,提示 MI 模型制作成功。

2. 干预对 MI 后抑郁动物行为学影响

（1）糖水消耗实验：如图 3-7 所示。

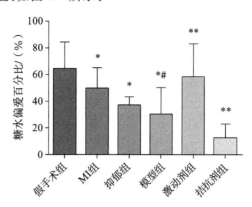

图 3-7　各组大鼠糖水偏爱百分比的比较

注：与假手术组相比，MI 组、抑郁组和模型组糖水消耗均有减少；与 MI 组相比，模型组糖水消耗显著减少；与模型组相比，激动剂干预后糖水消耗增加，拮抗剂干预则是相反的；拮抗剂组相对于激动剂组糖水消耗显著减少。$*P<0.05$，与假手术组比较；$\#P<0.05$，与 MI 组比较；$**P<0.05$，与模型组比较。

（2）旷场实验

①总行程：如图 3-8 所示。

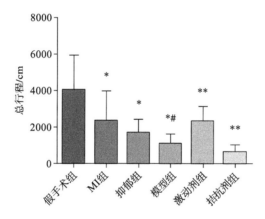

图 3-8　各组大鼠总行程的比较

注：与假手术组相比，MI 组、抑郁组和模型组均有总行程减少；与 MI 组相比，模型组总行程减少；激动剂干预后，动物运动增加；拮抗剂干预则相反；拮抗剂组相对于激动剂组总行程显著减少。$*P<0.05$，与假手术组比较；$\#P<0.05$，与 MI 组比较；$**P<0.05$，与模型组比较。

②运动速度：如图 3-9 所示。

③直立次数：如图 3-10 所示。

3. 干预对 MI 后抑郁大鼠室性心动过速的影响

（1）室性心动过速诱发率：如图 3-11 所示。

（2）室性心动过速持续时间：如图 3-12 所示。

4. 干预对 MI 后抑郁大鼠心肌组织 Sigma-1 受体表达的影响　如图 3-13 所示。

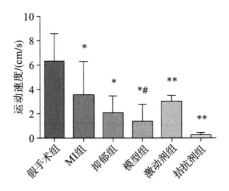

图 3-9　各组大鼠运动速度的比较

注：与假手术组相比，MI组、抑郁组和模型组均有运动速度减慢；与 MI 组相比，模型组速度显著减慢；激动剂干预后，大鼠运动速度增加；拮抗剂干预后速度下降，但无统计学意义；拮抗剂组相对于激动剂组速度显著减少。* $P<0.05$，与假手术组比较；# $P<0.05$，与 MI 组比较；** $P<0.05$，与模型组比较。

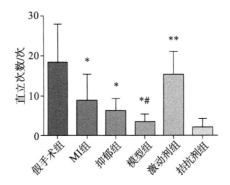

图 3-10　各组大鼠直立次数的比较

注：与假手术组相比，MI组、抑郁组和模型组均有直立次数减少，显示大鼠活动度降低；与 MI 组相比，模型组直立次数减少；激动剂干预后，动物直立次数增加；拮抗剂干预后直立次数减少，但无统计学意义；拮抗剂组相对于激动剂组直立次数显著减少。* $P<0.05$，与假手术组比较；# $P<0.05$，与 MI 组比较；** $P<0.05$，与模型组比较。

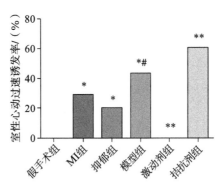

图 3-11　各组大鼠室性心动过速诱发率的比较

注：与假手术组相比，MI组、抑郁组和模型组室性心律失常诱发率均较高；与 MI 组相比，模型组诱发率显著升高；与模型组相比，激动剂干预后诱发率降低；拮抗剂干预则相反；拮抗剂组相对于激动剂组诱发率是显著增加的。* $P<0.05$，与假手术组比较；# $P<0.05$，与 MI 组比较；** $P<0.05$，与模型组比较。

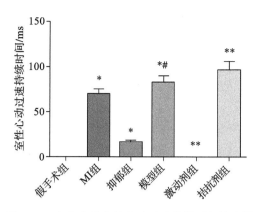

图 3-12 各组大鼠室性心动过速持续时间的比较

注：与假手术组相比，MI 组、抑郁组和模型组室性心动过速持续时间均较长；与 MI 组相比，模型组持续时间显著延长；与模型组相比，激动剂干预后时间缩短，拮抗剂干预则相反；拮抗剂组相对于激动剂组室性心动过速持续时间显著增长。* $P<0.05$，与假手术组比较；# $P<0.05$，与 MI 组比较；** $P<0.05$，与模型组比较。

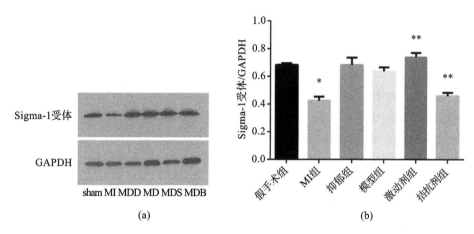

图 3-13 各组大鼠心肌组织 Sigma-1 受体表达的比较

注：（a）表示各组大鼠心肌组织 Sigma-1 受体及内参表达情况；（b）表示 Sigma-1 受体与内参的比值情况。sham，假手术组；MI，MI 组；MDD，抑郁组；MD，模型组；MDS，激动剂组；MDB，拮抗剂组。与假手术组相比，MI 组 Sigma-1 受体表达显著下降，模型组无显著性差异；与模型组比较，激动剂干预后表达增加，拮抗剂干预则相反；拮抗剂组相对于激动剂组表达减少。* $P<0.05$，与假手术组比较；** $P<0.05$，与模型组比较。

五、讨论

2010 年，在美国据估计有 379559 人因冠心病而死亡。在英国，这个数字超过 65000，因冠心病而死亡的人数高于其他任何疾病。在发展中国家，因心血管疾病而死亡的人数居首位，而其中冠心病的发病率和死亡率呈指数增加。2008 年全球估计有 730 万人死于冠心病，因此，它成为全世界患病者死亡的主要原因。另一个常见的疾病是抑郁症。在美国，它影响 26% 的女性和 18% 的男性。前瞻性 Meta 分析研究发现抑郁症患者出现冠心病的概率较高，这严重地影响了公众的身心健康。因此，尚需进一步研究抑郁症如何导致冠心病患者的死亡风险增加的潜在机制。最新研究显示女性患者的这种风险尤其增加。因此,如何降低冠心病合并抑郁症患者的心脏性事件发生率和猝死率是当前研究的重点和难点。故本研究将急性 MI 模型与慢性不可预见性温和应激模型相结合建立 MI 后抑郁模型,然后通过糖水消耗实验和旷场实验对实验模型动物进行行为学评估,并分析药物干预对 MI 后抑郁大鼠行为学、电生理及相关蛋白表达的影响。

1. 动物模型 本研究依然采用与之前相同的经典的方法进行 MI 模型制作,通过结扎冠状动脉左前降支,观察到心肌颜色变紫、变白。同时体表心电图记录到较为典型的 MI 心电图表现。抑郁模型通过给予 28 天 7 种不同温和刺激,并应用行为学评价方法进行检测。结果显示 MI 模型及抑郁模型及 MI 后抑郁模型的制作都是成功的。

2. 行为学 本实验采用糖水消耗实验及旷场实验评价大鼠的行为学变化。结果提示抑郁组、MI 组及模型组大鼠这些行为学改变较对照组显著,与临床抑郁症的表现相似。同时与 MI 组相比,模型组前述指标也是下降的。因此,本研究表明 MI 增加大鼠抑郁样行为的发生率,给予拮抗剂则使其加重,给予 Sigma-1 受体激动剂则可明显改善行为学指标。这一结果也验证了 MI 与抑郁的共病特点,同时说明 Sigma-1 受体在其中的重要调控作用。同时为临床医生提出线索:对于 MI 恢复期患者,我们不仅要注意对冠心病进行经典的二级预防,更需关注患者的内在情感状态,让患者更好地去适应社会大环境。

3. Sigma-1 受体 早期研究发现 Sigma-1 受体是拥有一个短的 N 端及长的 C 端,有两个跨膜区域的膜蛋白受体。Sigma-1 受体位于胞质内质网线粒体结合处,此处叫线粒体相关的内质网膜,先前研究表明其与多数细胞成分相互作用,如 G 蛋白耦联受体(GPCR)及离子通道等。重要的是,它与 5-HT 受体相似,能激活或拮抗钙离子活性,因此可以调节胞内钙离子水平。本研究的实验数据证实了 Sigma-1 受体在 MI 后抑郁动物模型的心脏表达情况。结果与先前研究基本一致,MI 组 Sigma-1 受体的表达较假手术组显著降低,模型组表达量也是下降的,但无统计学差异。在同时给予 Sigma-1 受体激动剂(SA4503)后 Sigma-1 受体表达上调,显著高于模型组,而给予拮抗剂(BD1063)干预后 Sigma-1 受体的表达显著低于激动剂组。而本研究结果发现模型组与心梗组相比,Sigma-1 受体表达增加,推测可能是本实验模型不同于以往实验研究的单一 MI 模型,或者单一抑郁模型。本研究是 MI 之后给予慢性不可预见性温和刺激建立 MI 后抑郁模型,影响因素较之前复杂。其次,受体表达量增加或减少与其功能不一定呈正相关。但是我们在给予激动剂及拮抗剂后发现 Sigma-1 受体的预期相应变化。这已充分说明 Sigma-1 受体在 MI 后抑郁模型中起到重要作用。

最近,Fukunaga 和同事报告了左心室 Sigma-1 受体表达下降参与左心室肥大的进程,Sigma-1 受体在左心室的表达量和心力衰竭之间呈显著的负相关。这些发现表明 Sigma-1 受体在心血管疾病的病理生理机制中起着重要作用。这和本研究结果一致。同时还有研究发现,作为 5-羟色胺再摄取抑制剂,氟伏沙明已经显示出心血管保护作用,而且是强大的 Sigma-1 受体激动剂。氟伏沙明干预切除卵巢的大鼠可显著降低心肌肥大的程度,同时能上调 Sigma-1 受体在左心室的表达。本实验中 MI 组相对于假手术组 Sigma-1 受体的表达明显下降,模型组大鼠给予 Sigma-1 受体激动剂 SA4503 使 Sigma-1 受体表达上调,而拮抗剂则相反。以上体现了 Sigma-1 受体的变化与 MI 和抑郁的发病机制存在密切关联。

4. Sigma-1 受体与电生理特性　本实验在 MI 抑郁模型中证实了 Sigma-1 受体与室性心律失常的关系,并正反论证了其对心脏的作用效果。结果显示与假手术组相比较,MI 组持续时间明显延长,诱发率也显著增高,模型组与 MI 组相比,室性心动过速持续时间也是显著增加的。而给予 Sigma-1 受体激动剂后室性心动过速持续时间显著缩短,室性心动过速不易诱发,拮抗剂则相反。以上结果提示了 Sigma-1 受体的增加能够使室性心动过速发生明显减少,具有显著的心脏保护作用。本研究的成功验证为后续的器官、组织及细胞水平的研究提供了方向及依据。

既往研究发现 Sigma-1 受体能在胞内跨膜移动。在那里它们能结合各种离子通道、受体激酶,来调节多种神经递质。Sigma-1 受体具有抗心律失常,调节心脏收缩和血管舒缩性、紧张性的功能。在心血管障碍研究中发现给予去除卵巢的大鼠脱氢表雄酮(DNEA,一种 Sigma-1 受体激动剂)可缓解压力诱导的心肌肥厚。Sigma-1 受体对心脏功能的影响可能是由离子通道介导的。因此,Sigma-1 受体可能是调节各种介导心律失常的离子通道的关键分子,而具体机制尚未阐明。近几年有研究发现脑源性神经营养因子(BDNF)/TrkB 信号通路可能介导了 Sigma-1 受体的此作用。多个研究表明 BDNF/TrkB 信号通路参与了抑郁及心血管疾病发生发展的病理生理过程。Monteggia 等人发现条件性敲除 BDNF,模型小鼠也表现出抑郁样行为,强化了强迫游泳和糖水消耗实验结果,提示低水平的 BDNF 可能导致抑郁症,通过病毒介导的转基因手段也发现了它在抑郁症中的作用。因此,多个数据显示 BDNF 可能是抑郁症发生的其中一个环节。同时于 2012 年 Okada 等人报道 BDNF 诱导的中枢神经介导的机制通过 TrkB 途径可以防止 MI 后的心肌重塑,改善心功能。BDNF 敲除使得 MI 后 2 周小鼠心脏增大,心肌细胞死亡数显著增加。而若心脏组织敲除 TrkB 基因,同样可导致 MI 后心功能恶化。MI 后血浆 BDNF 水平明显升高,这与大脑而不是心脏中的 BDNF 上调显著相关。此外,周围 BDNF 的增加显著恢复了大脑中 BDNF 缺失的小鼠心脏表型。这些发现表明,BDNF 的神经保护作用是通过中枢神经系统相关的通路介导的。以上研究结果表明 BDNF/TrkB 信号通路在心脏功能障碍中起到关键作用。最近,Itoh 等人报道,大脑中 Sigma-1 受体水平的下降影响心力衰竭和抑郁症之间的关系。主动脉缩窄及高盐饮食诱导的心肌功能损害的小鼠的大脑中 Sigma-1 受体水平降低,表现出抑郁样行为。经侧脑室注入 Sigma-1 受体激动剂 PRE084,可增加大脑 Sigma-1 受体的表达,降低交感神经活性,改善心脏功能和抑郁样行为。相比之下,在假手术组的大鼠侧脑室注射 Sigma-1 受体拮抗剂能增加交感神经活性、降低心脏功能。在本研究中,应用 BD1063 显著增加了室性心律失常的发生率,与之前关于心脏功能方面的研究结果基本一致。

最近,Fujimoto 等人发现 cutamesine 增加 Sigma-1 受体的表达,同时增加内源性 BDNF 的分泌,提示 BDNF 是由 Sigma-1 受体调节的。Sigma-1 受体表达增加,促使前体 BDNF(pro BDNF)向成熟 BDNF 转变,这就增加了 BDNF 向细胞外的分泌,从而发挥其作用。这些证据表明Sigma-1受体的激活会增强伴侣的活性,反过来调节BDNF的表达,也能抑制ER诱导的蛋白增加BDNF的表达,这在心脏病和心理疾病中有着重要作用。因此,Sigma-1受体的刺激似乎增加BDNF的分泌,也可以产生对心血管功能的有益影响。尽管有上述如此多的研究,Sigma-1受体和BDNF/TrkB信号通路之间的关系在心血管疾病及精神疾病的共病机制中的作用尚需进一步研究,同时其下游的离子,甚至分子机制尚未涉及,这为我们进一步研究提出了方向。

综上所述,Sigma-1受体可能是心血管疾病及精神疾病的共同靶点,介导两者的共同发生发展,然而具体机制尚不清楚。本研究已证实应用Sigma-1受体激动剂可改善模型大鼠行为学及电生理活性,而应用拮抗剂则相反。说明Sigma-1受体激动剂对心脏有一种保护作用。后续研究希望能阐明其中的详细机制。然而本研究局限性在于验证方法单一,后续研究尚需进一步利用多种方法进行理论验证,同时需要更多的临床样本研究来支持论证。

六、结论

Sigma-1受体对MI后抑郁大鼠室性心动过速的发生具有重要调控作用,激动Sigma-1受体可防止心梗后抑郁大鼠心动过速的发生。

参考文献

[1]   Strik J J, Honig A, Maes M. Depression and myocardial infarction: relationship between heart and mind[J]. Prog Neuropsychopharmacol Biol psychiatry, 2001, 25(4): 879-892.

[2]   Meijer A, Conradi H J, Bos EH, et al. Prognostic association of depression following myocardial infarction with mortality and cardiovascular events: a meta-analysis of 25 years of research[J]. General Hospital Psychiatry, 2011, 33(3): 203-216.

[3]   Neelakantan S. Psychology: Mind over myocardium [J]. Nature, 2013, 493 (7434): S16-S17.

[4]   石少波, 杨波, 梁锦军. 抑郁症与室性心律失常[J]. 中国心脏起搏与心电生理杂志, 2012, 26(5): 386-388.

[5]   Shi S, Liang J, Liu T, et al. Depression increases sympathetic activity and exacerbates myocardial remodeling after myocardial infarction: evidence from an animal experiment[J]. PloS one, 2014, 9(7): e101734.

[6]   Hellewell S B, Bowen W D. A sigma-like binding site in rat pheochromocytoma (PC12) cells: decreased affinity for (+)-benzomorphans and lower molecular weight suggest a different sigma receptor form from that of guinea pig brain[J]. Brain Research, 1990, 527(2): 244-253.

[7]   Bowen W D, DeCosta B, Hellewell S B, et al. Characterization of [3H](+)-pentazocine, a highly selective sigma ligand[J]. Prog Clin Biol Res, 1990, 328: 117-120.

［8］ Jin J L,Fang M,Zhao Y X,et al. Roles of Sigma-1 receptors in Alzheimer's disease［J］. International Journal of Clinical and Experimental Medicine,2015,8(4):4808-4820.

［9］ Hanner M,Moebius F F,Flandorfer A,et al. Purification,molecular cloning,and expression of the mammalian sigma1-binding site［J］. Proc Natl Acad Sci U S A,1996,93(15):8072-8077.

［10］ Hayashi T,Su T P. Sigma-1 receptor chaperones at the ER-mitochondrion interface regulate Ca(2+)signaling and cell survival［J］. Cell,2007,131(3):596-610.

［11］ Hayashi T,Su T P. Sigma-1 receptors(sigma(1)binding sites)form raft-like microdomains and target lipid droplets on the endoplasmic reticulum:roles in endoplasmic reticulum lipid compartmentalization and export［J］. The Journal of Pharmacology and Experimental Therapeutics,2003,306(2):718-725.

［12］ Mavlyutov T A,Epstein M L,Andersen K A,et al. The Sigma-1 receptor is enriched in postsynaptic sites of C-terminals in mouse motoneurons. An anatomical and behavioral study［J］. Neuroscience,2010,167(2):247-255.

［13］ Alonso G,Phan V,Guillemain I,et al. Immunocytochemical localization of the sigma(1)receptor in the adult rat central nervous system［J］. Neuroscience,2000,97(1):155-170.

［14］ Chen Y,Hajipour A R,Sievert M K,et al. Characterization of the cocaine binding site on the Sigma-1 receptor［J］. Biochemistry,2007,46(11):3532-3542.

［15］ Chevallier N,Keller E,Maurice T. Behavioural phenotyping of knockout mice for the Sigma-1(sigma(1))chaperone protein revealed gender-related anxiety,depressive-like and memory alterations［J］. J Psychopharmacol,2011,25(7):960-975.

［16］ Niitsu T,Iyo M,Hashimoto K. Sigma-1 receptor agonists as therapeutic drugs for cognitive impairment in neuropsychiatric diseases［J］. Current Pharmaceutical Design,2012,18(7):875-883.

［17］ Hashimoto K. Sigma-1 receptor chaperone and brain-derived neurotrophic factor:emerging links between cardiovascular disease and depression［J］. Progress in Neurobiology. 2013,100:15-29.

［18］ Abou-Lovergne A,Collado-Hilly M,Monnet F P,et al. Investigation of the role of sigma1-receptors in inositol 1,4,5-trisphosphate dependent calcium signaling in hepatocytes［J］. Cell Calcium,2011,50(1):62-72.

［19］ Mueller B H 2nd,Park Y,Daudt D R 3rd,et al. Sigma-1 receptor stimulation attenuates calcium influx through activated L-type Voltage Gated Calcium Channels in purified retinal ganglion cells［J］. Exp Eye Res,2013,107:21-31.

［20］　Shen Y C,Wang Y H,Chou Y C,et al. Dimemorfan protects rats against ischemic stroke through activation of Sigma-1 receptor-mediated mechanisms by decreasing glutamate accumulation［J］. Journal of Neurochemistry,2008, 104(2):558-572.

［21］　Tsai S Y,Hayashi T,Harvey B K,et al. Sigma-1 receptors regulate hippocampal dendritic spine formation via a free radical-sensitive mechanism involving Rac1xGTP pathway［J］. Proc Natl Acad Sci U S A,2009,106(52):22468-22473.

［22］　Martina M,Turcotte M E,Halman S,et al. The Sigma-1 receptor modulates NMDA receptor synaptic transmission and plasticity via SK channels in rat hippocampus［J］. The Journal of Physiology,2007,578(Pt 1):143-157.

［23］　Bermack J E,Debonnel G. The role of sigma receptors in depression［J］. Journal of Pharmacological Sciences,2005,97(3):317-336.

［24］　Skuza G,Rogóz Z. Antidepressant-like effect of PRE-084,a selective sigma1 receptor agonist,in Albino Swiss and C57BL/6J mice［J］. Pharmacological reports:PR,2009,61(6):1179-1183.

［25］　Monnet F P. Sigma-1 receptor as regulator of neuronal intracellular Ca^{2+}: clinical and therapeutic relevance［J］. Biol Cell,2005,97(12):873-883.

［26］　Kurata K,Takebayashi M,Morinobu S,et al. Beta-estradiol,dehydroepiandrosterone, and dehydroepiandrosterone sulfate protect against N-methyl-D-aspartate-induced neurotoxicity in rat hippocampal neurons by different mechanisms［J］. The Journal of Pharmacology and Experimental Therapeutics,2004,311(1):237-245.

［27］　Zhang X J,Liu L L,Jiang S X,et al. Activation of the з receptor 1 suppresses NMDA responses in rat retinal ganglion cells［J］. Neuroscience,2011,177: 12-22.

［28］　瞿伟骏,沙莎,陈玲. Sigma-1 受体基因敲除诱发雄鼠抑郁样行为［J］. 南京医科大学学报(自然科学版),2013,33(4):421-425.

［29］　David D J,Samuels B A,Rainer Q,et al. Neurogenesis-dependent and -independent effects of fluoxetine in an animal model of anxiety/depression［J］. Neuron,2009,62(4):479-493.

［30］　Waterhouse R N,Chang R C,Atuehene N,et al. In vitro and in vivo binding of neuroactive steroids to the Sigma-1 receptor as measured with the positron emission tomography radioligand[18F]FPS［J］. Synapse,2007,61(7):540-546.

［31］　Hashimoto K,Ishiwata K. Sigma receptor ligands:possible application as therapeutic drugs and as radiopharmaceuticals［J］. Current pharmaceutical design,2006,12(30):3857-3876.

［32］　Bhuiyan M S,Fukunaga K. Targeting Sigma-1 receptor signaling by endogenous ligands for cardioprotection［J］. Expert Opin Ther Targets,2011,15(2):145-155.

［33］　Ito K,Hirooka Y,Sunagawa K. Brain Sigma-1 receptor stimulation improves mental disorder and cardiac function in mice with myocardial infarction[J]. Journal of Cardiovascular Pharmacology,2013,62(2):222-228.

[34] Degabriele N M,Griesenbach U,Sato K,et al. Critical appraisal of the mouse model of myocardial infarction[J]. Exp Physiol,2004,89(4):497-505.

[35] Grippo A J,Beltz T G,Johnson A K. Behavioral and cardiovascular changes in the chronic mild stress model of depression[J]. Physiology & Behavior,2003, 78(4-5):703-710.

[36] Mozaffarian D,Benjamin E J,Go A S,et al. Heart Disease and Stroke Statistics-2016 Update:A Report from the American Heart Association[J]. Circulation, 2016,133(4):e38-e360.

[37] Wu Q,Kling J M. Depression and the risk of myocardial infarction and coronary death:a meta-analysis of prospective cohort studies[J]. Medicine(Baltimore), 2016,95(6):e2815.

[38] Shim R S,Baltrus P,Ye J,et al. Prevalence,treatment,and control of depressive symptoms in the United States:results from the National Health and Nutrition Examination Survey(NHANES),2005－2008[J]. J Am Board Fam Med,2011, 24(1):33-38.

[39] O'Neil A,Fisher A J,Kibbey K J,et al. Depression is a risk factor for incident coronary heart disease in women:An 18-year longitudinal study[J]. Journal of Affective Disorders,2016,196:117-124.

[40] Bisagno V,Grillo C A,Piroli G G,et al. Chronic stress alters amphetamine effects on behavior and synaptophysin levels in female rats[J]. Pharmacology, Biochemistry,and Behavior,2004,78(3):541-550.

[41] Szabo A. Psychedelics and immunomodulation:novel approaches and therapeutic opportunities[J]. Front Immunol,2015,6:358.

[42] Bhuiyan M S, Tagashira H, Shioda N, et al. Targeting Sigma-1 receptor with fluvoxamine ameliorates pressure-overload-induced hypertrophy and dysfunctions[J]. Expert Opin Ther Targets,2010,14(10):1009-1022.

[43] Bhuiyan M S, Fukunaga K. Stimulation of Sigma-1 receptor signaling by dehydroepiandrosterone ameliorates pressure overload-induced hypertrophy and dysfunctions in ovariectomized rats[J]. Expert Opin Ther Targets, 2009, 13(11):1253-1265.

[44] Skuza G,Kolasiewicz W. Repeated treatment with SA4503,a selective sigma1 receptor agonist,up-regulates alpha-adrenergic system. a behavioral study[J]. Polish Journal of Pharmacology,2001,53(5):547-550.

[45] Ault D T, Werling L L. Phencyclidine and dizocilpine modulate dopamine release from rat nucleus accumbens via sigma receptors[J]. European Journal of Pharmacology,1999,386(2-3):145-153.

[46] Chaldakov G N,Fiore M,Stankulov I S,et al. Neurotrophin presence in human coronary atherosclerosis and metabolic syndrome:a role for NGF and BDNF in cardiovascular disease? [J]. Prog Brain Res,2004,146:279-289.

[47] Donovan M J,Lin M I,Wiegn P,et al. Brain derived neurotrophic factor is an endothelial cell survival factor required for intramyocardial vessel stabilization [J]. Development,2000,127(21):4531-4540.

[48] Nakamura K,Martin K C,Jackson J K,et al. Brain-derived neurotrophic factor activation of TrkB induces vascular endothelial growth factor expression via hypoxia-inducible factor-1alpha in neuroblastoma cells[J]. Cancer Res,2006, 66(8):4249-4255.

[49] Monteggia L M,Luikart B,Barrot M,et al. Brain-derived neurotrophic factor conditional knockouts show gender differences in depression-related behaviors [J]. Biological Psychiatry,2007,61(2):187-197.

[50] Murrough J W. Ketamine as a novel antidepressant:from synapse to behavior [J]. Clin Pharmacol Ther,2012,91(2):303-309.

[51] Okada S, Yokoyama M, Toko H, et al. Brain-derived neurotrophic factor protects against cardiac dysfunction after myocardial infarction via a central nervous system-mediated pathway [J]. Arteriosclerosis, Thrombosis, and Vascular Biology,2012,32(8):1902-1909.

[52] Ito K, Hirooka Y, Matsukawa R, et al. Decreased brain Sigma-1 receptor contributes to the relationship between heart failure and depression [J]. Cardiovascular Research,2012,93(1):33-40.

[53] Fujimoto M, Hayashi T, Urfer R, et al. Sigma-1 receptor chaperones regulate the secretion of brain-derived neurotrophic factor[J]. Synapse,2012,66(7): 630-639.

[54] Bhuiyan M S, Tagashira H, Fukunaga K. Sigma-1 receptor stimulation with fluvoxamine activates Akt-eNOS signaling in the thoracic aorta of ovariectomized rats with abdominal aortic banding[J]. European Journal of Pharmacology,2011,650(2-3):621-628.

[55] Tagashira H, Zhang C, Lu Y M, et al. Stimulation of σ1-receptor restores abnormal mitochondrial Ca^{2+} mobilization and ATP production following cardiac hypertrophy [J]. Biochimica et Biophysica Acta, 2013, 1830 (4): 3082-3094.

[56] Tagashira H,Bhuiyan MS,Shioda N,et al. Fluvoxamine rescues mitochondrial

Ca²⁺ transport and ATP production through σ(1)-receptor in hypertrophic cardiomyocytes[J]. Life Sci,2014,95(2):89-100.

[57] Zhang H,Cuevas J. Sigma receptor activation blocks potassium channels and depresses neuroexcitability in rat intracardiac neurons[J]. The Journal of Pharmacology and Experimental Therapeutics,2005,313(3):1387-1396.

第四章　心肌梗死后抑郁大鼠心肌细胞及海马中电生理变化研究

第一节　心肌梗死后抑郁大鼠心肌细胞 Bax/Bcl-2 的变化及意义研究

引言

心血管疾病及抑郁均为人群高发疾病,严重影响患者生活质量并增加经济负担。心梗与抑郁为双向关系,抑郁在心梗患者中广泛而持续存在着,心梗住院患者2周内抑郁的发病率为16%～27%,其中1/2～2/3患者在出院后1～12个月抑郁仍然持续存在。抑郁严重影响心梗患者预后,一项 Meta 分析结果显示,心梗后抑郁患者新的心脏事件发生率是非抑郁心梗患者的1.59(95% CI,1.37～1.85)倍,且抑郁是心梗患者死亡的独立危险因子。反之,无心血管疾病的抑郁患者发生心梗的风险明显增高,多个前瞻性研究表明抑郁是心梗发生的独立预测因子,抑郁患者心梗发生率是非抑郁患者的1.64倍,且抑郁评分越高,心梗发生的风险越高。但是到目前为止,心梗与抑郁的共病机制仍不十分清楚。

细胞凋亡是由基因控制的细胞自主有序的死亡。细胞凋亡主要由 Bcl-2 基因蛋白家族调控,包括促凋亡基因 Bax、Bak 及抑制凋亡基因 Bcl-2、Bcl-xl。Bax 以非活性形式存在于细胞质中,当受到凋亡刺激信号诱导时,发生构象改变,向线粒体转位,寡聚化,插入线粒体外膜,促进细胞色素 C 及凋亡诱导因子(AIF)等多种蛋白释放,最终引起细胞凋亡。Bcl-2 存在于线粒体内膜、细胞膜内表面、核膜等处,生理 pH 条件下 Bcl-2 可阻止 Bax 在线粒体膜上形成通透性转运孔,抑制细胞色素 C 的释放,抑制细胞凋亡。Bax/Bcl-2 值反映细胞凋亡的敏感性优于 Bax 或 Bcl-2 单个指标,值越高凋亡越活跃。

Wann 等研究表明心梗后坏死组织释放多种促炎性细胞因子引起大脑边缘系统 Bax/Bcl-2 值增高,表明心梗可导致凋亡的发生。Wang 等研究表明抑郁大鼠海马及心脏中促凋亡 Bax mRNA 表达增加,抑制凋亡 Bcl-xl mRNA 表达减少,说明抑郁同样可以导致凋亡的发生。那么心梗后抑郁大鼠,心肌 Bax/Bcl-2 值是否更高,凋亡是否更加活跃,凋亡是否是心梗与抑郁发生的共病机制,目前均不清楚。因此,本研究通过建立抑郁、心梗及心梗后抑郁大鼠模型,使用 Western Blot 检测心肌 Bax/Bcl-2 值,以探索凋亡是否为心梗与抑郁共病机制。

一、材料和方法

1. 材料

(1) 实验动物:清洁级(specific pathogen free,SPF)健康雄性 SD(Sprague-Dawley)大鼠(购买于武汉大学动物实验中心),体重120～160 g。在 SPF 动物实验中心适应性饲养一周。

（2）其他试剂与材料

①戊巴比妥钠 0.1 g/10 mL；
②注射用青霉素钠 80 万 U/支；
③生理盐水；
④小动物呼吸机；
⑤手术照明灯；
⑥大鼠固定板（固定线或橡皮筋 5 根）；
⑦手术洞巾（2 块）；
⑧小动物开胸器；
⑨大号弯剪；
⑩持针器；
⑪眼科剪（直剪及弯剪各 1 把）；
⑫手术刀 1 把；
⑬培养皿 2 个；
⑭小号圆针及三角针若干；
⑮非吸收性外科缝线（3-0）；
⑯经纬恩线 5-0；
⑰碘伏；
⑱针管（1 mL、2 mL、10 mL）；
⑲无菌纱布若干；
⑳无菌棉球若干；
㉑无菌胶布手套若干；
㉒5％葡萄糖氯化钠溶液（GNS）若干；
㉓电子秤等。

2. 方法

（1）实验分组：健康成年雄性 SD 大鼠，体重 160～180 g，由武汉大学动物实验中心提供（雄性 SD 大鼠有生产许可证号）。实验室环境：饮食自由，光照时间 6:00－18:00，温度（20±3）℃，适应饲养环境一周后，将其随机分为四组：正常组（$n=8$）、心肌梗死组（简称心梗组）（$n=12$）、抑郁组（$n=8$）和心肌梗死后抑郁组（简称模型组）（$n=15$）。

（2）模型建立

①急性心梗模型建立：大鼠腹腔注射 1％戊巴比妥钠 40 mg/kg，麻醉后用橡皮筋将大鼠背位固定于手术台上，用皮筋将大鼠门齿固定。将大鼠四肢皮下连接心电图电极，记录心电图。将颈部备皮消毒后切开皮肤并钝性分离筋膜和肌肉，暴露气管后在第 3、4 气管软骨中间切开一小口，将呼吸机通气管一端插入气管约 1.5 cm 后固定，一端连接小型动物呼吸机（呼吸频率 70 次/分，潮气量 10～15 mL，呼吸比 1:1）。将左前胸部皮肤备皮消毒，沿胸骨左侧纵行切开皮肤，逐层钝性分离浅筋膜、深筋膜、肌肉；使用止血钳进入第 3、4 肋间，并夹断第 3 肋、第 4 肋，用胸部固定器撑开肋骨，暴露心脏，使用生理盐水湿润的棉签推开心脏周围组织以充分暴露手术视野，打开心包膜，在左心耳与肺动脉圆锥之间靠下 3～4 mm 结扎冠状动脉左前降支，以结扎部位以下心脏变白、搏动减弱或心电图肢体导联弓背向上抬高 0.2 mV 为造模成功的标志。清除胸腔血液后关胸，将肋骨对合好之后缝合肌肉，最后一针时使用去针头注射器抽吸胸腔空气，缝合皮肤后消毒。使用棉签刺激大鼠舌部出现吞咽动作后可撤去呼吸机。术后三天肌注青霉素 80 万 U 预防感染。

②抑郁模型建立：抑郁组行 28 天慢性不可预见性温和应激刺激，具体如下：禁食 24 h，禁水 24 h，夹尾 1 min，昼夜颠倒 24 h，垫潮湿垫料 24 h，禁闭 2 h，倾斜鼠笼 45°（24 h）。每天采取一种刺激，每种刺激平均采用 4 次，同种刺激不能连续采用，防止大鼠预料刺激的发生。

③心梗后抑郁模型建立：模型组大鼠按照以上急性心梗模型的制作方法建立心梗模型，待伤口恢复 1 周后，再按照上述方法制作抑郁模型，就建立了心梗后抑郁模型。

二、动物模型的评价

1. 大鼠心梗模型的评价

（1）心电图检查：心梗组大鼠结扎后可以观察到与结扎前相比，心电图上 ST 段抬高与 R 波融合，表示急性心梗模型制作成功。

（2）Masson 染色：将各心梗组大鼠心梗区心肌通过固定、切片、脱蜡、染色、封固等步骤进行 Masson 染色，最后倒置显微镜下采用 DPS 照相系统（SP500，日本 Olympus 公司）于 400 倍视野下拍照，正常心肌纤维红染，胶原纤维蓝染。

2. 大鼠抑郁模型的评价

（1）糖水消耗实验：实验前在安静、隔噪的环境下训练大鼠适应饮用含糖溶液，第 1 个 24 h 内，每笼均放置两瓶 1％蔗糖溶液，而在随后 24 h 内，放置两个瓶，一瓶装 1％蔗糖溶液，一瓶装蒸馏水。在禁水禁食 24 h 后，进行大鼠糖水/纯水的消耗实验。在每笼上同时放置 1 瓶 100 mL 的 1％蔗糖溶液与 1 瓶 100 mL 蒸馏水。60 min 后将瓶取走测量，计算出大鼠糖水、纯水消耗及糖水偏爱百分比（糖水偏爱百分比＝糖水消耗量/总液体消耗量×100％）。

（2）旷场实验：在模型建立后，进行大鼠旷场实验。旷场由木板制作，大小为 120 cm×90 cm×35 cm，内面用黑漆涂满，早上 9：00—10：00 在安静环境下进行实验。将大鼠放在旷场中心，同时采用动物行为自动跟踪系统记录大鼠 10 min 的行为活动，并观察记录大鼠 10 min 内直立次数。记录完成后使用动物行为自动跟踪系统分析。分析指标为总行程、平均速度、攀附次数。每次测试 1 只大鼠，测试完成后将场地清理干净，防止前一只大鼠留下的粪便、小便及气味影响后一只大鼠的行为活动。

3. 取材　实验结束之后，将动物麻醉后处死，分离出心脏，进一步分离出心室标本，将其迅速置于液氮中，并迅速放置于−70℃冰箱中保存。

4. Western Blot 检测心肌 Bax 及 Bcl-2 蛋白表达　利用 BCA 蛋白定量试剂盒进行蛋白质定量，在 550 nm 波长处测定标准品吸光度 OD550，以蛋白质浓度作为横坐标，OD550 为纵坐标，绘制出标准曲线图，根据此图计算出样品的蛋白浓度。将相同量的上清液，约每孔 40 μg 蛋白溶液体积，放于沸水浴中加热约 5 min，从而使蛋白变性，冷却后放到离心机中以 800 r 离心 3 min，之后取上样。再把凝胶放入缓冲液中 15 min，把 PVDF 膜放入甲醇中 15 s，之后再放入转膜缓冲液中 15 min。按照正极—海绵—滤纸—PVDF 膜—平衡胶—滤纸—海绵—负极顺序安装后放于电泳槽中，加缓冲液，转膜并脱色。使用 5％的脱脂奶粉封闭液在摇床上室温封闭 120 min，再用 PBST 洗膜 2 次。一抗孵育：使用封闭液以稀释一抗，之后再将一抗滴到蛋白膜上面，在室温下摇摆床上孵育 60 min，之后放于 4 ℃冰箱下孵育过夜。再用 PBST 洗膜 3 次，每次约 20 min。二抗孵育：用 TBST 洗膜 3 次，每次 10 min，再加入 5％的封闭液以 1：2000 配制的二抗（KPL，美国），37 ℃孵育 1 h 后，TBST 洗膜 3 次，每次 15 min。将 ECL 超敏发光液混合后滴加到膜上，显影、定影。以 β 肌动蛋白作为内参，目的条带积分光密度（OD）值与内参积分 OD 值比较，得出相对 OD 值为蛋白表达水平。

5. 统计学分析　所有数据以均数±标准差表示，采用 SPSS 17.0 软件进行数据分析,各实验组间资料比较采用单因素的方差分析,$P<0.05$ 有统计学意义。

三、实验结果

1. 动物模型　心梗组及模型组大鼠心梗前后心电图改变见图 4-1,Masson 染色见图 4-2;最终动物模型组成为正常组 8 只、抑郁组 8 只、心梗组 7 只和模型组 8 只。

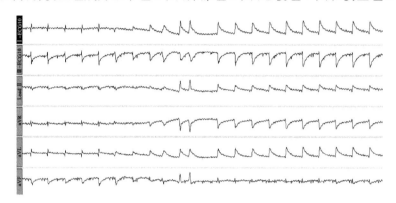

图 4-1　大鼠心梗前后心电图改变

注:前半部分为结扎冠状动脉左前降支前心电图,后半部分为结扎冠状动脉左前降支后心电图。

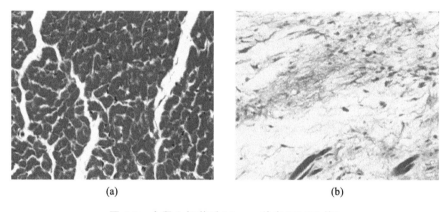

图 4-2　大鼠心梗前后 Masson 染色(×400 倍)

注:(a)正常大鼠心肌纤维排列整齐、红染(Masson 染色);(b)心梗后大鼠心肌梗死区出现大量胶原纤维,排列紊乱、蓝染(Masson 染色)。

2. 各组大鼠行为学比较　糖水消耗实验:与正常组相比,抑郁组、心梗组及模型组大鼠糖水偏爱百分比明显减少,差异具有显著性($P<0.05$);模型组较抑郁组减少,但差异不明显($P>0.05$);模型组较心梗组明显减少,差异具有显著性($P<0.05$)(表4-1)。

旷场实验:与正常组相比,抑郁组、心梗组及模型组大鼠旷场实验中总行程和直立次数均明显减少,运动速度明显降低,差异具有显著性($P<0.05$);模型组较抑郁组减低,差异不明显($P>0.05$);模型组大鼠总行程和运动速度较心梗组明显减少或降低,差异具有显著性($P<0.05$);而模型组直立次数较心梗组减少,但差异不明显($P>0.05$)(表 4-1、图 4-3)。

表 4-1　各组大鼠行为学比较

组别	糖水偏爱百分比/(%)	数据		
		总行程/m	运动速度/(cm/s)	直立次数
正常组	72.32±8.33[b]	70.85±6.64[b]	11.81±1.11[b]	15.13±1.73[b]
抑郁组	46.84±6.12[a]	22.30±6.95[a]	3.72±1.16[a]	8.25±3.06[a]
心梗组	52.13±10.86[ab]	28.80±7.18[ab]	4.72±1.26[ab]	8.57±5.44[a]
模型组	41.04±3.25[a]	18.17±5.94[a]	3.03±0.99[a]	7.13±1.73[a]

注：与正常组比较，[a]$P<0.05$；与模型组比较，[b]$P<0.05$。

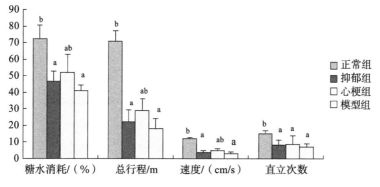

图 4-3　各组大鼠行为学比较柱形图

注：与正常组比较，[a]$P<0.05$；与模型组比较，[b]$P<0.05$。

3. 各组大鼠心肌 Bax/Bcl-2 值　与正常组相比，抑郁组、心梗组及模型组心肌 Bax/Bcl-2 值明显增高，差异具有显著性（$P<0.05$）；其中模型组比值最高；模型组较心梗组及抑郁组均明显增高，差异具有显著性（$P<0.05$）（表 4-2、图 4-4）。

表 4-2　各组大鼠心肌 Bax/Bcl-2 值比较

组别	Bax	Bcl-2	Bax/Bcl-2
正常组	0.28±0.09	0.31±0.12	0.92±0.07[b]
抑郁组	0.30±0.16	0.28±0.14	1.06±0.09[ab]
心梗组	0.46±0.23	0.23±0.11	2.02±0.05[ab]
模型组	0.78±0.29	0.26±0.13	3.01±0.10[a]

注：与正常组比较，[a]$P<0.05$；与模型组比较，[b]$P<0.05$。

四、讨论

研究表明心梗与抑郁为双向关系，抑郁在心梗患者中广泛而持续存在，且抑郁严重影响心梗患者预后，无心血管疾病的抑郁患者发生心梗的风险明显增高，但是目前心梗与抑郁的共病机制仍不清楚。本研究通过建立抑郁、心梗及心梗后抑郁大鼠模型探索抑郁是否可以加重心梗后心肌细胞凋亡及凋亡机制是否为心梗与抑郁共病机制。本研究结果显示心梗、抑郁及模型组大鼠糖水偏爱百分比，旷场实验总行程、直立次数较对照组均明显减少，运动速度明显降低，其中模型组大鼠减低最为明显；心梗、抑郁及模型

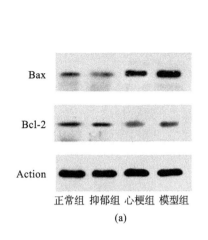
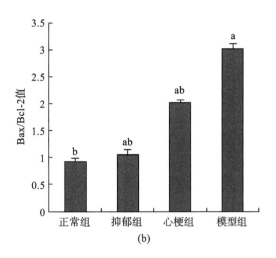

图 4-4 各组大鼠心肌 Bax/Bcl-2 值比较

注：(a)为心脏 Bax、Bcl-2 蛋白检测结果示意图；(b)为各组大鼠心肌 Bax/Bcl-2 值比较，与正常组比较，$^a P < 0.05$；与模型组比较，$^b P < 0.05$。

组大鼠心脏 Bax/Bcl-2 值均明显高于正常组，模型组大鼠 Bax/Bcl-2 值较心梗组及抑郁组也明显增高。

糖水消耗实验评价大鼠快感缺乏，旷场实验评估大鼠在新环境中的启动、探究行为、紧张恐惧状态和对新环境的警觉性。本研究中抑郁组、心梗组及模型组大鼠这些行为学改变代表其对新环境的探索能力、兴奋程度及适应能力下降，与抑郁症典型的临床症状情感低落、好奇心和兴趣下降相似。因此，本研究表明心梗组大鼠行为学改变与抑郁大鼠组行为学改变相似，这可能与心梗后抑郁发生率增加有关。心梗后抑郁组大鼠行为学改变较心梗组及抑郁组大鼠改变更为显著，因此心梗与抑郁可以相互影响、相互加重。

细胞凋亡是由基因控制的细胞自主的有序的死亡。许多因素可导致心肌细胞凋亡，包括缺氧、再灌注、心肌梗死等。细胞凋亡主要有两种途径，一种是外源性（死亡受体）途径，另一种为内源性（线粒体）途径。两种途径均参与心肌梗死后心肌细胞的凋亡，但内源性凋亡途径发挥着主要作用。线粒体外膜通透性（MOMP）增高导致细胞色素 C 及其他促凋亡蛋白释放是内源性凋亡途径中关键步骤。MOMP 主要由 Bcl-2 家族中促凋亡成员 Bax、Bak 及抑制凋亡成员 Bcl-2、Bcl-xl 调节。Bax 可诱导其他蛋白形成离子通道或自身形成离子通道，还可诱导脂质体结构改变形成通透性转运孔导致细胞色素 C 等释放，促进凋亡。生理 pH 条件下 Bcl-2 可阻止 Bax 在线粒体膜上形成通透性转运孔，抑制细胞色素 C 的释放，抑制细胞凋亡。Bax/Bcl-2 值决定细胞凋亡的敏感性优于 Bax 或 Bcl-2 单个指标，Bax/Bcl-2 值越高，凋亡越活跃，因此本实验使用 Bax/Bcl-2 值作为心肌细胞凋亡指标。本研究结果表明心梗组、抑郁组及模型组大鼠心肌细胞凋亡较正常组大鼠心肌细胞凋亡明显增加，模型组大鼠心肌细胞凋亡较心梗组和抑郁组大鼠也明显增加。因此，心梗与抑郁均可导致心肌细胞凋亡，抑郁可促进心梗后心肌细胞进一步凋亡，这可能是心梗后抑郁发生率增加、抑郁后心梗发生率增加及抑郁严重影响心梗预后的原因之一。Olivetti 等研究发现急性心梗后心梗周边区有 12% 的心肌细胞发生凋亡,远离心梗区有 1% 的心肌细胞发生凋亡,这与本实验中心梗组大鼠心肌细胞凋亡明显增加结果一致。Wang 等研究表明抑郁大鼠心脏促凋亡 Bax mRNA 表达增加,抑制凋亡 Bcl-xl mRNA 表达减少,这与本实验中抑郁组大鼠心肌细胞凋亡明显增加结果一致。此外本实验还发现抑郁可明显加重心梗后心肌细胞的凋亡,这可能与抑郁增加心梗后不良事件的发生有关。

抑郁大鼠不仅心肌细胞凋亡增加,Kosten 等研究表明抑郁大鼠大脑边缘系统,尤其是海马神经元凋亡也增加,凋亡被认为是抑郁发生的机制之一。心梗后不仅心肌细胞凋亡增加,Kumar 等研究表明心梗后大脑边缘系统,尤其是海马及杏仁核神经元凋亡也明显增加,心梗后抑郁行为学改变与大脑边缘系统神经元凋亡有关,心梗后抑郁发生率增高可能与心梗后大脑边缘系统神经元凋亡有关。抑郁可导致心肌细胞凋亡增加,并且可促使心梗后心肌细胞进一步凋亡,心肌细胞凋亡在心梗及扩张型心肌病及心室重塑的病理过程中发挥着重要的作用,这可能与抑郁后心梗发生率增高及抑郁严重影响心梗预后有关。心梗、抑郁后大脑与心肌具有相同的病理损害——细胞凋亡,而且心梗后抑郁大鼠心肌细胞及神经元凋亡较心梗及抑郁后明显增加。心梗与抑郁后细胞凋亡相互影响、相互促进,凋亡可能是心梗促发及加重抑郁的一个重要的病理生理机制,同时凋亡可能也是抑郁促发及加重心梗的一个重要的病理生理机制。因此,凋亡可能是心梗与抑郁的共病机制之一。此外,炎症因子、氧化应激在促进大脑与心肌细胞凋亡中发挥着重要作用,心梗和抑郁均可导致中枢和外周炎症反应加重,炎症因子增加,有研究表明心梗后不仅心脏及血浆中促炎症因子如 TNF-α、IL-1β 和 IL-6 增高,而且心梗后数分钟内大脑中促炎症因子 TNF-α 也增多并且可持续至少 1 个月。炎症因子可促进大脑及心肌细胞凋亡;此外心梗与抑郁均可致体内活性氧类(ROS)增高,ROS 增加可激活线粒体凋亡途径,从而诱导细胞凋亡。

综上所述,心梗与抑郁均可导致心肌细胞凋亡,抑郁可促进心梗后心肌细胞进一步凋亡,这可能是心梗后抑郁发生率增加、抑郁后心梗发生率增加及抑郁严重影响心梗预后的原因之一。心梗、抑郁后大脑与心肌具有相同的病理损害细胞凋亡,而且心梗后抑郁大鼠心肌细胞及神经元凋亡较心梗及抑郁后明显增加,凋亡可能是心梗促发及加重抑郁的一个重要的病理生理机制,同时凋亡可能也是抑郁促发及加重心梗的一个重要的病理生理机制。凋亡可能是心梗与抑郁的共病机制之一。

五、结论

(1) 抑郁、心梗及心梗后抑郁大鼠的糖水偏爱百分比明显减少,其中心梗后抑郁大鼠最为明显。

(2) 抑郁、心梗及心梗后抑郁大鼠旷场实验中总行程和直立次数均明显减少,运动速度明显降低,其中心梗后抑郁大鼠减低得最为明显。

(3) 抑郁、心梗及心梗后抑郁大鼠心肌 Bax/Bcl-2 值明显增高,其中心梗后抑郁大鼠心肌 Bax/Bcl-2 值最高。

(4) 凋亡机制是心梗与抑郁的共病机制之一。

第二节　心肌梗死后抑郁大鼠海马中 NMDAR1 和 Ca^{2+} 的变化及其机制

引言

　　精神及心理疾病在普通人群中相对比较常见,事实上,据估计全球疾病负担的14％都归因于心理障碍患者,这个数据可能偏低,因为其未能将心理健康与其他疾病的关系考虑其中。从常见的慢性疾病如心血管疾病中,人们越来越清楚地认识到抑郁症也会增加其死亡风险。对于心梗患者,较高的抑郁及焦虑评分被发现可以预测全因死亡率及心源性死亡率。在急性心梗患者中,焦虑及抑郁可以预测其死亡率,而抑郁症状在预测死亡率方面比焦虑症状更为稳定。

　　流行病学研究发现,冠心病患者中抑郁症(major depressive disorder,MDD)的发病率最高。抑郁是冠心病的独立危险因素,不仅降低了患者的生活质量,还使患者心血管事件的发病率及死亡率明显增加。抑郁症作为一种高发病率及致残率的精神疾病,其与室性心律失常(ventricular arrhythmia,VA)及心脏性猝死(sudden cardiac death,SCD)密切相关。冠心病合并抑郁患者,其体内血小板长期处于较高水平的活化状态,与抑郁相关的心血管疾病风险增加可能依赖于这种状态,长期抗抑郁药物治疗及心理治疗可以缓解冠心病合并抑郁患者的血小板活化状态。

　　心理因素如压力及应激等对冠心病发展及预后的影响已得到广泛研究,而更多的研究是关于抑郁与冠心病的关系。抑郁是普通冠心病患者疾病发生发展及预后的独立预测因子,65％的心梗患者有抑郁症状,其中20％在18个月内发展为严重的抑郁症,急性冠脉综合征(acute coronary syndrome,ACS)患者出现抑郁的风险和正常健康人群相比明显增高。

　　心梗是威胁人类健康的重要疾病,而心梗患者在疾病的发展过程中,常合并焦虑、抑郁等不良情绪。Meta分析显示,心梗后抑郁的发生与疾病的预后密切相关,心梗合并抑郁患者的致命性及非致命性心血管事件的发生率均明显增加。因此早期识别及积极治疗心梗患者合并的抑郁症状可以明显改善患者的生存率及整体预后。

　　随着人们生活方式的改变及生活节奏的加快,心血管疾病的发病率明显增加,成为威胁人类健康的重要疾病。众所周知,高血压、高血脂、糖尿病、肥胖、吸烟等是心血管疾病共同的危险因素。目前,关于大脑神经系统的变化,特别是海马的变化及其与抑郁症的关系受到学者们的关注。

　　有研究显示冠心病合并抑郁症患者体内 IL-6、C 反应蛋白(CRP)和 TNF-α 的血液循环水平明显增高,与心肌组织相平行,脑组织中这些物质浓度也迅速升高,资料显示这些物质在心脏和大脑中存在着一定的病理生理联系。由此我们推测心梗后抑郁症的发生可能与大脑某些部位细胞因子的变化有关。

　　我们用实验大鼠制作心梗后抑郁模型,试图探讨心梗后抑郁大鼠神经系统(主要是海马)中与抑郁相关蛋白的变化情况及其发生机制,为全面深入了解心梗后抑郁的发生机制,寻求新的治疗方法,降低心梗合并抑郁患者的住院率及死亡率提供新的思路。

一、心梗后抑郁大鼠模型的制作及在体电生理研究

1. 材料

(1) 实验动物:清洁级(specific pathogen free, SPF)健康雄性 SD(Sprague-Dawley)大鼠共 48 只(购买于武汉大学动物实验中心),体重 120～160 g。在 SPF 动物实验中心适应性饲养一周。利用随机数字量表将大鼠随机分为正常组(NCP)、心梗(MI)组、抑郁(MDD)组、心梗合并抑郁(MI+MDD)组,每组 12 只。

(2) 其他试剂与材料

①戊巴比妥钠 0.1 g/10 mL;

②注射用青霉素钠 80 万 U/支;

③生理盐水;

④小动物呼吸机;

⑤手术照明灯;

⑥大鼠固定板(固定线或橡皮筋 5 根);

⑦手术洞巾(2 块);

⑧小动物开胸器;

⑨大号弯剪;

⑩持针器;

⑪眼科剪(直剪及弯剪各 1 把);

⑫手术刀 1 把;

⑬培养皿 2 个;

⑭小号圆针及三角针若干;

⑮非吸收性外科缝线(3-0);

⑯经纬恩线 5-0;

⑰碘伏;

⑱针管(1 mL、2 mL、10 mL);

⑲无菌纱布若干;

⑳无菌棉球若干;

㉑无菌胶布手套若干;

㉒5%GNS 若干;

㉓电子秤等。

2. 方法

(1) 动物模型的制作

①大鼠心梗模型的制作:实验大鼠测量体重后,用预先配制好的 1%的戊巴比妥钠(0.1 g/10 mL)进行腹腔注射(40 μg/kg)麻醉,大约 10 min 后用橡皮筋把处于麻醉状态的大鼠固定,然后用大号弯剪对大鼠颈部及左侧前胸部进行备皮,戴无菌手套,用浸润有碘伏的无菌棉球消毒颈部皮肤,用无影灯照射大鼠颈部声门部位,打开口腔可见开合的声门,用小动物气管插管针在直视下插管,插入气管约 1 cm,打结固定后,连接小动物呼吸机(Harvard, USA)对大鼠进行辅助通气。调整呼吸机参数:潮气量 4～5 mL/次,呼吸频率 68～72 次/分,定容模式,吸气:呼气=1:1。

用浸润有碘伏的无菌棉球消毒大鼠左侧前胸部皮肤,用右手食指及中指触摸大鼠心脏的搏动,可在左侧胸骨旁线第 3、4 肋间触及最明显的心脏搏动,连接心电图机,便于观察及记录大鼠手术前后心电图的变化情况。用手术刀沿心脏搏动最明显处纵行切开皮肤,切口长度为 1.5～2.0 cm,然后用组织钳钝性分离胸大肌和前锯肌并将其固定,并向两边扩开第 3、4 肋,剪开第 2、3 肋间肌,钝性分离进胸,可见明显的心脏搏动,用镊子小心地撕开胸膜,注意避免损伤肺组织引起气胸。并用开胸器撑开胸廓,充分暴露视野,用镊子轻轻地撕开心包膜,观察心脏的颜色及搏动情况,待心脏搏动及胸廓活动正常后,充分暴露左心耳,寻找冠状动脉左前降支,其起始部位一般为左心耳根部与

肺动脉圆锥交点下方 3～4 mm 处,用 5-0 带线小血管专用缝针进行永久性结扎,进针深度约 1.5 mm,跨度可达 2.5～4 mm。结扎后可以观察到与结扎前相比,心电图上 ST 段抬高,R 波融合,同时在结扎周围区可以看到心肌的颜色变白,这也是结扎成功的标志。注意结扎部位避免偏高或偏低,结扎部位偏高会使大鼠心肌缺血范围过大,心肌坏死面积过多,导致死亡率增加;结扎部位偏低,只会使心肌轻微缺血,缺血周围的心肌仍可以得到血供,不足以引起心肌坏死,使造模失败。因此,每次结扎时尽量保持在同一位置。然后观察心脏搏动的频率及节律有无异常,并探查胸腔,观察有无活动性出血,并吸尽胸腔内积血。迅速用 4-0 无损伤带线缝针连续缝合胸廓,在结扎最后两结前,胸腔置入静脉留置管,在结扎最后一结前,抽吸胸腔内积液及积气。并依次缝合肌肉、皮肤。待大鼠麻醉清醒并恢复自主呼吸后可拔出气管插管,在白炽灯下复温 1 h,放入笼内饲养并密切观察其术后活动及恢复情况。术后为预防伤口感染,需用青霉素钠 80 万 U 连续 3 天肌内注射。

②大鼠抑郁模型的建立:大鼠心梗模型建立 7 天后,给予慢性不可预见性温和应激(CUMS)刺激,制作心梗后抑郁模型。制作方法如下:将垫料潮湿垫料 24 h、鼠笼倾斜 45 ℃ 24 h、行为限制 2 h、禁食 24 h、4 ℃冰水游泳 5 min、禁水 24 h、夹尾 1 min、36 h 持续光照这 8 种刺激随机安排到 28 天内,每天在不同的时间点给予不同的刺激,使其无法预知刺激的发生。

(2) 动物模型的评价

①大鼠心梗模型的评价

a. 急性心梗大鼠存活率:在术后 1.5～2 h 可以观察到心梗模型大鼠开始恢复活动,12 h 后可以观察到其进食,在饲养过程中可观察到其摄食及运动量减少,表明创伤对大鼠的行为产生了一定的影响。由于建立急性心梗模型的手术本身所致死亡率较高,且心梗后 7 天内仍处于急性期,仍是大鼠死亡的高风险期,因此,术后 7 天内死亡的大鼠不纳入观察指标。

b. 心电图检查:心梗组大鼠结扎后可以观察到与结扎前相比,心电图上 ST 段抬高,R 波融合,表示急性心梗模型制作成功。

②大鼠抑郁模型的评价

a. 糖水消耗实验:在实验前对大鼠进行糖水适应性训练(第一天每只大鼠的笼子内放置两瓶 1% 的蔗糖水,第二天每只大鼠笼子内放置一瓶蒸馏水,一瓶 1% 蔗糖水),连续 2 天内大鼠自由饮用两瓶液体。每天交换两个瓶子的位置,之后禁水 24 h,第三天开始行糖水消耗实验,在同一时间将装有 100 mL 蒸馏水及 100 mL 1% 蔗糖水的瓶子放在每只大鼠笼内,测量大鼠 1 h 内蔗糖水摄取量和蒸馏水摄取量。大鼠糖水摄取量＝糖水摄取体积/每 100 g 体重。

b. 旷场实验:造模前及造模后 28 天对各组大鼠进行旷场实验,观察其行为学变化。旷场大小为 120 cm×90 cm×35 cm,实验在早晨 9:00—10:00 进行。将实验大鼠放在旷场中,用动物行为跟踪系统(Ethovision 3.0)记录大鼠在旷场的活动情况,每只大鼠记录时间为 10 min。研究者自行观察并记录大鼠在 10 min 内的爬行速度、攀壁次数、爬行距离等。每次测试一只大鼠,在下一只大鼠测试前将实验场所清理干净。

（3）在体电生理研究

①单向动作电位（MAP）的记录：造模后的第 28 天，将大鼠称重后，用 1％的戊巴比妥钠进行腹腔注射麻醉，将大鼠固定于大鼠固定板上，连接心电监护，用小动物气管插管针在直视下行气管插管并连接小动物呼吸机，开胸将心脏充分暴露在视野下。把准备好的针形电极的两个尖端分别垂直放在大鼠左心室心外膜的梗死周边区及非梗死区，对于正常组大鼠，也将电极的两个尖端放在相同的部位，轻压电极的末端，使电极固定于左心室外膜。在靠近心脏部位的皮下放置参考电极，将金属针刺入模型大鼠的四肢皮下，同时记录大鼠的体表心电图（ECG），走纸速度为 100 mm/s。将针形电极的另一端与电生理记录仪（LEAD2000）连接，观察 MAP 的图形变化，待其图形稳定后，记录并储存波形于计算机硬盘中便于回放及分析。记录最大上升速率到复极化 50％所需的时间即为 MAPD50，其到复极化 90％所需的时间记 MAPD90，每只大鼠均计算 3 个心脏搏动的 MAP 并取平均值。

②室颤阈值和有效不应期（ERP）测定：用 DF-5A 电生理刺激仪（购于苏州东方电子仪器厂）给予短阵高强度刺激，刺激的周长设为 60 ms，脉宽为 10 ms，每次刺激持续时间为 30 s，间断 1 min 后给予下一次刺激。起搏初始电压设为 4 V，每次加大 1 V，把能引起室颤的最低刺激强度记录为室颤阈值。在测完室颤阈值后，进行程控刺激，S1S1＝150 ms，S1S2＝120 ms，以－10 ms 进行反扫，脉宽设为 2 ms，舒张期起搏阈值 2 倍设为刺激强度，给予 8 个连续的 S1 刺激后再给予期前刺激 S2，直到期前刺激 S2 不能诱发相应 QRS 波群的 S1S2 最长时间间隔作为该点的 ERP。

二、心梗后抑郁大鼠海马中细胞因子水平的变化

1. 实验动物

（1）动物模型制作及评价：同第一部分。

（2）大鼠海马组织标本的提取：实验大鼠电生理记录结束后立即用颈椎脱臼的方法离断大鼠头部，取出脑组织，分离出双侧海马组织，迅速将提取的组织用锡纸封存并放置液氮中冷藏，然后再将标本转移至－80℃冰箱冷藏待用。

2. 仪器及试剂 如表 4-3 和表 4-4 所示。

表 4-3 大鼠海马实验仪器信息

仪器名称	型号	产地
紫外分光光度计	752-P	上海现科仪器有限公司
电子天平	PL-203	梅特勒-托利多仪器（上海）有限公司
台式离心机	TGL-16c	上海安亭科学仪器厂
冷冻离心机	neofuge 15R	力康
纯水仪	AJC-0501-P	重庆艾科浦
磁力搅拌器	79-1	常州澳华仪器有限公司
脱色摇床	WD-9405A	北京市六一仪器厂
电泳仪	DYY-6C	北京市六一仪器厂

续表

仪器名称	型号	产地
水浴锅	TL-420D	姜堰市天力医疗器械有限公司
暗匣	AX-Ⅱ	广东粤华医疗器械厂有限公司
感光胶片		柯达
封口机 PF	PF-S-200	温州市江南包装机械厂
冰箱	BCD-186	西门子
扫描仪	V300	爱普生
灰度分析软件	alphaEaseFC	Alpha Innotech

表 4-4　大鼠海马实验试剂信息

试剂名称	厂家
RIPA 裂解液	谷歌生物
50×cooktail	谷歌生物
PMSF(100 mM)	谷歌生物
磷酸化蛋白酶抑制剂	谷歌生物
BCA 蛋白定量检测试剂盒	Bio-rad
5×蛋白上样缓冲液	谷歌生物
SDS-PAGE 凝胶制备试剂盒	谷歌生物
蛋白 Marker	Therm(Fermentas)
TRIS	Sigma
甘氨酸	Amresco
SDS	Sigma
PVDF 膜 0.45 μm	Millipore
PVDF 膜 0.22 μm	Millipore
脱脂奶粉	国产
牛血清清蛋白(BSA)	罗氏
TWEEN 20	Amresco
ECL	谷歌生物
显影定影试剂	谷歌生物
肌动蛋白	Santa Cruz
GAPDH	Epitomics
Histone H3	Bioworld
HRP 标记山羊抗兔	KPL
HRP 标记兔抗山羊	KPL

续表

试剂名称	厂家
HRP 标记兔抗小鼠	KPL
HRP 标记兔抗大鼠	KPL

3. 试剂准备

（1）缓冲液的配制

①转膜缓冲液 2 L：甘氨酸 28.8 g、Tris 4.84 g、甲醇 400 mL，加双蒸水至 2000 mL。

②电泳缓冲液 2 L：Tris 6.06 g、甘氨酸 37.54 g、SDS 2 g，加双蒸水至 2000 mL。

③TBS 缓冲液 1 L：1 mol/L Tris-HCl(pH＝7.50)；10 mL NaCl 8.8 g；加蒸馏水至 1000 mL。

（2）蛋白酶抑制剂的配制

①非磷酸化蛋白：每 1 mL RIPA 裂解液中加入 20 μL 50×cocktail 和 10 μL 100 mM 的 PMSF 混匀。

②磷酸化蛋白：每 1 mL RIPA 裂解液中同时加入 20 μL 50×cocktail、10 μL 100 mM 的 PMSF、10 μL 磷酸化蛋白酶抑制剂 A、10 μL 酸酸化蛋白酶抑制剂 B 混匀。

4. 样品制备

（1）海马组织中总蛋白的提取：用冷的 TBS 缓冲液把预先提取的海马组织标本洗涤 2～3 次，洗净海马组织上残留的污染物及血液，把清洗干净的海马组织用消毒后的组织剪迅速剪碎，然后把剪碎的海马组织放入匀浆器的球形部位，将约 10 倍海马组织体积的预冷匀浆缓冲液加入匀浆器中放在冰上进行匀浆（匀浆速度为 1000 r/min，匀浆 10～20 次，每次 5～10 s），在使用前几分钟需添加蛋白酶抑制剂。一般匀浆 30 min 后，把裂解液用移液器转移到 1.5 mL 的离心管中，轻微晃动离心管。然后冰水浴 30 min，为了让细胞得到完全裂解，可用移液管在冰水浴期间反复吹打细胞。冰水浴结束后，把装有标本的离心管放在离心机上离心 5 min（转速为 12000 r/min，温度为 4 ℃），离心完毕后收集到的上清液即为海马组织总蛋白提取溶液。然后用 0.5 mL 的离心管分装上清液，并放在－20 ℃的冰箱中保存待用。

（2）细胞总蛋白质的提取：

①对于悬浮细胞：用离心的方法收集细胞，每 10^6 细胞中加入 250 μL 的 RIPA 裂解液，在使用前几分钟添加蛋白酶抑制剂，震荡混匀。如果需要提高蛋白质的浓度，可以适量减少 RIPA 裂解液的体积。

②对于贴壁细胞：倒掉培养皿中的培养液后，将培养皿倒扣在吸水纸上，吸干培养液后加入 4 ℃的预冷 TBS 缓冲液 3 mL，将培养皿平放在实验台上，轻轻摇动培养皿 1 min，洗涤细胞，然后倒掉洗涤液。再重复上述操作两次，将细胞一共洗涤三次，便于洗净培养液，最后一次彻底地吸干残留液，然后把培养皿放在冰上。在培养皿中添加适当体积的 RIPA 裂解液（在使用前几分钟添加蛋白酶抑制剂）并静置 3～5 min。为了让试剂与细胞充分混合，可反复轻微震荡培养皿。等待裂解完成后，用细胞刮刀将细胞刮到培养皿的一侧，然后将试剂和裂解的细胞用移液管收集到 1.5 mL 的离心管中。然后

冰水浴 30 min,为了让细胞得到完全裂解,可用移液管在冰水浴期间反复吹打细胞。冰水浴结束后,将装有标本的离心管放在离心机上离心 5 min(转速为 12000 r/min,温度为 4 ℃),离心完毕后收集到的上清液即为细胞总蛋白提取溶液,然后用 0.5 mL 的离心管分装上清液,并放在-20 ℃ 的冰箱中保存待用。

5. 蛋白质浓度的测定

(1)采用 Bradford 方法进行检测。

(2)制作标准曲线。

(3)用生理盐水把 10 mg/mL 的 BSA 稀释到 1 mg/mL。

(4)测定样品浓度。

(5)把待测蛋白 1 μL 及 0.9% 生理盐水 99 μL 加入 900 μL 的 Bradford 中,充分混合均匀后检测在 595 nm 处的吸光值(表 4-5)。根据标准品的浓度制作标准曲线,然后计算各样本的蛋白含量。

(6)蛋白浓度测量完毕后,计算上样量为含 40 μg 蛋白溶液体积。

(7)把蛋白质样品与 5×蛋白上样缓冲液混合,沸水浴 5 min。

表 4-5　蛋白质浓度测定

待测蛋白	用量/μL					
	1	2	4	8	10	15
1 mg/mL BSA	1	2	4	8	10	15
0.9%生理盐水	99	98	96	92	90	85
Bradford	900	900	900	900	900	900

6. SDS-PAGE 电泳

(1)清洗玻璃板。

(2)灌胶与上样

①把两块玻璃板对齐后放入灌胶用的模具中夹紧,避免凝胶的渗漏。

②配制 10% 的分离胶,然后加入 TEMED,轻轻摇晃使其混合均匀,用吸管将凝胶液小心地加入凝胶模具中。为了使凝胶表面平整,可在分离胶表面轻轻地覆盖一层水,等待 45 min 后如果看见分离胶与水层之间有一清楚的界面表示凝胶聚合,轻轻地倒掉分离胶上面的水,用吸水纸慢慢吸干残留的水。

③按同样的方法配制 5% 的浓缩胶,然后加入 TEMED,轻轻摇晃使其混合均匀,用吸管把浓缩胶加在分离胶表面,使浓缩胶全部覆盖玻璃板,然后把梳子稍微倾斜插入浓缩胶中。

(3)电泳:上样后连接电源进行电泳,将浓缩胶的电压调为 75 V,分离胶的电压调为 120 V,电泳 30~40 min 可终止电泳,将凝胶玻璃板从电泳槽中取出。

7. 转膜　准备大小合适的 PVDF 膜 1 张,7 cm×9 cm 的滤纸 6 张,在使用前用甲醇活化 PVDF 膜。在转膜用的容器中加入转移液,然后把转膜用滤纸、活化的 PVDF 膜、夹子、海绵垫(2 块)、玻璃棒(1 支)放入容器中。打开夹子,垫上海绵(1 块)及滤纸(3 层)。将分离胶轻轻地剥离,覆盖在滤纸上,然后把 PVDF 膜覆盖在凝胶上,并小心地清除 PVDF 膜与凝胶之间的气泡。在 PVDF 膜上再覆盖 3 层滤纸,排除 PVDF 膜与滤纸之间的气泡,然后在滤纸上面再覆盖一张海绵垫并开始转膜。转膜条件:200 mA,1 h。

8. 免疫反应 在室温条件下,用 5% 的脱脂牛奶(0.5% 的 TBST 溶解后配制)将转好的膜在脱色摇床上封闭 1 h。然后再稀释一抗(稀释比为 1:1000),用 5% 的脱脂牛奶稀释非磷酸化的目的蛋白,用 TBST 溶解的 5% 的 BSA 溶液稀释磷酸化蛋白,并放在 4℃ 冰箱中过夜。第二天在室温条件下,用 TBST 在脱色摇床上把一抗洗涤三次,每次洗涤时间为 5 min。然后用 TBST 把二抗按同样的方法稀释 3000 倍,在室温条件下孵育 30 min 后,用 TBST 将二抗在室温条件下脱色,然后放在摇床上洗涤 3 次,每次洗涤时间为 5 min。

表 4-6 SDS-PAGE 分离胶

试剂	分离胶浓度											
	8%	10%	12%	15%	18%	20%	8%	10%	12%	15%	18%	20%
H_2O/mL	4.63	4	3.3	2.3	1.3	0.63	6.9	5.9	4.9	3.4	1.9	0.9
30%丙烯酰胺(29:1)/mL	2.67	3.3	4	5	6	6.67	4	5	6	7.5	9	10
1.5M TRIS-HCl(pH 8.8)/mL	2.5	2.5	2.5	2.5	2.5	2.5	3.8	3.8	3.8	3.8	3.8	3.8
10%SDS/mL	0.1	0.1	0.1	0.1	0.1	0.1	0.15	0.15	0.15	0.15	0.15	0.15
AP/mL	0.1	0.1	0.1	0.1	0.1	0.1	0.15	0.15	0.15	0.15	0.15	0.15
TEMED/μL	5	5	5	5	5	5	7.5	7.5	7.5	7.5	7.5	7.5
总体积/mL	10						15					

表 4-7 SDS-PAGE 浓缩胶

试剂	浓度(5%)			
H_2O/mL	2	3	4	6
30%丙烯酰胺(29:1)/mL	0.5	0.75	1	1.5
1M TRIS-HCl(pH 6.8)/mL	0.5	0.75	1	1.5
10%SDS/μL	40	60	80	120
AP/μL	30	45	60	90
TEMED/μL	4	6	8	12
总体积/mL	3	4.5	6	9

9. 化学发光 用离心管将前面的两种试剂均匀地等体积混合,为了能够与混合液充分地混合均匀,需要将膜蛋白面朝向上方,经过 1～2 min,将残留液去除干净,包好

后放进暗匣中进行曝光。曝光结束后用显影、定影试剂进行显影和定影。根据光强度的不同来调整曝光时间。

10. 凝胶图像分析　将胶片扫描存档,用 Alpha 软件处理系统来分析目标带的光密度值。

三、结果

1. 统计学处理　用 SPSS 18.0 软件对数据进行分析,分析结果用均数±标准差表示。两组间比较使用独立样本的 t 检验,多组间比较使用单因素方差分析,$P<0.05$ 则差异有统计学意义。

2. 动物模型的行为学评价

(1)心梗模型评价:本次心梗模型的成功率约为 66.7%(8/12)。对大鼠冠状动脉左前降支手术区进行结扎后,对手术前后的体表心电图进行观察比较(图 4-5)。

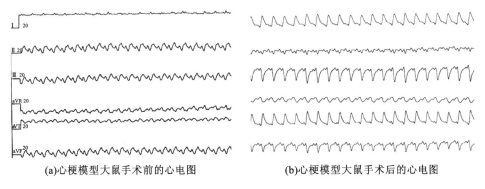

(a)心梗模型大鼠手术前的心电图　　　(b)心梗模型大鼠手术后的心电图

图 4-5　心梗模型大鼠在手术前后心电图变化

从图 4-5 可以看出手术后大鼠的心电图发生了明显变化,可见 ST 段抬高与 R 波融合。上述结果表明结扎大鼠冠状动脉左前降支后,导致大鼠心肌急性缺血,如果缺血长时间得不到改善,即可造成结扎周围部位的心肌坏死,这是我们结扎大鼠冠状动脉左前降支制作急性心梗模型的理论基础。同时在结扎后,可见结扎周围区的心肌颜色变白,这也是结扎成功的标志。结扎部位过高或过低都会对实验结果产生影响,结扎部位过高会导致大鼠心肌缺血严重,坏死面积过大,死亡率增加;结扎部位过低,会导致心肌小部分缺血,不足以达到引起心肌坏死的程度,使造模失败。

(2)抑郁模型评价:在造模后 28 天对大鼠进行糖水消耗实验及旷场实验,评价抑郁模型是否制作成功。结果显示(表 4-8):与正常组大鼠比较,心梗组、抑郁组及心梗合并抑郁组大鼠的攀壁次数($P=0.000$)明显减少,爬行距离($P=0.000$)均明显缩短,爬行速度明显降低($P=0.000$),糖水偏爱百分比也明显降低(心梗组 $P=0.009$),差异具有统计学意义($P<0.05$)。与心梗组相比,抑郁组的攀壁次数未见明显减少($P=0.582$),爬行距离($P=0.14$)、爬行速度($P=0.17$)也未见明显差异,但糖水偏爱百分比降低($P=0.001$),差异具有显著统计学意义($P<0.01$);心梗合并抑郁组大鼠的攀壁次数($P=0.275$)、爬行速度($P=0.071$)未见明显差异,但爬行距离可见显著差异($P=0.009$),糖水偏爱百分比也可见显著差异($P=0.000$)。与抑郁组大鼠相比,心梗合并

抑郁组大鼠的攀壁次数($P=0.106$)、爬行距离($P=0.212$)、爬行速度($P=0.642$)、糖水偏爱百分比($P=0.119$)均未见明显差异。从本实验的研究结果中可以看出,与正常组的大鼠相比,心梗组、抑郁组及心梗合并抑郁组的大鼠的活动量明显降低,蔗糖水摄取量也明显降低,表现出消极的情绪与行为,说明手术创伤及慢性压力刺激都会对大鼠的行为产生一定的影响。但是与抑郁组大鼠相比,心梗组大鼠的旷场实验结果并没有表现出明显的差异,说明心梗后的大鼠也表现出抑郁样行为,也就是说心梗后大鼠常常会合并抑郁症状。与心梗组大鼠相比,心梗合并抑郁组大鼠的爬行距离及糖水偏爱百分比可见明显差异,说明抑郁可以使心梗大鼠的症状加重。本实验结果显示,急性心肌缺血及长期的慢性压力刺激都会使大鼠产生抑郁症状,而抑郁症状又会进一步使大鼠的抑郁样行为恶化。

表 4-8　四组大鼠行为学评分结果

组别	攀壁次数	爬行距离/m	爬行速度/(cm/s)	糖水偏爱 百分比/(%)
正常组	33.38±5.04	70.84±6.63	16.11±0.86	85.57±7.94
心梗组	9±5.18	29.51±9.53	3.68±1.88	69.5±9.57
抑郁组	7.75±1.98	24.29±6.85	4.66±0.91	48.75±16.75★★
心梗合并抑郁组	11.5±4.96	18.1±9.16★★	4.98±1.59	39.5±9.6★★

注:与心梗组相比,★★ $P<0.01$。

3. 在体电生理研究结果　在造模后 28 天,对各组大鼠进行电生理研究,观察指标为 MAPD50、MAPD90、ERP 及室颤阈值。结果显示(表 4-9):与正常组相比,心梗组大鼠的 MAPD50($P=0.017$)、MAPD90($P=0.000$)、ERP($P=0.000$)时间明显延长,且室颤阈值明显降低($P=0.000$),差异显著,具有统计学意义($P<0.05$);抑郁组大鼠的 MAPD90($P=0.025$)、ERP($P=0.000$)时间明显延长,且室颤阈值明显降低($P=0.000$),差异具有统计学意义($P<0.05$);心梗合并抑郁组大鼠的 MAPD90($P=0.000$)、ERP($P=0.000$)时间明显延长,且室颤阈值明显降低($P=0.000$),差异具有统计学意义($P<0.05$)。与心梗组大鼠相比,抑郁组大鼠的室颤阈值明显降低($P=0.011$),差异具有统计学意义($P<0.05$),但两组间 ERP 差异不显著,并未见明显统计学意义($P=0.333$);心梗合并抑郁组大鼠的 MAPD90($P=0.000$)、ERP($P=0.000$)时间明显延长,且室颤阈值明显降低($P=0.011$),差异具有统计学意义($P<0.05$)。与抑郁组大鼠相比,心梗合并抑郁组大鼠 MAPD50($P=0.006$)、MAPD90($P=0.000$)、ERP($P=0.000$)时间明显延长,差异具有统计学意义($P<0.05$),但室颤阈值间未见明显差异($P=1.000$)。

本实验结果显示,与正常组相比,心梗组、抑郁组及心梗合并抑郁组大鼠的单向动作电位及有效不应期时间明显延长,室颤阈值明显降低,说明心梗及抑郁大鼠的心脏电活动都处于不稳定状态,更容易发生心律失常;而与正常组大鼠相比,抑郁组大鼠的室颤阈值降低,单向动作电位时程延长,说明抑郁大鼠发生心律失常的风险增加;与心梗组相比,心梗合并抑郁组大鼠的单向动作电位及有效不应期时间延长得更加明显,且室颤阈值降得更低,说明抑郁可以使心梗大鼠发生心律失常的风险明显增加。

表 4-9　四组大鼠电生理研究结果

分组	MAPD50/ms	MAPD90/ms	ERP/ms	室颤阈值/V
正常组	43.13±3.357	73.13±3.871	66±3.817	29.75±2.493
心梗组	47.88±5.167	85.88±4.454	80.25±4.464	21.50±3.817
抑郁组	45.25±3.454	79±5.292	78.38±3.378	17±3.207★
心梗合并抑郁组	50.75±2.375▲▲	96.25±5.97★★▲▲	92.13±3.482★★▲▲	17±3.546★

注:与心梗组相比,★ $P<0.05$,★★ $P<0.01$;与抑郁组相比,▲▲ $P<0.01$。

4. 海马组织中各种细胞因子水平的变化　用 Western Blot 方法测量各组大鼠海马中 Ca^{2+}、NMDAR1 水平的变化,见图 4-6,结果分析见表 4-10 及图 4-7。

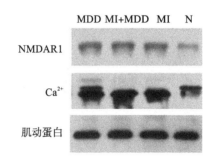

图 4-6　大鼠海马组织 Western Blot 结果(灰)

注:MDD,抑郁组;MI+MDD,心梗合并抑郁组;MI,心梗组;N,正常组。

表 4-10　四组大鼠海马组织 Western Blot 研究结果

分组	Ca^{2+}	NMDAR1
正常组	0.82±0.01	0.18±0.01
心梗组	1.22±0.15	0.47±0.01
抑郁组	1.32±0.01★★	0.54±0.01★★
心梗合并抑郁组	1.42±0.01★★▲	0.56±0.01★★▲▲

注:与心梗组相比,★★ $P<0.01$;与抑郁组相比,▲ $P<0.05$,▲▲ $P<0.01$。

与正常组相比,心梗组、抑郁组及心梗合并抑郁组大鼠海马中 Ca^{2+} 及 NMDAR1 的表达量明显增加($P=0.000$),差异具有显著统计学意义($P<0.01$)。

与心梗组相比,抑郁组及心梗合并抑郁组大鼠海马中 Ca^{2+} 及 NMDAR1 的表达量明显增加($P=0.000$),差异具有显著统计学意义($P<0.01$)。

与抑郁组大鼠相比,心梗合并抑郁组大鼠海马中 Ca^{2+} ($P=0.04$)及 NMDAR1($P=0.000$)的表达量明显增加。

本实验结果显示,与心梗组相比,抑郁组大鼠海马中与抑郁相关蛋白 NMDAR1 及

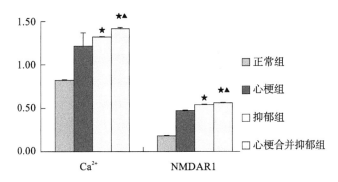

图 4-7　大鼠海马组织 Western Blot 结果条形图

注:★★与心梗组相比,$P<0.01$;▲与抑郁组相比,$P<0.05$;▲▲与抑郁组相比,$P<0.01$。

Ca^{2+} 的表达量明显增加。与抑郁组大鼠相比,心梗合并抑郁组大鼠海马中 NMDAR1 及 Ca^{2+} 的表达量明显增加,我们推测可能与心梗后的慢性压力刺激引起海马神经元凋亡有关。

四、讨论

在冠心病患者中,抑郁症更为普遍,但是目前仍没有一个具体的模型可以解释抑郁症与冠心病的因果关系。抑郁增加冠心病患者并发症的可能机制包括行为学机制、遗传机制、免疫调节失调、凝血异常、血管内皮功能障碍、多不饱和 ω-3 游离脂肪酸缺乏、自主神经调节紊乱等。这些调节机制形成一个网络系统,连接着抑郁症与冠心病。心血管疾病患者,特别是急性心梗者,因为疾病本身引起疼痛不适,常合并焦虑及恐惧情绪。而长期的药物治疗及对疾病预后的担忧,使心梗患者常合并抑郁症状,最终发展为抑郁症。本实验结果也显示,与正常组大鼠相比,心梗组大鼠在旷场实验中攀壁次数明显减少,爬行距离明显缩短,爬行速度也明显降低,表现为活动量减少的抑郁样行为,糖水摄取量也明显降低,表现为快感缺乏。而抑郁组大鼠的实验电生理结果显示,与正常组大鼠相比,其单向动作电位时程明显延长,室颤阈值明显降低,表现为心电活动处于不稳定状态,容易发生室性心律失常,心脏性猝死的风险也明显增加。与心梗组大鼠相比,心梗合并抑郁组大鼠的爬行距离缩短得更明显,糖水摄取量也更低,且其单向动作电位及有效不应期延长得更明显,室颤阈值也降低得更厉害,其更容易发生心律失常,心脏性猝死的风险也更高。

当创伤、压力刺激作用于机体时,下丘脑-垂体-肾上腺轴(HPA 轴)兴奋,肾上腺皮质分泌的应激激素糖皮质激素升高。若机体长期处于压力状态,HPA 轴持续亢进,可导致高皮质醇血症。持续的高皮质醇血症可导致海马神经元萎缩、退化及丢失,最终出现一系列的行为学效应,如记忆、认知和行为的改变,这可能是抑郁症者出现临床表现的原因之一。海马是介导应激反应及应激激素作用的主要靶区,许多研究证实,应激可引起海马结构及功能的改变,而海马的损害在长期慢性压力应激时的高皮质醇血症中起重要作用,HPA 轴的负反馈调节被抑制而长期处于活跃状态,加重了海马神经元的损伤,造成了海马萎缩。在本次实验研究中,我们用 Western Blot 方法检测心梗后抑郁大鼠海马中与抑郁相关蛋白 NMDAR1 水平的变化,探讨心梗后抑郁大鼠海马的变化及其可能机制。

NMDAR1 在调节 Ca^{2+} 内流、触发细胞内活动、参与基因表达及突触强化中扮演着重要角色。心肌和海马中都存在 NMDAR1，而且 NMDAR1 的激活与抑郁症密切相关。研究发现 NMDAR1 激活可以导致心肌细胞内 Ca^{2+} 浓度升高，活性氧增多，Bax 表达增多，Bcl-2 表达减少，心肌细胞凋亡。NMDAR1 具有调节 Ca^{2+} 门控通道特性，可以引起细胞毒性反应。谷氨酸能神经系统活性的增加与 NMDAR1 激活程度及抑郁情绪有关。在慢性应激及压力刺激时，谷氨酸产生的迟发性神经元损伤主要由 NMDAR1 介导。NMDAR1 触发的钙释放依赖于细胞内的 Ca^{2+}，NMDAR1 在星形胶质细胞膜表达，它的激活引起细胞内 Ca^{2+} 的表达，使胶质细胞产生兴奋，并可以引起 Ca^{2+} 内流，使胞质内 Ca^{2+} 浓度增加，当胞质内 Ca^{2+} 浓度足够高时，可以触发钙通道开放，胞外 Ca^{2+} 大量内流引起细胞内钙超载，是细胞死亡的主要原因，是多种因素引起神经元结构和功能损害甚至死亡的"最后共同通路"。IL-1β 能促进 NMDAR1 和谷氨酸诱导的神经元死亡，原因可能为海马神经元中 IL-1β 通过激活 Src 家族酪氨酸蛋白激酶（Src family protein tyrosine kinases，Src PTKs）增加 NMDAR1 介导的 Ca^{2+} 内流，使细胞内钙超载，产生大量氧自由基毒害细胞，引起 DNA 链断裂，使细胞坏死或凋亡，神经元大量丢失。本实验的结果显示，正常组大鼠海马中有少量 NMDAR1 表达，心梗组、抑郁组及心梗合并抑郁组大鼠的海马中 NMDAR1 的表达量明显高于正常组，说明创伤及神经元的损伤可以引起 NMDAR1 表达量的变化。且与正常组相比，心梗组、抑郁组、心梗合并抑郁组大鼠海马中 Ca^{2+} 表达量也明显增加。结果表明，心肌缺血及慢性压力刺激可以使 NMDAR1 的表达量增加，其与谷氨酸结合的量也随之增加，进一步激活细胞内的 Ca^{2+}，通过 NMDAR1-Ca^{2+} 通路介导神经元的凋亡。

抑郁症是不同程度的心理、生理、认知、神经内分泌、行为及社会功能障碍综合征，心理、社会及生物学因素共同影响着其症状的表现。创伤及慢性应激对神经生物学的影响是抑郁症发生的病理生理学一部分。重症抑郁症患者会伴随着大脑结构的改变，并常合并心血管疾病。大脑与心肌功能障碍之间可能存在共同的病理生理途径，我们推测可能是影响着与细胞凋亡有关的蛋白。我们推测心梗后抑郁症的发生与 NMDAR1-Ca^{2+} 介导的细胞死亡有关，急性心肌缺血及慢性压力刺激都可以导致海马中 NMDAR1 表达量的增加，进一步激活钙通道，从而促发神经元的死亡。

谷氨酸能神经元信号的增强可以导致 NMDAR 介导的细胞内 Ca^{2+} 浓度升高，细胞内 Ca^{2+} 浓度升高进一步激活许多细胞激酶并调节其级联反应。在生理情况下，当兴奋性氨基酸——谷氨酸释放时，伴随着 NMDAR 和 cAMP 受体的活化，引起 Ca^{2+} 内流，第二信使激活，导致包括长时程增强（LTP）和长时程抑制（LTD）在内的一系列级联反应，同时 Ca^{2+} 的重摄取和缓冲进程也被激活。在病理情况下，谷氨酸堆积，NMDAR 过度激活导致 Ca^{2+} 内流，Ca^{2+} 不能被迅速有效地清除或者转运至细胞内钙库，导致级联反应增强，引起神经元坏死及凋亡。我们猜想，对于心梗合并抑郁患者，给予 NMDAR1 拮抗剂有可能逆转神经元的凋亡，改善心梗合并抑郁患者的精神症状，提高整体预后。

五、结论

（1）心梗与抑郁互为因果关系。

（2）心梗后的大鼠表现出抑郁样行为。

（3）抑郁组大鼠的室颤阈值降低，心律失常及心脏性猝死的风险增加。

（4）抑郁增加了心梗大鼠心律失常及猝死的风险。

（5）心梗大鼠海马中 NMDAR1 及 Ca^{2+} 表达量增加，这可能是心梗大鼠表现出抑郁样行为的机制之一。

（6）心梗合并抑郁大鼠海马中 NMDAR1 及 Ca^{2+} 表达量明显增加，据此我们推测心肌缺血及慢性压力刺激可以通过 NMDAR1-Ca^{2+} 通路介导神经元的凋亡。

参考文献

［1］　Thombs B D, Bass E B, Ford D E, et al. Prevalence of depression in survivors of acute myocardial infarction[J]. J Gen Intern Med, 2006, 21(1):30-38.

［2］　Meijer A, Conradi H J, Bos E H, et al. Prognostic association of depression following myocardial infarction with mortality and cardiovascular events: a meta-analysis of 25 years of research[J]. Gen Hosp Psychiatry, 2011, 33(3):203-216.

［3］　Larsen K K, Christensen B, Sondergaard J, et al. Depressive symptoms and risk of new cardiovascular events or death in patients with myocardial infarction: a population-based longitudinal study examining health behaviors and health care interventions[J]. PLoS One, 2013, 8(9):e74393.

［4］　Saran R K, Puri A, Agarwal M. Depression and the heart[J]. Indian Heart J, 2012, 64(4):397-401.

［5］　Nicholson A, Kuper H, Hemingway H. Depression as an aetiologic and prognostic factor in coronary heart disease: a meta-analysis of 6362 events among 146 538 participants in 54 observational studies[J]. Eur Heart J, 2006, 27(23): 2763-2774.

［6］　Possel P, Mitchell A M, Ronkainen K, et al. Do depressive symptoms predict the incidence of myocardial infarction independent of hopelessness?［J］. J Health Psychol, 2013, 20(1):60-68.

［7］　Jarskog L F, Selinger E S, Lieberman J A, et al. Apoptotic proteins in the temporal cortex in schizophrenia: high Bax/Bcl-2 ratio without caspase-3 activation[J]. Am J Psychiatry, 2004, 161(1):109-115.

［8］　Bisagno, V, Grillo C A, Pirali G G, et al. Chronic stress alters amphetamine effects on behavior and synaptophysin levels in female rats［J］. Pharmacol Biochem Behav, 2004, 78(3):541-550.

［9］　Kang P M, Haunstetter A, Aoki H, et al. Morphological and molecular characterization of adult cardiomyocyte apoptosis during hypoxia and reoxygenation[J]. Circ Res, 2000, 87(2):118-125.

[10] Olivetti G, Quaini F, Sala R, et al. Acute myocardial infarction in humans is associated with activation of programmed myocyte cell death in the surviving portion of the heart[J]. J Mol Cell Cardiol,1996,28(9):2005-2016.

[11] Danial N N,Korsmeyer S J. Cell death:critical control points[J]. Cell,2004,116(2):205-219.

[12] Crow M T,Mani K,Nam Y J,et al. The mitochondrial death pathway and cardiac myocyte apoptosis[J]. Circ Res,2004,95(10):957-970.

[13] Tait S W, Green D R. Mitochondria and cell death: outer membrane permeabilization and beyond[J]. Nat Rev Mol Cell Biol,2010,11(9):621-632.

[14] Antonsson B,Conti F,Ciavatta A, et al. Inhibition of Bax channel-forming activity by Bcl-2[J]. Science,1997,277(5324):370-372.

[15] Chen Z,Chua C C,Ho Y S,et al. Overexpression of Bcl-2 attenuates apoptosis and protects against myocardial I/R injury in transgenic mice[J]. Am J Physiol Heart Circ Physiol,2001,280(5):H2313-2320.

[16] Wang Y, Xiao Z, Liu X, et al. Venlafaxine modulates depression-induced behaviour and the expression of Bax mRNA and Bcl-xl mRNA in both hippocampus and myocardium[J]. Hum Psychopharmacol,2011,26(2):95-101.

[17] Kosten,T A,Galloway M P,Duman R S,et al. Repeated unpredictable stress and antidepressants differentially regulate expression of the bcl-2 family of apoptotic genes in rat cortical, hippocampal, and limbic brain structures[J]. Neuropsychopharmacology,2008,33(7):1545-1558.

[18] Jiao J,Huang X,Feit-Leithman R A,et al. Bcl-2 enhances Ca(2+)signaling to support the intrinsic regenerative capacity of CNS axons[J]. EMBO J,2005,24(5):1068-1078.

[19] Kubera,M, Obuchowicz E, Goehler L, et al. In animal models, psychosocial stress-induced(neuro)inflammation, apoptosis and reduced neurogenesis are associated to the onset of depression. Prog Neuropsychopharmacol Biol Psychiatry,2011,35(3):744-759.

[20] Wann B P,Boucher M,Kaloustian S,et al. Apoptosis detected in the amygdala following myocardial infarction in the rat[J]. Biol Psychiatry, 2006, 59(5): 430-433.

[21] Wann B P,Bah T M,Kaloustian S,et al. Behavioural signs of depression and apoptosis in the limbic system following myocardial infarction: effects of sertraline[J]. J Psychopharmacol,2009,23(4):451-459.

[22] Kumar D,Jugdutt B I. Apoptosis and oxidants in the heart[J]. J Lab Clin Med, 2003,142(5):288-297.

[23] Ho Y L, Chen C L, Hsu R B, et al. The correlation between expression of apoptosis-related proteins and myocardial functional reserve evaluated by

dobutamine stress echocardiography in patients with dilated cardiomyopathy [J]. J Am Soc Echocardiogr,2003,16(9):931-936.

[24] Dixon J A,Spinale F G. Pathophysiology of myocardial injury and remodeling: implications for molecular imaging [J]. J Nucl Med, 2010, 51 Suppl 1: 102S-106S.

[25] Francis J,Zhang Z H,Weiss R M,et al. Neural regulation of the proinflammatory cytokine response to acute myocardial infarction[J]. Am J Physiol Heart Circ Physiol,2004,287(2):H791-797.

[26] Halaris A. Inflammation, heart disease, and depression[J]. Curr Psychiatry Rep,2013,15(10):400.

[27] Francis J, Chu Y, Johnson A K, et al. Acute myocardial infarction induces hypothalamic cytokine synthesis[J]. Am J Physiol Heart Circ Physiol, 2004, 286(6):H2264-2271.

[28] Yang J, Wang J, Zhu S, et al. C-reactive protein augments hypoxia-induced apoptosis through mitochondrion-dependent pathway in cardiac myocytes[J]. Mol Cell Biochem,2008,310(1-2):215-226.

[29] Wann B P,Bah T M,Boucher M,et al. Vulnerability for apoptosis in the limbic system after myocardial infarction in rats: a possible model for human postinfarct major depression[J]. J Psychiatry Neurosci,2007,32(1):11-16.

[30] Szuster-Ciesielska A,Stotwińska M,Stachura A,et al. Accelerated apoptosis of blood leukocytes and oxidative stress in blood of patients with major depression [J]. Prog Neuropsychopharmacol Biol Psychiatry,2008,32(3):686-694.

[31] Charlson F J, Moran A E, Freedman G, et al. The contribution of major depression to the global burden of ischemic heart disease: a comparative risk assessment[J]. BMC Med,2013,11:250.

[32] Phillips A C,Batty G D,Gale C R,et al. Generalized anxiety disorder,major depressive disorder, and their comorbidity as predictors of all-cause and cardiovascular mortality: theVietnam experience study[J]. Psychosom Med, 2009,71(4):395-403.

[33] Nakamura S,Kato K,Yoshida A,et al. Prognostic value of depression,anxiety, and anger in hospitalized cardiovascular disease patients for predicting adverse cardiac outcomes[J]. Am J Cardiol,2013,111(10):1432-1436.

[34] D'Audiffret A C,Frisbee S J,Stapleton P A,et al. Depressive behavior and vascular dysfunction: a link between clinical depression and vascular disease? [J]. J Appl Physiol(1985),2010,108(5):1041-1051.

[35] Meijer A,Conradi H J,Bos E H,et al. Prognostic association of depression following myocardial infarction with mortality and cardiovascular events: a meta-analysis of 25 years of research[J]. Gen Hosp Psychiatry,2011,33(3):

203-216.

[36] Watkins L L, Koch G G, Sherwood A, et al. Association of anxiety and depression with all-cause mortality in individuals with coronary heart disease [J]. J Am Heart Assoc,2013,2(2):e68.

[37] Meijer A, Conradi H J, Bos E H, et al. Adjusted prognostic association of depression following myocardial infarction with mortality and cardiovascular events:individual patient data meta-analysis[J]. Br J Psychiatry,2013,203(2): 90-102.

[38] Taylor W D, McQuoid D R, Payne M E, et al. Hippocampus atrophy and the longitudinal course of late-life depression[J]. Am J Geriatr Psychiatry,2014,22 (12):1504-1512.

[39] Duman R S, Li N. A neurotrophic hypothesis of depression:role of synaptogenesis in the actions of NMDA receptor antagonists[J]. Philos Trans R Soc Lond B Biol Sci, 2012,367(1601):2475-2484.

[40] Parashar S, Vaccarino V. Depression and CHD risk:how should we intervene? [J]. Curr Treat Options Cardiovasc Med,2007,9(4):272-277.

[41] Anghelescu I. Omega-3 fatty acids for CHD with depression[J]. JAMA,2010, 303(9):836.

[42] Bland P. Depression with CHD triples risk of death[J]. Practitioner,2010,254 (1734):5.

[43] Thurston R C, Kubzansky L D, Kawachi I, et al. Do depression and anxiety mediate the link between educational attainment and CHD? [J]. Psychosom Med,2006,68(1):25-32.

[44] Wang X, Huang Y, Wang F, et al. Association of NMDAR, NR2A, and NR2B with cognitive impairment in diabetic patients[J]. Nan Fang Yi Ke Da Xue Xue Bao,2013,33(12):1848-1851.

[45] Marsden W N. Stressor-induced NMDAR dysfunction as a unifying hypothesis for the aetiology,pathogenesis and comorbidity of clinical depression[J]. Med Hypotheses,2011,77(4):508-528.

[46] Chen H B, Li F, Wu S, et al. Hippocampus quinolinic acid modulates glutamate and NMDAR/mGluR1 in chronic unpredictable mild stress-induced depression [J]. Sheng Li Xue Bao,2013,65(6):577-585.

[47] Sim S E, Lee H R, Kim J I, et al. Elevated RalA activity in the hippocampus of PI3Kγ knock-out mice lacking NMDAR-dependent long-term depression[J]. BMB Rep,2013,46(2):103-106.

[48] Najjar S, Pearlman D, Devinsky O, et al. Neuropsychiatric autoimmune encephalitis without VGKC-complex, NMDAR, and GAD autoantibodies:case report and literature review[J]. Cogn Behav Neurol,2013,26(1):36-49.

［49］　Brendt P，Frey U，Adamzik M，et al. Darbepoetin alpha，a long-acting erythropoeitin derivate，does not alter LPS evoked myocardial depression and gene expression of Bax，Bcl-Xs，Bcl-XL，Bcl-2，and TNF-alpha［J］. Shock，2009，31(1)：50-54.

第五章　抑郁对心肌梗死后大鼠心室肌细胞电生理的影响研究

第一节　抑郁对心肌梗死后大鼠心室肌细胞瞬时外向钾电流的影响及其机制探讨

引言

　　心肌梗死后恶性心律失常是心梗后患者猝死的重要原因,而心脏的重构促进了心律失常的发生及进展。心肌梗死后心脏重构是诱发恶性心律失常并致猝死的关键因素。抑郁在 2010 年全球疾病负担研究中被正式列为冠心病危险因素,严重影响了冠心病患者的预后。即使校正了心血管疾病的传统危险因素,抑郁与心血管疾病的相对危险度仍达到了 2.6。另有研究表明抑郁使心血管疾病患者发生急性心血管事件的风险增加 50%,在校正了共存疾病及左心室射血分数后,风险仍然有显著增加。HUNT2 研究显示伴有抑郁或焦虑性情绪应激的心肌梗死患者,其心肌梗死再发率及恶性心律失常的发生率显著增高。抑郁与心肌梗死的共病情况、抑郁是否引起了心肌重构及相关机制的探讨正逐渐获得关注。

　　1. 抑郁与冠心病　　美国心脏协会相关报道显示,在急性心肌梗死幸存的患者中,仍有 50% 的患者因恶性心律失常而猝死。抑郁作为冠心病的危险因素,也会促进恶性心律失常的发生。McFarlane 的研究显示若不对急性冠脉综合征伴有重度抑郁的患者进行干预,则患者的心率变异性(HRV)明显降低,出现恶性心律失常及猝死的概率将显著增加。国内有研究对 1008 例心血管疾病患者进行分析,结果显示伴抑郁障碍的患者的 HRV 值也显著下降,且容易发生室性和室上性心律失常。COPES 研究在纳入 157 名急性冠脉综合征合并抑郁症状的患者中,将给予抗抑郁治疗的患者与安慰剂组比较,在抑郁症状改善的同时,心血管事件再发率降低。以上研究有力地证实了抑郁能进一步加重冠心病的进展,增高死亡率,而其详细机制仍需进一步探讨。本实验通过建立心梗后抑郁模型及单纯抑郁模型,以期对抑郁致心律失常的机制做进一步探讨。

　　2. 抑郁与交感重构　　机体内交感神经系统的过度激活引起血浆中的儿茶酚胺含量增高,血压升高、心率增快,QT 间期延长,使心脏结构重构和电重构。心肌梗死患者心脏的交感神经增生明显,这导致了心肌梗死后室颤的发生。抑郁作为冠心病的危险因素,其与交感神经系统的关系尚有待探讨。早期有研究报告显示抑郁患者交感神经系统活性未见明显改变,甚至下降。2009 年德国科学家在纳入了 76 名抑郁患者的研究中发现这些患者交感神经系统的活性是亢进的,而 SSRI 类药物的使用能改变自主神经系统的平衡性。另有研究表明慢性压力性应激致抑郁者,体内交感神经的活化存在分布不平衡性,支配肌肉的交感神经活性降低,而心脏的交感神经则存在增生现象。荷兰研究者在行 PCI 术的患者中发现规律应用抗交感重构药物 β 受体阻滞剂能使 PCI 术后患者 12 个月的抑郁评分较初始评分降低,且呈剂量依赖性地改善抑郁症状。上述研究表明抑郁能引起交感神经活性的改变,而抗交感重构治疗与抑郁的改善相关。因此不难推测抑郁有可能通过影响心脏交感神经的分布和活性,引起心脏重构,对于冠心病后抑郁的患者而言,恶性心律失常的发生率将更高。本研究拟利用抑郁模型,探讨抑郁后大鼠心脏交感神经的相关改变。

3. 心肌交感重构和瞬时外向钾电流 瞬时外向钾电流(transient outward potassium current,I_{to})参与心肌细胞的复极,是复极1期的关键离子流,因此 I_{to} 的改变会引起动作电位的变化。I_{to} 电流密度下降或缺如,致使动作电位时程(action potential duration,APD)平台期延长,复极异常,可以引起复极时程的离散和后除极的发生。有研究显示心肌梗死后心肌发生重构,而心室肌细胞 I_{to} 的电流密度显著下降。介导 I_{to} 的蛋白为 Kv4.2 和 Kv4.3,大鼠心肌以 Kv4.2 为主,心肌重构导致 Kv4.2 的表达下降。任崇余等的研究表明心脏交感神经增生能抑制 Kv4.2 的表达,降低心肌细胞 I_{to} 密度。其可能的分子机制与 N-甲基-D-天冬氨酸受体(NMDAR)的激活相关。NMDAR 的激活,使电压门控钾通道相互作用蛋白2(KChIP2)的转录和表达降低,引起 Kv4.2 通道在细胞膜的定位障碍,最终引起 I_{to} 的减少。本实验组前期研究提示心肌梗死、抑郁及心肌梗死后抑郁大鼠 Kv4.2 蛋白表达均下降,以心肌梗死后抑郁大鼠下降最明显,且室颤阈值降低,而 NMDAR 的表达在三组中均明显增加。因此有理由推测抑郁可能通过影响心脏交感神经的分布,引起 I_{to} 减少,最终促进了心肌梗死后室性心律失常的发生。

本实验通过建立心肌梗死+抑郁模型及单纯抑郁模型,通过膜片钳技术研究抑郁是否引起心肌梗死后大鼠心室肌细胞 I_{to} 通道的改变。采用免疫组化技术探讨抑郁对心脏交感神经有无影响。通过电生理刺激程序分析抑郁和大鼠室性心律失常易感性的联系,以期对临床上心肌梗死(简称心梗)后抑郁的防治及机制的探讨抛砖引玉。

一、材料和方法

1. 实验动物和试剂及仪器

(1)实验动物:本实验动物为成年雄性 SD 大鼠(体重 180～220 g),购于武汉大学动物实验中心。

(2)试剂

①麻醉药物:1%戊巴比妥钠,以 0.9%氯化钠配制。

②Masson 染色试剂:丽春红酸性品红液、苯胺蓝液、亮绿液。

③免疫组化试剂:PBS,成分为氯化钠(NaCl)、氯化钾(KCl)、十二水磷酸氢二钠和磷酸二氢钾,兔抗鼠 IgG,TH 抗体(1:200,Sigma 公司)。

④膜片钳试剂

a. 正常 Tyrode's 液(mmol/L):NaCl 135,KCl 5.4,$CaCl_2$ 1.8,$MgCl_2$ 1.0,NaH_2PO_4 0.33,HEPES 10,葡萄糖 10。用 NaOH 调 pH 至 7.35;无钙 Tyrode's 液为正常 Tyrode's 液中不加 $CaCl_2$。

b. 细胞保存液:含 1 mg/mL 小牛血清的无钙 Tyrode's 液。

c. 记录 I_{to} 的电极内液(mmol/L):KCl 45,天冬氨酸钾 85,丙酮酸钠 5,Mg-ATP 5,EGTA 10,HEPES 10,葡萄糖 11,用 KOH 调 pH 至 7.35。

d. 记录 I_{to} 的细胞外液成分(mmol/L):氯化胆碱 110,NaCl 35,$CdCl_2$ 0.3,KCl

5.4，$MgCl_2$ 1.0，NaH_2PO_4 0.33，HEPES 10，葡萄糖 10，用 NaOH 调至 7.35。

　　e.小牛血清、Ⅰ型胶原酶、蛋白酶 E、EGTA、丙酮酸钠、天冬氨酸钾、Mg-ATP、HEPES 均为 Sigma 试剂，其余为国产分析纯。

　　（3）主要实验仪器

　　①小动物行为学自动跟踪系统（Ethovision 3.0，荷兰）。

　　②膜片钳机（HEKA，德国）。

　　③膜片钳信号放大器（EPC-9，德国）。

　　④倒置显微镜（Olympus，日本）。

　　⑤Langendorff 灌流装置（北京）。

　　⑥微电极拉制仪（Sutter P-97，美国）。

　　2. 实验方法

　　（1）模型建立

　　①实验动物分组：将 50 只大鼠随机分成对照组（10 只）、心梗组（15 只）、抑郁组（10 只）、心梗＋抑郁组（15 只）；另 30 只大鼠随机分为两组：对照组（15 只）、抑郁组（15 只）。

　　②心梗（MI）大鼠模型制作及鉴定：大鼠称重后麻醉[0.1％戊巴比妥钠溶液，按大鼠体重（kg）乘以 4 计算麻药的用量（mL），行腹腔注射]，用橡皮圈固定于实验木板。常规消毒、铺巾，气管插管接呼吸机（设置压力 2 kPa，频率 70 次/分）。胸骨旁左侧开胸暴露心脏，分离心包膜，于左心耳下约 2 mm 结扎冠状动脉左前降支。肉眼看到心肌缺血形成，心电图提示 Ⅱ 导联较结扎前 ST 段抬高明显，并与 R 波融合表示手术成功。

　　③抑郁（MDD）模型建立及鉴定：通过给予慢性不可预见性温和应激方案完成抑郁模型构建。该刺激方案包括禁水 24 h、垫潮湿垫料 24 h、行为限制 2 h、开夜间频闪灯 8 h、禁食 24 h、鼠笼倾斜 45°24 h、冰水浴 5min 共 7 种刺激，将其随机分配在 28 天内给予，每种刺激各给予 4 次。MI＋MDD 模型在 MI 3～5 天后按以上方法开始构建，28 天后进行模型评价。以糖水消耗实验及旷场实验（open-field test）评价模型质量。糖水消耗实验步骤：实验开始前给大鼠进行糖水适应性训练，前 12 h 每只大鼠均给一瓶 1％蔗糖水和一瓶纯水，后 12 h 交换两瓶水的位置，以防大鼠对饮水形成位置偏好。随后禁水禁食 24 h。大鼠单笼放置并进行编号后开始测试。给每只大鼠已称重的 1％蔗糖水和纯水各一瓶，记录 1 h 后每只大鼠两瓶水的消耗量。计算糖水偏爱百分比[糖水偏爱百分比＝蔗糖水饮用量/（蔗糖水饮用量＋纯水饮用量）×100％]。旷场实验步骤：旷场大小为 120 cm×90 cm×35 cm，实验在早 9:00 进行。将大鼠置于旷场中心内，使用小动物行为自动跟踪系统（Ethovision 3.0）实时记录大鼠在旷场里面共 10 min 的行为数据：大鼠 10 min 内的总运动距离、直立（两前爪腾空或攀附旷场壁）次数。单只独立测试，每次测试完成后，均要将粪便清理干净。

　　（2）膜片钳实验步骤

　　①单个心肌细胞的急性分离：麻醉大鼠后，进行过量肝素化 10 min（大鼠不能死亡）。快速取出心脏在冰生理盐水中修剪，游离出主动脉，在 37 ℃恒温下行主动脉逆行灌流。调恒速泵为 7～8 mL/min。灌流步骤如下：第一杯使用含 EGTA 的无钙台氏液

100 mL螯合心肌细胞钙离子,第二杯使用 100 mL 无钙台氏液灌流,第三杯为加入了 30 mg 小牛血清蛋白(BSA)的无钙台氏液 60 mL,并将 12 mg 胶原酶Ⅰ和 3 mg 蛋白酶 E 分三次逐步加入第三杯,过程中加 20 mmol/L 的 $CaCl_2$ 60 μL,共 3 次,以促进酶的消化作用。消化过程需密切观察心脏颜色的改变,并杜绝空气随灌流液进入心脏血管形成栓塞。匀速灌流直至心脏外表蓬松,形成拉丝。取下心脏,放在含 BSA(1:1)的无钙台氏液的烧杯中,剪取左心室外层,剪碎,搅拌,试管吹吸,留取上清液,稀释后分三杯。每隔 10 min 向每一杯中分别加 20 mmol/L $CaCl_2$ 600 μL、600 μL、800 μL 复钙三次。静置 1 h 后,吸取少量细胞悬液在显微镜下观察细胞形态及存活情况。

②全细胞膜片钳记录:沿杯底吸入微量细胞保存液滴入显微镜下的灌流槽中。显微镜下观察细胞是否分布均匀,静置几分钟,等待细胞贴壁。用纯氧饱和的 I_{to} 细胞外液灌流,以置换出细胞保存液。选取状态良好、细胞结构完整且未收缩的细胞作为记录细胞。使用 Sutter P-97 微电极拉制仪拉制阻抗为 3～7 M 的玻璃微电极并保持电极内部干净。玻璃微电极入水补偿液接电位后,使用三维操纵器微调电极使其尖端向细胞表面靠近,在高倍镜下使电极与细胞在同一层面清晰可见,稍施予负压封接细胞。待封接阻抗达 1 G 时,补偿快电容,再给极小负压吸破细胞膜,采用全细胞模式记录。软件自动补偿慢电容和串联电阻以减少记录误差。根据事先设置的刺激程序,测量 I_{to} 的动力学数据。使用 Pulse+pulsefit 8.31 软件完成刺激信号的发放和电流信号的收集。数据存盘,以利后期测量和分析。

③I_{to} 曲线的分析:用 Patch 软件对记录到的曲线进行测量、分析,曲线的拟合运用 Origin 9.0 软件。以具体设定的各脉冲测试电压数值为横坐标,以各电压下测得的电流密度(电流与膜电容比值,pA /pF)代表纵坐标,绘制 I-V 曲线图。将记录的电流值用 Boltzmann 方程 $I/I_{max} = I/[1+\exp(VT-V_{1/2}/k)]$ 进行拟合(k 为斜率因子,$V_{1/2}$ 为通道的半数激活电压)得到激活曲线图。将记录的 I_{to} 失活数据经 Boltzmann 方程 $I/I_{max} = I/[1+\exp(VT-V_{1/2}/k)]$($k$ 为斜率因子,$V_{1/2}$ 为通道的半数失活电压)进行拟合获稳态失活曲线图。将 I_{to} 失活后恢复电流数据进行单指数方程拟合 $I(\%) = A+B\exp(-t/\tau)$,求出恢复曲线的时间常数 τ 值,并获得失活后恢复曲线图。

(3)室性心律失常易感性检测步骤

①动物按前述方法麻醉后,记录体表Ⅱ导联心电图 5 min,运用 Chart 7.0 软件分析心率。

②室性心律失常诱发:在麻醉状态下,气管插管后打开胸腔,充分暴露出心脏,给予短阵性快速脉冲刺激程序,检测室性心律失常的发生。脉冲刺激程序具体步骤:将电极置于心脏的右心室流出道表面,实施每阵 2 s 的超速电脉冲刺激。脉冲周长达 20 ms,脉冲电压达 2 倍的阈值电压。室性心动过速(ventricular tachycardia,VT)标准为大于 2 s 的心室快速激动。对首次刺激阴性者,脉冲刺激重复实施三次。若仍未诱发,则停止刺激,完成实验。VT 的易感性以诱发室性心律失常的大鼠只数表示。本部分实验于 10 min 内完毕。

(4)Masson 染色步骤

①4% 多聚甲醛固定,常规石蜡包埋切片。

②切片组织脱蜡入水。

③盐酸酒精分化。

④流水蓝化,水洗后给予丽春红酸性品红液染色 5～8 min。

⑤再次蒸馏水洗。

⑥1‰磷钼酸染色 1～3 min。

⑦苯胺蓝液或亮绿液染色 5 min。

⑧水洗干净后置 60 ℃烤箱中烘干,二甲苯透明,封片。

⑨显微镜下拍照。

(5) 免疫组化步骤

①电生理完成后取材,固定,常规石蜡包埋。

②脱蜡后水洗,浸入 PBS5 min。

③以 3 ％双氧水处理 10 min 抑制内源性的过氧化物酶。

④高压下加热修复抗原。

⑤室温下以山羊血清工作液封闭 15 min。

⑥37 ℃下合理浓度稀释后的一抗孵育 3 h。

⑦PBS 冲洗 3 次,共 3 min。

⑧37 ℃下以生物素标记的兔抗鼠 IgG 孵育 15 min。

⑨PBS 冲洗 3 次,共 3 min。

⑩显微镜下观察,拍照。

(6) 统计方法:使用 SPSS 19.0 分析统计数据,计量资料值用均数±标准差表示,多组间比较用单因素方差分析。两组比较采用独立样本 t 检验。计数资料因总样本量小于 40,采用 Fisher 精确概率法检验。两类数据均在 $P<0.05$ 条件下有统计意义。

二、结果

1. 模型结果

(1) MI 模型:心电图的改变出现在结扎大鼠冠状动脉左前降支后,心电图提示Ⅱ导联出现 ST 段抬高,并与 R 波融合(图 5-1)。

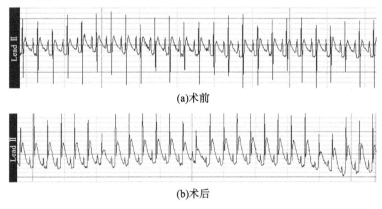

(a)术前

(b)术后

图 5-1 结扎冠状动脉后心电图变化

注:结扎冠状动脉左前降支后,Ⅱ导联 ST 段抬高,与 R 波融合。

（2）MDD模型：行为学评价为在分组完成后，立刻进行糖水消耗实验和旷场实验。待完成持续四周的慢性应激性刺激后，进行糖水消耗实验和旷场实验。测试结果见图5-2至图5-7和表5-1、表5-2。

表5-1　膜片钳实验造模完成后行为学评价结果（$\bar{x}\pm s$）

组别	数量/只	旷场实验		糖水偏爱
		总运动距离/cm	直立次数/次	百分比/（%）
对照组	10	7950±517	26.8±5.2	80.8±4.0
心梗组	12	7819±209	24.1±5.2	79.4±3.5
抑郁组	10	5565±486*	16.5±3.7*	63.0±5.1**
心梗＋抑郁组	11	4357±456**	11.1±2.2**	51.8±4.6**

注：*表示与对照组比较，$P<0.05$；**表示与对照组比较，$P<0.01$。

表5-2　免疫组化实验抑郁模型行为学评价结果（$\bar{x}\pm s$）

项目	对照组		抑郁组	
	造模前	造模后	造模前	造模后
动物数/只	15	15	15	15
糖水偏爱百分比/（%）	80.55±5.12	77.0±4.57	79.10±3.99	57.65±6.86**
总运动距离/cm	7758±403	7197±233	7737±426	4602±721**
直立次数/次	24±5.1	26.9±6.9	24.5±7.2	14.3±3.8**

注：**表示与对照组比较，$P<0.01$。

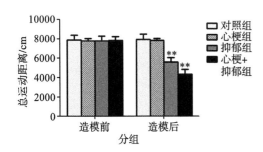

图5-2　膜片钳实验造模前后各组大鼠
总运动距离

注：各组与对照组比较，*表示$P<0.05$，**表示$P<0.01$。

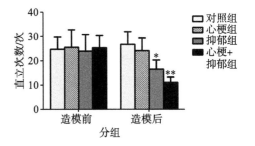

图5-3　膜片钳实验造模前后各组大鼠
直立次数

注：各组与对照组比较，*表示$P<0.05$，**表示$P<0.01$。

2. 膜片钳记录I_{to}曲线结果

（1）I_{to}的I-V曲线结果：各组在＋70 mV时电流密度为对照组（13.8±1.4）pA/pF，心梗组（9.4±0.8）pA/pF，抑郁组（11.4±0.8）pA/pF，心梗＋抑郁组（7.8±1.1）pA/pF（对照组与抑郁组/心梗组/心梗＋抑郁组比较，$P<0.05$；心梗组与心梗＋抑郁组比较，$P<0.05$）。表明抑郁和心梗均会引起心室肌细胞I_{to}下调，而心梗合并抑郁会进一

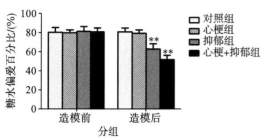

图 5-4　膜片钳实验造模前后各组大鼠糖水偏爱百分比

注:各组与对照组比较,＊＊表示 $P<0.01$。

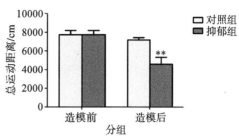

图 5-5　免疫组化实验造模前后各组大鼠总运动距离

注:抑郁组与对照组比较,＊＊表示 $P<0.01$。

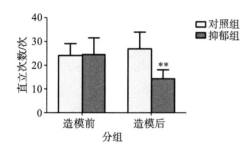

图 5-6　免疫组化实验造模前后各组大鼠直立次数

注:抑郁组与对照组比较,＊＊表示 $P<0.01$。

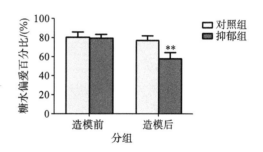

图 5-7　免疫组化实验造模前后各组大鼠糖水偏爱百分比

注:抑郁组与对照比较,＊＊表示 $P<0.01$。

步加重 I_{to} 下降的程度。I-V 曲线见图 5-8。

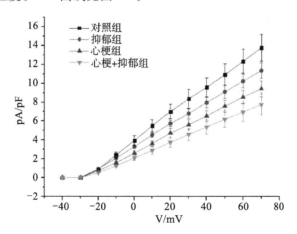

图 5-8　各组大鼠心室肌细胞 I_{to} 的 I-V 曲线($n=8$)

(2) I_{to} 的稳态激活曲线结果: I_{to} 的半数激活电压为对照组(22.7 ± 3.3) mV, $n=8$;心梗组(25.9 ± 3.3) mV, $n=8$;抑郁组(23.7 ± 3.1) mV, $n=8$;心梗＋抑郁组(26.9 ± 4.5) mV, $n=8$。组间比较 $P>0.05$,表明抑郁合并心梗对 I_{to} 的稳态激活曲线无明显影

响(图 5-9)。

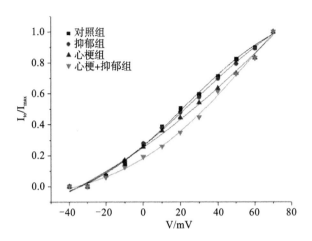

图 5-9　各组大鼠心室肌细胞 I_{to} 的稳态激活曲线($n=8$)

（3）I_{to} 的稳态失活曲线结果：各组的半数失活电压如下。对照组（-40.5 ± 4.3）mV，$n=8$；心梗组（-43.6 ± 6.5）mV，$n=6$；抑郁组（-42.7 ± 6.9）mV，$n=7$；心梗＋抑郁组（-39.7 ± 5.6）mV，$n=6$。各组间比较 $P>0.05$，表明本实验中抑郁合并心梗对心室肌 I_{to} 的稳态失活未见明显改变（图 5-10）。

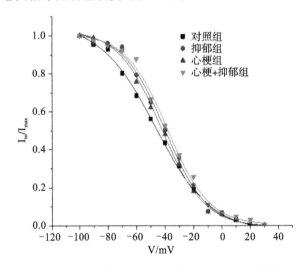

图 5-10　各组大鼠心室肌细胞 I_{to} 的稳态失活曲线

（4）I_{to} 的失活后恢复曲线结果：各组的恢复时间常数如下。对照组（23.77 ± 6.32）ms，$n=8$；心梗组（28.61 ± 4.71）ms，$n=6$；抑郁组（25.52 ± 6.97）ms，$n=7$；心梗＋抑郁组（34.78 ± 7.53）ms，$n=6$。抑郁＋心梗组与对照组比较 $P<0.05$，表明本实验中抑郁合并心梗抑制了心室肌 I_{to} 的失活后恢复（图 5-11）。

3. 室性心律失常检测结果　麻醉状态下对照组心率为（322.8 ± 16.5）次/分，抑郁组心率为（357.6 ± 18.7）次/分，两组比较 $P<0.05$。进行脉冲刺激，抑郁组有 12 只诱发室性心律失常，而对照组未诱发室性心律失常，Fisher 检验诱发率存在明显差异，$P<0.01$（图 5-12、表 5-3）。

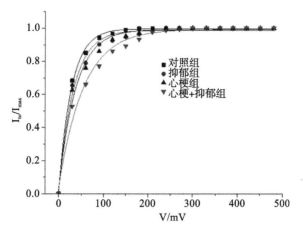

图 5-11　各组大鼠心室肌细胞 I_{to} 的失活后恢复曲线

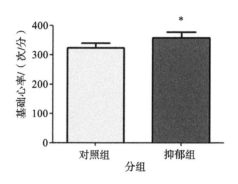

图 5-12　对照组与抑郁组基础心率

注:与对照组基础心率比较,* 表示 $P<0.05$。

表 5-3　抑郁模型完成后两组指标比较

项目	对照组	慢性应激组
动物数/只	15	15
心率/(次/分)	322.8±16.5	357.6±18.7*
室性心律失常诱发数(率)	0	12(80%)**

注:与对照组比较,* 表示 $P<0.05$,** 表示 $P<0.01$。

4. Masson 染色及免疫组化结果

（1）Masson 染色结果:心肌 Masson 染色显示抑郁组心室肌组织胶原沉积明显(图 5-13)。

（2）免疫组化结果:抑郁组心室肌酪氨酸羟化酶(TH)含量较对照组增多,(1397.8 ±268.8) $\mu m^2/mm^2$ vs (995±232.3) $\mu m^2/mm^2$,差异有统计学意义(图 5-14、图 5-15)。

三、讨论

随着临床预防、诊断、治疗水平,尤其是冠状动脉支架介入治疗的快速发展,急性心梗患者的存活率显著增加。为了提高存活患者的生活质量,降低再入院率,改善长期预

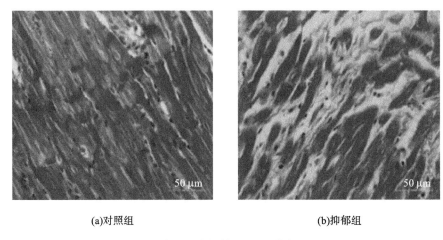

(a)对照组 (b)抑郁组

图 5-13 各组心室肌的 Masson 染色(×400)

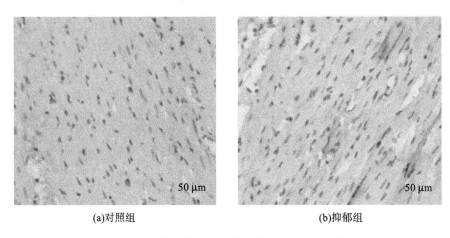

(a)对照组 (b)抑郁组

图 5-14 各组心室肌的 TH 免疫组化图片(×400)

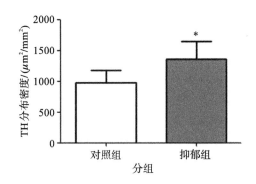

图 5-15 对照组与抑郁组 TH 含量

注:抑郁组 TH 含量与对照组比较,* 表示 $P<0.05$。

后,对于冠心病危险因素的控制十分必要。临床试验和 Meta 分析均表明抑郁普遍存在于有心梗病史的人群中,是心梗不良预后的独立危险因子。抑郁对心梗后心脏功能不良影响的具体机制尚无定论。经过分析、提炼相关文献,我们意识到抑郁可能通过影响心肌细胞的重构导致心肌复极的不稳定。抑郁导致心肌细胞的重构可能最终引起 I_{to} 的改变,使心肌细胞发生电重构,心律失常危险增加。为此,本实验通过构建心梗后的抑郁模型,采用膜片钳和免疫组化等实验技术来验证这一设想。

1. 模型的构建 本实验通过开胸结扎心脏冠状动脉血管的方式建立了心梗模型。模型建立后,心电图出现特异性 ST 段抬高和 R 波融合。前期研究中,采用 HE 和 Masson 染色发现心梗后大鼠心室肌纤维化严重,胶原纤维混乱沉积。借鉴国外学者的相关经验建立了慢性应激大鼠抑郁模型。该慢性应激大鼠抑郁模型的可行性、可靠性、有效性表现良好。在模型评价中应激大鼠出现抑郁的如下核心症状:快感缺乏,表现出糖水偏爱百分比下降,自发运动和探索样动作减少。模型的成功构建为本实验的后续研究做了良好的铺垫。

2. 膜片钳记录 I_{to} 结果分析 作为心肌复极 1 期的关键电流,I_{to} 通道特性的变化及由此造成的对其他离子通道的影响,均会导致心肌细胞的电活动异常,促进恶性心律失常的发生。临床大样本研究显示抑郁增加无心脏病的女性患者心脏性猝死的发生率。美国的一项动物实验发现在 Kv4.2 基因敲除的小鼠中,出现了抑郁样症状。本实验室前期的研究表明抑郁大鼠以及心梗大鼠心室肌细胞的 Kv4.2 表达量降低,而心梗伴发抑郁大鼠 Kv4.2 表达量较前两组降低更明显(见前述)。Rozanski 等在对 MI 大鼠的研究中,发现数天内非梗死区域心肌细胞的 I_{to} 下调,梗死数周后 I_{to} 继续下降,数月后这一差异仍然存在。Western 检测到 Kv4.2 蛋白的水平下降,动作电位时程延长。

本研究发现心梗和抑郁均可导致 I_{to} 密度下降,而心梗后抑郁能进一步导致 I_{to} 密度减小。这与本组前期在生化层面关于钾通道蛋白 Kv4.2 的研究一致。心梗后 I_{to} 密度变化与此前 Rozanski 的实验相呼应。因此,从离子通道层面说明了抑郁对于心梗后电生理的影响。本研究结果显示抑郁能使心梗后心室肌细胞 I_{to} 失活后的恢复减慢,但未影响心梗后心室肌细胞 I_{to} 的激活和失活动力学,而单纯的心梗或抑郁均未影响失活后恢复时间常数。Kaprielian 的研究表明心梗后大鼠心室肌细胞失活后的恢复时间常数延长,本实验仅发现心梗+抑郁组大鼠心室肌细胞失活后的恢复时间常数与对照组存在差异。这可能是由于抑郁加重心梗后的心肌重构,导致 I_{to} 失活后恢复减慢。而本实验的样本量也可能影响结果的分析。

3. 室性心律失常检测结果分析 Grippo 等发现在给予慢性应激的大鼠中,麻醉状态下心率较对照组升高,而心率变异性降低,抑郁大鼠在持续小剂量静滴乌头碱时,室性心律失常的发生率增加。本实验在麻醉状态下抑郁组的基础心率较对照组加快,脉冲刺激程序下室性心律失常诱发率显著升高。这表明在抑郁状态下,大鼠发生室性心律失常的风险增高。

4. Masson 染色及免疫组化结果分析 本实验心肌 Masson 染色显示抑郁组心室肌组织胶原沉积明显。免疫组化显示抑郁组心室肌酪氨酸羟化酶含量较对照组增多($P<0.01$)。这表明抑郁使心脏交感神经的活性亢进。

Carnevali 等在抑郁大鼠的心外膜标测中发现房室传导阻滞及电传导减缓,抑郁组心肌胶原纤维的含量增加明显,心脏发生重构。有研究提到在给予 β 受体阻滞剂的应激大鼠中,室性期前收缩的发生次数较对照组显著减少。其可能机制是应激大鼠存在交感亢进,β受体阻滞剂减弱了应激所致心电异常。本实验室相关研究表明氯沙坦能够提高 I_{to} 电流密度,改善心室重构,进而起到预防室性心律失常的作用。上述研究综合来看,从多方面说明了抑郁所致交感神经活性亢进导致 I_{to} 密度下降,促进了室性心律失常的发生。

5. 总结 本实验通过构建心梗后抑郁模型,研究了抑郁对于心梗后心室肌细胞 I_{to} 相关通道的影响,以及抑郁状态下心脏交感神经活性的改变及其对心律失常的影响。从离子通道层面和交感神经方面着手,发现抑郁可导致心梗后 I_{to} 密度的下降,心律失常的易感性增加。I_{to} 下降的可能机制是心脏交感神经的过度激活。

四、结论

(1)通过结扎冠状动脉成功制作心梗模型,而通过慢性不可预见性温和应激所建抑郁模型具有良好的可行性、可靠性。

(2)心梗或抑郁均能减小大鼠心室肌细胞的 I_{to} 密度,而抑郁能使心梗后大鼠心室肌细胞 I_{to} 密度进一步下降。抑郁使心梗组大鼠 I_{to} 相关通道失活后恢复减慢。

(3)抑郁增加了大鼠室性心律失常的易感性。抑郁引起的心肌交感神经重构可能是引起 I_{to} 动力学改变的机制之一。

第二节 抑郁对心肌梗死后大鼠心室肌细胞 L 型钙通道电流动力学的影响及其机制探讨

引言

近年来,由于人们生活条件的改善、饮食结构的改变及生活节奏的加快,冠心病的发病率越来越高,发病年龄也趋于年轻化。急性心肌梗死(acute myocardial infarction, AMI)和心脏性猝死(sudden cardiac death, SCD)是急性心血管事件中较危重的情况,全世界每年有成千上万人死亡。虽然美国心脏协会的研究显示 AMI 的发病率一直呈下降趋势,但心血管疾病仍然是成人死亡的首要原因。AMI 具有较高的致残率和致死率,患者易同时出现心源性休克、心力衰竭、心脏破裂、室间隔穿孔及各种类型的心律失常等并发症。患者一旦出现相应并发症,其死亡风险会明显增加。因此,冠心病的预防、治疗及预后评估一直是卫生组织关注的重点问题。

精神障碍及心理疾病在正常人群中比较常见,包括焦虑、抑郁、恐惧、创伤后应激障碍、心境障碍等。据统计,约 4% 的美国成年人达到了重度抑郁症的诊断标准。在慢性病如心血管疾病、糖尿病、充血性心力衰竭等人群中,研究者也清楚地意识到抑郁症会增加其死亡风险,增加不良事件的发生率。目前心血管疾病合并精神障碍已得到临床医生的重视,大约每 5 个心脏病患者中有一个同时合并重度抑郁症。流行病学研究证实,约 40% 的心肌梗死(myocardial infarction,简称心梗)患者同时合并焦虑或抑郁,多项前瞻性研究、系统评价及 Meta 分析均显示抑郁(抑郁症及抑郁状态)与急性冠脉综合征的发病率及死亡率的增加有关。2014 年美国心脏协会也正式提出抑郁可作为评估急性冠脉综合征预后的一个独立危险因素。抑郁症及抑郁状态紧密影响着心血管疾病的发病、严重程度及预后,可增加冠心病患者急性心脏事件的发生率和病死率,因此,早期识别和干预心梗合并抑郁症状患者的心理状态对改善预后是至关重要的。

心律失常的发生严重影响着冠心病的预后。心律失常尤其是室性心律失常(ventricular arrhythmia,VA),可引发心梗后 SCD 的发生。在情感障碍患者中可观察到 VA 和 SCD 的发生。多项研究表明抑郁与心血管疾病的终点事件(如 SCD)相关。在一项队列研究中,研究者对 671 名心梗后频发室性期前收缩的高危患者进行随访,发现贝克抑郁量表(Beck depression inventory,BDI)得分 >10 分的患者在 2 年内发生 SCD 的风险明显增加(RR 2.45,95% CI 1.14~5.35)。另一项队列研究中,Luukinen 等对 915 名 70 岁以上人群进行 8 年随访,他们有高血压、糖尿病、充血性心力衰竭等慢性疾病病史,根据调查问卷发现有抑郁症状的患者与 SCD 高风险呈明显相关(HR 2.74,95% CI 1.37~5.50),而与非 SCD 的死亡并无明显相关性。可见,抑郁症及抑郁状态与心血管疾病患者心律失常的发生明显相关,可增加冠心病患者 SCD 的发生风险。

目前关于抑郁增加 SCD 发生率的具体作用机制尚不清楚。触发一个心律失常事件通常需要两个条件,分别为易感的心肌基质和触发因子。例如,在梗死后形成的瘢痕结缔组织与正常心肌组织的交界处,冲动的传导会延迟,特别是在梗死周边区,细胞间的电传导作用会减弱,一般情况下,这种心肌基质的特殊性不会表现出来,但若有室性期前收缩的出现,就很容易触发室性心律失常。多项研究表明情感因素(如抑郁、焦虑、愤怒等)可参与心脏交感神经电重构、血管内皮损伤、下丘脑-垂体-肾上腺轴失调、谷氨酸系统紊乱、血小板激活、神经甾体上调、Sigma-1 受体的调节等过程,但是否会引起心脏上离子通道的改变而触发室性心律失常目前尚不明确。

心肌细胞膜上 L 型钙通道的功能对维持心肌细胞正常的电活动具有重要意义,L 型钙通道电流参与动作电位的平台期,L 型钙通道电流的异常可以触发心律失常。已有大量研究证实,心肌细胞上 L 型钙通道的活动受到体内多种神经递质、激素和细胞因子的直接或间接的调节。前期研究我们已经证实抑郁可以引起谷氨酸受体的表达增加,引起交感神经系统功能亢进,心脏离体灌流实验也证实抑郁可增加室性心律失常的发生风险,陈进等的基础实验也发现抑郁可使糖尿病大鼠心肌细胞的电生理学特性发生改变,由此我们推测抑郁可加重心梗后心肌细胞膜上离子通道的变化,且离子通道的变化可触发室性心律失常。本课题试图进一步探索抑郁对心梗后大鼠心肌细胞 L 型钙通道电流的影响,为深入理解心梗后抑郁患者室性心律失常的发生机制提供新的理论基础。

一、材料与方法

1. 实验材料

(1) 实验动物及分组:清洁级(specific pathogen free,SPF)的健康成年雄性 SD(Sprague-Dawley)大鼠,购买于武汉大学动物实验中心,体重 120~150 g。将 70 只 SD 大鼠在 SPF 环境中适应一周后,采用数字量表的方法,将其随机分为正常组(n=15)、心梗组($n=20$)、抑郁组($n=15$)、心梗合并抑郁组($n=20$)。

(2)实验试剂

①麻醉试剂：1%戊巴比妥钠溶液，以0.9%氯化钠溶液配制。

②天狼星红染色相关试剂：0.2%磷钼酸、0.01 mol/L盐酸、0.1%苦味酸天狼星红染液。

a.0.2%磷钼酸的配制：称取0.2 g磷钼酸溶于100 mL蒸馏水中。

b.0.01 mol/L盐酸的配制：取0.1 mL浓盐酸溶于100 mL蒸馏水。

③膜片钳相关试剂：

a.正常台氏液(Tyrode's液)的配制(mmol/L)：NaCl 135、KCl 5.4、CaCl$_2$ 1.8、MgCl$_2$ 1.0、NaH$_2$PO$_4$ 0.33、葡萄糖10.0、HEPES 10.0，用NaOH调pH值至7.35。

b.无钙台氏液的配制：正常台氏液中不加CaCl$_2$，用NaOH调pH值至7.35。

c.细胞保存液的配制：无钙台氏液中加入1 mg/mL的小牛血清；用NaOH调pH至7.35。

d.记录I$_{Ca-L}$电极内液的配制(mmol/L)：CsCl 120、CaCl$_2$ 1.0、MgCl$_2$ 5.0、Na$_2$ATP 5.0、EGTA 11.0、HEPES 10、葡萄糖11，用CsOH调pH至7.35。

e.记录I$_{Ca-L}$细胞外液的配制：含0.1 mmol/L BaCl$_2$的正常台氏液。

f.Ⅰ型胶原酶、蛋白酶E、氯化铯(CsCl)、氢氧化铯(CsOH)、小牛血清、乙二醇二乙醚二胺四乙酸(EGTA)、羟乙基哌嗪乙磺酸(HEPES)均由Sigma公司提供，其余所需试剂均为国产的分析纯。

(3)主要实验仪器

①小动物呼吸机(TKR-400H，江西省特力麻醉呼吸设备有限公司)。

②小动物超声仪(Vevo770，Visual Sonics，加拿大)。

③动物行为跟踪系统(Ethovision 3.0，荷兰)。

④离体心脏灌流装置(专利号为200820191402.4，武汉大学心血管病研究所)。

⑤膜片钳机(HEKA，德国)。

⑥电极拉制仪(P-97，Sutter，美国)。

⑦三维微操纵器(MP 225，Sutter，美国)。

⑧膜片钳信号放大器(EPC-9，HEKA，德国)。

2. 实验方法

(1)动物模型的制作

①急性心梗模型的制作：SD大鼠称重后，用预先配制好的1%戊巴比妥钠溶液进行腹腔注射(40～50 mg/kg)麻醉，8～10 min后可见大鼠处于麻醉状态，用橡皮筋捆绑大鼠固定于木板上，用剃毛机剃除大鼠前颈部及左前胸部的毛，戴无菌手套，用碘伏棉球常规消毒颈部皮肤，在无影灯照射的条件下行小动物气管插管术，插入深度约1 cm，打结固定后连于小动物呼吸机(压力为3 kPa，频率为68次/分，小动物呼吸机型号为TKR-400H，江西省特力麻醉呼吸设备有限公司)对大鼠进行人工辅助通气。用右手食指和中指触摸大鼠心尖搏动点，发现在左胸骨旁线第3、4肋间处心脏搏动最强，用碘伏棉球消毒大鼠左侧前胸部皮肤后连接心电机，便于观察及记录大鼠手术前后心电图

的变化情况。于胸骨左侧缘皮肤处,持手术刀切出一个纵行的长约为 2 cm 的切口,然后持组织钳对胸肌组织及肋骨进行钝性分离开胸,拿无菌纱布掩盖肺组织,避免损伤肺组织。用眼科镊小心地分离心包膜与心脏,观察心脏的色泽及搏动情况。待心脏搏动与呼吸活动恢复正常后,充分暴露左心耳,寻找冠状动脉左前降支,于左心耳根部与肺动脉圆锥交点下方 3～4 mm 处进针结扎,进针深度约 1.5 mm,跨度可达 2.5～4 mm。以心电图上 ST 段抬高与 R 波融合,Ⅱ、aVF 或Ⅰ、aVL 导联 ST 段抬高 0.2 mV 或结扎部位周围的心肌组织缺血变白作为结扎成功的标志。为了保证心梗模型的均一性,减小实验误差,应注意每次结扎的部位尽量保持在同一水平。观察有无心率及节律的异常,有无胸腔内活动性出血,若无,则迅速缝合胸廓组织,在快要缝合完全前,用带有静脉留置管的注射器抽吸掉胸腔内的积液及积气,并依次缝合肌肉层和皮肤层。待大鼠恢复意识和自主呼吸后拔出气管插管,并在白炽灯下复温 1 h 后放至鼠笼内,密切观察大鼠术后的活动及恢复情况。为避免伤口感染,需连续 3 天肌注 80 万 U 的青霉素钠。

②抑郁模型的制作:大鼠心梗模型建立后的第四天,开始给予慢性不可预见性温和应激(chronic unpredicted mild stress,CUMS),建立心梗后抑郁模型。具体造模方法如下:禁食 24 h、垫潮湿垫料 24 h、4 ℃冰水游泳 5 min、行为限制 2 h、鼠笼倾斜 45° 24 h、禁水 24 h、鼠笼摇晃 15 min、夹尾 1 min、36 h 持续光照刺激,将这 9 种刺激随机安排到 28 天内,每天安排两种不同的刺激,刺激的时间无规律,相同的刺激不能连续出现,以使大鼠无法预测刺激的发生。

(2)动物模型的评价

①急性心梗模型的评价

a.体表心电图:与结扎前相比,SD 大鼠行冠状动脉左前降支结扎后观察到结扎动脉供血区(心尖部及部分左心室前壁)心肌组织变白,心电图上提示Ⅱ导联 ST 段抬高超过 0.2 mV,并与 R 波融合,提示急性心梗模型建立成功。

b.心功能测定:术后 4 周后按上述方法麻醉各组大鼠并脱毛,大鼠仰卧固定于木板上,采用小动物超声仪(Vevo770,探头频率为 17.5 MHz,Visual Sonics,加拿大)检测各项所需的心功能指标,共测量 3 次,最后取平均值。

c.心肌组织病理性染色:剪开胸腔快速取出活体心脏后,用 0.9%氯化钠溶液清洗掉血液,除去两侧心房组织和右心室,留取左心室组织,用滤纸吸干;然后用 4%多聚甲醛固定,常规石蜡包埋切片,采用天狼星红染色法评估心肌组织纤维化程度。将石蜡切片脱蜡入水,0.2%磷钼酸浸泡 1～5 min,0.1%苦味酸天狼星红染液染色 1.5 h;0.01 mol/L 盐酸浸泡 4 次,每次约 1 s;70%乙醇浸泡 1 次,95%乙醇浸泡 1 次,100%乙醇浸泡 30 min,重复 3 次;二甲苯浸泡 2 min,重复 3 次;趁二甲苯未干时封片。病理切片染色后统一在 400 倍显微镜下观察,运用图片采集系统拍照,利用专业图像分析软件 Image-Pro Plus 6 来分析数据,测定视野中胶原纤维面积及总面积,计算并比较心肌间质胶原含量分数(collagen volume fraction,CVF)。

②抑郁模型的评价

a. 糖水消耗实验：在进行后续实验前需对各组大鼠进行糖水饮用适应性训练，每只大鼠的笼子中放置 2 个相同的水瓶，第一天，两个水瓶装的均为 1‰ 蔗糖水，第二天，一个水瓶装的为蒸馏水，另一水瓶装的为 1‰ 蔗糖水。这 2 天内大鼠处于自由状态，可随意饮用两水瓶中的液体。每隔 12 h，将每只鼠笼内的水瓶进行位置交换。第三天禁水 24 h 后开始进行糖水消耗实验，即在同一时间将装有等量的蒸馏水及 1‰ 蔗糖水的瓶子放于每只鼠笼内，测量大鼠 2 h 内对糖水的摄取量和蒸馏水的摄取量，并计算大鼠的糖水偏爱百分比。

b. 旷场实验：旷场实验在进行 CUMS 的前一天和造模 28 天后各进行一次，以观察各组大鼠行为学的变化。旷场的大小为 120 cm×90 cm×35 cm，实验一般在上午 9：00—10：00 进行。旷场场地清理干净后，将 SD 大鼠放于旷场中央，用动物行为跟踪系统（Ethovision 3.0，荷兰）记录大鼠在旷场内的行为活动，每次记录时间为 10 min。实验员需独立观测及记录各组大鼠 10 min 内的直立（即两只前爪攀附于墙壁或悬于空中均记为直立）次数、平均运动速度、总行程及垂直运动等。每测试一只大鼠，则需在测试前将旷场区域清理干净。

（3）离体电生理特性的测定

①单个心肌细胞的分离：取造模 28 天后的 SD 大鼠，将肝素（500 U/kg）注射于腹腔内进行抗凝，约 10 min 后，用 1‰ 戊巴比妥钠溶液腹腔注射麻醉大鼠（大鼠不能死亡）后将其固定于木板上，迅速用剪刀剪开大鼠胸腔，游离心脏周围组织，快速剪下心脏及升主动脉，并置于 4 ℃ 的含氧的生理盐水中，清洗心脏表面及心腔内残留的血液、修剪脂肪垫及纤维组织，游离出心脏及连于左心室的主动脉（约长 1 cm），行主动脉逆行插管并连接于离体心脏灌流装置（专利号为 200820191402.4）上。首先用约 50 mL 的 37 ℃ 纯氧饱和的无钙台氏液行恒速灌流，3～5 min 后，用 37 ℃ 纯氧饱和的含有 0.2 mg/mL EGTA 的无钙台氏液螯合心脏内的钙离子，约 5 min 后将 60 mL 的消化酶液（含 0.5 mg/mL 小牛血清、0.05 mg/mL 蛋白酶 E、0.15 mg/mL Ⅰ型胶原酶的无钙台氏液）进行循环灌流，边灌流边复钙（60 μL 的 20 mmol/L 的 CaCl₂，共 3 次）。注意循环过程中一定不要将液体混合，同时避免气泡进入灌流装置中。当灌流速度开始加快，拉丝样液体滴下，心脏组织疏松半透明时取下心脏，放入含有保存液的培养皿中，进行修剪。将剪下的左心室置于含有 1 mg/mL 小牛血清的无钙台氏液的烧杯中，用眼科剪剪碎，同时用粗胶头吸管轻轻吹打数下，搅拌，然后将烧杯置于 37 ℃ 的恒温水浴箱中孵育 5 min，再用新鲜含有小牛血清 1 mg/mL 的无钙台氏液稀释至 50～60 mL，静置 5 min 后留取含有心肌组织的下层细胞悬液，再次在烧杯中加入少量的细胞保存液，再剪碎、搅拌、孵育、静置（约 5 min）后，倒出的上清液即为分离得到的第一杯细胞，采取同样的方法获取第二杯细胞、第三杯细胞。采取浓度梯度法分次复钙：每隔 10 min 分别加入浓度为 20 mmol/L 的 CaCl₂ 600 μL、600 μL、800 μL，使其终浓度为 0.8 mmol/L，共需约 30 min。然后在室温条件下保存约 1 h 后可上钳。

②全细胞记录模式：按照 Hamill 采用的方法进行全细胞记录实验，吸取 2～3 滴细胞悬液均匀地滴于灌流槽中，置于生物学倒置显微镜下，静置 3～4 min，换用 I_{Ca-L} 电极

外液进行恒速灌流,灌流速度约为 6 mL/min,冲掉死亡的细胞碎片及纤维组织,一般选取折光性好、表面光滑、边缘整齐、横纹清晰、静止无收缩的长杆状细胞作为实验对象。将硬质的玻璃毛坯放入电极拉制仪(P-97,Sutter,美国)中,采用四步法拉制出所需的微电极。在显微镜下选取出目标细胞,调整好视野,然后在微电极内灌入事先配好的电极内液(液高为微电极长度的 2/3),控制微电极进入灌流槽内,入水电阻一般控制在 5 MΩ 左右。待微电极入水后进行液接电位的补偿,调节三维微操纵器(MP 225,Sutter,美国),将电极尖端移至细胞表面,并接触细胞,给予少许负压后进行细胞封接,当封接电阻上升至 1 GΩ 以上,快速进行快电容补偿,采用负压吸引法打破细胞膜,进入全细胞记录模式,同时对慢电容和串联电阻进行合适的补偿。在不同的电压钳制程序下,记录和分析 L 型钙通道电流的动力学特性。将膜片钳放大器(EPC-9,HEKA,德国)相连于计算机,采用 Pulse+pulsefit 8.31 软件系统发放和采集信号,并存储数据至电脑硬盘中,可用于测量和分析。

③L 型钙通道电流的记录方法:当钳制电位为 −40 mV 时,钠电流和 T 型钙通道电流均处于失活状态,电极内液中含有氯化铯,可以阻断钾通道,给予 200 ms 的程序刺激可以引出钙电流。记录 30 min 的"run down"和"run up"现象,发现 L 型钙通道的电流幅值在最开始的 8 min 内有减小或增大的现象,在记录 30 min 后电流明显衰减。故本实验中 L 型钙通道电流的记录选取在最开始 8 min 后 30 min 内完成,这样可在 L 型钙通道较稳定的情况下,记录不同组别 I_{Ca-L} 的动力学特性。

(4) 统计学处理:采用 SPSS 19.0 软件对数据进行分析,分析结果用均数±标准差表示,采用 Patch 软件对记录到的电流曲线进行测量及分析,采用 Origin 9.0 软件进行曲线拟合,两组间比较使用独立样本的 t 检验,多组间比较使用单因素方差分析。以 $P < 0.05$ 为差异有统计学意义。

二、结果

1. 动物模型的评价

(1) 急性心梗模型的评价

①体表心电图:SD 大鼠行冠状动脉左前降支结扎后,观察体表心电图 Ⅱ 导联的变化,从图 5-16 和图 5-17 对比中可以看出结扎术后 SD 大鼠的心电图发生了明显变化,可见心率变快,ST 段抬高与 R 波融合,这说明造模成功。在实验过程中,发现有 3 只 SD 大鼠在形成 ST 段与 R 波融合后,紧接着出现不规则的室性波形(图 5-18)。

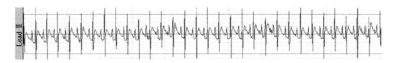

图 5-16 心梗前大鼠的心电图

②心功能测定:与正常组相比,心梗后 4 周 LVEDD、LVESD、LVEDP 均增大,差异具有显著统计学意义($P < 0.01$),LVFS 减小,差异具有显著统计学意义($P < 0.01$)。与心梗组相比,心梗后抑郁组的 LVEDD、LVESD、LVEDP、LVFS 有轻微变化,但并没有表现出明显的差异($P > 0.05$)(表 5-4)。

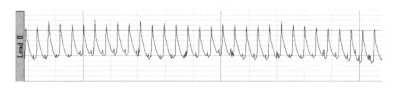

图 5-17　心梗后大鼠的心电图

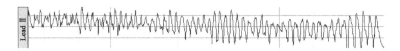

图 5-18　心梗后大鼠不规则室性波形

表 5-4　四组大鼠心功能检测指标比较

组别	数量	LVEDD/mm	LVESD/mm	LVFS/(%)	LVEDP/kPa	LVESP/kPa
正常组	15	6.01±0.12	3.27±0.18	38.91±1.42	4.51±0.92	109.50±5.38
抑郁组	13	5.99±0.18	3.32±0.20	38.74±2.12	4.81±0.73	111.20±4.78
心梗组	13	8.26±0.22*	6.76±0.32*	20.22±2.12*	21.89±1.45*	108.00±3.49
心梗后抑郁组	11	8.36±0.34	6.84±0.24	20.18±1.47	20.78±2.04	109.91±5.05

注:LVEDD,左心室舒张末期直径;LVESD,左心室收缩末期直径;LVFS,左心室短轴缩短率;LVEDP,左心室舒张末压;LVESP,左心室收缩末压。与正常组相比,* $P<0.01$。

③心肌组织纤维化程度:天狼星红染色后可见心肌细胞染成黄色,胶原纤维呈红色(图 5-19),与正常组相比,可见心梗组大鼠心肌细胞排列紊乱,正常横纹结构消失,心肌间质中胶原蛋白含量明显增加,胶原面积增大,计算心肌间质胶原含量分数可见明显差异($P<0.01$)。

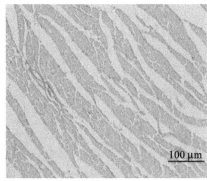

(a)正常组

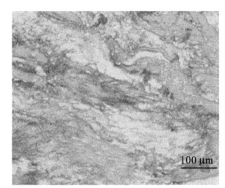

(b)心梗组

图 5-19　正常组与心梗组心肌胶原蛋白的染色

(2)抑郁模型评价:造模第 28 天对四组大鼠进行糖水消耗实验及旷场实验,以评价抑郁模型是否制作成功。结果显示:与正常组相比,心梗组、抑郁组和心梗后抑郁组的行为学评分(即直立次数、总行程、运动速度、糖水偏爱百分比)显著降低,差异具有统计学意义($P<0.05$)；而与心梗后抑郁组相比，心梗组、抑郁组的行为学评分较高，差异具有统计学意义($P<0.05$)（表5-5）。

表 5-5 四组 SD 大鼠行为学评分结果

分组	糖水偏爱 百分比/(%)	旷场实验		
		总行程/m	运动速度/(cm/s)	直立次数/次
正常组	84.40±14.56	48.79±10.54	10.13±0.84	26±6
抑郁组	54.83±16.37#*	31.30±6.88#*	5.58±0.91#*	18±4#*
心梗组	61.25± 9.64#*	30.81±5.74#*	6.33±1.57#*	22±5#*
心梗后抑郁组	43.16±10.03*	20.13±9.36*	4.57±1.69*	12±4*

注：与正常组相比，心梗组、抑郁组和心梗后抑郁组均运动量减少，直立次数减少，显示大鼠活动行为减少，空间探索减少。与正常组比较，* $P<0.05$；与心梗后抑郁组比较，# $P<0.05$。

2. 离体电生理指标结果

（1）I_{Ca-L}的 I-V 曲线及峰电流密度变化：I_{Ca-L}在-30 mV 左右激活，10 mV 达峰值，测量各脉冲下的电流密度(pA/pF)值，根据相应的测试电压及电流密度值绘制电流-电压(I-V)曲线。结果显示，与对照组相比，抑郁组、心梗组及心梗后抑郁组 I_{Ca-L}峰值密度（10 mV 时）均显著下降($n=6$，$P<0.05$)；与心梗组比较，心梗后抑郁组 I_{Ca-L}峰值密度减小$[(-6.05\pm0.67)$ pA/pF vs (-4.94 ± 1.06) pA/pF，$n=6$，$P<0.05$]（图5-20）。

（2）不同组别 I_{Ca-L}稳态激活曲线的变化：将记录测得的电流值按 Boltzmann 方程进行拟合：$G/G_{max}=I/[1+\exp(V_T-V_{1/2}/k)]$（$k$ 为斜率因子，$V_{1/2}$ 为通道的半数激活电压，V_T 为电导）。$G=I_{Ca-L}/(V-V_{rev})$，V_{rev} 为翻转电位。结果显示，与对照组相比，抑郁组、心梗组及心梗后抑郁组的稳态激活曲线右移($n=6$，$P<0.05$)；与心梗组比较，心梗后抑郁组的半数激活电压增加$[(5.84\pm2.03)$ mV vs (11.08 ± 3.21) mV，$n=6$，$P<0.05]$，斜率因子 k 增加$[(14.46\pm2.12)$ vs (18.93 ± 3.70)，$n=6$，$P<0.05]$（图5-21）。

（3）不同组别 I_{Ca-L}稳态失活曲线的变化：采用双脉冲刺激法，电位保持在 40 mV，持续 1 s。阶跃 10 mV，-60 mV 至$+30$ mV 的系列脉冲。在每一个条件脉冲后紧跟着一固定的去极化至 10 mV 300 ms 的脉冲，然后回到-40 mV。将记录的 I_{Ca-L}经 Boltzmann 方程 $I/I_{max}=I/[1+\exp(V_T-V_{1/2}/k)]$进行拟合。结果显示，与对照组相比，心梗组及心梗后抑郁组的稳态失活曲线明显左移($n=6$，$P<0.05$)；与心梗组比较，心梗后抑郁组的稳态失活曲线左移，心梗组的半数最大失活电压为(-18.15 ± 0.72) mV，心梗后抑郁组为(-23.40 ± 0.60) mV，差异具有统计学意义($P<0.05$)（图5-22）。

（4）不同组别 I_{Ca-L}失活后恢复曲线的变化：采用递增间隙双脉冲刺激程序记录失活后恢复曲线。将记录测得的电流值按单指数方程 $I(\%)=A+B\exp(-t/T)$进行拟合，计算出四组恢复曲线的时间常数(T)值并进行统计分析，结果显示与对照组相比，心梗组及心梗后抑郁组的失活后恢复曲线明显下移($n=6$，$P<0.05$)；与心梗组比较，心梗后抑郁组的失活后恢复曲线下移，通道失活恢复时间延长，心梗组的 T 值为(134.72 ± 7.70) ms，心梗后抑郁组 T 值为(150.74 ± 8.38) ms，差异具有统计学意义($n=6$，$P<0.05$)（图5-23）。

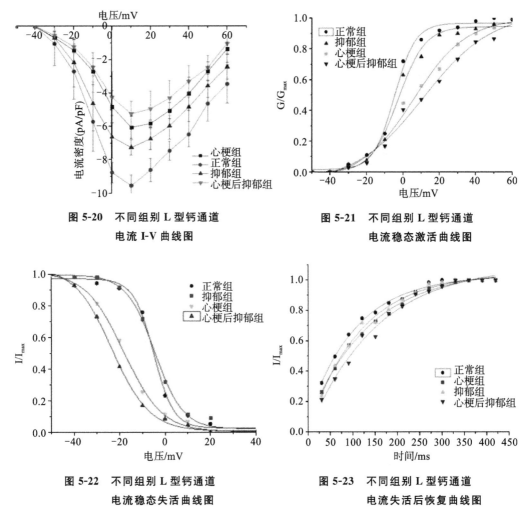

图 5-20　不同组别 L 型钙通道
电流 I-V 曲线图

图 5-21　不同组别 L 型钙通道
电流稳态激活曲线图

图 5-22　不同组别 L 型钙通道
电流稳态失活曲线图

图 5-23　不同组别 L 型钙通道
电流失活后恢复曲线图

三、讨论

精神障碍及心理疾病在冠心病患者中较为常见,如抑郁、焦虑、愤怒、创伤后应激障碍等。抑郁症可从多个方面影响冠心病的进展,包括行为因素、生理因素、病理因素、免疫因素、遗传因素等,但至今没有具体的一个生物学途径可以解释两者共患病机制。冠心病尤其是急性心梗后的患者,容易出现并发症,如恶性心律失常、心脏破裂、心脏性猝死等,患者的心理压力往往较大,加上一些农村患者生活条件差,经济能力有限,在治疗上容易产生消极情绪,长期下去,易诱发心理疾病。冠心病也是一种慢性疾病,需要家人和朋友花更多的时间去关心患者。若患者得到的关心较少,患者的心理负担也会加重,容易出现抑郁样症状及行为。

从本研究结果可以看出,与正常组大鼠相比,心梗组、抑郁组及心梗后抑郁组的大鼠运动量明显减少,糖水摄取量也显著下降,表现出情绪低落、动作减少、快感缺乏等症状,说明慢性压力刺激和手术创伤对大鼠的行为会产生不良影响。心梗组大鼠行为学评分(包括直立次数、总行程、运动速度、糖水偏爱百分比)显著降低,表现出动作减少、快感缺乏,说明急性心肌缺血易诱导大鼠产生抑郁样行为,与多项临床研究结果相一致。与心梗组比较,心梗后抑郁组大鼠的行为学评分进一步下降,说明抑郁症状会使大鼠的行为表现进一步恶化,这可能与抑郁参与创伤后的自主神经功能紊乱、神经甾体增加、5-羟色胺水平下降、谷氨酸系统紊乱等有关。

行冠状动脉左前降支结扎术后,SD 大鼠的心电图发生了明显变化,表现为心率变快,ST 段抬高并与 R 波融合,这是因为大鼠的左前降支的血供阻断后,该区域的心肌组织灌注不足,导致心肌缺血缺氧,如果缺血缺氧长时间无法恢复,则可引起结扎区周围的心肌组织坏死,纤维化形成,这也是本研究采取结扎心脏冠状动脉左前降支的方法来制作急性心梗模型的理论依据。结扎的同时,可观察到结扎区周围的心肌组织颜色变白,这也标志着结扎成功。在实验过程中,应注意保持结扎的高度以及进针的深度,结扎位置过高或过低,进针深度过深或过浅均会对心梗程度及范围产生不同的影响。结扎位置过高或进针深度过深,则会导致大鼠心肌组织严重缺氧缺血,增大心肌的坏死面积,进而增加大鼠的死亡率及心衰事件的发生率;若结扎位置过低或进针深度过浅,则会导致大鼠心肌组织小范围缺血,不足以引起心肌细胞坏死,无法制成心梗模型,后续实验无法进行。在实验过程中,我们发现有 3 只 SD 大鼠在形成 ST 段与 R 波融合后,紧接着出现不规则的室性波形,这表明急性心梗后 SD 大鼠易发生室性心律失常。

已有研究证实:抑郁症与心梗患者心律失常的发生明显相关,抑郁症易诱发室性心律失常。陈进和黄德嘉的研究显示,与对照组相比,抑郁组 95% 单向动作电位时程和心室有效不应期延长,后除极次数及室颤诱发率增加。Grippo 等的研究发现快感缺乏大鼠的基础心率增加,心率变异性下降,抑郁症状可降低室颤阈值,增加室性心律失常的发生率。石少波等的研究也发现心梗后抑郁大鼠频发室性期前收缩,QT 间期延长,心室复极时间延长,有效不应期缩短,室性心律失常易感性增加。目前并没有研究报道抑郁对心梗后心室肌细胞电生理作用的影响。本研究试图利用全细胞膜片钳技术从单细胞离子通道水平探讨抑郁诱发心梗后室性心律失常的离子基础。

本研究结果显示,与心梗组比较,心梗后抑郁组大鼠心室肌细胞的 L 型钙通道电流受到明显抑制,I-V 曲线明显上移,主要通过改变钙通道动力学特征,如减慢钙通道的激活、加快失活,通道失活后恢复时间延长等,导致胞外钙离子进入心室肌细胞内的数量及速度发生改变,进而影响心肌细胞的正常功能。心肌细胞动作电位的发生是一个较为复杂过程,有钠、钾、钙等离子电流的参与。而心室肌膜上 L 型钙通道对于维持心脏的电生理功能具有重要意义,它在决定心肌细胞动作电位平台期的内向电流,启动心肌细胞兴奋-收缩耦联中都发挥着极其重要的作用,同时 L 型钙通道也是细胞内钙离子的重要来源途径,如果其出现异常,则可能诱发心律失常。研究证据表明,在心肌缺血缺氧等异常状态下,细胞功能会受到损伤,梗死周边区心室肌细胞的 L 型钙通道电流会受到明显抑制,其峰值电流明显降低,L 型钙通道失活速度加快,这些最终导致梗死周边区心室肌细胞的动作电位平台期相对缩短,复极相对加速,导致各部位心室肌复极不一致,增加复极离散度,容易形成室内折返,导致室性心律失常。并且不同部位的心室肌细胞 L 型钙通道电流及动作电位时程(APD)均存在明显的跨室壁不均一性,更会增加心律失常的发生。另外,L 型钙通道特性的改变可导致细胞内钙离子紊乱,增加早期后除极或晚期后除极等触发活动,从而增加心律失常的发生风险。本研究结果提示心梗后抑郁大鼠心室肌细胞的 L 型钙通道电流受到明显抑制,表明抑郁等精神因素可能加重心梗后心室肌细胞离子通道的异常变化,使 L 型钙通道电流进一步减小,进而诱发心律失常。

抑郁促进心梗后细胞电重构的机制尚不明确,推测可能与以下几个方面有关:下丘脑-垂体-肾上腺(HPA)轴的激活、交感神经活动亢进、心率增快和心率变异性降低,炎症因子分泌增加,神经甾体改变等。也有研究报道情感因素(抑郁、愤怒、焦虑等)可以通过影响心室复极稳定性增加心律失常的发生风险。Critchley 等发现右侧中脑活动异常与心电图上提示的复极化异常相对应,Taggart 等的研究认为外界压力及不良情绪可刺激大脑皮层,通过自主神经系统调节心脏电活动,引起心电生理紊乱,包括心肌细胞膜上钙通道、钾通道的激活,改变心脏有效不应期,增加复极离散度,触发后除极,最终引起室性心律失常。

综上所述,抑郁症会增加冠心病患者室性心律失常的发生率,可能与心梗后心室肌细胞 L 型钙通道的动力学异常变化有关。

四、结 论

(1)心梗后创伤和慢性压力性刺激均可诱导大鼠表现出抑郁样行为。

(2)抑郁对心梗后大鼠的心功能无明显影响。

(3)抑郁可影响心梗后大鼠的心脏电活动,即影响心梗后心室肌细胞 L 型钙通道的动力学从而诱发室性心律失常。

参考文献

[1] Abramson J,Berger A,Krumholz H M,et al. Depression and risk of heart failure among older persons with isolated systolic hypertension[J]. Arch Intern Med, 2001,161(14):1725-1730.

[2] Whooley M A,de Jonge P,Vittinghoff E,et al. Depressive symptoms,health behaviors,and risk of cardiovascular events in patients with coronary heart disease[J]. JAMA,2008,300(20):2379-2388.

[3] Gustad L T,Laugsand L E,Janszky I,et al. Symptoms of anxiety and depression and risk of acute myocardial infarction:the HUNT 2 study[J]. Eur Heart J, 2014,35(21):1394-1403.

[4] Goldberger J J,Cain M E,Hohnloser S H,et al. American Heart Association/ American College of Cardiology Foundation/Heart Rhythm Society scientific statement on noninvasive risk stratification techniques for identifying patients at risk for sudden cardiac death:a scientific statement from the American Heart Association Council on Clinical Cardiology Committee on Electrocardiography and Arrhythmias and Council on Epidemiology and Prevention[J]. Circulation, 2008,118(14):1497-1518.

[5] McFarlane A,Kamath M V,Fallen E L,et al. Effect of sertraline on the recovery

rate of cardiac autonomic function in depressed patients after acute myocardial infarction[J]. Am Heart J,2001,142(4):617-623.

[6]　房爱萍.伴情感障碍心血管疾病患者心率变异性及心律失常研究[J].中国临床医生,2006,34(8):25-26.

[7]　Davidson K W, Rieckmann N, Clemow L, et al. Enhanced depression care for patients with acute coronary syndrome and persistent depressive symptoms: coronary psychosocial evaluation studies randomized controlled trial[J]. Arch Intern Med,2010,170(7):600-608.

[8]　Moser M, Lehofer M, Hoehn-Saric R, et al. Increased heart rate in depressed subjects in spite of unchanged autonomic balance? [J]. J Affect Disord,1998,48(2-3):115-124.

[9]　Tulen J H, Bruijn J A, de Man K J, et al. Anxiety and autonomic regulation in major depressive disorder:an exploratory study[J]. J Affect Disord,1996,40(1-2):61-71.

[10]　Lambert E, Dawood T, Straznicky N, et al. Association between the sympathetic firing pattern and anxiety level in patients with the metabolic syndrome and elevated blood pressure[J]. J Hypertens,2010,28(3):543-550.

[11]　Kaprielian R, Sah R, Nguyen T, et al. Myocardial infarction in rat eliminates regional heterogeneity of AP profiles, I(to)K(+)currents, and [Ca(2+)](i) transients[J]. Am J Physiol Heart Circ Physiol,2002,283(3):H1157-H1168.

[12]　Nattel S, Maguy A, Le Bouter S, et al. Arrhythmogenic ion-channel remodeling in the heart:heart failure, myocardial infarction, and atrial fibrillation[J]. Physiol Rev,2007,87(2):425-456.

[13]　Perrier E, Kerfant B G, Lalevee N, et al. Mineralocorticoid receptor antagonism prevents the electrical remodeling that precedes cellular hypertrophy after myocardial infarction[J]. Circulation,2004,110(7):776-783.

[14]　Ren C, Wang F, Li G, et al. Nerve sprouting suppresses myocardial I(to)and I(K1)channels and increases severity to ventricular fibrillation in rat[J]. Auton Neurosci,2008,144(1-2):22-29.

[15]　任崇余.心脏神经重塑对心肌细胞瞬时外向钾电流的影响及其分子机制[D].北京:中国协和医科大学,2006.

[16]　Jin H, Hadri L, Palomeque J, et al. KChIP2 attenuates cardiac hypertrophy through regulation of Ito and intracellular calcium signaling[J]. J Mol Cell Cardiol,2010,48(6):1169-1179.

[17]　石少波,梁锦军,谌晶晶,等.NMDA受体在心肌梗死后抑郁大鼠心电生理异常中的作用[J].中华心律失常学杂志,2013,17(4):298-302.

[18]　王晞,王鑫,唐艳红,等.稳心颗粒对大鼠心室肌细胞瞬时外向钾电流的影响[J].医药导报,2010(12):1539-1542.

［19］ Setoguchi S,Glynn R J,Avorn J,et al. Improvements in long-term mortality after myocardial infarction and increased use of cardiovascular drugs after discharge:a 10-year trend analysis［J］. J Am Coll Cardiol,2008,51(13): 1247-1254.

［20］ Larsen K K,Christensen B,Søndergaard J,et al. Depressive symptoms and risk of new cardiovascular events or death in patients with myocardial infarction:a population-based longitudinal study examining health behaviors and health care interventions［J］. PLoS One,2013,8(9):e74393.

［21］ Stewart J C,Zielke D J,Hawkins M A,et al. Depressive symptom clusters and 5-year incidence of coronary artery calcification:the coronary artery risk development in young adults study［J］. Circulation,2012,126(4):410-417.

［22］ Meijer A,Conradi H J,Bos E H,et al. Prognostic association of depression following myocardial infarction with mortality and cardiovascular events:a meta-analysis of 25 years of research［J］. Gen Hosp Psychiatry,2011,33(3): 203-216.

［23］ Grønli J,Murison R,Bjorvatn B,et al. Chronic mild stress affects sucrose intake and sleep in rats［J］. Behav Brain Res,2004,150(1-2):139-147.

［24］ Willner P,Mitchell P J. The validity of animal models of predisposition to depression［J］. Behav Pharmacol,2002,13(3):169-188.

［25］ Belzung C,Lemoine M. Criteria of validity for animal models of psychiatric disorders:focus on anxiety disorders and depression［J］. Biol Mood Anxiety Disord,2011,1(1):9.

［26］ Whang W,Kubzansky L D,Kawachi I,et al. Depression and risk of sudden cardiac death and coronary heart disease in women:results from the Nurses' Health Study［J］. J Am Coll Cardiol,2009,53(11):950-958.

［27］ Lockridge A,Su J,Yuan L L. Abnormal 5-HT modulation of stress behaviors in the Kv4. 2 knockout mouse［J］. Neuroscience,2010,170(4):1086-1097.

［28］ Rozanski G J,Xu Z,Zhang K,et al. Altered K^+ current of ventricular myocytes in rats with chronic myocardial infarction［J］. Am J Physiol,1998,274(1 Pt 2): H259-265.

［29］ Grippo A J,Santos C M,Johnson R F,et al. Increased susceptibility to ventricular arrhythmias in a rodent model of experimental depression［J］. Am J Physiol Heart Circ Physiol,2004,286(2):H619-626.

［30］ Carnevali L,Trombini M,Rossi S,et al. Structural and electrical myocardial remodeling in a rodent model of depression［J］. Psychosom Med,2013,75(1): 42-51.

［31］ Koizumi S,Minamisawa S,Sasaguri K,et al. Chewing reduces sympathetic nervous response to stress and prevents poststress arrhythmias in rats［J］. Am

J Physiol Heart Circ Physiol,2011,301(4):H1551-1558.

[32]　邬松林,黄从新,谢秋容.氯沙坦调节钾电流的分子基础[J].中华高血压杂志,
　　　　2010,18(2):129-134.

[33]　O'Gara P T,Kushner F G,Ascheim D D,et al. 2013 ACCF/AHA guideline for
　　　　the management of ST-elevation myocardial infarction:a report of the American
　　　　College of Cardiology Foundation/American Heart Association Task Force on
　　　　Practice Guidelines[J]. J Am Coll Cardiol,2013,61(4):e78-e140.

[34]　Centers for Disease Control and Prevention. Current depression among adults:
　　　　United States, 2006 and 2008[J]. MMWR Morb Mortal Wkly Rep,2010,59
　　　　(38):1229-1235.

[35]　Phillips A C,Batty G D,Gale C R,et al. Generalized anxiety disorder,major
　　　　depressive disorder, and their comorbidity as predictors of all-cause and
　　　　cardiovascular mortality:the Vietnam experience study[J]. Psychosom Med,
　　　　2009,71(4):395-403.

[36]　Thombs B D,Bass E B,Ford D E,et al. Prevalence of depression in survivors of
　　　　acute myocardial infarction[J]. J Gen Intern Med,2006,21(1):30-38.

[37]　van Melle J P, de Jonge P, Spijkerman T A, et al. Prognostic association of
　　　　depression following myocardial infarction with mortality and cardiovascular
　　　　events:a meta-analysis[J]. Psychosom Med,2004,66(6):814-822.

[38]　Rudisch B, Nemeroff C B. Epidemiology of comorbid coronary artery disease
　　　　and depression[J]. Biol Psychiatry,2003,54(3):227-240.

[39]　Lett H S,Blumenthal J A,Babyak M A,et al. Depression as a risk factor for
　　　　coronary artery disease:evidence, mechanisms, and treatment[J]. Psychosom
　　　　Med,2004,66(3):305-315.

[40]　Barth J, Schumacher M, Herrmann-Lingen C. Depression as a risk factor for
　　　　mortality in patients with coronary heart disease:a meta-analysis [J].
　　　　Psychosom Med,2004,66(6):802-813.

[41]　Nicholson A, Kuper H, Hemingway H. Depression as an aetiologic and
　　　　prognostic factor in coronary heart disease:a meta-analysis of 6362 events
　　　　among 146 538 participants in 54 observational studies[J]. Eur Heart J,2006,
　　　　27(23):2763-2774.

[42]　Lichtman J H,Froelicher E S,Blumenthal J A,et al. Depression as a risk factor
　　　　for poor prognosis among patients with acute coronary syndrome:systematic
　　　　review and recommendations:a scientific statement from the American Heart
　　　　Association[J]. Circulation,2014,129(12):1350-1369.

[43]　Stewart R A, North F M, West T M, et al. Depression and cardiovascular
　　　　morbidity and mortality:cause or consequence? [J]. Eur Heart J, 2003, 24
　　　　(22):2027-2037.

［44］ Irvine J,Basinski A,Baker B,et al. Depression and risk of sudden cardiac death after acute myocardial infarction:testing for the confounding effects of fatigue ［J］. Psychosom Med,1999,61(6):729-737.

［45］ Luukinen H,Laippala P,Huikuri H V. Depressive symptoms and the risk of sudden cardiac death among the elderly［J］. Eur Heart J,2003,24(22):2021-2026.

［46］ Kawara T,Derksen R,de Groot J R,et al. Activation delay after premature stimulation in chronically diseased human myocardium relates to the architecture of interstitial fibrosis［J］. Circulation,2001,104(25):3069-3075.

［47］ Kostin S,Rieger M,Dammer S,et al. Gap junction remodeling and altered connexin43 expression in the failing human heart［J］. Mol Cell Biochem,2003,242(1-2):135-144.

［48］ Hamill O P,Marty A,Neher E,et al. Improved patch-clamp techniques for high-resolution current recording from cells and cell-free membrane patches ［J］. Pflugers Arch,1981,391(2):85-100.

［49］ Watkins L L,Blumenthal J A,Babyak M A,et al. Phobic anxiety and increased risk of mortality in coronary heart disease［J］. Psychosom Med,2010,72(7):664-671.

［50］ 石少波,杨波,刘韬,等.抑郁与心血管疾病患者室性心律失常风险的 Meta 分析［J］.临床内科杂志,2013,30(8):552-554.

［51］ Carney R M,Freedland K E,Steinmeyer B,et al. Depression and five year survival following acute myocardial infarction:a prospective study［J］. J Affect Disord,2008,109(1-2):133-138.

［52］ 石少波,杨波,梁锦军.抑郁症与室性心律失常［J］.中国心脏起搏与心电生理杂志,2012,26(5):386-388.

［53］ 陈进,黄德嘉.抑郁对大鼠心室肌电生理学特性的影响［J］.中国心脏起搏与心电生理杂志,2007,21(2):162-165.

［54］ Grippo A J,Santos C M,Johnson R F,et al. Increased susceptibility to ventricular arrhythmias in a rodent model of experimental depression［J］. Am J Physiol Heart Circ Physiol,2004,286(2):H619-626.

［55］ Shi S,Liang J,Liu T,et al. Depression increases sympathetic activity and exacerbates myocardial remodeling after myocardial infarction:evidence from an animal experiment［J］. PLoS One,2014,9(7):e101734.

［56］ Serysheva L I,Ludtke S J,Baker M R,et al. Structure of the voltage-gated L-type Ca^{2+} channel by electron cryomicroscopy［J］. Proc Natl Acad Sci USA,2002,99(16):10370-10375.

［57］ 丁超,李俊峡,陈会校,等.辛伐他汀对兔急性心肌梗死后心室肌细胞 L-钙离子通道电流的影响［J］.白求恩军医学院学报,2008,6(4):193-195.

［58］　齐书英,刘坤申,何振山,等.兔急性心肌梗死后梗死周边带心肌细胞 L-型钙通道的变化[J].中国心脏起搏与心电生理杂志,2002,16(5):375-378.

［59］　Makhija K，Karunakaran S. The role of inflammatory cytokines on the aetiopathogenesis of depression[J]. Aust N Z J Psychiatry, 2013，47（9）:828-839.

［60］　Shi S，Liang J，Liu T，et al. Depression increases sympathetic activity and exacerbates myocardial remodeling after myocardial infarction:evidence from an animal experiment[J]. PLoS One,2014,9(7):e101734.

［61］　Critchley H D,Taggart P,Sutton P M,et al. Mental stress and sudden cardiac death:asymmetric midbrain activity as a linking mechanism[J]. Brain,2005,128:75-85.

［62］　Taggart P，Critchley H，Lambiase P D. Heart-brain interactions in cardiac arrhythmia[J]. Heart,2011,97(9):698-708.

第二篇

心血管疾病与心理障碍的临床研究

XINXUEGUAN JIBING YU XINLIZHANG'AI DE

LINCHUANG YANJIU

第六章　心脏器械植入治疗的相关心理与生活质量问题及其对策

一般的心脏器械植入治疗包括缓慢性心律失常的起搏、心力衰竭的心脏再同步化治疗(CRT 或 CRT-D)，以及体内植入型心律转复除颤器(ICD)的除颤治疗。由于心脏器械植入的患者基础情况、认知程度、社会与环境支持程度等因素不一样，以及治疗效果和并发症的程度不一样，会造成患者的心理精神状态不一样，有的甚至会造成严重的心理问题，甚至精神疾病，这些均会影响患者的生活质量。心脏器械植入治疗患者是一个特定的人群，其心理或精神疾病有其特征性，这是心血管医生必须面临的问题，也是必须处理的问题。

一、心脏器械植入治疗患者的心理与生活质量问题

心理或精神健康是健康的重要组成部分，与一般心脏病患者相比较，心脏器械植入的患者往往伴有更明显的心理问题，据国内文献统计其发生率平均为 37.8%，主要的临床表现如下：①焦虑、抑郁；②行为对抗和自杀；③性功能障碍；④安置器械一侧肢体强迫制动和肢体乏力；⑤频繁室性心动过速发作。一篇纳入 45 项研究(包括 5000 余人)的 Meta 分析结果显示，大约 20% 的成年 ICD 植入术者伴有焦虑和抑郁情绪。在起搏器植入术前，27%～63% 的患者有焦虑情绪，10%～36% 的患者有抑郁情绪，植入后随访 12 个月后发现精神障碍仍广泛存在，焦虑情绪仍达 15%～19%，抑郁情绪达 18%，更长时间的随访并未发现患者精神障碍得到显著改善。心脏再同步化治疗是心力衰竭的重要策略，能够降低患者 22% 的死亡率和 37% 的再住院率，与 ICD 比较，CRT-D 可以明显提高心衰患者的生活质量(quality of life，QOL)(其中包括情感职能与精神健康)，在中重度心衰患者中趋势更加明显。心衰患者植入 CRT 后 6 个月的随访显示，对 CRT 反应良好的患者抑郁发生率(24%)明显低于对 CRT 无反应的患者(82%，$P=0.007$)。梁锦军等对 177 例起搏器植入患者(VVI 型 68 例，DDD 型 108 例，AAI 型 1 例)进行一年的 QOL 随访，结果显示 6 个月时患者的 QOL 明显提高，在术后 6 个月和 12 个月时比较，差异无统计学意义。

尽管各个研究采用的评分量表、样本数和随访时间不尽相同，得出的数据也有较大差别，因此还需要大样本、长期、标准化的研究。但是目前的资料大多提示心脏器械植入者心理问题最明显。

二、影响心理和生活质量问题的因素及机制

1. 基础状态　患者的基本情况如性别、年龄、性格特点、教育程度、经济状况、术前精神状态等是比较固定的因素，多项研究表明，不同的基础状态下，心脏器械植入引发的心理问题的严重程度不同。在一项纳入 70 个 ICD 植入者的前瞻性研究中，平均年龄为 64.8 岁，其中女性患者占 12%，77% 有缺血性心脏病，54.3% 有心衰病史，多元回归分析显示，上述因素对短期(3 个月)的 ICD 植入者术后 QOL 的影响为 37% 左右。不同性别患者对压力的反应也有差异，女性较男性易出现焦虑，可能与女性相对更容易倾诉，释放压力，使其 QOL 测量值较低，然而男性精神障碍表现比较隐匿相关。不同年龄的人群对起搏器引起的精神障碍调节方式不同。相对而言，青少年人群心理问题更加突出，QOL 也较差；一项研究表明 84.7% 青少年 ICD 植入者有行为逃避。一篇包

括 20 个青少年 ICD 植入者的研究报告指出青少年比成年人更易出现抑郁、焦虑、紧张情绪,大约高出 2 倍。一项针对女性 ICD 植入者进行心理干预(包括 ICD 相关教育、认知行为疗法、加强社会支持)的研究表明,年轻(50 岁以下)患者比中年(51~64 岁)、老年(65 岁以上)患者在 ICD 植入后的焦虑程度更严重,冲击焦虑调查评分分别为30.75、18.00、22.00。

2. 疾病相关因素 一般行心脏器械植入治疗的患者病情较重,病程较长,多有严重心力衰竭、心搏骤停、室性心动过速或心室颤动等,此类患者大多在心脏器械植入术前、术后均存在明显的心理情绪障碍,如焦虑、抑郁负性情绪等适应不良的表现。刘启明等报道 3 例患者植入心脏起搏器后因持续精神紧张诱发焦虑、抑郁症状。其临床特点为自主神经功能失调、运动性不安、躯体不适、感知睡眠障碍,治疗后 1 例痊愈,1 例好转,1 例将起搏器取出后症状消失。由此推测,当缓慢型心律失常、心力衰竭、肥厚型心肌病、神经迷走性晕厥等得到控制好转时,患者的精神状态和 QOL 也将得到相应改善。作为一级或二级预防心脏性猝死(sudden cardiac death,SCD)的 ICD,正常治疗的放电和异常放电对患者的身心都是打击,研究表明死亡风险随异常放电次数而增加,5 次异常放电后风险比高达 3.7。抑郁、焦虑等情绪不仅是 ICD 放电打击的结果,还会增加室性心律失常的风险,成为 ICD 异常放电的诱因。一项关于 ICD 患者的心律失常如何被触发的研究,收集 2 h 内触发 ICD 放电的信息,分析储存的心电图,证实引起每次 ICD 放电的心脏节律。共记录 199 例室性心动过速/心室颤动(VT/VF),与无发怒或发怒较轻时比较,1 h 内中等或中等以上水平的发怒,ICD 放电的相对危险度为 3.2,患者十分生气或者愤怒,VT、VF 放电的危险增加 16 倍。Reich 等对 117 例致命性心律失常的幸存者进行了详细调查,其中 25 例在心律失常发作前情绪异常激动,并且 21 例没有器质性心脏病。另一项纳入 391 名 ICD 植入患者的研究表明,D 型性格的焦虑患者发生室性心律失常的风险(21/71,29.6%)明显高于其他患者(54/320,16.9%,$P=$0.013)。

3. 认知水平 由于每个人的年龄、性格、教育程度、经济状况的不同,对心脏植入器械治疗的认识及反应也不相同。认知的偏见和错误也是造成心理问题的原因之一。认知因素主要包括以下三个方面:①对起搏器的植入适应不良:医疗上的每个操作都有一定的风险,患者一般要经过反复的思想斗争和考虑,同时有的患者在植入起搏器后,主要注意力都集中于起搏器或囊袋,造成反应"过敏",把一些不是起搏器或囊袋引起的症状,归于起搏器或囊袋,造成精神紧张,如杨萍等报道 8 例常感心悸、胸闷、囊袋同侧上肢乏力的患者,患者自认为与 ICD 植入有关,后经相关检查证实与 ICD 植入无关。②对 ICD 和 CRT-D 的电击产生恐惧:多个关于 ICD 与 CRT-D 植入术后的患者心理健康状况的调查及研究表明,影响患者心理状态的主要因素是患者清醒状态下的电击经历,被描述为胸部被雷劈一般。一般认为这种随机的放电使患者产生经典的身心调整,对这种恶性刺激惧怕或焦虑,从而减少体力活动;在动物实验中发现不能自控的放电可使之产生丧失逃避危险的能力。③心脏起搏器术后的并发症对患者的心理状态有极重要的影响。黎云等报道心脏起搏器术后 5 例出现并发症的患者,其中有 1 例出现伤口愈合不好、皮肤对合不齐,2 例出现囊袋血肿,2 例出现伤口感染,这 5 例患者焦虑发生率为100％,抑郁发生率80％,幸福度较高者仅为20％。

4. 社会支持 患者因其特定的角色而对外界环境的变化十分敏感,社会家庭的支持是患者保持良好稳定的心理活动的重要保障。医务人员的关心,对病情、起搏器工作模式、手术步骤、术后护理等通俗易懂的介绍,可以增加患者对自身疾病的认识,减轻焦虑不安的情绪。心脏器械植入本身、器械植入治疗造成的不适都属于重大的生活事件,加之周围社会支持系统的变化,这些因素都可能是心脏器械植入患者发生心理问题的社会性原因。

由于患者在生病期间心理比较脆弱,心脏器械植入的患者的经济压力比较大,患者术后不能从事剧烈活动,并且不能接触磁场强的环境,生活空间受到限制,且起搏器电池保修期为6~8年,故患者容易产生担心电池突然耗尽及术中疼痛、意外、术后影响日常生活等心理问题,需要家庭成员及社会的支持。当这些因素发生变化时,往往会引起患者精神紧张,诱发或加重原有疾病,从而加重精神症状。赵玲等报道了1例极度担心自己给家人带来巨大经济负担,产生严重焦虑等症状,自行抠出植入ICD后自杀的患者。同时,研究表明社会孤立是低龄心脏器械植入患者出现精神问题的重要缘由($P＝0.009$)。

接受心脏器械植入治疗的患者发生心理障碍的机制不能由单一机制所阐明,而是多种机制共同相互作用的结果,从而使心理问题复杂化。故分析和治疗行心脏器械植入治疗患者的心理问题时应综合考虑,常规随访中应定期进行心理状态评估和心理咨询,及时进行心理干预。

三、干预方法

1. 基础疾病的治疗 ①改善患者基础疾病是保证患者心理健康的关键,如避免诱因的刺激,优化药物治疗高血压、心力衰竭、冠心病、糖尿病等。一项系统回顾研究提示,CRT-D治疗比单独使用ICD治疗更能提高中重度心衰患者的QOL。②优化起搏器程控功能,排除机械和技术故障,保障起搏器的正常功能状态,避免起搏器综合征和无效起搏。③β受体阻滞剂:常规口服应用,能够阻断交感神经激活,减少心悸症状,降低心律失常的触发阈值,预防ICD/CRT-D不适当放电,急性期静脉使用,效果也较好。

2. 心理治疗 认知行为疗法(cognitive behavior therapy,CBT)是最常用的方法,它是一组通过改变思维、信念和行为的方法来改变不良认知,达到消除不良情绪和行为的短程心理治疗方法。分为三期:早期(2~3周)与患者建立良好的医患关系;中期(4~6周)运用认知和行为干预,使患者对所患疾病有一个新的正确的认识,并取代以往歪曲的认知;后期(3~4周)巩固疗效,扩大合理认知范围。祁述善等报道6例因阵发性VT/VF合并晕厥的患者植入ICD,在术后1个月内6例中有5例经历电击次数为2~12次,使得患者情绪紧张,有明显的抑郁、焦虑症状,有2例患者惶恐不安,用手扶托ICD,觉胸痛、背部被猛击及"闪光",害怕再次电击,运用CBT的基本原理,结合改良的森田疗法而施行心理治疗后症状就很快得到改善。同时研究表明CBT可以增加患者对起搏器的适应能力,减少抑郁症状,提高QOL;特别是在女性患者中,效果更加明显($P＜0.01$)。

3. 药物治疗 ①抗抑郁药物：因为传统的三环类抗抑郁药对心血管系统的不良反应较多，增加患者死亡率，因此不建议使用。选择性 5-羟色胺再摄取抑制剂（SSRIs）类抗抑郁药物如舍曲林、帕罗西汀、百忧解等，对过分关注躯体不适、同时伴有躯体症状的患者尤为合适，这类药物的共同特点是副作用小，药物毒性小，服用方便，在心血管疾病患者中使用安全有效，是轻度抑郁症的首选药物。新型的抗抑郁药物去甲肾上腺素再摄取抑制剂（SNRI）如文拉法新，和 SSRIs 一样也是安全有效的药物，而且其优势比为 0.66，远大于同类药物 0.83。此外，鉴于电休克疗法尚缺乏可靠的临床试验，所以电休克疗法在行心脏器械植入治疗的患者中应用需要仔细评估，多应在其他药物配合下合理使用。②抗焦虑药物：最常用的是苯二氮䓬类药物，如阿普唑仑、氯硝西泮、艾司唑仑等，小剂量起到抗焦虑紧张作用，较大剂量则起到镇静催眠作用，这类药物具有成瘾性和耐受性的特点，因此一定要把握适应证，避免长时间应用。③其他：黛力新是一种小剂量的抗精神病药，是三氟噻吨与小剂量三环类抗抑郁药四甲蒽丙胺的合剂，其两种成分在治疗作用方面有协同效应和副作用的拮抗效应，能有效地抗焦虑及抗抑郁，改善躯体症状，起效快，副作用小。

4. 功能锻炼 应该根据患者的具体病情，鼓励其进行适当的康复锻炼、必要的体力和社会活动，这可以提高患者的运动耐力，使其恢复正常的生活，最大限度地回归家庭和社会，改善起搏器术后患者的心理状态。李继文等报道康复组术后肩部疼痛的发生率为 9.6%，伴有肩关节活动受限的发生率 3.2%；对照组术后肩痛发生率为 29.1%，其中肩关节活动受限发生率为 9.1%，起搏器术后两组患者肩痛和肩关节活动障碍发生率比较差异具有显著性（ $P<0.05$ ），所以早期功能锻炼可降低术后患者肩部疼痛及活动障碍的发生率，且不会增加电极脱位等并发症的风险，有助于患者缓解紧张和焦虑情绪。

参考文献

[1] Javidi H, Yadollahie M. Post-traumatic Stress Disorder[J]. Int J Occup Environ Med, 2012, 3(1): 2-9.

[2] 杨海涛, 祁述善, 沈向前, 等. 心脏起搏患者术前心理状况及其心理干预的作用[J]. 中国心脏起搏与心电生理杂志, 2003, 17(3): 189-191.

[3] 向晋涛, 江洪. 埋藏式心脏转复除颤器治疗的心理问题[J]. 中国心脏起搏与心电生理杂志, 2009, 23(1): 15.

[4] Magyar-Russell G, Thombs B D, Cai J X, et al. The prevalence of anxiety and depression in adults with implantable cardioverter defibrillators: a systematic review[J]. J Psychosom Res, 2011, 71(4): 223-231.

[5] Kapa S, Rotondi-Trevisan D, Mariano Z, et al. Psychopathology in patients with ICDs over time: results of a prospective study[J]. Pacing Clin Electrophysiol, 2010, 33(2): 198-208.

[6] Johansen J B, Pedersen S S, Spindler H, et al. Symptomatic heart failure is the most important clinical correlate of impaired quality of life, anxiety, and depression in implantable cardioverter-defibrillator patients: a single-centre,

cross-sectional study in 610 patients[J]. Europace,2008,10(5):545-551.

[7] Whang W,Albert C M,Sears S J,et al. Depression as a predictor for appropriate shocks among patients with implantable cardioverter-defibrillators:results from the Triggers of Ventricular Arrhythmias(TOVA)study[J]. J Am Coll Cardiol, 2005,45(7):1090-1095.

[8] McAlister F A,Ezekowitz J,Hooton N,et al. Cardiac resynchronization therapy for patients with left ventricular systolic dysfunction:a systematic review[J]. JAMA,2007,297(22):2502-2514.

[9] Chen S,Yin Y,Krucoff M W. Effect of cardiac resynchronization therapy and implantable cardioverter defibrillator on quality of life in patients with heart failure:a meta-analysis[J]. Europace,2012,14(11):1602-1607.

[10] Ploux S,Verdoux H,Whinnett Z,et al. Depression and severe heart failure: benefits of cardiac resynchronization therapy[J]. J Cardiovasc Electrophysiol, 2012,23(6):631-636.

[11] 梁锦军,黄鹤,杨波,等.起搏器植入患者生活质量及医疗费用调查[J].中国心脏起搏与心电生理杂志,2011,25(1):38-40.

[12] Carroll S L,Markle-Reid M,Ciliska D,et al. Age and mental health predict early device-specific quality of life in patients receiving prophylactic implantable defibrillators[J]. Can J Cardiol,2012,28(4):502-507.

[13] 黄英,费翔,任玉英.永久性起搏器植入患者术前焦虑情绪的调查[J].解放军护理杂志,2006,23(8):34-35.

[14] Sears S F,Hazelton A G,St Amant J,et al. Quality of life in pediatric patients with implantable cardioverter defibrillator[J]. Am J Cardiol, 2011, 107 (7):1023.

[15] DeMaso D R,Neto L B,Hirshberg J. Psychological and quality-of-life issues in the young patient with an implantable cardioverter-defibrillator[J]. Heart Rhythm,2009,6(1):130-132.

[16] Vazquez L D,Conti J B,Sears S F. Female-specific education,management,and lifestyle enhancement for implantable cardioverter defibrillator patients:the FEMALE-ICD study[J]. Pacing Clin Electrophysiol,2010,33(9):1131-1140.

[17] 刘启明,周胜华,祁述善,等.置入心脏起搏器后出现焦虑、抑郁症状三例[J].中国心脏起搏与心电生理杂志,2004,18(3):205.

[18] van Rees J B,Borleffs C J,de Bie M K,et al. Inappropriate implantable cardioverter-defibrillator shocks:incidence,predictors,and impact on mortality [J]. J Am Coll Cardiol,2011,57(5):556-562.

[19] 向晋涛,朱刚艳,朱志先.心理社会因素与室性心律失常[J].中国心脏起搏与心电生理杂志,2008,22(3):194-196.

[20] Reich P,Desilva RA,Lown B,et al. Acute psychological disturbances preceding

life-threatening ventricular arrhgthmias[J]. JAMA,1981,246(3)：233-235.

[21] van den Broek K C,Nyklícek I,van der Voort P H,et al. Risk of ventricular arrhythmia after implantable defibrillator treatment in anxious type D patients [J]. J Am Coll Cardiol,2009,54(6):531-537.

[22] 杨萍,汤弧明,郭涛,等.埋藏式心脏转复除颤器的随访[J].中国心脏起搏与心电生理杂志,2006,20(6):490-493.

[23] 杜娟.完善社会支持系统对老年不稳定型心绞痛患者疾病不确定感干预效应[J].中国健康心理学杂志,2014,22(3):359-360.

[24] 李彩英.心理干预对老年永久性心脏起搏器植入患者情绪障碍的影响[J].西南军医,2008,10(5):36-37.

[25] 王呼萍,白晓薇,王士东,等.植入心脏起搏器患者回归社会健康知识需求调查[J].实用临床医药杂志,2012,16(20):104-106.

[26] 赵玲,郭涛,韩明华,等.16例置入埋藏式心脏复律除颤器的术后随访[J].中国心脏起搏与心电生理杂志,2003,17(5):358-360.

[27] van den Broek K C,Versteeg H,Erdman R A,et al. The distressed(Type D) personality in both patients and partners enhances the risk of emotional distress in patients with an implantable cardioverter defibrillator[J]. J Affect Disord, 2011,130(3):447-453.

[28] Bunch T J,Anderson J L. Adjuvant antiarrhythmic therapy in patients with implantable cardioverter defibrillators[J]. Am J Cardiovasc Drugs,2014,14(2): 89-100.

[29] 祁述善,方臻飞,刘启明,等.认知行为疗法在防治植入型心律转复除颤器植入术后抑郁、焦虑症状的临床应用[J].中华心律失常学杂志,2002,6(4):221-223.

[30] Irvine J,Firestone J,Ong L,et al. A randomized controlled trial of cognitive behavior therapy tailored to psychological adaptation to an implantable cardioverter defibrillator[J]. Psychosom Med,2011,73(3):226-233.

[31] Martinez C,Assimes T L,Mines D,et al. Use of venlafaxine compared with other antidepressants and the risk of sudden cardiac death or near death：a nested case-control study[J]. BMJ,2010,340:c249.

[32] Kokras N,Politis A M,Zervas I M,et al. Cardiac rhythm management devices and electroconvulsive therapy：a critical review apropos of a depressed patient with a pacemaker[J]. JECT,2011,27(3):214-220.

[33] 李继文,邵丹,蒋萍,等.永久起搏器植入术后早期功能锻炼的临床研究[J].中国心脏起搏与心电生理杂志,2012,26(1):44-47.

第七章 急性心肌梗死患者情感障碍与人格分型的调查

研究表明冠心病的发生、发展及预后,与抑郁、焦虑等情感障碍密切相关,也有研究探讨不同的人格类型对冠心病发病及预后的影响。为了分析急性心肌梗死(AMI)患者情感障碍与人格分型的情况,我们收集了 AMI 患者的基线资料及部分临床资料,用焦虑自评量表(SAS)及抑郁自评量表(SDS)对患者进行评分,用艾森克人格问卷简式量表中国版(EPQ-RSC)判断其人格分型,为冠心病的综合防治提供参考依据。

一、对象与方法

1. 研究对象 随机选取 2010 年 9 月至 2011 年 3 月间,因 AMI 在武汉大学人民医院心内科住院的患者进行调查,共 63(男 55、女 8)例;年龄 36～82(59.22±12.05)岁;文化程度,小学∶初中∶高中或中专∶大学及以上=14∶16∶19∶14;民族:汉族;按照《中华人民共和国职业分类大典》对调查患者的职业进行分类:农民∶专业技术人员∶生产、运输设备操作人员及有关人员(简称工人)∶退休或无职业人员∶其他无法划分人员=4∶12∶6∶31∶10。

AMI 诊断标准必须同时包括心电图的动态改变及酶学的显著变化,仅符合一项者视为不稳定型心绞痛。

2. 方法

(1) 收集 AMI 患者住院期间各项基线资料和部分临床资料,以及常模组基线资料。

(2) 调查工具:SAS(Zung 1971 年编制)、SDS(Zung 1965 年编制)、EPQ-RSC。

(3) 量表的评分方法

①SAS:计取总分,乘以 1.25 后再四舍五入得标准分,临界值为 50,标准分越高,抑郁倾向越明显。

②SDS:各项目总分/80=抑郁严重度,<0.5 为无抑郁,0.5～0.59 为轻微至轻度抑郁,0.6～0.69 为中至重度抑郁,>0.7 为重度以上抑郁。

③EPQ-RSC:分为 P(精神质)量表、E(内外向)量表、N(情绪稳定性)量表、L(掩饰、虚假性)量表四个部分。分别计取总分后将四个维度结合起来进行人格分类:①E<50、N>50 为抑郁质(内向不稳);②E>50、N>50 为胆汁质(外向不稳);③E<50、N<50 为黏液质(内向稳定);④E>50、N<50 为多血质(外向稳定)。

(4) 调查方法:SAS、SDS 及 EPQ-RSC 一般由患者本人填写,如遇不能写字者,由调查者一一提问完成。随机选取患者家属,作为正常对照人群(常模组),对其进行SAS、SDS 评分。

3. 统计学方法 采用 SPSS 19.0 统计软件包进行数据处理和统计分析,计量资料用 $\bar{x} \pm s$ 表示,两组间计量资料比较采用 t 检验,计数资料组间比较采用 χ^2 检验,$P<$0.05 为差异有统计学意义。

二、结果

1. 基线资料比较 心梗组(AMI患者)63 例,男 55 例,女 8 例;常模组 63 例,男 47例,女 16 例。两组在性别、年龄、职业、居住地及文化构成上无统计学差异(表 7-1)。

表 7-1　心梗组和常模组基线资料比较

项目分层	χ^2 值		P 值	
	心梗组	常模组	心梗组	常模组
性别				
男	55	47	3.30	0.07
女	8	16		
年龄(岁)				
<55	20	23	0.56	0.76
55~70	36	35		
>70	7	5		
职业				
农民	4	4	1.84	0.77
专业技术人员	12	14		
工人	6	10		
退休或无职业人员	31	28		
其他无法划分人员	10	7		
居住地				
武汉市	31	36	0.80	0.37
其他地区	32	27		
文化程度				
小学	14	10	1.66	0.65
初中	16	16		
高中或中专	19	25		
大学及以上	14	12		

2. 心梗组 SAS、SDS 得分与常模组比较　如表 7-2 所示。

表 7-2　心梗组 SAS、SDS 得分与常模比较

分组	SAS 得分	SDS 得分
心梗组	59.71±13.81**	0.47±0.09**
常模组	32.91±4.08	0.42±0.06
t 值	14.7719	3.6690
P 值	0.0000	0.0004

注:组间比较** $P<0.01$。

3. 心梗组与常模组人格分型比较 如表 7-3 所示。

表 7-3 心梗组和常模组人格分型比较

人格分型	心梗组/(%)	常模组/(%)	χ^2	P
胆汁质型	43(68.25)	10(15.87)	35.465	0.000
多血质型	17(26.98)	18(28.57)	0.040	0.842
抑郁质型	2(3.17)	13(20.63)	9.157	0.002
黏液质型	1(1.59)	22(34.92)	23.455	0.000

组间比较，$\chi^2=47.816$，$P=0.000$（这是综合比较的检验值），心梗组和常模组人格分型构成比的差异有统计学意义。心梗组中胆汁质型所占比例最高，常模组胆汁质型、多血质型、抑郁质型及黏液质型所占比例较均衡。

三、讨论

本研究结果显示 AMI 患者 SAS 和 SDS 得分均大于常模，AMI 患者更容易出现焦虑、抑郁等情感障碍；AMI 患者人格分型中胆汁质型所占比例最高。

冠状动脉粥样硬化性心脏病（简称冠心病）指冠状动脉粥样硬化使管腔狭窄或阻塞，导致心肌缺血缺氧或坏死而引起的心脏病，亦称为缺血性心脏病。急性心肌梗死（AMI）是在冠状动脉病变的基础上，发生冠状动脉血供急剧减少或中断，使相应的心肌严重而持久地急性缺血导致心肌坏死。随着人口老龄化和生活水平的提高，冠心病的发病率逐年增加。多项研究表明冠心病与情感障碍（抑郁、焦虑等）密切有关，而且两者之间相互作用、相互影响，冠心病和抑郁之间还可能有着如下几个方面的共同发病机制：①自主神经功能紊乱；②内皮功能障碍和凝血机制紊乱；③基因机制；④炎症机制；⑤多不饱和脂肪酸缺乏等。SAS 及 SDS 广泛用于临床筛查抑郁倾向患者。本研究结果显示，AMI 患者 SAS、SDS 得分与常模相比具有显著性差异，这说明 AMI 患者更易伴发抑郁、焦虑等情感障碍，这与 Liu 等的研究结果相一致。心肌梗死合并抑郁患者心源性死亡风险是对照组的 1.6～2.7 倍，新发心血管事件风险为对照组的 2 倍。因此要重视冠心病患者的抑郁、焦虑等情感障碍问题，对其进行筛查，符合抑郁、焦虑诊断者需及时进行干预。

Rosengren 等的研究显示心理社会因素是心肌梗死的独立危险因素。美国学者在 20 世纪 50 年代提出 A 型人格，即 EPQ-RSC 中的胆汁质型人格，主要特点为竞争性、攻击性、争强好斗等。Sparagon 等的研究结果表明 A 型人格促进冠心病的发生和发展。本研究结果显示 AMI 患者中胆汁质型人格患者比例最高，与既往研究结果一致，胆汁质型人格是冠心病的关联人格。由于胆汁质型人格患者长期处于高应激性和觉醒状态中，神经内分泌和心血管反应性增高，促进了冠心病的发生。1996 年荷兰心脏病学家 Denollet 在研究中提出 D 型人格的概念，D 型人格即 EPQ-RSC 中的抑郁质型人格，包括消极情感和社交抑制两个维度，其在 EPQ-RSC 评分中 N 神经质维度上得分较高，E 外向性维度上得分较低，即反映为抑郁质。这类人群长期体验消极情感，在社会交往中压抑自己对情感和行为的表达，更容易出现抑郁、焦虑等情感障碍，这些情感障碍可使交感-肾上腺系统兴奋性增高,儿茶酚胺分泌增多,导致冠状动脉痉挛而引起心肌缺血加重。有研究发现 D 型人格是判断冠心病预后的独立危险因素。因此 D 型人格者一旦罹患冠心病,预后往往非常差。

近年来,双心医学(又称为心理心脏病学或行为心脏病学)发展迅速,它是研究和处理心脏病与情绪、社会环境和行为相关的科学,不是简单地把心理疾病和心脏病放在一个单元进行治疗,而是强调在临床治疗中关注患者躯体疾病的同时,要关注患者的精神心理状态,倡导真正意义上的健康,即心身的全面和谐统一,最终目标是改善患者的心血管疾病的预后,实现躯体和心理的完全康复。本研究也是立足于双心医学而进行的。

总之,冠心病患者易伴发抑郁、焦虑等情感障碍,人格分型对冠心病的发生、发展及预后也存在一定影响。以上研究结果提示我们在冠心病的一级预防及临床治疗中,应重视精神因素的影响,对高危人格类型人群进行定期检查,最终将有助于预防冠心病,改善冠心病患者的预后。我们要将"关注精神心理卫生"作为"心脏整体防治体系"的组成部分,立足于心血管疾病的学科体系,对受到精神心理因素干扰的心血管疾病或表现为心脏症状的单纯精神心理问题,进行必要、恰当的识别和干预。

参考文献

［1］　谌晶晶.抑郁与冠状动脉粥样硬化性心脏病的研究进展［J］.心血管病学进展,2013,34(1):82-86.

［2］　Brunner E J,Shipley M J,Britton A R,et al. Depressive disorder,coronary heart disease,and stroke:dose-response and reverse causation effects in the Whitehall Ⅱ cohort study［J］. Eur J Prev Cardiol,2014,21(3):340-346.

［3］　Mols F,Martens E J,Denollet J. Type D personality and depressive symptoms are independent predictors of impaired health status following acute myocardial infarction［J］. Heart,2010,96(1):30-35.

［4］　钱铭怡,武国城,朱荣春.艾森克人格问卷简式量表中国版(EPQ-RSC)的修订［J］.心理学报,2000,32(3):317-323.

［5］　石少波,杨波,梁锦军.抑郁症与室性心律失常［J］.中国心脏起搏与心电生理杂志,2012,26(5):386-388.

［6］　Meijer A,Conradi H J,Bos E H,et al. Prognostic association of depression following myocardial infarction with mortality and cardiovascular events:a meta-analysis of 25 years of research［J］. Gen Hosp Psychiatry,2011,33(3):203-216.

［7］　Zuidersma M,Ormel J,Conradi H J,et al. An increase in depressive symptoms after myocardial infarction predicts new cardiac events irrespective of depressive symptoms before myocardial infarction［J］. Psychol Med,2012,42(4):683-693.

［8］　Shi S,Liang J,Liu T,et al. Depression increases sympathetic activity and exacerbates myocardial remodeling after myocardial infarction:evidence from an animal experiment［J］. PLoS One,2014,9(7):e101734.

［9］　Hamer M,Malan N T,Harvey B H,et al. Depressive symptoms and sub-clinical atherosclerosis in Africans:role of metabolic syndrome,inflammation and sympathoadrenal function[J]. Physiol Behav,2011,104(5):744-748.

[10] Otte C, McCaffery J, Ali S, et al. Association of a serotonin transporter polymorphism (5-HTTLPR) with depression, perceived stress, and norepinephrine in patients with coronary disease:the Heart and Soul Study[J]. Am J Psychiatry,2007,164(9):1379-1384.

[11] 梁锦军,王芳,石少波,等.心肌梗死后抑郁大鼠心肌细胞 Bax/Bcl-2 的变化及意义[J].临床内科杂志,2015,32(6):417-420.

[12] Godlewski G, Alapafuja S O, Bátkai S, et al. Inhibitor of fatty acid amide hydrolase normalizes cardiovascular function in hypertension without adverse metabolic effects[J]. Chem Biol,2010,17(11):1256-1266.

[13] Gao Q,Niti M,Feng L,et al. Omega-3 polyunsaturated fatty acid supplements and cognitive decline:Singapore Longitudinal Aging Studies[J]. J Nutr Health Aging,2011,15(1)32-35.

[14] Liang J J,Huang C X,Yang B,et al. Depressive symptoms and risk factors in Chinese patients with premature ventricular contractions without structural heart disease[J]. Clinical Cardiology,2009,32(11):e11-e17.

[15] Liu M Y,Jiang R H,Hu D Y,et al. Emotional disorder in patients with acute or stable coronary heart disease[J]. Zhonghua Xin Xue Guan Bing Za Zhi,2009,37(10):904-907.

[16] Rosengren A, Hawken S, ounpuu S, et al. Association of psychosocial risk factors with risk of acute myocardial infarction in 11,119 cases and 13,648 controls from 52 countries:case-control study[J]. Lancet,2004,364(9438):953-962.

[17] Sparagon B, Friedman M, Breall W S, et al. Type A behavior and coronary atherosclerosis[J]. Atherosclerosis,2001,156(1):145-149.

[18] 潘杰,杨志寅.A 型、D 型人格与冠心病的相关性研究[J].中华行为医学与脑科学杂志,2010,19(11):967-969.

[19] Ho S E,Ting C K,Das S,et al. The quality of life among coronary heart disease patients at a teaching hospital[J]. Clin Ter,2011,162(3):217-222.

[20] Denollet J,Pedersen S S,Vrints C J,et al. Usefulness of typeD personality in predicting five-year cardiac events above and beyond concurrent symptoms of stress in patients with coronary heart disease[J]. Am J Cardiol,2006,97(7):970-973.

[21] Compare A,Mommersteeq P M,Faletra F,et al. Personality traits,cardiac risk factors,and their association with presence and severity of coronary artery plaque in people with no history of cardiovascular disease[J]. J Cardiovasc Med (Hagerstown),2014,15(5):423-430.

第八章 急性心肌梗死患者生活质量与死亡相关因素研究

引言

冠状动脉粥样硬化性心脏病指冠状动脉粥样硬化使管腔狭窄或阻塞,导致心肌缺血、缺氧而引起的心脏病,它和冠状动脉功能性改变即冠状动脉痉挛一起被统称为冠状动脉性心脏病,简称冠心病,亦称缺血性心脏病。据 WHO 统计,冠心病是世界上常见的死亡原因之一。

急性冠脉综合征(acute coronary syndrome,ACS)是一组有关急性心肌缺血的临床表现总称,通常由冠状动脉疾病导致,增加心源性死亡的危险。ACS 由心肌的急性严重缺血甚至坏死导致的一系列疾病谱组成,包括不稳定型心绞痛、非 ST 段抬高型心肌梗死和 ST 段抬高型心肌梗死,以及心脏性猝死,约占所有冠心病分类的 50%。研究认为其共同的病理基础是冠状动脉内粥样硬化斑块破裂、表面破损或出现裂纹,继而引发不同程度的血栓形成和远端血管栓塞,引起冠状动脉完全或不完全性阻塞。

心脏性猝死(sudden cardiac death,SCD)是指心脏原因引起的、短时间内(一般在症状出现后 1 h 内)发生的、以突发性意识丧失为前驱症状的意外性自然死亡。SCD 常发生于院外或急诊室,由于死亡发生的时间和方式不可预知,故又被定义为发生于院外、急诊室或到达急诊室时已经发生的任何心源性死亡。

SCD 主要起因为冠心病。尽管冠心病患者的死亡率逐渐下降,长期存活率有所提高,但 SCD 的发生率仍居高不下,尤以老年人居多。

一般认为 SCD 的始动机制为心律失常,室性心动过速和心室颤动是最常见的初始节律或首发事件。初始节律是决定存活率高低的主要变量之一。心搏骤停通常继发于持续时间较长的心室颤动。心搏骤停亦可从室性心动过速开始,随即迅速转变为心室颤动。以心搏骤停或电机械分离为首发事件者存活率较低,但初始节律为快速性室性心律失常时,其结果相对要好得多。心律失常性 SCD 的发生通常有赖于心脏结构的异常和潜在的触发机制,前者是电生理学异常的结构基础,后者则是功能调控的触发事件。两者相互作用的结果影响了心脏原有的基本节律,进而促成了 SCD。

心绞痛型冠心病的患者在出现心绞痛症状的同时,可以伴有明显的类似焦虑发作的症状,患者可以出现烦躁、惊恐、濒死感等;心肌梗死型冠心病的患者也可以有类似急性焦虑发作的症状;无症状型冠心病的患者可以出现脑衰弱综合征的症状,如情绪不稳定、注意力不集中、记忆力下降、睡眠障碍等;还有的患者可出现疑病观念、情绪抑郁等。可见冠心病与焦虑、抑郁等精神症状具有密切的联系,冠心病可以引发精神症状,伴发的精神症状又能影响冠心病患者的生存及预后。

急性心肌梗死患者产生精神症状可能是由基础心脏病导致心功能不全,心搏出量减少,血氧饱和度降低,脑供血量减少,导致大脑缺血、缺氧,进而出现的脑功能障碍所致。其主要机制有以下几种解释。

(1)冠状动脉硬化学说:由于冠状动脉狭窄引起心肌缺血、缺氧,从而导致脑组织缺血、缺氧。这是产生冠心病脑病的基础。多发生在体力活动或精神紧张时,表现为失神、晕厥等。慢性心功能不全时可出现谵妄、幻觉、妄想等。

(2)脑动脉硬化学说:冠状动脉硬化患者常伴有脑动脉硬化,后者可使脑血流量减少,出现各种神经系统症状或发生脑卒中。

(3) 血氧含量改变学说：冲中重雄等(1958)曾提出即使患者脑血流量正常，而血氧含量或氧饱和度降低也可引起脑部缺血或严重缺氧，而出现失神或眩晕发作。

(4) 心脏栓子学说：心脏内壁血栓脱落或在心房颤动治疗时栓子脱落等是脑梗死的主要原因。藤井润等认为除了心脏栓子原因外，心肌梗死的发作、血压下降和血液凝固性增高也可造成血栓形成。

(5) 性格特征和心理因素：Friedman等(1985)报道有好争、易激动、敌意、过分认真等性格特征者易发冠心病。以后把具有这种性格特征的行为模式称为 A 型行为模式。这种性格特征在冠心病的发生上有重要作用。赵耕源综合国内资料发现，95％的心肌梗死由心理因素所诱发。而冠心病患者的焦虑、抑郁、恐惧和极度紧张情绪可使交感-肾上腺系统兴奋性增高，儿茶酚胺分泌增多，导致冠状动脉痉挛而促使心肌进一步缺血，情绪紧张还可通过下丘脑促使脂肪储存，使总胆固醇含量增高，从而加速了心肌梗死的形成。有研究发现，冠心病伴发的精神障碍与心电图改变及血脂含量无直接关系。

随着人类对疾病认识水平的提高以及治疗手段的进步，急性心肌梗死患者的死亡率逐步降低，患者的生存及预后得到改善。从生物-心理-医学模式的角度分析，疾病的发生、发展及预后是多种因素共同决定的，包括生活质量、社会支持及人格类型等。其中的某些因素可能促成了急性心肌梗死后的不良事件甚至死亡的发生。分析急性心肌梗死后发生 SCD 的患者临死前的心电图或心律失常类型，可为分析急性心肌梗死患者发生 SCD 的原因提供线索。

第一节　急性心肌梗死社会调查

冠心病是威胁人类生命健康的常见疾病之一，随着治疗手段的进步，患者的生存率得到了提高，预后得到了改善。从生物-心理-医学模式角度出发，我们对疾病的认识和治疗不应仅仅停留于疾病本身。由于多种因素的作用，冠心病患者极易伴发焦虑、抑郁等情感障碍，严重影响疾病的治疗及预后。因此本研究广泛收集急性心肌梗死患者的基线资料及临床资料，对其进行社会支持评定量表(SSRS)、健康调查简表(SF-36)、SAS 及 SAD 评分，并用 EPQ-RSC 判断其人格分型，以此分析多种因素对冠心病患者生存及预后的影响及其相关性。

一、材料与方法

1. 研究对象　随机选取 2009 年 9 月至 2011 年 3 月间，因急性心肌梗死在武汉大学人民医院心内科住院的患者进行调查，共 226(男 197、女 29)例；年龄 23～86(60.78±11.71)岁；文化程度，小学：初中：高中或中专：大学及以上＝70：59：58：39；民族：汉族；按照《中华人民共和国职业分类大典》对调查患者的职业进行分类：农民：专业技术人员：生产、运输设备操作人员及有关人员(简称为工人)：退休或无职业人员：其他无法划分人员＝23：24：106：47：26。

急性心肌梗死诊断标准必须同时包括心电图的动态改变及酶学的显著变化，仅符合一项者视为不稳定型心绞痛。

2. 方法

(1) 调查工具：SSRS（肖水源 1986 年编制，附录 A）、SF-36（附录 B）、SAS（Zung 1971 年编制，附录 C）、SDS（Zung 1965 年编制，附录 D）、EPQ-RSC（附录 E）。

收集患者住院期间的各项基线资料及临床资料。

(2) 量表的评分方法

①SSRS：计取总分，评分越高，代表其得到的社会支持越高，总分＞40 分为社会支持充分，20～40 分为具有一定社会支持，＜20 分为缺少社会支持。

②SF-36：一个 36 项条目的结构式问卷，它包括了 8 个领域，测定与健康有关的 8 个维度，其分别是 PF（躯体活动功能）、RP（躯体功能对角色功能的影响）、BP（疼痛）、GH（健康总体自评）、VT（活力）、SF（社会功能）、RE（情绪对角色功能的影响）、MH（心理功能）。用李克累加法计算各维度的原始分数，再将原始分数用标准公式转换成百分制分数，转换公式：最终得分＝100×（实际得分－最低可能得分）/（最高可能得分－最低可能得分），再计取总分，得分越高，生活质量越好。

③SAS：SAS 共包含 20 个项目，按症状出现的频度分 4 级评分：没有或很少时间、少部分时间、相当多时间、绝大部分或全部时间，若为正向评分题，依次评为 1、2、3、4 分，反向评分题则评为 4、3、2、1 分，其中 15 个为正向评分，5 个（第 5、9、13、17、19 项）为反向评分。计取总分，乘以 1.25 再四舍五入得标准分，临界值为 50，标准分越高，抑郁倾向越明显。

④SDS：计取各项目总分，计算抑郁严重度＝各项目总分/80，＜0.5 为无抑郁，0.5～0.59 为轻微至轻度抑郁，0.6～0.69 为中至重度抑郁，＞0.7 为重度以上抑郁。

⑤EPQ-RSC：分为 P（精神质）量表、E（内外向）量表、N（情绪稳定性）量表、L（掩饰、虚假性）量表四个部分。分别计取总分后将四个维度结合起来进行人格分类：a. E＜50、N＞50 为抑郁质（内向不稳）；b. E＞50、N＞50 为胆汁质（外向不稳）；c. E＜50、N＜50 为黏液质（内向稳定）；d. E＞50、N＜50 为多血质（外向稳定）。

(3) 调查方法：随机选取 2009 年 9 月至 2011 年 3 月期间，在武汉大学人民医院心内科住院的急性心肌梗死患者进行 SSRS、SF-36、SAS、SAD 评分及 EPQ-RSC 人格分析，一般由患者本人填写，如遇不能写字者，由调查者一一提问完成。收集患者住院期间各项基线资料及临床资料，并与我国常模比较。

(4) 统计学方法：采用 SPSS 19.0 统计软件包进行数据处理和统计分析，计量资料以 $\bar{x} \pm s$ 表示，两组间计量资料比较采用 t 检验，组间分层比较采用单因素方差分析（one way ANOVA），$P < 0.05$ 认为差异有统计学意义。进行 SSRS 评分与 SF-36 评分的相关性分析。$-1 < r < 1$，正数代表正相关，负数代表负相关，r 的绝对值＜0.3 代表无明显相关性，0.3～0.8 代表相关，＞0.8 代表强相关。

二、结果

(1) 急性心肌梗死患者 SSRS、SF-36、SAS 及 SAD 得分与我国常模比较见图 8-1 至图 8-4。

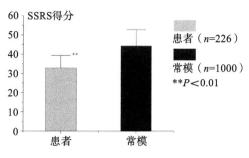

图 8-1 急性心肌梗死患者 SSRS 得分与我国常模比较

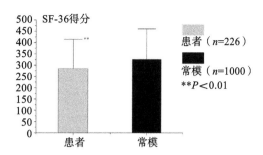

图 8-2 急性心肌梗死患者 SF-36 得分与我国常模比较

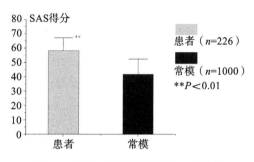

图 8-3 急性心肌梗死患者 SAS 得分与我国常模比较

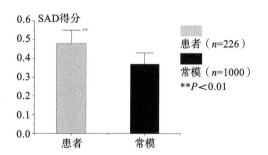

图 8-4 急性心肌梗死患者 SAD 得分与我国常模比较

（2）急性心肌梗死患者基线资料及临床资料分层比较 SSRS、SF-36 得分见表 8-1、表 8-2。

表 8-1 急性心肌梗死患者基线资料分层比较 SSRS、SF-36 得分

项目	分层	人数	构成比/(%)	SSRS 得分	SF-36 得分
性别	男	197	87.17	33.47±6.55**	286.13±130.33**
	女	29	12.83	28.72±4.77**	273.62±136.94**
年龄/岁	<55	65	28.76	34.28±7.74**	293.69±131.62**
	55～70	105	46.46	33.69±6.08**	285.00±128.90**
	>70	56	24.78	29.66±4.59**	273.00±135.36**
职业	农民	23	10.18	28.17±5.01**	280.91±130.65**
	专业技术人员	24	10.62	35.63±5.37**	284.08±134.32**
	工人	106	46.90	32.84±6.04**	283.85±127.79**
	退休或无职业人员	26	11.50	28.23±4.67**	273.04±130.43**
	其他无法划分人员	47	20.80	36.34±6.93**	294.40±134.15**
居住地	武汉市	113	50.00	33.87±6.34*	284.35±129.44
	湖北省其他地区	113	50.00	31.76±6.61*	284.48±131.33
文化程度	小学	70	30.97	29.30±4.48**	276.81±128.47**

项目	分层	人数	构成比/(%)	SSRS 得分	SF-36 得分
	初中	59	26.11	31.53±4.96**	281.02±127.66**
	高中或中专	58	25.66	33.79±6.64**	288.14±128.67**
	大学及以上	39	17.26	39.87±5.93**	298.31±132.03**
人格类型	胆汁质	109	48.23	31.23±5.96**	279.30±128.48**
	多血质	72	31.86	32.04±5.36**	282.40±136.26**
	抑郁质	32	14.16	38.81±7.08**	304.94±131.43**
	黏液质	13	5.75	37.00±6.74**	291.50±132.70**
冠心病病史	有	16	7.08	30.38±5.00	270.81±131.71**
	无	210	92.92	33.05±6.61	285.57±130.48**
糖尿病病史	有	40	17.70	32.10±5.91	279.30±128.44
	无	186	82.30	33.02±6.67	285.65±130.59
脑卒中病史	有	9	3.98	36.44±4.59	279.89±129.70
	无	217	96.02	32.71±6.57	284.72±130.38
高血压病史	有	114	50.44	32.58±6.44	282.66±129.39
	无	112	49.56	33.14±6.65	286.43±131.16
高脂血症病史	有	15	6.64	34.67±6.88	286.27±129.34
	无	211	93.36	32.73±6.51	280.40±130.44
吸烟史	有	143	63.27	33.36±6.58	285.34±130.04
	无	83	36.73	32.00±6.41	283.12±130.87

注:组间比较** $P<0.01$,* $P<0.05$。

表 8-2　急性心肌梗死患者临床资料分层比较 SSRS、SF-36 得分

项目	分层	人数	构成比/(%)	SSRS 得分	SF-36 得分
心肌梗死部位	前壁、广泛前壁	96	42.48	33.58±5.87	286.94±128.76*
	下壁	51	22.57	32.33±7.44	284.14±132.56*
	后壁	3	1.33	31.33±1.15	268.00±131.80*
	前间壁	27	11.95	34.19±7.60	290.52±131.96*
	两个及以上部位	49	21.68	31.35±6.19	277.92±128.71*
ST 段	抬高	193	85.40	33.01±6.60	285.11±130.57
	非抬高	33	14.60	32.00±6.20	281.09±128.76
收缩压	正常	159	70.35	32.73±6.72	284.63±130.09
	异常	67	29.65	33.16±6.13	284.28±131.03
舒张压	正常	166	73.45	32.55±6.64	283.54±130.00
	异常	60	26.55	33.72±6.21	287.27±131.17

续表

项目	分层	人数	构成比/(%)	SSRS 得分	SF-36 得分
心率	正常	185	81.86	32.98±6.69	284.88±130.55
	异常	41	18.14	32.32±5.85	282.95±129.46
血肌酐(Cr)	正常	181	80.09	33.10±6.48	285.99±129.97*
	异常	45	19.91	31.89±6.75	278.62±130.93*
AST	正常	58	25.66	31.34±6.26*	280.17±127.89
	异常	168	74.34	33.38±6.57*	286.03±130.95
WBC	正常	115	50.88	32.22±6.24	282.28±128.59
	异常	111	49.12	33.58±6.79	287.03±131.79
中性粒细胞百分比(NEUT%)	正常	78	34.51	32.00±5.93	282.42±127.79
	异常	148	65.49	33.33±6.79	285.65±131.45
空腹血糖	正常	119	52.65	33.61±6.35	288.50±130.12**
	异常	107	47.35	32.03±6.67	280.10±129.72**
LDL-C	正常	120	53.10	32.59±6.00	282.48±129.96
	异常	106	46.90	33.16±7.12	286.85±130.58
HDL-C	正常	119	52.65	32.93±6.80	286.64±131.41
	异常	107	47.35	32.78±6.27	282.18±128.88
TC	正常	143	63.27	32.89±6.36	283.81±129.82
	异常	83	36.73	32.81±6.88	285.76±131.25
TG	正常	150	66.37	32.69±6.00	284.13±129.47
	异常	76	33.63	33.18±7.51	285.32±132.04
BNP	正常	190	84.07	32.54±6.48	283.97±129.71
	异常	36	15.93	34.56±6.68	287.44±133.42
超敏肌钙蛋白(TnI-Ultra)	正常	25	11.06	31.68±6.97	284.64±129.79
	异常	201	88.94	33.01±6.49	284.51±130.44
CK-MB	正常	45	19.91	30.58±5.85**	283.38±128.17
	异常	181	80.09	33.43±6.59**	284.81±130.87
肌红蛋白(MYO)	正常	73	32.30	32.56±6.50	284.75±131.38
	异常	153	67.70	33.00±6.57	284.42±129.88
心律失常	有	23	10.18	31.17±6.82	273.35±126.36**
	无	203	89.82	33.05±6.50	285.79±130.38**
贫血	有	5	2.21	35.00±8.15	295.00±135.05

项目	分层	人数	构成比/(%)	SSRS 得分	SF-36 得分
心功能不全	无	221	97.79	32.81±6.51	284.29±130.22
	有	46	20.35	32.52±6.80	279.89±131.28
肾功能不全	无	180	79.65	32.94±6.49	285.71±129.97
	有	4	1.77	29.50±2.52	178.5±135.32
肺部感染	无	222	98.23	32.92±6.58	284.64±130.28
	有	8	3.54	28.00±5.61*	266.00±131.25**
胸腔积液	无	218	96.46	33.04±6.51*	285.21±130.28**
	有	13	5.75	28.69±4.48*	278.46±132.31
心包积液	无	213	94.25	33.11±6.57*	284.90±130.20
	有	9	3.98	29.89±7.69	286.44±126.28
心脏大小	无	217	96.02	32.98±6.48	284.45±130.12
	正常	211	93.36	32.75±6.45	284.41±130.23
	异常	15	6.64	34.40±7.80	286.20±132.42
射血分数	<45%	42	18.58	31.95±5.40	281.93±127.46
	≥45%	184	81.42	33.07±6.77	285.12±130.93

注:组间比较** $P<0.01$,* $P<0.05$ 。

（3）急性心肌梗死患者基线资料及临床资料分层比较 SAS、SAD 得分见表 8-3、表 8-4。

表 8-3　急性心肌梗死患者基线资料分层比较 SAS、SAD 得分

项目	分层	人数	构成比/(%)	SAS 得分	SAD 得分
性别	男	197	87.17	57.96±9.07	0.47±0.07*
	女	29	12.83	60.72±7.19	0.50±0.05*
年龄/岁	<55	65	28.76	58.97±9.13	0.48±0.07
	55～70	105	46.46	58.34±9.25	0.48±0.07
	>70	56	24.78	57.52±7.95	0.47±0.06
职业	农民	23	10.18	53.00±6.80**	0.43±0.05**
	专业技术人员	24	10.62	55.83±7.19**	0.46±0.06**
	工人	106	46.90	58.03±8.89**	0.47±0.06**
	退休或无职业人员	26	11.50	58.77±10.24**	0.47±0.06**
	其他无法划分人员	47	20.80	62.60±8.03**	0.52±0.06**
居住地	武汉市	113	50.00	59.05±8.69	0.48±0.07
	湖北省其他地区	113	50.00	57.58±9.02	0.47±0.07
文化程度	小学	70	30.97	55.04±7.72**	0.45±0.06**

续表

项目	分层	人数	构成比/(%)	SAS 得分	SAD 得分
	初中	59	26.11	58.61±8.15**	0.48±0.06**
	高中或中专	58	25.66	59.78±9.36**	0.49±0.07**
	大学及以上	39	17.26	61.59±9.63**	0.51±0.07**
人格类型	胆汁质	109	48.23	56.23±10.41**	0.45±0.07**
	多血质	72	31.86	57.36±6.30**	0.47±0.04**
	抑郁质	32	14.16	66.06±3.57**	0.56±0.04**
	黏液质	13	5.75	62.25±4.25**	0.53±0.03**
冠心病病史	有	16	7.08	62.44±11.28	0.49±0.08
	无	210	92.92	58.00±8.63	0.48±0.07
糖尿病病史	有	40	17.70	58.75±9.37	0.48±0.07
	无	186	82.30	50.23±8.80	0.48±0.07
脑卒中病史	有	9	3.98	65.67±13.15*	0.52±0.09*
	无	217	96.02	58.01±8.58*	0.48±0.07*
高血压病史	有	114	50.44	58.75±7.40	0.48±0.06
	无	112	49.56	57.88±10.20	0.47±0.08
高脂血症病史	有	15	6.64	60.20±8.64	0.49±0.06
	无	211	93.36	58.18±8.91	0.48±0.07
吸烟史	有	143	63.27	57.82±9.08	0.47±0.07
	无	83	36.73	59.18±8.53	0.48±0.06

注:组间比较** $P<0.01$, * $P<0.05$。

表 8-4　急性心肌梗死患者临床资料分层比较 SAS、SAD 得分

项目	分层	人数	构成比/(%)	SAS 得分	SAD 得分
心肌梗死部位	前壁、广泛前壁	96	42.48	56.13±8.08**	0.46±0.06**
	下壁	51	22.57	60.49±9.95**	0.49±0.07**
	后壁	3	1.33	67.00±13.53**	0.53±0.08**
	前间壁	27	11.95	60.96±7.20**	0.50±0.06**
	两个及以上部位	49	21.68	58.37±8.89**	0.48±0.07**
ST 段	抬高	193	85.40	57.99±8.69	0.48±0.07
	非抬高	33	14.60	60.24±9.90	0.49±0.07
收缩压	正常	159	70.35	58.75±9.32	0.48±0.07
	异常	67	29.65	57.30±7.74	0.47±0.06
舒张压	正常	166	73.45	58.30±9.00	0.48±0.07
	异常	60	26.55	58.37±8.66	0.48±0.07

项目	分层	人数	构成比/(%)	SAS 得分	SAD 得分
心率	正常	185	81.86	58.13±8.82	0.48±0.07
	异常	41	18.14	59.17±9.25	0.49±0.07
血肌酐(Cr)	正常	181	80.09	58.06±8.64	0.48±0.07
	异常	45	19.91	59.36±9.85	0.48±0.07
AST	正常	58	25.66	58.98±9.66	0.48±0.07
	异常	168	74.34	58.09±8.63	0.48±0.07
WBC	正常	115	50.88	57.97±9.25	0.47±0.07
	异常	111	49.12	58.62±8.50	0.48±0.07
中性粒细胞百分比(NEUT%)	正常	78	34.51	58.59±8.38	0.48±0.07
	异常	148	65.49	58.23±9.16	0.48±0.07
空腹血糖	正常	119	52.65	57.17±8.16*	0.47±0.07
	异常	107	47.35	59.60±9.51*	0.49±0.07
LDL-C	正常	120	53.10	58.53±9.13	0.48±0.07
	异常	106	46.90	58.08±8.65	0.48±0.07
HDL-C	正常	119	52.65	57.76±8.62	0.48±0.07
	异常	107	47.35	58.94±9.18	0.48±0.07
TC	正常	143	63.27	58.80±9.30	0.48±0.07
	异常	83	36.73	57.49±8.13	0.47±0.06
TG	正常	150	66.37	58.11±8.94	0.48±0.07
	异常	76	33.63	58.74±8.82	0.48±0.07
BNP	正常	190	84.07	57.47±7.78**	0.47±0.06*
	异常	36	15.93	62.78±12.52**	0.50±0.09*
超敏肌钙蛋白(TnI-Ultra)	正常	25	11.06	58.2±9.02	0.47±0.06
	异常	201	88.94	58.33±8.89	0.48±0.07
CK-MB	正常	45	19.91	58.02±8.90	0.47±0.06
	异常	181	80.09	58.39±8.91	0.48±0.07
肌红蛋白(MYO)	正常	73	32.30	59.27±10.02	0.48±0.07
	异常	153	67.70	57.86±8.29	0.47±0.07
心律失常	有	23	10.18	64.74±11.48**	0.51±0.07*
	无	203	89.82	57.59±8.27**	0.47±0.07*
贫血	有	5	2.21	60.60±14.94	0.49±0.10
	无	221	97.79	58.27±8.75	0.48±0.07
心功能不全	有	46	20.35	60.20±9.40	0.49±0.07

续表

项目	分层	人数	构成比/(%)	SAS 得分	SAD 得分
肾功能不全	无	180	79.65	57.84±8.71	0.47±0.07
	有	4	1.77	65.00±11.60	0.53±0.08
肺部感染	无	222	98.23	58.20±8.82	0.48±0.07
	有	8	3.54	59.63±10.62	0.48±0.07
胸腔积液	无	218	96.46	58.27±8.84	0.48±0.07
	有	13	5.75	57.15±12.16	0.47±0.09
心包积液	无	213	94.25	58.39±8.68	0.48±0.07
	有	9	3.98	59.00±10.78	0.48±0.08
心脏大小	无	217	96.02	58.29±8.83	0.48±0.07
	正常	211	93.36	58.00±8.74*	0.48±0.07
	异常	15	6.64	62.73±10.12*	0.51±0.07
射血分数	<45%	42	18.58	57.88±8.31	0.48±0.07
	≥45%	184	81.42	58.42±9.03	0.48±0.07

注:组间比较 $^{**}P<0.01$,$^{*}P<0.05$。

(4) 相关性分析:SSRS 及 SF-36 量表得分间相关系数 $r=0.626(P<0.01)$;SAS 及 SAD 量表得分间相关系数 $r=0.936(P<0.01)$。

(5) EPQ-RSC 人格分型结果:多血质∶胆汁质∶黏液质∶抑郁质=72∶109∶13∶32。

三、结论

(1) SSRS 得分有显著差异的因素包括年龄、性别、职业、居住地、文化程度、AST、CK-MB、伴肺部感染、伴胸腔积液;SF-36 得分有显著差异的因素包括年龄、性别、职业、文化程度、心肌梗死部位、冠心病病史、Cr、空腹血糖、伴心律失常、伴肺部感染;SAS 得分有显著差异的因素包括职业、文化程度、心肌梗死部位、脑卒中病史、空腹血糖、BNP、心脏大小、伴心律失常;SDS 得分有显著差异的因素包括性别、职业、文化程度、心肌梗死部位、脑卒中病史、BNP、伴心律失常。

SSRS 及 SF-36 得分间为正相关;SAS 及 SAD 得分间为强正相关。

不同的人格分型 SSRS、SF-36、SAS、SAD 得分均有显著性差异。

(2) 社会支持从理论上可以分为客观的、可见的或实际的支持,是客观存在的事实,是人们赖以满足其社会、生理和心理需求的重要资源,以及主观的、体验到的情感上的支持,也就是个体在社会中受尊重、被支持、被理解因而产生的情感体验和满意程度。本研究显示,急性心肌梗死患者 SSRS 得分与常模相比有显著性差异,急性心肌梗死患者社会支持普遍较弱。在对基线资料及临床资料的分层比较中,我们得出年龄、性别、职业、居住地、文化程度、AST、CK-MB、伴肺部感染及伴胸腔积液等因素对社会支持有显著影响。老年人相比中青年人,生活圈子较窄,退休后与社会的联系自然会减少,这是客观因素。由于子女常年不在身边或丧偶等多方面因素作用,老年人易觉孤独寂寞,缺乏情感支持,这是很重要的主观因素。两个方面因素共同决定了年龄对社会支持的影响。对性别的分析显示,男性社会支持得分高于女性。这一结果可能与年龄因素密不可分。女性由于雌激素的保护作用,在绝经前较少罹患冠心病,本研究人群中女性患者平均年龄为 68.12 岁,男性患者平均年龄为 59.70 岁,故可能是发病的年龄差异导致了性别因素对社会支持得分具有显著影响的结果。不同职业分类社会支持得分由高至低依次为其他无法划分人员、专业技术人员、工人、退休或无职业人员、农民。其他无法划分类别者包括个体、自由职业者、记者、企事业单位领导等,他们的物质生活条件相对优越,人脉关系相对较广。专业技术人员物质生活条件一般也较好,较易受到社会的尊重。而农民既受限于其物质生活条件,也受限于其相对简单的生活圈子,导致其社会支持评分相比其他从业者低。本研究将居住地划分为省会城市(武汉市)及非省会城市(湖北省其他地区)两类,得出的结果是前者社会支持得分较高。这不难理解,无论是物质生活水平还是文化生活水平都显著发达的省会城市,为人们获得更充分的社会支持创造了有利的客观条件。文化程度较高者,多数从事脑力劳动;文化程度相对较低者,从事体力劳动可能性大。从理论上来说,从事脑力劳动者一般比从事体力劳动者社会地位高,职业更容易获得社会的广泛尊重,其所体验的社会支持自然更充分。对临床资料的分层分析显示:AST 升高者、CK-MB 升高者、不伴肺部感染者、无胸腔积液者社会支持得分比 AST 正常者、CK-MB 正常者、伴肺部感染者、伴胸腔积液者高。CK-MB 越高说明心肌坏死面积越大,此前肝功能无异常患者出现一过性的 AST 急剧升高,代表心肌广泛坏死。社会支持得分较高者是否一旦罹患冠心病,病情就相对较重呢?本研究尚不能下此结论。从患者发病到入院抽血化验的时间上存在很大误差,而 AST 及 CK-MB 都与发病时间存在显著关系。也许社会支持较充分者从发病到入院的时间很短,我们可以充分监测到 AST 及 CK-MB 的准确变化;也许社会支持较弱者从发病到入院的时间已很长,而我们不能准确监测 AST 及 CK-MB 的变化。是否伴发肺部感染及胸腔积液除与患者此次急性心肌梗死病情的严重程度相关外,还与患者平日的健康状况相关,尤其是否存在慢性支气管炎、COPD 等易感病史。如合并肺部感染、胸腔积液,不能直接说明急性心肌梗死的病情轻重,但合并以上情况势必加重病情。WBC 及NEUT% 均未显示出统计学差异,它们在急性心肌梗死患者中出现一过性的升高,并不能代表感染,更可能只是说明机体处于一种急性疾病状态。分层统计剔除了 WBC 及NEUT% 的影响,仍确定伴发肺部感染、胸腔积液是社会支持的显著影响因素,即伴发肺部感染、胸腔积液者社会支持较弱。既往的研究曾经提出缺乏社会支持可能是冠心病发生、发展的危险因素。我们的统计结果也印证了这一结论,缺乏社会支持者,较易伴发肺部感染、胸腔积液等,势必加重冠心病病情进展。

(3) 随着生物-心理-社会医学模式的发展,健康相关生活质量已被作为评价冠心病患者健康状况的一个重要指标。SF-36 作为普适性量表,其因较好的信度和效度被广泛用于国内外的临床医学研究中。调查结果显示急性心肌梗死患者 SF-36 得分与常模相比有显著性差异,急性心肌梗死患者相比正常人群,其生活质量往往较差。在对基线资料及临床资料的分层比较中,年龄、性别、职业、文化程度、心肌梗死部位、冠心病病史、Cr、空腹血糖、伴心律失常、伴肺部感染等因素对生活质量具有显著影响。我们的研究结果显示，随着年龄增长，SF-36得分呈现下降趋势。年龄增长，各器官系统老化及功能衰退是不可避免的自然规律，身体健康的每况愈下无论从生理还是心理上都会带来重大影响，最终导致生活质量的下降。女性的SF-36得分低于男性，这可能是受年龄分布水平的影响，也可能是由女性一旦罹患冠心病病情往往较重的客观事实决定的。职业分类中SF-36得分由高到低依次为：其他无法划分人员、专业技术人员、工人、农民、退休或无职业人员。生活质量除了与身体健康状况有关外，显然还与物质生活水平有关。物质生活较优越者，才更可能得到良好的医疗服务。而不同的职业类别大致决定了收入的高低，我们的分析结果与这一趋势不谋而合。文化程度对生活质量得分的影响也显示出相似的变化规律：小学、初中、高中或中专、大学及以上的人员SF-36得分依次递增。受教育程度的不同直接影响职业选择及生活状况，受过更高、更好的教育的人员，获得收入更高职业的可能性就更大，最终影响生活质量。较多的临床资料（如心肌梗死部位、冠心病病史、Cr、空腹血糖、伴心律失常、伴肺部感染等）也显示出对生活质量的影响。不同的心肌梗死部位SF-36得分由高到低依次为：前间壁，前壁，广泛前壁，下壁，两个及以上部位，后壁。我们不难理解，心肌梗死部位越多，范围越广，其预后就越差。但在本研究中后壁心肌梗死患者的生活质量比两个及以上部位心肌梗死患者的生活质量更差。这可能是由于本研究所选取的病例中仅有3例为后壁心肌梗死，虽可进行统计分析，但数量太少，易造成较大的统计误差，导致结果的不准确。不过我们仍然能够看到不同的心肌梗死部位对患者的生活质量存在不同影响，这可能与不同部位心肌梗死病情的严重程度不同有关。有冠心病病史的患者生活质量明显低于无相关病史患者。冠心病患者往往存在不同程度的活动强度、活动范围、活动持续时间受限，长期的疾病状态还会影响患者的心理状况，甚至导致患者出现焦虑、抑郁等情感障碍。生理及心理的双重受创，导致患者生活质量下降。Cr正常者比Cr异常者生活质量高。但我们的统计结果并未显示伴发肾功能异常对生活质量产生显著影响。Cr除了反映肾功能外，还可能在肾功能无明显异常的情况下在急性心肌梗死患者中出现一过性的升高。如果Cr的确对生活质量具有显著影响，我们的统计结果也只能说明心肌梗死病情更严重者预后相对更差，生活质量更低。空腹血糖升高，提示罹患糖尿病可能。而糖尿病是冠心病的等危症。伴有糖代谢异常者，往往冠状动脉血管病变更复杂、更严重，且病情进展更迅速。但糖尿病病史并未显示出对生活质量评分的显著影响。这可能是由于许多患者在此之前并未意识到自身已处于糖尿病状态，故导致了统计病史资料时的误差。伴发各类心律失常，提示病情严重或预后较差。伴发肺部感染会加重病情，导致预后不佳。分层分析结果显示：存在空腹血糖升高者、伴心律失常者、伴肺部感染者SF-36得分显著低于空腹血糖正常者、不伴心律失常者、不伴肺部感染者。这说明病情的严重程度直接影响生活质量得分。

（4）社会支持与生活质量间存在一定的相关性，它们都由两个方面组成，一是客观存在的事实，二是主观的情感体验。急性心肌梗死患者与常模比较，前者社会支持与生活质量评分均较低。SSRS与SF-36得分显示呈正相关（$r=0.626, P<0.01$）。这也就说明，人们所能获得的社会支持越充分，所体验的生活质量就越好；反之亦然。而在分

层分析中,也出现了显著影响两者因素间的重叠,包括年龄、性别、职业、文化程度及伴肺部感染。多是基线资料上的重叠,而临床资料间少有关联。基线资料影响范围较宽广,而临床资料多反映的仅为疾病状况本身。社会支持与生活质量均能影响冠心病的发生、发展,但生活质量更能体现冠心病患者的预后。两者的相关性正体现了疾病的发生、发展及预后是环环相扣、密不可分的整体。

(5)已有研究表明冠心病与焦虑、抑郁等情感障碍有关。SAS及SAD广泛用于临床筛查抑郁倾向患者。调查结果显示,急性心肌梗死患者SAS、SAD得分与常模相比具有显著性差异,这说明急性心肌梗死患者更易伴发焦虑、抑郁等情感障碍。在对基线资料及临床资料的分层分析中,职业、文化程度、心肌梗死部位、脑卒中病史、空腹血糖、BNP、心脏大小、伴心律失常等因素对SAS得分具有显著影响。职业分类按SAS得分由高到低排列依次为:其他无法划分人员、退休或无职业人员、工人、专业技术人员、农民。在职业无法划分人员中企事业单位领导占很大比重(38/47,80.85%),他们工作压力大,人脉网络复杂,交际应酬繁多,长期高压力、高强度的工作环境更易让人产生焦虑情绪。退休或无职业人员倘若生活缺少寄托,不能正确合理地适应和安排大量的闲暇时间,同样容易由于孤独寂寞而产生焦虑等情感障碍。农民的生活环境、生活圈子相对简单,并且相比城市居民,他们的生活更贴近土地、贴近自然,这样的生活环境容易让人心情放松,所以他们的SAS得分最低。文化程度依据SAS得分从高到低排列依次为:大学及以上、高中或中专、初中、小学。文化程度相对越高的人,从事脑力劳动的可能性也相对更高。脑力劳动者相比体力劳动者,在工作中穷思竭虑的可能性更大,心理上的压力大于身体上的压力,自然更易产生焦虑等情感障碍。在不同的心肌梗死部位中,焦虑倾向从大到小依次为:后壁,前间壁,下壁,两个及以上部位,前壁、广泛前壁。从我们的统计结果来看,后四者SAS得分相差范围较为适中,而后壁心肌梗死患者的SAS得分比其他部位心肌梗死患者高出许多。仍然考虑是后壁心肌梗死患者例数(3例)过小造成的统计误差。但我们并不能排除心肌梗死部位与焦虑倾向之间可能存在的某种联系。脑卒中病史可能导致各种后遗症,包括行动、语言及思维等方面,这将明显影响患者生活,甚至造成患者生活不能自理,长期的卧床状态或与外界交流能力受损将不可避免地对患者心理产生显著影响,使患者更易伴发焦虑等情感障碍。空腹血糖值升高提示罹患糖尿病的极大可能,糖尿病是冠心病的等危症,是一种常见的慢性疾病,全身微血管病变逐渐影响全身的脏器功能,最终可能导致截肢等严重后果,故空腹血糖升高易使患者产生担忧、恐惧等心理,即焦虑倾向更显著。BNP升高、心脏变大、伴发心律失常患者SAS得分高于BNP正常、心脏大小正常、不伴心律失常的患者。BNP升高是心衰的实验室检查证据。心脏彩超显示心脏大小超过正常范围,提示患者可能有心功能下降的表现,也可能仍处于代偿状态,尚未出现射血分数的显著下降。是否伴发心律失常以及心律失常的类型与心肌梗死部位有关,与病情严重程度有关。在本研究统计的病例中,伴发心律失常的共计23例,其中前间壁心肌梗死3例,下壁心肌梗死8例,前壁心肌梗死4例,两个及以上部位心肌梗死8例。快速性室性心律失常致死风险极高,高度房室传导阻滞可能由于心脏长停搏导致患者黑蒙、晕厥甚至死亡,房颤也会使患者产生明显不适。心功能下降或心衰、各种类型的心律失常,均会导致患者产生明显难以耐受的主观症状,不论其致死风险高低,是否会导致不可逆转的不良后果,势必都会对患者的心理状况造成显著影响。基本生活受限的患者更易产生焦虑等情感障碍。

(6) 在对基线资料及临床资料的分层分析中,性别、职业、文化程度、心肌梗死部位、脑卒中病史、BNP、伴心律失常等因素对 SAD 得分具有显著影响。女性比男性 SAD 得分高,男性平均得分为 0.47,归类为无抑郁,而女性平均得分为 0.50,正好是无抑郁到轻微抑郁的临界值。虽然两者 SAD 得分有统计学意义,但从抑郁等级分类上来说,并无明显实际意义。职业分类按照 SAD 得分由高至低依次排列为其他无法划分人员、工人、退休或无职业人员、专业技术人员、农民。与 SAS 得分排列顺序稍有不同的是,工人与退休或无职业人员的顺序颠倒。两者评分十分接近,四舍五入精确到小数点后两位同为 0.47,并无差别。不同文化程度按 SAD 得分由高至低依次排列为大学及以上、高中或中专、初中、小学,与 SAS 得分排列顺序完全一致。在不同的心肌梗死部位中,SAD 得分由高到低依次为后壁,前间壁,下壁,两个及以上部位,前壁、广泛前壁,也与 SAS 得分排列顺序完全一致。有脑卒中病史者、BNP 升高者、伴心律失常者的 SAD 得分高于无脑卒中病史者、BNP 正常者、不伴心律失常者。

(7) 据此,我们可以看到 SAS 得分与 SAD 得分的分层比较结果具有高度相似性,职业、文化程度、心肌梗死部位、脑卒中病史、BNP 及伴心律失常等因素对两者评分均具有显著影响。所不同的是,性别对 SAD 评分具有显著影响,空腹血糖值及心脏大小对 SAS 评分具有显著影响。对急性心肌梗死患者的 SAS 及 SAD 得分进行相关性分析得出相关系数 $r = 0.936 (P < 0.01)$,证实两者存在强正相关。在这些共同的显著影响因素中,既有基线资料也有临床资料,说明焦虑、抑郁等情感障碍伴随冠心病的发生、发展及预后。

(8) 统计数据显示,急性心肌梗死患者人格分型中胆汁质型占 48.23%、多血质型占 31.86%、抑郁质型占 14.16%、黏液质型占 5.75%。有相关研究表明,A 型人格(具高度竞争性的、劲头足的、不断与所处环境进行斗争的性格),即反映在 EPQ-RSC 人格分型中属于胆汁质型者,更易罹患冠心病,这可能与心血管反应性增高有关。从我们的统计数据来看,外向不稳型的胆汁质型人格比例接近 1/2,其次是外向稳定型的多血质型人格,再次是内向不稳型的抑郁质型人格,最少的是内向稳定型的黏液质型人格。人格类型对 SSRS 及 SF-36 得分均有显著影响。SSRS 及 SF-36 得分由高到低依次为:抑郁质、黏液质、多血质、胆汁质。我们可以这样理解,不论是工作表现还是人际交往,人格类型都是内在决定因素,最终影响社会支持及生活质量。最易罹患冠心病的胆汁质型人格 SSRS 及 SF-36 得分最低,这与冠心病患者常模相比,社会支持较弱、生活质量较差的结果相符合。

(9) 1996 年荷兰学者 Denollet 在研究中提出 D 型人格的概念,包括消极情感和社交抑制两个维度,其反映在 EPQ-RSC 得分中为 N 情绪稳定性维度上得分较高,E 内外向性维度上得分较低,即为抑郁质。这类人群长期体验消极情感,在社会交往中压抑自己对情感和行为的表达,更易出现抑郁、焦虑等情感障碍。有研究表明 D 型人格是心肌梗死后不良心血管结局的强预测因子。本研究的统计数据可见人格分型对 SAS 及

SAD得分具有显著影响。SAS及SAD得分由高到低依次为:抑郁质型、黏液质型、多血质型、胆汁质型。不同的人格类型决定人们面对和处理生活事件的态度及方法,导致其伴发焦虑、抑郁等情感障碍的可能性有差别。抑郁质型人格SAS及SAD得分最高,说明抑郁质型人格冠心病患者最易伴发焦虑、抑郁等情感障碍,最终可能影响冠心病的发展及预后,出现不良的心血管结局。

从以上推论我们可以知道,情感障碍及人格分型对冠心病的发生、发展及预后均存在一定影响。A型人格,即胆汁质型人格,仍是冠心病发病的主要关联人格,但D型人格,即抑郁质型人格者,一旦罹患冠心病,预后往往非常差。

总之,缺乏社会支持可能是冠心病发生、发展的危险因素,而生活质量影响冠心病患者的预后。社会支持与生活质量呈正相关。焦虑、抑郁等情感障碍及人格分型对冠心病的发生、发展及预后均存在一定影响。以上对急性心肌梗死患者基线资料及临床资料的分层分析结果,提示我们应从生物-心理-医学模式出发,在冠心病的一级预防及临床治疗中,重视社会支持、生活质量、情感障碍及人格类型等多个方面的影响,综合改善冠心病患者预后。

第二节 急性心肌梗死后心脏破裂相关因素分析(多因素回归分析)

治疗手段的进步已大大降低了急性心肌梗死患者的死亡率。在急性心肌梗死的社会调查中,我们得出许多基线资料及临床资料对冠心病患者的预后存在影响,那么我们可以推测它们中的某些因素可能与急性心肌梗死后出现不良结局有关联,是急性心肌梗死患者死亡的强预测因子。为此,我们收集急性心肌梗死后心脏破裂患者的基线资料及临床资料,与急性心肌梗死后存活患者进行对照,进行多因素回归分析,以期寻找那些与急性心肌梗死后心脏破裂最为相关的因素,并与临床观察所得结果进行印证,为临床预测急性心肌梗死患者发生心脏破裂风险提供线索和帮助。心脏破裂是急性心肌梗死患者的主要致死性并发症,再灌注前期发生率高达6%,住院死亡率接近30%。目前的大多数研究关注于透壁心肌梗死后的心脏破裂,对于其他类型的急性心肌梗死后心脏破裂的研究较少。故本研究目的在于探讨急性心肌梗死后患者发生心脏破裂的相关因素。

一、材料和方法

1. 研究对象 选取2009年9月至2011年3月间,因急性心肌梗死在武汉大学人民医院心内科住院的患者,共295(男248、女47)例,其中存活患者共计226(男197、女29)例,死亡患者共计69(男51、女18)例;年龄23~89岁,平均(62.27±11.85)岁;文化程度,小学:初中:高中或中专:大学及以上=88:69:81:57;民族:汉族;按照《中华人民共和国职业分类大典》对调查患者的职业进行分类:农民:专业技术人员:生产、运输设备操作人员及有关人员：其他无法划分人员：退休或无职业人员＝32：42：133：61：27。

急性心肌梗死诊断标准必须同时包括心电图的动态改变及酶学的显著变化，仅符合一项者视为不稳定型心绞痛。

2. 研究方法

（1）调查方法：选取 2009 年 9 月至 2011 年 3 月间，因急性心肌梗死在武汉大学人民医院心内科住院的患者，收集其住院期间基线资料及临床资料。

（2）统计学方法：采用 SPSS 19.0 统计软件包进行数据处理和统计分析，依次进行单因素二元 logistic 回归分析，$P < 0.05$ 为差异有统计学意义。再对筛选出的因素进行多因素二元 logistic 回归分析，逐步回归，得出具有统计学意义的相关因素。

（3）变量赋值、名称及含义：死亡或生存结局（变量名为 y）：生存＝0，死亡＝1；性别：男＝1，女＝2；年龄（岁）：＞70＝1，55～70＝2，＜55＝3；职业：生产、运输设备操作及有关人员＝1，其他无法划分人员＝2，专业技术人员＝3，农民＝4，无＝5；居住地：省会城市＝1，其他＝2；文化程度：小学＝1，初中＝2，高中或中专＝3，大学及以上＝4；心肌梗死部位：前壁、广泛前壁＝1，前间壁＝2，下壁＝3，后壁＝4，两个及以上部位＝5；ST 段：抬高＝1，非抬高＝2；各种病史：无＝0，有＝1；各种化验值：正常＝0，异常＝1；射血分数（％）：＜45＝1，≥45＝0；伴随症状：无＝0，有＝1。

二、结果

1. 单因素二元 logistic 回归分析结果　如表 8-5 所示。

表 8-5　急性心肌梗死患者死亡的影响因素 logistic 回归分析

影响因素	P	OR	95％ CI	影响因素	P	OR	95％ CI
性别*	0.017	2.264	1.155～4.439	伴心功能不全*	＜0.001	2.910	1.630～5.194
年龄*	0.003	0.489	0.265～0.904	伴心包积液*	0.003	4.157	1.614～10.706
	0.022	0.306	0.141～0.666	伴心律失常*	＜0.001	5.812	3.036～11.129
职业*	0.095	5.810	0.738～15.749	心肌梗死部位	0.489	0.781	0.387～1.574
	0.041	8.507	1.095～6.095		0.807	0.887	0.338～2.329
	0.005	10.250	2.511～16.293		0.802	0.904	0.412～1.987
	0.031	10.565	1.244～9.756		0.776	0.721	0.075～6.903
居住地	0.226	0.713	0.412～1.234	心率*	＜0.001	3.565	1.973～6.442
AST*	0.012	2.773	1.253～6.134	心脏大小	0.087	2.146	0.894～5.149
BNP*	＜0.001	5.108	2.827～9.231	收缩压	0.845	1.060	0.589～1.910
CK-MB	0.885	1.052	0.529～2.091	文化程度*	0.132	0.557	0.260～1.193
Cr*	0.005	2.296	1.280～4.116		0.016	0.331	0.135～0.810
HDL-C	0.749	1.093	0.635～1.879		0.687	0.859	0.411～1.798
LDL-C	0.469	1.222	0.710～2.103	空腹血糖（FBS）*	0.009	2.138	1.214～3.765

续表

影响因素	P	OR	95% CI	影响因素	P	OR	95% CI
肌红蛋白（MYO）	0.157	1.571	0.840～2.939	糖尿病病史	0.285	1.431	0.742～2.758
NEUT%*	0.004	2.785	1.382～5.613	伴肺部感染*	0.034	3.127	1.091～8.966
ST 段*	0.039	0.497	0.256～0.966	伴肾功能不全*	0.031	4.405	1.149～16.893
TC	0.465	1.229	0.706～2.139	胸腔积液	0.370	1.586	0.579～4.344
TG	0.104	0.595	0.319～1.111	脑卒中病史	0.052	2.767	0.990～7.733
TnI-Ultra	0.699	0.852	0.378～1.919	舒张压	0.378	0.749	0.393～1.425
WBC	0.172	1.339	0.881～2.036	伴贫血	0.706	0.660	0.076～5.745
冠心病病史*	0.012	0.812	0.258～1.287	高脂血症病史	0.541	1.361	0.507～3.657
吸烟史	0.510	1.214	0.683～2.158	高血压病史	0.949	0.982	0.571～1.690
射血分数*	0.001	2.899	1.543～5.449				

注：* $P < 0.05$。

2. 多因素二元 logistic 回归分析　结果如表 8-6 及图 8-5 所示。

表 8-6　急性心肌梗死患者死亡的独立预测因素

预测因素	P	OR	95% CI
BNP*	<0.01	5.703	2.744～11.852
ST 段*	0.014	0.345	0.147～0.808
伴心律失常*	<0.01	7.118	3.104～16.324
心率*	0.001	3.661	1.727～7.764
性别*	0.007	3.489	1.408～8.649
职业*	0.082	7.738	0.769～7.892
	0.024	7.126	1.407～14.817
	0.002	7.960	3.716～14.507
	0.021	8.039	1.543～12.938
AST*	0.043	2.651	1.030～6.824

注：* $P < 0.05$。

三、结论

（1）单因素二元 logistic 回归分析中有统计学意义的因素包括性别、年龄、职业、文化程度、心率、空腹血糖、AST、BNP、Cr、NEUT%、ST 段、冠心病病史、射血分数、伴心功能不全、伴心包积液、伴心律失常、伴肺部感染、伴肾功能不全。

多因素二元 logistic 回归分析中有统计学意义的因素包括性别、职业、心率、AST、BNP、ST 段、伴心律失常。

（2）国外大规模研究表明，急性冠脉综合征患者中心脏破裂的发生率为 0.45%，其中 0.2% 为心室游离壁破裂，0.26% 为室间隔破裂。ST 段抬高型急性冠脉综合征患者

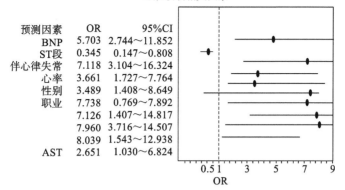

预测因素	OR	95%CI
BNP	5.703	2.744~11.852
ST段	0.345	0.147~0.808
伴心律失常	7.118	3.104~16.324
心率	3.661	1.727~7.764
性别	3.489	1.408~8.649
职业	7.738	0.769~7.892
	7.126	1.407~14.817
	7.960	3.716~14.507
	8.039	1.543~12.938
AST	2.651	1.030~6.824

图 8-5　心脏破裂相关因素

心脏破裂的发生率为 0.9％,非 ST 段抬高型急性冠脉综合征患者心脏破裂的发生率为 0.17％。心脏破裂患者的医院死亡率为 58％,占总医院死亡人数的 5.6％。心室游离壁破裂患者死亡率为 80％,高于室间隔破裂患者的死亡率(41％)。

在本研究中,死亡人数共计 69 例(占 23.39％),其中死于心脏破裂的有 14 例,占死亡人数的 20.29％,占总急性心肌梗死患者总人数的 4.75％。男性:女性＝10:4。其中 ST 段抬高的有 12 例。心肌梗死部位由多到少依次为广泛前壁(6 例)、多部位(3 例)、前间壁(2 例)、下壁(2 例)、后壁(1 例)。有冠心病病史的 2 例,有脑卒中病史的 1 例,有高血压病史的 7 例。

(3)国外一项针对急性冠脉综合征患者心脏破裂的大规模临床调查结果显示,在所有与心脏破裂有关的因素中,年龄可能是其中最相关的因素。而年龄也在其他的许多有关心脏破裂的研究中被报道为主要危险因素,甚至有一些专门分析年龄因素影响心脏破裂的研究出现。在 GISSI-2 试验中,经尸检后解剖确诊的心脏破裂患者,其发生率随年龄增长而递增,年龄≤60 岁患者的发生率为 19％,61～70 岁患者的发生率为 58％,而超过 70 岁患者的发生率高达 86％。

在本研究中,针对年龄的单因素 logistic 回归分析结果显示,年龄与死亡结局相关,年龄越小,风险越低,这与以往研究所报道的结果一致。但在多因素的 logistic 回归中,根据 P 值大小逐项剔除回归分析后所得的急性心肌梗死患者死亡的独立预测因素并不包括年龄因素。尽管如此,根据既往的研究结果以及临床实践,我们仍然认为年龄因素与心脏破裂存在一定关联,可能需要更大样本量的多因素 logistic 回归来分析。

(4)性别因素的预测价值在单因素及多因素 logistic 回归分析中均得到验证。女性相比男性,OR 值高达 3.489,这与我们的临床经验相符,虽然男性是冠心病的高危因素,雌激素对女性心血管具有保护作用,但女性一旦罹患冠心病,病变往往复杂且预后不佳。在本研究中,急性心肌梗死总患病人数的男女比例为 5.28:1,急性心肌梗死总死亡人数的男女比例为 2.83:1,急性心肌梗死后心脏破裂人数的男女比例为 2.5:1,这一变化趋势也可印证上述情况。

(5)在职业因素中,相比生产、运输设备操作及有关人员,从事其他职业者患急性心肌梗死后心脏破裂的可能性更大,虽然不是每一项都具有统计学意义,但无论是单因素还是多因素 logistic 回归都显示出职业与死亡结局的关联性。本研究中死于心脏破裂的患者，从事生产运输业的有 6 例，其他无法划分人员 2 例，专业技术人员 4 例，农民 1 例，无业者 1 例，考虑为样本数限制造成的职业分布不均可能性大。而国外有关心脏破裂的大规模临床调查并未分析职业因素的影响。因此，尚需更大样本量来进一步研究职业因素对死亡结局的预测价值。

（6）心肌梗死部位在单因素及多因素 logistic 回归分析中均未表现出统计学意义，但我们在临床实践中，发现多部位心肌梗死患者心脏破裂的发生率更高。在本研究的心脏破裂的病例中，前壁、广泛前壁心肌梗死者 6 例，多部位心肌梗死者 3 例，前间壁心肌梗死者 2 例，下壁心肌梗死者 2 例，后壁心肌梗死者 1 例。单因素 logistic 回归分析结果说明，前壁、广泛前壁心肌梗死患者发生心脏破裂的风险最高，但不具有统计学意义。国外的大规模心脏破裂研究结果也未得出心肌梗死部位对心脏破裂的明确预测价值。

（7）非 ST 段抬高型心肌梗死相比 ST 段抬高型心肌梗死 OR 值为 0.345（$P <$ 0.05），也就是说 ST 段抬高型心肌梗死对死亡具有预测价值。本研究的心脏破裂者中 ST 段抬高的占 85.71%，国外的研究表明 ST 段抬高及心肌标志物升高者发生心脏破裂的概率大。ST 段抬高型心肌梗死心肌坏死面积、程度均高于非 ST 段抬高型心肌梗死，而且心脏破裂的发生与完全、持续存在的冠状动脉阻塞有关，坏死越严重，心肌缺血越严重，发生心脏破裂的概率就越高。心肌标志物的升高程度也可以反映心肌坏死范围及程度，从这个角度来说，心肌标志物的升高也对心脏破裂具有预测价值。而单因素 logistic 回归就未显示出心肌酶因素具有统计学意义，故未列入多因素 logistic 回归分析中。这一结果与国外大规模调查所得结果有出入，分析原因可能在于，多种因素的影响造成每位患者从发病到入院的时间长短不一，最短的在 1 h 以内，最长的可达 1 周。而心肌标志物的值与发病时间明显相关。故导致我们所检测的心肌标志物值难以在同一基准上做比较，有可能造成统计分析的偏差。联系到前面所分析的心肌梗死部位的影响，临床所观察到的经验如下：似乎多部位心肌梗死患者发生心脏破裂的概率大。这可能也与心肌坏死范围及程度有关。但部位及数目不能完全代表心肌坏死范围及程度，故在 logistic 回归分析中没有显示出统计学意义。

（8）国外的大规模研究结果显示心率越快，心脏破裂风险越高。本研究中仅分析心率正常与异常两种情况，即将慢心率与快心率合并分析，得出的结论为心率异常是死亡的预测因子。在本研究的心脏破裂患者中，心率异常的有 4 例（28.57%），快型、慢型各占 50%。国外的该项心脏破裂研究并未探讨合并各种类型心律失常对心脏破裂的预测价值。据本研究的统计结果显示，合并各类型心律失常是死亡的预测因子。本研究的心脏破裂患者中伴心律失常的有 4 例（28.57%）。心脏节律异常，主要是由心肌梗死累及心脏传导系统，或心脏收缩、舒张功能障碍所致。心脏破裂主要与完全、持续的冠状动脉阻塞，缺少侧支循环有关。而心脏频率异常与两者皆有关系。有研究表明，急性心肌梗死后发生心脏性猝死的首因为心脏破裂，其次是心脏节律异常。故我们可以说伴心脏节律异常是急性心肌梗死后死亡的预测因子，但不是急性心肌梗死后心脏破裂的预测因子。心脏频率异常是急性心肌梗死后心脏破裂的预测因子。

（9）当心室压力或容积超负荷时，心脏就会释放 BNP。在过去的十年里，BNP 一直被认为是急性、慢性左心室功能不全及左心室收缩功能障碍的有效标记物。在急性心肌梗死开始的几个小时内，心肌细胞缺血、坏死，BNP 就会释放。然后，随着左心室收缩及舒张功能不全和室壁压力增高，BNP 值也会继续升高。已有许多证据支持急性心肌梗死患者急性期血 BNP 水平变化可以作为预后预测因子。并且，更新的研究表明急性心肌梗死患者血中所测得的 BNP 值，也许能独立预测死亡率、心衰及心肌坏死范围。AST 虽是肝功能指标，但在心肌细胞中含量最丰富，临床常作为心肌梗死及心肌炎的辅助检查项目。在急性心肌梗死急性期常可检测到肝功能正常患者的 AST 值升高。急性心肌梗死引起心肌细胞缺血、坏死时，就会释放 AST，故 AST 值在一定意义上也可反映心肌坏死范围及程度。在单因素及多因素 logistic 回归分析中，BNP 值及 AST 值均显示出对急性心肌梗死后死亡的预测价值。在本研究的心脏破裂患者中，全部 14 例（100%）检测到 AST 值升高，共计 7 例（50%）BNP 值升高。因此，BNP 是急性心肌梗死后死亡的预测因子，AST 是急性心肌梗死后心脏破裂的预测因子。

（10）国外的大规模心脏破裂调查分析结果还指出存在脑卒中病史是心脏破裂的预测因子，既往冠心病病史是心脏破裂的保护因子。在单因素 logistic 回归分析中，存在冠心病病史 OR 值为 0.812（$P<0.05$），但在多因素 logistic 回归分析中，冠心病病史因素被剔除。前面已经提及，心脏破裂与完全、持续的冠状动脉阻塞，缺少侧支循环有关。既往的冠心病病史，尤其是急性心肌梗死存活史，就表明有效的侧支循环已逐步建立。而既往无明确冠心病病史却突发急性心肌梗死的患者，由于来不及建立有效的侧支循环，出现心脏破裂等不良事件的风险自然增加。脑卒中病史在单因素 logistic 回归分析中未显示出统计学意义，$P=0.052$，OR 值为 2.767。心肌梗死与脑卒中通常均是由血管栓塞引起局部组织缺血、缺氧、坏死，而遗留不可逆的功能改变，所不同的是病变血管的部位。不少的研究表明心、脑血管共同发生病变时，会大大增高死亡率。所以我们不难理解脑卒中病史对急性心肌梗死后死亡或是心脏破裂的预测价值。值得一提的是，作为脑卒中及冠心病危险因素的高脂血症及高血压，血脂水平及收缩压、舒张压值，均未在 logistic 回归分析中显示其风险预测价值。

综合单因素及多因素 logistic 回归分析的结果，结合临床实践，最终我们可以得出：高龄、女性、ST 段抬高型心肌梗死、心肌酶升高、AST 值升高、心率异常及脑卒中病史是急性心肌梗死后心脏破裂的高危因素；而既往冠心病病史降低急性心肌梗死后心脏破裂发生的风险。此外，BNP 值升高、存在各种类型的心律失常也是急性心肌梗死后死亡的高危因素，尚不能确定它们对心脏破裂的预测价值。

第三节　心脏性猝死患者临死前心律失常分析

心脏性猝死（sudden cardiac death，SCD）在我国的发生率约为 41.8/100000，每年造成超过 544000 人死亡，大约 70% 的 SCD 是由潜在冠状动脉疾病造成的。急性心肌梗死患者尽管接受了优化治疗，仍存在发生 SCD 的高风险。急性心肌梗死后的死亡约有一半可以归因于 SCD,其中的大多数与心律失常有关。既往研究结果表明,导致 SCD 的最常见机制为触发事件及异常基质间的相互作用,包括诱发室性心动过速进化(或不进化)为心室颤动,比较少见的机制为 SCD 直接由心室颤动或多形性室性心动过速触发。与缓慢性心律失常或心搏骤停相关的 SCD 相对少见,通常表现为电机械分离,并且经常出现于心衰进展后。为了分析急性心肌梗死后死亡患者的临死前心电图或心律失常表现,我们收集 2009 年 9 月至 2011 年 3 月间在武汉大学人民医院心内科住院的急性心肌梗死后死亡病例。

一、材料和方法

1. 研究对象 选取 2009 年 9 月至 2011 年 3 月间,因急性心肌梗死在武汉大学人民医院心内科住院的死亡病例,共 68(男 51、女 17)例;年龄 40～89 岁,平均(67.24±11.08)岁;文化程度,小学:初中:高中或中专:大学及以上＝18:9:23:18;民族:汉族;按照《中华人民共和国职业分类大典》对调查患者的职业进行分类:农民:专业技术人员:生产、运输设备操作人员及有关人员:其他无法划分人员:退休或无职业人员＝9:18:27:13:1。

急性心肌梗死诊断标准必须同时包括心电图的动态改变及酶学的显著变化,仅符合一项者视为不稳定型心绞痛。

2. 方法

(1) 死亡分类方法:根据改良的心律失常抑制实验(cardiac arrhythmia suppression trial,CAST)方法对猝死的分类及定义如下。①SCD:心源性,在新症状发生 1 h 内出现的非预期死亡,或未预期的无人见证的死亡,除非有能够确定的非心源性死因;②非心脏性猝死(non-cardiac sudden death,NSCD):心源性的,但不在 SCD 定义内;③非心源性死亡(non-cardiac death,NCD):主要不是心脏原因引起的死亡。只要没有特殊证据表明为非心源性死亡,均可归类为心源性。心源性死亡如果没有特殊证据表明其他原因,均归类为心律失常性。心搏骤停复苏不属于死亡。

(2) 调查方法:选取 2009 年 9 月至 2011 年 3 月期间,在武汉大学人民医院心内科住院的急性心肌梗死后死亡病例,并收集其住院期间基线资料及临床资料,包括其临死前心电监护等记录的心电图资料。

(3) 统计学方法:采用 EXCEL 进行数据处理和统计分析,并做饼图描述各自所占百分比的相对关系。

二、结果

1. 急性心肌梗死患者死亡原因分类分布 如图 8-6 所示,SCD 共计 33 例(48.53％),NSCD 共计 32 例(47.06％),NCD 共计 3 例(4.41％)。

2. 急性心肌梗死患者 SCD 原因分类 如图 8-7 所示,室性心动过速/心室颤动的共计 20 例(60.61％),心脏破裂的共计 10 例(30.30％),缓慢性心律失常的共计 3 例(9.09％)。

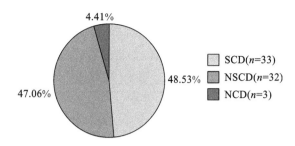

图 8-6　急性心肌梗死患者死亡原因分类所占百分比

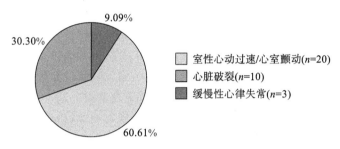

图 8-7　急性心肌梗死患者 SCD 原因分类所占百分比

三、结论

（1）本研究包括的急性心肌梗死后死亡病例中，约半数为 SCD，导致 SCD 的原因依次为室性心动过速/心室颤动等快速性室性心律失常、心脏破裂、缓慢性心律失常/电机械分离等。其次是 NSCD，导致 NSCD 的原因全部是缓慢性心律失常/电机械分离。还有 3 例死亡应归类为 NCD，主要是由呼吸系统功能衰竭引起的。

急性心肌梗死后死亡的多因素 logistic 回归分析显示，心率异常以及各种类型的心律失常均是急性心肌梗死后死亡的危险因素。共计 68 例急性心肌梗死后死亡病例中，有 55 例死于快速性或缓慢性心律失常，占 80.88%。

（2）我国拥有超过 13 亿人口，是世界上人口最多的国家。随着经济的迅速发展，人民生活水平的提高，我国的疾病谱在过去的几十年间发生了深刻变化。平均预期寿命从 1949 年之前的 35 岁，急剧增加到 2005 年的 71.8 岁。据我国卫生统计摘要显示，2007 年城区心脏病死亡率为 100.61/100000，农村心脏病死亡率为 86.01/100000。目前，心血管及脑血管疾病一起构成了导致我国男性及女性死亡的主因。包括 1239191 人的多年随访结果显示，我国男性的五个主要死亡原因分别为恶性肿瘤、心脏病、脑血管疾病、意外事故、传染病；而我国女性的五个主要死亡原因分别为心脏病、脑血管疾病、恶性肿瘤、肺炎和流感、传染病。心脏病都排在前列，而冠状动脉疾病已经成为最主要的心脏病。

虽然我国人口冠心病的发病率显著低于西方国家，但近年来，我国冠心病发病率显著增高，这是由社会进步迅速、生活方式的改变，以及城市化进程所导致的。在我国约有 200 万心肌梗死患者，且每年新增约 0.5 万病例。心血管疾病的主要危险因素仍在持续增加：3.5 亿烟民、200 万超重人群和 60 万肥胖人群、160 万高血压患者、1.6 亿血脂异常人群,以及 20 万糖尿病患者。不良的生活习惯,如饮食结构中缺少水果和蔬菜等、缺乏运动等也是重要的危险因素。因此,我们可以预计,SCD 的发生率将会增高。

(3)急性心肌梗死后 SCD 最常见的原因为室性心动过速/心室颤动等快速性室性心律失常,其次为心脏破裂。为了分析这一结果,我们首先要了解急性心肌梗死发生的病理生理过程。急性心肌梗死多是在冠状动脉粥样硬化基础上发生血栓形成,导致冠状动脉持续堵塞所致。在坏死发生至少 6 h 以后,发生肉眼才能辨认的心肌坏死,缺血病变区的心肌起先呈现苍白、轻度肿胀;由于红细胞向病变部位集中,在梗死后 18～36 h,心肌变成褐红色或紫红色,在透壁梗死的外膜上可有浆液纤维蛋白渗出,这些变化持续约 48 h。梗死区随后变成灰色,在边缘部位有继发于中性粒细胞浸润而形成的浅黄色线条;梗死后 8～10 天,单核细胞清除坏死心肌组织,梗死部位的心室壁变薄,这一时期梗死切面为黄色,坏死组织有紫红色的肉芽组织条状带缠绕,持续 3～4 周,这种表现可持续 2～3 个月的时间,梗死部位逐渐变成胶状、毛玻璃状的灰色外观,最终转变成皱缩、薄而牢固的瘢痕,随时间的流逝,瘢痕变白,并更加坚固。这一过程从梗死区的边缘开始,渐渐地向中央部位移行。梗死区中的内膜厚度增加,颜色变灰且不透光。电子显微镜下的病理变化出现较早,在冠状动脉闭塞后 20～30 min,由其供血的心肌即有少数坏死,开始了急性心肌梗死的病理过程。1～2 h 之间绝大部分心肌呈凝固性坏死,心肌间质则充血、水肿,伴大量炎症细胞浸润。以后,坏死的心肌纤维逐渐溶解,形成肌溶灶,随后逐渐形成肉芽组织。坏死组织 1～2 周后开始吸收,并逐渐纤维化,在 6～8 周形成瘢痕愈合,成为陈旧性或愈合性心肌梗死。

(4)冠状动脉发生前向性血流中断,阻塞部位以下的心肌丧失收缩能力,无法完成收缩,心肌依次发生四种异常收缩:①运动同步失调,即相邻心肌节段收缩时相不一致;②收缩减弱,即心肌缩短幅度减小;③无收缩;④反常收缩,即矛盾运动,收缩期膨出。梗死部位心肌出现功能异常同时,残余正常心肌在早期出现收缩增强,使梗死区产生矛盾运动,所以,部分心肌代偿性收缩增强为无效做功。梗死发生后的 2 周时间内,非梗死区的过度运动减弱,在梗死部位出现某种程度的收缩恢复(尤其是梗死部位有再灌注、心肌顿抑减轻时)。如果遭受缺血损伤的范围太大,左心室泵功能受到损害,心输出量、每搏输出量、血压和 dp/dt 峰值降低,则收缩末期容积增加。收缩末期容积增加的程度可能是急性心肌梗死后死亡率高低最有价值的预测指标。在梗死后的数周时间里,舒张末期容积增加,舒张末期压力开始下降而趋于正常。

(5)心肌梗死发生后,左心室腔大小、形态和厚度发生改变,这些改变总称为心室重构。重构过程反过来影响左心室功能和患者的预后。重构是左心室扩张和残余非梗死心肌肥厚等因素的综合结果,除了梗死范围以外,另两个影响左心室扩张的重要因素是左心室负荷状态和梗死区相关动脉的通畅程度。左心室压力升高有导致室壁张力增加和梗死扩展的危险;而通畅的梗死区相关动脉可加快瘢痕形成,促进梗死区组织的修复,减小梗死扩展和心室扩张的危险。梗死扩展是指梗死心肌节段的面积扩大,而梗死心肌量增加。导致梗死扩展的原因如下:①肌束之间的滑动,致使单位容积内心肌细胞减少;②正常心肌细胞碎裂;③坏死区内组织丧失。梗死扩展的特征为梗死区不成比例的变薄和扩张,然后形成牢固的纤维化瘢痕。梗死扩展的程度与梗死前室壁厚度有关,原先心肌肥大可防止心室壁的变薄,心尖部是心室最薄的部位,也是最容易受到梗死扩展损伤的区域。不仅梗死扩展在心肌梗死早期的心室重构中有重要作用,非梗死区心室壁面积的扩大也与重构有重要关联。心室扩大在梗死发生后立即开始,并持续数月甚至数年。与扩张不同,心室扩大伴有左心室压力-容量曲线右移,导致一定舒张压下左心室的容积更大。非梗死区的这种球形扩大可以看作为一种代偿机制,在大面积梗死的情况下维持每搏输出量。然而,心室扩大也使心肌除极不一致,易导致致命性心律失常。急性心肌梗死发生后,残余有功能的心肌增加了额外的负荷,发生代偿性肥厚来代偿梗死段的功能损害。

(6)急性心肌梗死后易发快速性室性心律失常的原因可能为心律失常源性的心肌缺血,左心室肥大或梗死后瘢痕形成,以及心脏自主神经兴奋失衡。其主要机制如下。

①心脏交感神经重构:心肌梗死后交感神经发生重构已得到广泛的认同。研究发现,心肌梗死后心脏交感神经发生损伤,周围神经纤维经过沃勒(Wallerian)变性,梗死区域去神经支配,继而梗死周边区发生神经鞘细胞增殖和轴突再生,导致梗死周边区交感神经高分布,交感神经密度增加。在发生心肌梗死的心脏中,去神经支配区域(梗死区)和高神经支配区域(梗死周边区)以及正常神经支配区域的共存可能在交感神经活动中增加心脏的电生理异质性,促进自律性异常和触发活动的发生以及折返的形成,从而导致室性心律失常的发生。

目前认为,心脏交感神经激活时,末梢释放去甲肾上腺素(NE)可与心肌细胞膜上$\beta1$受体结合激活钙通道,促进Ca^{2+}内流,导致4期除极加速,心肌细胞自律性增高。心肌梗死后,梗死周边区交感神经密度增高,交感神经激活时梗死周边区心肌细胞的自律性将明显高于梗死区和正常区域心肌细胞,因而梗死周边区很可能成为一个异位兴奋灶发放冲动,引起心律失常。

交感神经重构可以促进触发活动的发生。Pinto等研究表明,梗死周边区心肌细胞静息电位水平,0期去极化速度和幅度,动作电位时程和复极离散度以及对儿茶酚胺的反应性明显不同于正常区和梗死区,其原因可能在于三个区域的交感神经密度不同。高神经支配区域局部交感神经递质NE的浓度增加可以增加I_{cal}密度,减少复极K^+电流密度,使交感神经高密度部位的动作电位延长(主要是复极化时间延长),交感神经刺激使心肌细胞内Ca^{2+}负荷增加,促进早期后除极(EAD)或延迟后除极(DAD)的发生,引起触发性心律失常。此外,心肌梗死后神经内分泌系统的激活也为触发室性心律失常提供潜在的电生理基础。

心肌梗死造成结构性(纤维瘢痕的形成)或功能性(有效不应期的不一致)的"传导阻滞",加上交感神经过度再生引起的交感神经活性增加对梗死区及梗死周边区存活心肌细胞的不应期和传导速度产生影响,而且交感神经过度再生释放过多的NE使复极离散度更加异常,NE等神经递质造成局部血管收缩、心肌缺血导致心肌室性心律失常易感性增加。这些因素可在一定条件下共同促进折返性室性心律失常的发生。

②心肌细胞电重构:心肌梗死发生后,梗死区和非梗死区均可观测到心肌细胞的电重构,表现为心脏各种电生理指标的改变。心肌细胞电重构可能是心肌梗死急性期室性心律失常发生的主要机制。心肌梗死发生后,由于心肌能量代谢障碍,Na^+-K^+泵活

动力降低,使膜内外的 K^+ 浓度差减小,膜电位减小,快钠通道失活,而钙通道仍可激活,心肌的快反应电位转变为慢反应电位,并有自律活动,从而引发心律失常。同时,由于 Na^+-K^+ 泵功能障碍,心肌细胞内 Na^+ 聚集,Na^+-Ca^{2+} 交换增强,细胞内 Ca^{2+} 浓度增高,容易引起触发性心律失常。

心肌细胞电重构也直接参与了心肌梗死慢性期折返性室性心律失常的发生。心肌梗死后心肌各种离子通道的重构是心肌梗死慢性期心肌细胞电重构的基础。

③心脏解剖组织重构:心脏解剖组织重构是心肌梗死慢性期室性心律失常发生和维持的重要基础。心肌梗死后梗死区心肌细胞纤维化、胶原沉积,心肌细胞肥大,瘢痕组织形成,以及缝隙连接的重构(表现为缝隙连接蛋白特别是 Cx43 空间分布的改变和数量的异常)都会对心脏电活动的形成和传导产生影响,进而促进心律失常的发生。

心肌梗死后室性心律失常的发生机制之一被认为是各向异性的兴奋折返所致。心肌梗死后局部形成坏死心肌的瘢痕区、梗死周边区和正常心肌的混合区域,尤其梗死周边区心肌细胞电生理状态和性质明显不同,使不同区域心肌组织间电传导存在着各向异性,容易发生折返现象。Stevenson 等研究认为瘢痕室性心律失常的折返路径为"8"字折返,在折返环中,共同通路通常在瘢痕中间,折返路径的出口或峡部可能位于心内膜下,也可位于心肌组织中或心外膜下。由于在坏死心肌与存活心肌之间可形成多个瘢痕岛,构成复杂的电传导路径或环路,因而多形成多途径、复杂的折返。心肌梗死后 Ca^{2+} 依赖的缓慢内向电流的增加,外向 K^+ 电流的改变以及肥厚心肌复极时间的异常,都可以影响细胞间电耦联,从而改变各向异性传导,引起空间电负荷的不均一,促进折返的形成。

心外膜梗死边缘区(EBZ)被认为是折返环形成的重要区域。研究发现,冲动在 EBZ 的传导速度减慢,横向传导速度较纵向传导速度减慢得更为明显,导致各向异性比例的增加。横向传导速度的减慢可能是由于缝隙连接耦联电导的减小及 I_{Na} 的减弱。近来 Cabo 等用标测法定位 EBZ 中的折返途径,并利用高密度电极串将其划分为中央共同径路(CCP)和外侧径路(OP),研究后发现,CCP 细胞的纵向传导速度要慢于 OP 细胞。这些差异可能直接源于 EBZ 细胞的缝隙连接重构。在 Cabo 等的研究中,EBZ 细胞缝隙连接重构表现为 CCP 细胞 Cx43 单极化分布,使心室肌细胞间电耦联发生改变,细胞间侧-侧电耦联增多,增强了横向传导而减低了纵向传导能力,而缝隙连接的数量减少或功能下降也使动作电位传导的速度减慢,加上心肌纤维膜离子通道重构的参与,都使折返易于发生,从而引起心律失常。

④心脏交感神经重构、电重构和解剖组织重构的相互作用:心肌梗死后心脏交感神经重构、电重构和解剖组织重构都与心肌梗死后室性心律失常的发生密切相关。既往的研究常常侧重于其中某一方面而忽视了另外两个方面的影响。实际上,交感神经重构、电重构和解剖组织重构三者之间可能是相互影响、相互促进的。交感神经支配可以调节心肌离子通道的表达,解剖组织重构尤其是 Cx43 重构也直接影响心肌电重构,而交感神经分布可能也与 Cx43 的表达密切相关。

发生心脏破裂的原因包括血流动力学因素、腔内压力增加、局部心肌结构薄弱、心肌坏死、胶原基质溶解、强烈炎症反应等。尤其是在急性心肌梗死后第 1 周的病理软化期内,梗死区的纤维化和瘢痕修复不完善,最易产生心脏破裂。

而缓慢性心律失常较少见于 SCD,却多见于 NSCD。据研究数据表明,40% 的 NSCD 是由进行性心力衰竭所致,50% 是再梗死后数小时甚至数天内终末性心力衰竭所致,缓慢性心律失常是最可能见到的 NSCD 者临死前节律。

是否存在发展为室性心律失常基础的解剖结构异常或功能障碍,患者就会发生 SCD 呢?众多关于 SCD 危险因素的研究得出,左心室功能障碍、男性、45～75 岁、心脏肥大、2 型糖尿病等均是 SCD 的高危因素。随着年龄增加,冠状动脉疾病的发病率增加,但因冠状动脉疾病而发生 SCD 的概率却在下降。还有许多研究提出应用一些检测手段来预测 SCD 发生风险,如交替 T 波、心率变异性等。

(7) 预防 SCD 需要可靠的流行病学数据帮助我们识别和治疗高危患者。CCS-2 COMMIT(第二项中国急性心肌梗死治疗研究——氯吡格雷和倍他乐克用于心肌梗死实验)研究纳入 45852 例急性心肌梗死患者。这项研究表明,早期应用 β 受体阻滞剂可减小再梗死和心室颤动发生风险,但会增加心源性休克风险,尤其是在第一天或入院后不久即使用者。因此,在我国住院治疗的患者,仅在血流动力学状况已经稳定的情况下,才使用 β 受体阻滞剂治疗。

(8) 植入型心律转复除颤器(implantable cardioverter defibrillator,ICD)治疗已被证明是治疗 SCD 的最有效方式。1991 年,我国进行了第一台 ICD 植入手术,1996 年我国首次进行经静脉 ICD 植入术。如今,我国每年植入的 ICD 数目约为 700 例(据 2008 年统计数据),仅仅只涵盖了那些高危人群中的极小一部分。首先,ICD 过于昂贵。在我国,大多数患者人均年收入相对较低(2007 年,城市人均年收入为 2000 美元,农村人均年收入为 700 美元)。其次,需要培训更多的医生进行 ICD 植入及随访。最后,许多医生和患者尚对 ICD 的作用缺乏认识。综合因素导致 ICD 的应用数量在我国仍然很低。目前,ICD 主要被推荐用于 SCD 的二级预防。

(9) 导管消融术治疗恶性室性心律失常为预防 SCD 提供了一种额外方法。药物预防 SCD 的结果是令人失望的。尽管 ICD 治疗更为有效,但它仅仅只治疗心律失常,却不能消除导致心律失常的病理基础。并且 ICD 不能治疗恶性心律失常,也不适用于连续性心律失常或"电风暴"。因此,导管消融术治疗恶性室性心律失常在某些病例中是一种合理的选择。治疗恶性室性心律失常的导管消融术在我国才刚刚起步,主要针对特发性心室颤动、术后室性心动过速以及心律失常源性的右心室心肌病伴随的室性心动过速。由于我们并未充分了解许多恶性室性心律失常的发生机制,电标测及消融技术仍然需要改进,因此导管消融术仍然只是预防 SCD 的一种辅助手段。

四、总结

(1) 第一节研究的结果显示患者的基线资料及临床资料中的某些因素能显著影响社会支持、生活质量、焦虑状态及抑郁状态。社会支持及生活质量评分呈正相关;焦虑及抑郁评分呈强正相关。不同的人格分型间社会支持、生活质量、焦虑及抑郁评分均有显著差异。缺乏社会支持、生活质量下降、不同的人格分型、焦虑及抑郁等情感障碍均能影响冠心病的发生、发展及预后,我们需从生物-心理-社会医学模式出发,综合控制各因素,改善患者生存及预后。

(2) 第二节研究的结果显示高龄、女性、ST 段抬高型心肌梗死、心肌酶升高、AST 值升高、心率异常及脑卒中病史是急性心肌梗死后心脏破裂的高危因素;而既往冠心病病史降低急性心肌梗死后心脏破裂发生的风险。所以,在冠心病急性心肌梗死治疗中重点关注伴有高危因素的患者,将有助于降低心脏破裂后死亡发生率,改善患者生存及预后。

(3) 第三节研究的结果显示急性心肌梗死后死亡者超过半数为心脏性猝死,首要原因为快速性室性心律失常,其次为心脏破裂。故对高危人群及早应用植入型心律转复除颤器或导管消融术,预防恶性心律失常的发生,将有效降低急性心肌梗死后心脏性猝死的发生率。

参考文献

[1] 王吉耀,廖二元,胡品津. 内科学[M]. 北京:人民卫生出版社,2005.

[2] Okinaka S, Ikeda M, Hashiba K, et al. Studies on the control of coronary circulation. Ⅰ. The effect of the stimulation of the nerves on the coronary circulation. Ⅱ. The humoral effect on the coronary circulation[J]. Am Heart J, 1958,56(3):319-339.

[3] Friedman H S, Hall J A, Harris M J. Type A behavior, nonverbal expressive style, and health[J]. J Pers Soc Psychol,1985,48(5):1299-1315.

[4] Suvisaari J, perälä J, Saarni S I, et al. Coronary heart disease and cardiac conduction abnormalities in persons with psychotic disorders in a general population[J]. Psychiatry Res,2010,175(1-2):126-132.

[5] Dueñas M, Ramirez C, Arana R, et al. Gender differences and determinants of health related quality of life in coronary patients:a follow-up study[J]. BMC Cardiovasc Disord,2011,27(5):11-24.

[6] Bainey K R, Jugdutt B I. Increased burden of coronary artery disease in South-Asians living in North America. Need for an aggressive management algorithm [J]. Atherosclerosis,2009,204(1):1-10.

[7] 汪向东,王希林,马弘. 心理卫生评定量表手册(增订版)[M]. 北京:中国心理卫生杂志社,1999.

[8] 方积乾. 生存质量测定方法及应用[M]. 北京:北京医科大学出版社,2000.

[9] 钱铭怡,武国城,朱荣春,等. 艾森克人格问卷简式量表中国版(EPQ-RSC)的修订 [J]. 心理学报,2000,32(3):317-323.

[10] 李萍,宋长爱. 中青年冠心病住院患者的 SF-36、SSRS 及 SAS 调查[J]. 护士进修杂志,2010,25(12):1086-1089.

[11] Raghavan R, Rahme E, Nedjar H, et al. Long-term prognosis of south Asians following acute coronary syndromes[J]. Can J Cardiol,2008,24(7):585-587.

[12] Martinez-Selles M, Barrio J M, Hortal J, et al. Prevalence of peripheral arterial disease and prior stroke in octogenarians with symptomatic severe aortic stenosis or severe coronary artery disease:influence in management and

outcome[J]. Int Angiol,2007,26(1):33-37.

[13] Beck C A, Shah S. Research on health-related quality of life and cardiac conditions[J]. Home Healthc Nurse,2011,30(1):54-60.

[14] 刘梅颜,姜荣环,胡大一,等. 心脏急症与稳定性冠心病患者合并心理问题现状分析[J]. 中华心血管病杂志,2009,37(10):904-907.

[15] Rancić N,Petrović B,Apostolović S,et al. Assessment of health-related quality of life in patients after acute myocardial infarction[J]. Med Pregl,2011,64(9-10):453-460.

[16] Leifheit-Limson E C,Reid K J,Kasl S V,et al. The role of social support in health status and depressive symptoms after acute myocardial infarction: evidence for a stronger relationship among women[J]. Circ Cardiovasc Qual Outcomes,2010,3(2):143-150.

[17] Thuile J,Even C,Musa C,et al. Clinical correlates of atypical depression and validation of the French version of the Scale for Atypical Symptoms(SAS)[J]. J Affect Disord,2009,118(1-3):113-117.

[18] Taveira T H,Dooley A G,Cohen L B,et al. Pharmacist-led group medical appointments for the management of type 2 diabetes with comorbid depression in older adults[J]. Ann Pharmacother,2011,45(11):1346-1355.

[19] Saeed T,Niazi G S,Almas S. Type-D personality:a predictor of quality of life and coronary heart disease[J]. East Mediterr Health J,2011,17(1):46-50.

[20] Michal M,Wiltink J,Till Y,et al. Type-D personality and depersonalization are associated with suicidal ideation in the German general population aged 35-74: results from the Gutenberg Heart Study[J]. J Affect Disord,2010,125(1-3):227-233.

[21] Kuroiwa Y,Yamashita A,Nishihira K,et al. Cardiac Rupture in Acute Myocardial Infarction:Post-mortem MR Imaging[J]. Magn Reson Med Sci,2011,10(4):255-258.

[22] Modi S,Krahn A D. Sudden cardiac arrest without overt heart disease[J]. Circulation,2011,123(25):2994-3008.

[23] Liew R. Prediction of sudden arrhythmic death following acute myocardial infarction[J]. Heart,2010,96(14):1086-1094.

[24] 钟杭美. 动态心电图预警心脏性猝死[J]. 临床心电学杂志,2007,16(5):352-355.

[25] Fazlinezhad A,Rezaeian M K,Yousefzadeh H,et al. Plasma Brain Natriuretic Peptide(BNP)as an Indicator of Left Ventricular Function,Early Outcome and Mechanical Complications after Acute Myocardial Infarction[J]. Clin Med Insights Cardiol,2011,5:77-83.

[26] Oono M,Murakami H,Makuuchi H,et al. Ruptured aneurysm of the sinus of

Valsalva with severe liver dysfunction; report of a case[J]. Kyobu Geka,2008, 61(10):895-898.

[27] Goldberger J J,Buxton A E,Cain M,et al. Risk stratification for arrhythmic sudden cardiac death;identifying the roadblocks[J]. Circulation,2011,123(21): 2423-2430.

[28] Alpert M A. Sudden cardiac arrest and sudden cardiac death on dialysis: Epidemiology,evaluation,treatment,and prevention[J]. Hemodial Int,2011,15 Suppl 1:22-29.

[29] Pachon M,Almendral J. Sudden death;managing the patient who survives[J]. Heart,2011,97(19):1619-1625.

[30] Zhang S. Sudden cardiac death in China[J]. Pacing Clin Electrophysiol,2009,32 (9):1159-1162.

[31] Gold M R,Birgersdotter-Green U,Singh J P,et al. The relationship between ventricular electrical delay and left ventricular remodelling with cardiac resynchronization therapy[J]. Eur Heart J,2011,32(20):2516-2524.

[32] Pinto D S,Frederick P D,Chakrabarti A K,et al. Benefit of Transferring ST-segment-elevation myocardial infarction patients for percutaneous coronary intervention compared with administration of onsite fibrinolytic declines as delays increase[J]. Circulation,2011,124(23):2512-2521.

[33] Stevenson W G,John R M. Ventricular arrhythmias in patients with implanted defibrillators[J]. Circulation,2011,124(16):411-414.

[34] Baum J R,Long B,Cabo C,et al. Myofibroblasts cause heterogeneous Cx43 reduction and are unlikely to be coupled to myocytes in the healing canine infarct[J]. Am J Physiol Heart Circ Physiol,2012,302(3):H790-800.

[35] Nieminen T,Verrier R L. Usefulness of T-wave alternans in sudden death risk stratification and guiding medical therapy[J]. Ann Noninvasive Electrocardiol, 2010,15(3):276-288.

[36] 吴军,刘德平,董榕,等.高龄老年人心率变异性减低与心脏性猝死的关系[J].中国心血管杂志,2002,7(4):250-251.

[37] Garton M. COMMIT/CCS-2 studies[J]. Lancet,2006,368(9536):642.

[38] Ozben B, Mutlu B, Erdogan O. ICD implantation in left ventricular noncompaction;a case report and review of the literature[J]. Cardiol J,2011,18 (6):691-694.

[39] Deneke T, Lawo T, Reinecke J, et al. Predictors of sustained ventricular arrhythmia episodes in patients with primary ICD indication ;male gender and AF in primary ICD prophylaxis [J]. Herzschrittmacherther Elektrophysiol, 2011,22(4):219-225.

第三篇

心血管疾病与心理障碍的研究进展

XINXUEGUAN JIBING YU XINLIZHANG'AI DE YANJIU JINZHAN

第九章 抑郁症与冠心病

美国精神病学会（APA）指南指出抑郁症是一种影响患者的心境、思维和行为，引起患者持续自觉悲伤并对曾热爱的事物失去兴趣的慢性病。早在 1628 年，William Harvey 就提出了心脑共病的观点，然而直到 Frasure-Smith 团队发表了一项研究，表明伴发抑郁的心肌梗死患者较非抑郁者有更高死亡率，关于冠心病和抑郁症共病的流行病学、共病机制及其治疗和预防才得到广泛重视。本章将从流行病学、两者的共病机制、抑郁所致心律失常、治疗和预防以及抑郁模型制作及评价等方面做一综述。

一、抑郁症合并冠心病流行病学调查

心血管疾病患者普遍存在抑郁症，每 5 个心血管疾病患者中有 1 个存在重度抑郁症。1967 年，澳大利亚科学家 Wynn 即发现在心肌梗死后丧失劳动力的患者中有 40% 存在抑郁症。1972 年，Cay 的研究表明，在因心脏病住院的 2/3 患者中出现抑郁或焦虑样情绪。抑郁症已成为心血管疾病产生及进展的强有力的预测因子。抑郁症同时也是冠心病患者再发入院的独立预测因子。心肌梗死后抑郁者在标化了年龄、性别、抽烟、左心室收缩功能及心功能 Killip 分级等因素后，其相对危险度仍达到了 2～3。2002 年，重度抑郁症被列为全球因病致残主因的第四名，预计到 2030 年，其重要性将上升两位。近年的研究表明，精神异常性因素在心血管疾病的发病率以及死亡率的预测中，扮演了重量级的角色。它与性别、年龄、心血管疾病的早发家族史、长期大量吸烟、血压控制欠佳、血糖异常、血脂升高、超重及体力锻炼时间稀少等传统风险要素同样重要。Lett 团队的研究则认为抑郁症状无论轻重，均能促进健康个体冠状动脉血管损伤及冠心病的发生。一项由 52 个国家参与的大规模临床队列研究的结果则提示了抑郁症可导致更加恶劣的后果：抑郁症在促进心肌梗死的发生发展中较糖尿病、吸烟、高血压、肥胖等具有更严重的影响。因此，在 2010 年全球疾病负担报告中，抑郁症被正式定为冠心病患者的独立危险因子。急性心肌梗死后住院的患者中 2/3 以上出现中到重度抑郁，而 15% 的冠心病患者会有重度抑郁，这个发病率是普通人群的 2～3 倍。发表在 Circulation 上的一项历经 17 年的纵向研究表明抑郁症导致心肌梗死的发生率增加了 70%，全因死亡率增加了将近 60%。2012 年发表的一份纳入 632 名心肌梗死后抑郁患者的纵向研究表明抑郁症增加了心肌梗死后患者再入院率，尤其是心血管相关疾病患者的再入院率，并降低了二级预防的依从性。因此对于心肌梗死后抑郁患者，即使其只有亚临床级别的症状，也应该严格控制。Mallik 等评估了 963 名行冠状动脉旁路移植术（CABG）的患者，发现 25% 的患者存在围手术期抑郁症状。合并中到重度抑郁症状的患者中，在排除了心肌梗死病史、糖尿病、射血分数等因素的影响后，术后机体功能改善者不到 1/3。也就是说，围手术期抑郁症可能抵消 CABG 所带来的益处。在植入植入型心律转复除颤器两年的患者中，有 1/4 的患者合并抑郁症，而那些放电情况越频繁的患者，抑郁的程度也越严重。除临床多见的标准抑郁表现外，冠心病患者合并非特异性抑郁表现也非罕见。但这类非标准的表现也能显著增加心血管意外的发病率。

鉴于精神因素在心血管疾病发生发展过程中的重要作用，情绪应激所致的室性心律失常和心脏性猝死已被广泛注意到。Grippo 在大鼠抑郁模型中发现，在静脉注入致心律失常药物乌头碱以后，抑郁大鼠的基础心率加快，而心率变异性减小。在给予程序电刺激后,抑郁大鼠的室性心律失常发生率显著高于正常大鼠。这提示我们,抑郁症增加了室性心律失常发生的可能性,增加了冠心病患者发生恶性心律失常的风险。国内 Liang 等人对 1220 名频发室性期前收缩患者进行抑郁评分,发现符合抑郁症标准者占 27.01%。刘政疆等给予大鼠慢性应激 4 周后,大鼠出现以糖水偏爱百分比减小为核心的抑郁症状,心肌的动作电位周期较对照组增加,心肌纤维化明显,心肌细胞交感纤维的密度增加。刘宇等对符合冠心病合并抑郁症的 103 名患者相关资料进行分析发现其 QT 离散度增加,而心率变异性则显著低于非抑郁患者。由缺血引起的心肌病患者,合并抑郁情绪的比例很高。有确切的数据资料表明这两种疾病的共存会恶化患者的病情,使发病率和死亡率升高。

随着中国经济的高速发展,居民饮食结构的明显变化以及现代社会的高压力和高竞争性,中国人群中冠心病和抑郁症等情绪障碍性疾病的发病率明显提高。这预示着如果对此没有足够重视和预防,抑郁症和心血管疾病共病的负担将成为困扰我们的卫生难题之一,与此同时,将给社会带来巨大的经济风险。

二、抑郁症与冠心病共病机制

流行病学资料、动物实验及临床研究等印证了抑郁症与心血管疾病的相关性,而该联系可能存在的机制,目前尚无统一定论。关于抑郁症与冠心病的形成、进展,有研究认为心血管疾病和抑郁症存在紧密联系,二者可能有着相互促进的双向作用机制。

大量的生物学及行为学因素改变,包括吸烟、运动量缺乏、药物依从性降低、低心率变异性、下丘脑-垂体-肾上腺轴(HPA 轴)活性亢进、高儿茶酚胺水平、血小板活性亢进、炎症反应等均表现在抑郁患者中。而这些因素正是冠心病的高危因素。本文查阅中外文献后,认为心脑共病的可能机制有如下几方面。

1. 交感神经活性亢进 心脏交感神经系统功能的异常变化与室性心律失常和猝死联系紧密。在健康人群中,给予试验性的应激刺激后,发现心脏交感神经系统的特异性激活。与此一致的是 Wittstein 的研究,其认为正是交感神经的过度激活导致了应激性心肌病的发生和进展。在自然灾害和恐怖袭击中,精神应激与急性冠状动脉疾病的关系密切。当应激持续存在时,交感神经系统激活,导致血压升高和血管剪切力增强,引起不稳定性斑块破裂。另外,升高的交感神经活性导致神经血管收缩,影响骨骼肌的代谢活动,破坏了葡萄糖的转运,引起体内胰岛素抵抗和高胰岛素血症,阻碍了肝脏的脂质代谢过程。压力引起的过度的交感神经活动使血小板活性增强、血液黏度增大。以上因素均使冠状动脉内皮功能损伤加重,加速粥样硬化斑块的产生。

交感神经活性改变影响大脑神经元的功能,引起情绪调节障碍。大脑 Sigma-1 受体(S1R)在抑郁和认知受损中扮演关键角色。S1R 是一种内质网特异性分子伴侣,在维持细胞正常功能状态、Ca^{2+} 信号的传导、炎症反应、细胞轴突的生长方面具有重要作用。硫酸脱氢表雄酮(DHEA-S)是内源性的 S1R 的激动剂。心衰和心肌梗死的患者血浆的 DHEA-S 水平下降。而 DHEA-S 水平下降的患者,发生心血管意外的危险升高。因此,心肌梗死后 DHEA-S 水平下降可能增加患者抑郁风险。相关研究发现下丘脑 S1R 影响交感神经活性,下丘脑中 S1R 表达降低增强了压力应激下小鼠的交感神经活性。心肌梗死后小鼠交感神经系统功能亢进，心脏功能恶化。同时下丘脑和海马的 S1R 表达减低，抑郁评分增加，侧脑室注射 PRE084（S1R 激动剂）后，交感神经系统功能亢进改善，表明 S1R 在心肌梗死后抑郁的形成中发挥了重要作用。而 DHEA-S 对于 S1R 的表达存在正反馈，心肌梗死后 DHEA-S 水平的下降可能影响了心肌梗死后小鼠 S1R 的表达水平，从而引起抑郁。

2. 炎症反应与细胞凋亡 有研究发现在给予 6～8 周慢性不可预见性温和应激性刺激后的大鼠中，电镜下可见其心肌细胞超微结构改变。心肌的肌原纤维断裂，线粒体内膜结构中断，空泡形成，核膜皱缩，染色质边集。而与此同时，大鼠血浆中 5-HT 含量降低，皮质醇和去甲肾上腺素浓度升高。用 TUNEL 法（阳性细胞反映细胞 DNA 存在损伤）检测心肌细胞凋亡，数量较对照组增加。这一结果显示模拟人群中抑郁症状的慢性应激性大鼠心肌超微结构的损伤主要表现为线粒体结构和功能的异常。而线粒体是保证心肌细胞发挥正常生理功能的关键细胞器。抑郁可能引起线粒体跨膜电位异常，呼吸链失耦联，Ca^{2+} 内渗，最终引起心肌细胞的凋亡。

Wann 等的研究发现心肌梗死后 14 天大鼠的边缘系统（杏仁核、海马、下丘脑、前额叶皮层）的凋亡蛋白酶-3 的活性显著增强，前额叶皮层的促细胞凋亡蛋白 Bax/抗细胞凋亡蛋白 Bcl-2 值增高，相应大鼠糖水偏爱百分比下降。而大脑中边缘系统损伤与抑郁是紧密相关的。因此心肌梗死后的炎症反应及促进炎症发展的细胞因子的增加，导致主管情绪活动的脑神经系统的损伤，从而促进了心肌梗死后抑郁的产生。

中性粒细胞明胶酶相关的脂质运载蛋白（NGAL）作为机体存在炎症反应的标志物之一，其在血浆中升高的程度与心血管疾病相关，而长期持续性炎症反应能损伤中枢神经系统，使大脑中 NGAL 的表达升高，促进了抑郁的发生。

2014 年研究证明 NGAL 是心功能衰竭患者死亡风险的特异性预测指标。另有临床分析显示，抑郁患者的 NGAL 水平较普通人群升高。在给予应激性刺激后，小鼠海马中 NGAL 的含量较对照组提升了 70%。因为抑郁与海马突触可塑性的丢失和脑源性神经营养因子下降有关，而 NGAL 抑制了海马神经元的生长，可能是其导致抑郁的机制之一。另发现在压力应激后，杏仁核中 NGAL 的含量上升，促进了抑郁的形成。国内有临床调查发现冠心病患者血浆中的 NGAL 含量高于普通人群，同时与高血糖、血压升高等呈正相关。Wang 等的动物实验表明，NGAL 能抑制基质金属蛋白酶 9（MMP-9）的降解，导致动脉粥样硬化的斑块中蛋白水解加强，弱化了斑块的强度，促进了斑块缺损、血小板聚集，引起急性的冠状动脉血管损伤。

冠心病患者循环系统中促炎症因子是升高的，而这一现象同时也见于抑郁患者。急性心肌梗死患者中，炎症应答始于心肌梗死发生后初期，有助于心肌瘢痕的形成。早在 1978 年，研究小组即发现心肌梗死发生后的数小时，血浆中 C 反应蛋白升高。而其他的炎症因子如 TNF-α、IL-2、IL-10、IL-6 和 IL-1b 在心肌梗死后患者血浆中也是增加的。而在临床研究中发现，抑郁患者的这些炎症因子也出现同样趋势的改变。随后有相关研究发现 TNF-α 含量在心肌梗死合并抑郁患者中较单纯心肌梗死患者中升高。这提示抑郁和心肌梗死可能通过炎症反应而相互促进。动物实验发现心肌梗死后的大鼠出现持续数周的抑郁样症状，使用 TNF-α 阻滞剂依那西普后，症状改善。Francis 等的研究表明心肌梗死后大鼠下丘脑中 TNF-α 和 IL-1b 的 mRNA 和蛋白水平均有显著上升。心肌梗死后大鼠内皮功能受损,血脑屏障滤过性增加,而外周炎症介质可能通过受损血脑屏障进入大脑,引起中枢神经系统的损伤。

3. 基因的多态性表达和心脑共病 伴随着研究的进一步深入,人们对冠心病合并抑郁症的生物学机制有了更进一步的认识。越来越多的研究将目光锁定在遗传因素对心脑共病的作用上。而研究最多和了解最透彻的是 5-羟色胺转运体(5-HTT)基因多态性与两者的联系。

5-羟色胺转运体是一种单胺类跨细胞膜转运蛋白,它在全身多个系统均有表达。它参与了 5-羟色胺类递质在神经元的传递,与情绪活动紧密相关。编码 5-羟色胺转运体蛋白的基因由 17 号染色体携带,其多态性与抑郁症的发生、发展相关。携带 L/L 基因者比 S/S 型纯合子或 L/S 型杂合子的细胞能产生更高浓度的 5-羟色胺转运体mRNA。有研究发现携带 S/S 等位基因者,抑郁症的发病率更高,而对于 SSRI 类抗抑郁药物的反应性较低。而 5-羟色胺转运体在血小板膜上也有表达,引起血小板释放 5-羟色胺,使血管收缩。2005 年位于日本大阪的研究小组在检测 2059 名急性心肌梗死患者的 5-HTT 基因型后发现,携带 S/S 等位基因的患者再发心血管事件,如心脏性猝死、再次梗死、心律失常和不稳定型心绞痛的比率更高。多变量 Cox 回归分析显示 S等位基因携带增加了发生心血管事件的危险,其风险比为 1.69。2002 年发表于 Circulation 的 ECTIM 研究则显示 L/L 基因携带者有更高的心肌梗死发生率。两组研究结果的差异提示 S 和 L 等位基因可能通过不同途径影响心肌梗死的发生。研究表明携带 L/L 基因者,存在血小板活性亢进,这与心血管事件的发生直接相关。而在大阪研究中,对纳入时还未进行抗血小板治疗的心肌梗死患者进行基因型分析,其中 L/L 基因携带者既往有更高的心肌梗死发生率,与此同时,纳入前已行抗血小板治疗的患者,L/L 基因的效用削弱。这一系列结果表明,携带 S/S 等位基因的心肌梗死患者,患抑郁症的风险较高,对抗血小板治疗可能不敏感。

4. 其他可能机制 应激反应会导致 HPA 轴通路的异常亢进。抑郁症被视为一种慢性应激疾病,其也可以导致 HPA 轴活化引起机体损伤。动物及临床研究均发现抑郁症发生时,HPA 轴系统功能亢进,血中皮质醇的含量是增加的。这一系列改变促进了脂代谢异常及血压水平升高,引起血管内皮细胞的损伤。同时 HPA 轴活性的升高还可以影响中枢的神经系统导致肾上腺功能异常,血浆中儿茶酚胺增高,引发心血管系统的不良反应:①机体进入应激状态,伴随心脏跳动加快、心肌的收缩反应增强、血压水平升高,而心肌血流灌注却减少,为心律失常等心血管不良事件的发生创造了易感环境;②导致纤溶系统的异常,引起了血小板活化、聚集增强,形成血栓,致血管部分或完全闭塞,发生于冠状动脉者,则会导致急性冠脉综合征;③血小板活化后,能黏附在白细胞上,激活单核细胞,释放一系列炎症介质,如 IL-1、IL-6、肿瘤坏死因子(TNF-α)等,在冠状动脉粥样硬化斑块的产生和演变中发挥了不良影响。

一系列研究表明不良生活习惯(如运动缺乏)与抑郁所致冠心病风险增加密切相关。活动量的减少与炎症反应增加显示了正相关性。这些发现进一步表明机体活动减少和炎症反应相互促进,共同作用于冠心病和抑郁症的发生。

另外一部分证据表明心率变异性降低是心血管疾病风险增加的标志。无论是运动缺乏还是炎症反应，均与降低的心率变异性相关，因此降低的心率变异性可能是抑郁症及其相关的不良生活习惯所导致的下游改变。一项研究表明低心率变异性和炎症标志物变化均增高了抑郁症相关的心血管疾病患者的死亡率。

　　总的来说，抑郁症和冠心病的共病机制涉及社会、心理、生理等多个方面的变化。各机制之间存在着相互促进的叠加效应。抑郁患者可能通过吸烟、体育活动减少、药物依从性降低等不良行为学方式，进一步促进交感神经系统功能亢进、系统性的炎症反应加重、遗传等因素对心血管系统功能的破坏，包括内皮细胞完整性的破坏、血小板活性的改变、纤溶系统的亢进等。这些变化引起心血管疾病的发生、加重，而随着心血管疾病造成的身体不适以及劳动能力下降、社会压力等，会进一步加深患者的抑郁程度。而对于抑郁症和冠心病的内在联系，孰先孰后、谁因谁果的讨论更类似于鸡生蛋、蛋生鸡的哲学问题，值得进一步研究。

三、抑郁症促进心律失常发生的探讨

　　心肌梗死后伴发抑郁症的患者，全因死亡的危险上升。抑郁症状增加了室性期前收缩的发作次数，加大了二次心肌梗死发生的可能性。抑郁患者较健康人群心率更快，Fraure-Smith 团队的报告指出心律失常是导致死亡的第一风险因素。不存在器质性心脏病的抑郁症患者，其迷走神经功能受抑制，交感神经系统的活动度加强。事实上，两类神经系统之间的调节失去平衡，这种失衡引起室颤的阈值降低，导致抑郁症患者更易于发生恶性心律失常和猝死。

　　在本实验室发表的一篇关于心肌梗死后抑郁大鼠给予氟西汀治疗的研究中，发现心肌梗死后大鼠的单向动作电位（MAPD90）和有效不应期（VERP）的时程缩短，而抑郁症进一步恶化了此种情况，导致心肌梗死合并抑郁症的大鼠心肌细胞的 MAPD90 以及 VERP 更短，室颤阈值降低更明显。将心肌梗死组、抑郁症组、心肌梗死＋抑郁症组与对照组比较，发现编码 I_{to} 通道的 Kv4.2 蛋白的表达量分别降低了（29±12）％、（24±6）％、（41±15）％。I_{to} 通道在心肌细胞的早期复极中是关键离子流。I_{to} 通道电流的减小，使心肌复极异常，增加心律失常的易感性。在给予 SSRI 类抗抑郁药物氟西汀治疗后，上述电生理指标均有改善。缝隙连接蛋白 Cx43 是保持心肌细胞之间完整性联系的重要蛋白。在整个心脏的电信号传导、扩布以及心肌细胞的电耦联中是关键角色。心肌梗死后大鼠心肌细胞中 Cx43 的表达下降明显，心肌梗死＋抑郁症组 Cx43 含量较心肌梗死组更低，且不能被氟西汀纠正。

　　心律失常的发生需要易感的心肌基质和促发环境。比如心肌缺血性室性心动过速、心肌梗死后心肌瘢痕组织形成，导致心肌冲动传导的延迟，以及梗死区细胞间缝隙连接受损构成了易感的心肌基质。当有一个室性期前收缩发生时，极易诱导出连续的室性心动过速。本实验组发现在通过慢性应激建立的抑郁大鼠模型中，在体电生理测试给予 Burst 刺激后，抑郁组大鼠较对照组有更高的室性心律失常诱发率。而对心肌组织进行免疫组织化学染色后，酪氨酸羟化酶（TH）的阳性率高于对照组。因此证明了抑郁症通过交感重构提高了大鼠恶性心律失常的发生率。

四、心脑共病的治疗

抑郁症诊断的金标准是基于美国发布的精神疾病诊断指南,由临床精神专科医生做出诊断。而在所有心血管疾病患者中使用此标准显然不具实践意义,因此可使用敏感性和特异性均较高的简易化量表对患者进行初步排查。美国心脏协会建议所有心脏病患者采用 PHQ-2 和 PHQ-9 进行抑郁症状的排查。筛查为阳性的患者,较阴性患者心血管疾病的长期风险增加了 41%。对于冠心病患者伴发抑郁症的治疗方案存在以下两大类:认知行为疗法、药物疗法。

认知行为疗法首先在冠心病合并抑郁症患者的治疗中被证明为有效且安全。它通过帮助患者建立积极的身心体验、社会关系网,并纠正悲观或自我批判性强的观念,从而缓解抑郁情况。在纳入 2481 名过去 30 天内曾发生心肌梗死者的 ENRICHD 研究中,有 958 名患者满足重度抑郁症的诊断,有 811 名轻中度抑郁患者。将他们随机分为治疗组和对照组,结果发现两组心血管终点事件发生率无明显差异,但接受治疗组的患者抑郁状况改善显著。

人际关系疗法着力于改善不良的人际互动关系。一项纳入 284 名冠心病患者的研究中,分别使用人际关系疗法和西酞普兰治疗,药物组在减少抑郁症发生方面表现良好,而人际关系疗法在此方面无明显获益。

问题解决方案(PST)疗法是心理学治疗的另一种形式。它通过帮助患者解决日常生活中的难题并提高处理技能,从而达到缓解冠心病患者抑郁情绪的目的。在 Coronary Psychosocial Evaluation(COPES)研究中,对抑郁症状持续 3 个月的急性冠脉综合征患者,给予持续的 PST 疗法。6 个月后,患者对自身情况改善的满意程度明显提高,而不良心血管事件发生率相比非治疗组下降。

在冠心病合并抑郁症患者的药物治疗方案中,安全性和有效性研究较多的是选择性的 5-羟色胺再摄取抑制剂(SSRIs)。一项随机对照研究表明无论是帕罗西汀、氟西汀,还是舍曲林,均表现出有效性,且疗效相当。早期一些研究显示在冠心病患者中使用 SSRI 类药物有可能增加心血管意外的发生率,然而最近一项 Meta 分析显示在冠心病合并抑郁症的患者中使用 SSRI 类药物并不会增加心肌毒性。所以,SSRI 类被推崇为冠心病合并抑郁症的一线治疗药物。西酞普兰及舍曲林这两种药是 SSRI 类中与其他药物共用时对机体影响最小的。因这两种药物对于 CYP450 酶的抑制作用小,因此极少引起药物代谢动力学的改变。不过心脏病患者使用 SSRI 类药物时,患者必须了解相关不良反应及坚持至少四周的疗程。

安非他酮是心脏病患者抗抑郁治疗的另一类药物选择。其用于普通人群抗抑郁治疗时,有益于减少抑郁患者烟草的摄入。然而在急性冠脉综合征患者中使用时,并未起到帮助戒烟的额外效果。在心脏病患者中,安非他酮能轻度升高血压,所以必须严密监测药物量。尽管米氮平能改善心血管疾病患者的抑郁状态,但因其存在增加体重及与可乐定连用导致高血压急症的风险,不能作为 I 类推荐。而三环类抗抑郁药物因其有可能改变心脏的传导功能,增加心血管不良事件的发生率,应尽量避免应用于合并心血管疾病的患者。

对于抗抑郁治疗在心血管疾病患者中的反应,最近的三项研究结果值得重视。发表于 2010 年的 COPES 研究表明对于急性冠脉综合征合并持续性抑郁患者,给予抗抑郁治疗后,患者再发心血管事件减少。而 SUPRIM 研究显示过去 12 个月内曾因冠心病住院治疗的患者,无论有无抑郁症状,经过 94 个月的跟踪随访后,给予认知行为疗法的干预组,其致命性和非致命性心血管意外发生率较对照组降低了 41%,而再次心肌梗死发生率降低了 45%。TeamCare 研究表明抑郁症合并冠心病危险因素的患者,给予综合性干预 12 个月后,患者的糖化血红蛋白、血脂水平、收缩压水平及抑郁评分均显著改善。

尽管对于抑郁症合并冠心病的研究取得了可观的进展,但仍然有许多问题亟待深入阐释。一些研究者呼吁进行更大规模的随机对照研究,以便进一步评估抗抑郁治疗对冠心病患者的安全性,这将是未来研究的首要关注点。

五、慢性温和应激方案构建抑郁症模型的探讨

在关于抑郁症合并慢性病的动物实验中,为了实验结果的有效性和可靠性,稳定的抑郁症动物模型的建立是成功的首要因素之一。抑郁症动物模型不仅用于抗抑郁药物的实验及开发,而且适用于和抑郁症相关疾病机制的研究。临床上抑郁症的发生与长期的慢性应激源刺激紧密联系,因此 Willner 等学者经过长期探索,通过给予实验动物一定周期的不可预见性的温和应激,如禁水、禁食、垫潮湿垫料、悬尾、冰水浴等,建立抑郁症动物模型。随着研究工作的深入,新的抑郁症模型,如基因敲除型抑郁症模型也被部分实验室采用。然而,通过改良、优化刺激方式后所建立的慢性应激性抑郁症模型仍居于主导地位。该模型的有效性、可靠性和实用性表现良好。

成功的抑郁症动物模型必须能模拟抑郁人群的核心症状:快感缺乏。以此为出发点,Katz 及其研究团队试图通过给予大鼠一系列重度刺激,并采用旷场实验评价模型是否成功,结果显示抑郁的大鼠自发性探索活动减少。在此过程中,他们发现这些大鼠的糖水消耗量减少,他们推断这可能与快感的缺乏相关。这一假设与 Anisman 的研究相呼应。随后,Paul Willner 进一步改良了此模型,剔除了足底电击、冰水窒息、48 h 禁食水等严重刺激,进而采用更温和的慢性刺激,建立了 MDD 模型。并将糖水偏爱百分比作为是否抑郁的核心标准。

六、总结和展望

本文就抑郁症和冠心病共病的几个方面做了比较详细的论述,比较严谨地论证了心脑共病的情况。总而言之,抑郁症是冠心病进展和再发的高危因子。将来的研究需要我们将更多的热情投入到抑郁症在心血管疾病中的早期识别和治疗中。

参考文献

[1] Frasure-Smith N,Lesperance F,Talajic M. Depression following myocardial infarction. Impact on 6-month survival[J]. JAMA,1993,270(15):1819-1825.
[2] Thombs B D,Bass E B,Ford D E,et al. Prevalence of depression in survivors of acute myocardial infarction[J]. J Gen Intern Med,2006,21(1):30-38.

［3］ Wynn A. Unwarranted emotional distress in men with ischaemic heart disease (IHD)［J］. Med J Aust,1967,2(19):847-851.

［4］ Cay E L,Vetter N,Philip A E,et al. Psychological status during recovery from an acute heart attack［J］. J Psychosom Res,1972,16(6):425-435.

［5］ Jiang W, Alexander J, Christopher E, et al. Relationship of depression to increased risk of mortality and rehospitalization in patients with congestive heart failure［J］. Arch Intern Med,2001,161(15):1849-1856.

［6］ Meijer A,Conradi H J,Bos E H,et al. Prognostic association of depression following myocardial infarction with mortality and cardiovascular events:a meta-analysis of 25 years of research［J］. Gen Hosp Psychiatry,2011,33(3):203-216.

［7］ Mathers C D,Loncar D. Projections of global mortality and burden of disease from 2002 to 2030［J］. PLoS Med,2006,3(11):e442.

［8］ Lett H S,Blumenthal J A,Babyak M A,et al. Depression as a risk factor for coronary artery disease: evidence, mechanisms, and treatment［J］. Psychosom Med,2004,66(3):305-315.

［9］ Charlson F J,Stapelberg N J,Baxter A J,et al. Should global burden of disease estimates include depression as a risk factor for coronary heart disease? ［J］. BMC Med,2011,9:47.

［10］ Kessler R C,Berglund P,Demler O,et al. The epidemiology of major depressive disorder:results from the National Comorbidity Survey Replication(NCS-R)［J］. JAMA,2003,289(23):3095-3105.

［11］ Barefoot J C,Schroll M. Symptoms of depression,acute myocardial infarction, and total mortality in a community sample［J］. Circulation, 1996, 93 (11): 1976-1980.

［12］ Myers V,Gerber Y,Benyamini Y,et al. Post-myocardial infarction depression: increased hospital admissions and reduced adoption of secondary prevention measures-a longitudinal study［J］. J Psychosom Res,2012,72(1):5-10.

［13］ Mallik S,Krumholz H M,Lin Z Q,et al. Patients with depressive symptoms have lower health status benefits after coronary artery bypass surgery［J］. Circulation,2005,111(3):271-277.

［14］ Suzuki T,Shiga T,Kuwahara K,et al. Prevalence and persistence of depression in patients with implantable cardioverter defibrillator: a 2-year longitudinal study［J］. Pacing Clin Electrophysiol,2010,33(12):1455-1461.

［15］ Grippo A J,Santos C M,Johnson R F,et al. Increased susceptibility to ventricular arrhythmias in a rodent model of experimental depression［J］. Am J Physiol Heart Circ Physiol,2004,286(2):H619-H626.

［16］ Liang J J,Huang C X,Yang B,et al. Depressive symptoms and risk factors in Chinese patients with premature ventricular contractions without structural heart disease[J]. Clin Cardiol,2009,32(11):E11-E17.

[17] 刘政疆,孙娟,杨兰.慢性应激抑郁大鼠模型的交感神经再生与心脏局部组织动作电位改变[J].中国心血管杂志,2011,16(6):447-451.

[18] 刘宇,刘艳,古丽扎尔.冠心病合并抑郁患者室性心律失常的研究[J].中国心血管杂志,2008,13(4):289-291.

[19] Baune B T,Stuart M,Gilmour A,et al. The relationship between subtypes of depression and cardiovascular disease:a systematic review of biological models [J]. Transl Psychiatry,2012,2:e92.

[20] Ruo B,Rumsfeld J S,Pipkin S,et al. Relation between depressive symptoms and treadmill exercise capacity in the Heart and Soul Study[J]. Am J Cardiol, 2004,94(1):96-99.

[21] Gehi A K,Ali S,Na B,et al. Self-reported medication adherence and cardiovascular events in patients with stable coronary heart disease:the heart and soul study[J]. Arch Intern Med,2007,167(16):1798-1803.

[22] Carney R M,Blumenthal J A,Freedland K E,et al. Low heart rate variability and the effect of depression on post-myocardial infarction mortality[J]. Arch Intern Med,2005,165(13):1486-1491.

[23] Otte C,Neylan T C,Pipkin S S,et al. Depressive symptoms and 24-hour urinary norepinephrine excretion levels in patients with coronary disease:findings from the Heart and Soul Study[J]. Am J Psychiatry,2005,162(11):2139-2145.

[24] Otte C,Neylan T C,Pipkin S S,et al. Depressive symptoms and 24-hour urinary norepinephrine excretion levels in patients with coronary disease:findings from the Heart and Soul Study[J]. Am J Psychiatry,2005,162(11):2139-2145.

[25] Schins A,Hamulyák K,Scharpé S,et al. Whole blood serotonin and platelet activation in depressed post-myocardial infarction patients[J]. Life Sci,2004,76 (6):637-650.

[26] Vaccarino V,Johnson B D,Sheps D S,et al. Depression, inflammation, and incident cardiovascular disease in women with suspected coronary ischemia:the National Heart, Lung, and Blood Institute-sponsored WISE study[J]. J Am Coll Cardiol,2007,50(21):2044-2050.

[27] Wittstein I S,Thiemann D R,Lima J A,et al. Neurohumoral features of myocardial stunning due to sudden emotional stress[J]. N Engl J Med,2005, 352(6):539-548.

[28] Chevallier N,Keller E,Maurice T. Behavioural phenotyping of knockout mice for the Sigma-1(sigma(1))chaperone protein revealed gender-related anxiety, depressive-like and memory alterations[J]. J Psychopharmacol,2011,25(7): 960-975.

[29] Müeller B N,Park Y,Daudt D R,et al. Sigma-1 receptor stimulation attenuates

calcium influx through activated L-type Voltage Gated Calcium Channels in purified retinal ganglion cells[J]. Exp Eye Res,2013,107:21-31.

[30] Hashimoto K. Sigma-1 receptor chaperone and brain-derived neurotrophic factor:emerging links between cardiovascular disease and depression[J]. Prog Neurobiol,2013,100:15-29.

[31] Moriyama Y, Yasue H, Yoshimura M, et al. The plasma levels of dehydroepiandrosterone sulfate are decreased in patients with chronic heart failure in proportion to the severity[J]. J Clin Endocrinol Metab,2000,85(5): 1834-1840.

[32] Ito K, Hirooka Y, Sunagawa K. Brain Sigma-1 receptor stimulation improves mental disorder and cardiac function in mice with myocardial infarction[J]. J Cardiovasc Pharmacol,2013,62(2):222-228.

[33] Bhuiyan M S, Fukunaga K. Stimulation of Sigma-1 receptor signaling by dehydroepiandrosterone ameliorates pressure overload-induced hypertrophy and dysfunctions in ovariectomized rats[J]. Expert Opin Ther Targets,2009,13 (11):1253-1265.

[34] Xinxing W, Wei L, Lei W, et al. A neuroendocrine mechanism of co-morbidity of depression-like behavior and myocardial injury in rats[J]. PLoS One,2014,9 (2):e88427.

[35] Wang X, Gong J, Liu X, et al. Expression of uncoupling protein 3 in mitochondria protects against stress-induced myocardial injury:a proteomic study[J]. Cell Stress Chaperones,2010,15(6):771-779.

[36] Wann B P, Bah T M, Kaloustian S, et al. Behavioural signs of depression and apoptosis in the limbic system following myocardial infarction:effects of sertraline[J]. J Psychopharmacol,2009,23(4):451-459.

[37] Gouweleeuw L, Naudé P J, Rots M, et al. The role of neutrophil gelatinase associated lipocalin(NGAL) as biological constituent linking depression and cardiovascular disease[J]. Brain Behav Immun,2015,46:23-32.

[38] van Deursen V M, Damman K, Voors A A, et al. Prognostic value of plasma neutrophil gelatinase-associated lipocalin for mortality in patients with heart failure[J]. Circ Heart Fail,2014,7(1):35-42.

[39] Naudé P J, Eisel U L, Comijs H C, et al. Neutrophil gelatinase-associated lipocalin:a novel inflammatory marker associated with late-life depression[J]. J Psychosom Res,2013,75(5):444-450.

[40] Mucha M, Skrzypiec A E, Schiavon E, et al. Lipocalin-2 controls neuronal excitability and anxiety by regulating dendritic spine formation and maturation [J]. Proc Natl Acad Sci U S A,2011,108(45):18436-18441.

[41] Sen S, Duman R, Sanacora G. Serum brain-derived neurotrophic factor,

depression, and antidepressant medications: meta-analyses and implications[J]. Biol Psychiatry, 2008, 64(6): 527- 532.

[42] Skrzypiec A E, Shah R S, Schiavon E, et al. Stress-induced lipocalin-2 controls dendritic spine formation and neuronal activity in the amygdala[J]. PLoS One, 2013, 8(4): e61046.

[43] 李招兵, 刘扬. NGAL 与不同类型冠心病的相关性研究[J]. 中国医学创新, 2009, 6(36): 36-37.

[44] Wang Y, Lam K S, Kraegen E W, et al. Lipocalin-2 is an inflammatory marker closely associated with obesity, insulin resistance, and hyperglycemia in humans [J]. Clin Chem, 2007, 53(1): 34-41.

[45] Shang Y X, Ding W Q, Qiu H Y, et al. Association of depression with inflammation in hospitalized patients of myocardial infarction[J]. Pak J Med Sci, 2014, 30(4): 692-697.

[46] Francis J, Chu Y, Johnson A K, et al. Acute myocardial infarction induces hypothalamic cytokine synthesis[J]. Am J Physiol Heart Circ Physiol, 2004, 286(6): H2264-H2271.

[47] Pezawas L, Meyer-Lindenberg A, Drabant E M, et al. 5-HTTLPR polymorphism impacts human cingulate-amygdala interactions: a genetic susceptibility mechanism for depression[J]. Nat Neurosci, 2005, 8(6): 828-834.

[48] Nakatani D, Sato H, Sakata Y, et al. Influence of serotonin transporter gene polymorphism on depressive symptoms and new cardiac events after acute myocardial infarction[J]. Am Heart J, 2005, 150(4): 652-658.

[49] Colquhoun D M, Bunker S J, Clarke D M, et al. Screening, referral and treatment for depression in patients with coronary heart disease[J]. Med J Aust, 2013, 198(9): 483-484.

[50] Gold P W. The organization of the stress system and its dysregulation in depressive illness[J]. Mol Psychiatry, 2015, 20(1): 32-47.

[51] Whooley M A, de Jonge P, Vittinghoff E, et al. Depressive symptoms, health behaviors, and risk of cardiovascular events in patients with coronary heart disease[J]. JAMA, 2008, 300(20): 2379-2388.

[52] Win S, Parakh K, Eze-Nliam C M, et al. Depressive symptoms, physical inactivity and risk of cardiovascular mortality in older adults: the Cardiovascular Health Study[J]. Heart, 2011, 97(6): 500-505.

[53] Ye S, Muntner P, Shimbo D, et al. Behavioral mechanisms, elevated depressive symptoms, and the risk for myocardial infarction or death in individuals with coronary heart disease: the REGARDS (Reason for Geographic and Racial Differences in Stroke) study[J]. J Am Coll Cardiol, 2013, 61(6): 622-630.

[54] Hamer M. Psychosocial stress and cardiovascular disease risk: the role of

physical activity[J]. Psychosom Med,2012,74(9):896-903.

[55] Sloan R P,Mccreath H,Tracey K J,et al. RR interval variability is inversely related to inflammatory markers:the CARDIA study[J]. Mol Med,2007,13(3-4):178-184.

[56] Sajadieh A,Nielsen O W,Rasmussen V,et al. Increased heart rate and reduced heart-rate variability are associated with subclinical inflammation in middle-aged and elderly subjects with no apparent heart disease[J]. Eur Heart J,2004, 25(5):363-370.

[57] Kop W J,Stein P K,Tracy R P,et al. Autonomic nervous system dysfunction and inflammation contribute to the increased cardiovascular mortality risk associated with depression[J]. Psychosom Med,2010,72(7):626-635.

[58] Ziegelstein R C. Improving depression and reducing cardiac events:which is the chicken and which is the egg? [J]. J Psychosom Res,2013,74(5):454-457.

[59] Frasure-Smith N,Lespérance F,Talajic M. Depression following myocardial infarction. Impact on 6-month survival[J]. JAMA,1993,270(15):1819-1825.

[60] Liang J,Yuan X,Shi S,et al. Effect and mechanism of fluoxetine on electrophysiology in vivo in a rat model of postmyocardial infarction depression [J]. Drug Des Devel Ther,2015,9:763-772.

[61] Stafford L,Berk M,Jackson H J. Validity of the Hospital Anxiety and Depression Scale and Patient Health Questionnaire-9 to screen for depression in patients with coronary artery disease[J]. Gen Hosp Psychiatry,2007,29(5): 417-424.

[62] Lichtman J H,Bigger J J,Blumenthal J A,et al. Depression and coronary heart disease: recommendations for screening, referral, and treatment: a science advisory from the American Heart Association Prevention Committee of the Council on Cardiovascular Nursing,Council on Clinical Cardiology,Council on Epidemiology and Prevention,and Interdisciplinary Council on Quality of Care and Outcomes Research:endorsed by the American Psychiatric Association[J]. Circulation,2008,118(17):1768-1775.

[63] Elderon L,Smolderen K G,Na B,et al. Accuracy and prognostic value of American Heart Association: recommended depression screening in patients with coronary heart disease:data from the Heart and Soul Study[J]. Circ Cardiovasc Qual Outcomes,2011,4(5):533-540.

[64] Lespérance F,Frasure-Smith N,Koszycki D,et al. Effects of citalopram and interpersonal psychotherapy on depression in patients with coronary artery disease:the Canadian Cardiac Randomized Evaluation of Antidepressant and Psychotherapy Efficacy(CREATE)trial[J]. JAMA,2007,297(4):367-379.

[65] Davidson K W,Rieckmann N,Clemow L,et al. Enhanced depression care for

patients with acute coronary syndrome and persistent depressive symptoms：coronary psychosocial evaluation studies randomized controlled trial[J]. Arch Intern Med,2010,170(7):600-608.

[66] Kroenke K,West S L,Swindle R,et al. Similar effectiveness of paroxetine, fluoxetine,and sertraline in primary care：a randomized trial[J]. JAMA,2001, 286(23):2947-2955.

[67] PizziC,Rutjes A W,Costa G M,et al. Meta-analysis of selective serotonin reuptake inhibitors in patients with depression and coronary heart disease[J]. Am J Cardiol,2011,107(7):972-979.

[68] Gulliksson M,Burell G,Vessby B,et al. Randomized controlled trial of cognitive behavioral therapy vs standard treatment to prevent recurrent cardiovascular events in patients with coronary heart disease：Secondary Prevention in Uppsala Primary Health Care project(SUPRIM)[J]. Arch Intern Med,2011,171(2):134-140.

[69] Katon W J,Lin E H,Von Korff M,et al. Collaborative care for patients with depression and chronic illnesses[J]. N Engl J Med,2010,363(27):2611-2620.

[70] Willner P. Validity,reliability and utility of the chronic mild stress model of depression：a 10-year review and evaluation[J]. Psychopharmacology(Berl), 1997,134(4):319-329.

[71] Belzung C,Lemoine M. Criteria of validity for animal models of psychiatric disorders：focus on anxiety disorders and depression[J]. Biol Mood Anxiety Disord,2011,1(1):9.

[72] Katz R J. Animal model of depression：pharmacological sensitivity of a hedonic deficit[J]. Pharmacol Biochem Behav,1982,16(6):965-968.

[73] Zacharko R M,Bowers W J,Anisman H. Responding for brain stimulation：stress and desmethylimipramine [J]. Prog Neuropsychopharmacol Biol Psychiatry,1984,8(4-6):601-606.

[74] Willner P,Mitchell P J. The validity of animal models of predisposition to depression[J]. Behav Pharmacol,2002,13(3):169-188.

第十章 抑郁症与冠心病的共病机制研究现状

近年来,大量流行病学研究显示心血管疾病(cardiovascular disease,CVD)患者的初发年龄趋于年轻化,人们越来越认识到心理精神因素可影响到心血管疾病的预后。大量研究证实抑郁症影响着冠心病(coronary heart disease,CHD)的进展与预后,其不仅降低患者的生活质量,还可增高冠心病患者心脏事件的发生率,增高患者死亡率。抑郁症可从多个方面影响冠心病的进展,包括行为因素、生理因素、病理因素、免疫因素、遗传因素等。它们相互作用,影响预后。在此,我们综述冠心病与抑郁症的共病机制的研究新进展。

一、抑郁症与心血管疾病的相关性

年龄、性别、心血管疾病家族史、吸烟、高血压、糖尿病、胆固醇水平、肥胖症和缺乏体育锻炼已被确认为是心血管疾病的"传统危险因素"。近几十年来,研究显示,社会心理因素在预测心血管疾病的发生率和死亡率中发挥着重要作用。在过去 25 年,有研究表明心肌梗死后抑郁症患者随后发生心血管事件和死亡的风险增加 1.6～2.7 倍。INTERHEART 研究探讨的是来自 52 个不同县约 25000 名急性心肌梗死患者的可控性风险因素,发现与吸烟、糖尿病、高血压和肥胖症相比,社会心理因素是心肌梗死事件的危险因素,这些因素包括抑郁症、心理控制、压力感受和生活事件。HUNT2 研究筛选出 57953 名抑郁或焦虑患者参与,发现有抑郁、焦虑,或混合症状的患者,发生急性心肌梗死的风险增加 20％～30％;有混合症状的患者,随访 10 年,发生急性心肌梗死的风险增加 50％。来自丹麦的 5500000 名抑郁症患者队列研究中显示,他们死于心血管疾病的可能性是剩下的丹麦人口的 1.6 倍。越来越多证据支持急性冠脉综合征合并抑郁状态或抑郁症会增加患者的全因死亡率和心源性死亡风险。2014 年美国心脏协会及其他健康组织认为抑郁症是影响急性冠脉综合征预后的一个独立危险因素。除了冠心病外,抑郁症还增加心力衰竭、脑卒中和外周动脉疾病等不良事件的发生风险。一项关于 4500 名心力衰竭患者的研究发现,抑郁症患者发生心力衰竭的相对风险是非抑郁症患者的 2.6 倍。抑郁症可成为预测心力衰竭的死亡率和再住院情况的一个独立因素。此外,许多研究试图确定抑郁症与其他心血管疾病危险因素之间的相互作用,如 Rutledge 和他的同事发表的一项研究,对 620 名女性进行长达 5.9 年的随访,发现抑郁症除了会增加心血管疾病发生风险外,还会加剧其他心血管疾病危险因素在心脏病预后中的不良作用。

二、社会行为因素

社会行为因素包括治疗依从性差、吸烟、饮食不合理、缺乏适当运动和社会支持等。多项研究表明抑郁症患者的临床治疗难度较高,依从性差,尤其是既往有心肌梗死病史的抑郁症患者,依从性差可导致较高的死亡风险。一项 Meta 分析提出依从性差的抑郁症患者,发生各种医疗事件的风险增加 2 倍,包括心血管事件。一项回顾性队列研究显示,与少于 12 周抗抑郁治疗的患者相比,坚持抗抑郁治疗超过 12 周的患者,其心肌梗死的发生风险明显减低。Cooper 等人在长达 6 个月的药物治疗随访中发现,坚持服用抗抑郁药物的老年患者,其心血管疾病住院风险下降 26％。这些均表明较差的依从性可能是冠心病合并抑郁症发生率高的原因之一。

吸烟与心理疾病有着密切关系,香烟中的尼古丁可刺激大脑神经递质的释放,如多巴胺、去甲肾上腺素、5-羟色胺、β-内啡肽等,这些神经递质可使身体产生愉快感和轻松感,流行病学研究发现心理疾病患者的吸烟率是正常人的 2 倍;与拒绝治疗的精神疾病患者相比,积极治疗的患者更容易戒烟;吸烟者与未吸烟者相比,更易患心理疾病。吸烟可加快心理疾病的进展,加重预后,可增高全因死亡率和心血管疾病的发生率。Brown 等人研究发现有吸烟史的精神疾病患者的预期寿命比无吸烟史的精神疾病患者缩短约 20 年,吸烟可引起超额死亡率。通过对二手烟暴露和冠心病关联性的公共健康数据的调查发现,吸烟增加人群发生冠心病的危险。吸烟影响心血管系统的机制是错综复杂的,包括增加血栓形成的风险,使低密度脂蛋白氧化、运动耐力下降,血流功能性失调介导血管扩张,血管氧化损伤激活炎症通路,受损血管自我修复。长期吸烟可加快动脉粥样硬化和心血管疾病的进展,增加发生急性冠脉综合征(ACS)的风险以及心肌梗死患者的猝死率。

不恰当的饮食习惯与心血管疾病的发生及预后有十分密切的关系,因此在临床工作中,我们常强调低盐低脂饮食。Framingham Offspring 研究对无心血管疾病病史的 55 岁患者进行 15 年随访,发现早期血浆中低密度脂蛋白浓度较高的患者,患冠心病的概率为浓度处于正常水平患者的 4 倍,说明高胆固醇血症可增加心血管远期并发症的发生风险。不合理的膳食结构及继发性脂代谢异常是引起动脉粥样硬化病变的重要因素,高盐饮食及过量饮食均会诱发心力衰竭和急性冠脉综合征。若食物中的饱和脂肪酸与非饱和脂肪酸的比例不均衡,饱和脂肪酸摄入过多,可导致体内胆固醇的合成增加,影响血小板的功能,促进血管内微血栓形成,从而形成动脉粥样硬化,最终导致心血管疾病的发生。抑郁症患者易出现不良的饮食习惯,长期下去容易诱发各种慢性疾病,如冠心病、糖尿病、高血压等,研究表明脂质代谢异常与抑郁和自杀行为密切相关,尤其是血浆中高密度脂蛋白胆固醇的浓度较低时。

体育锻炼对维持身体健康和改善抑郁症状是非常有益的。最近 Whitehall Ⅱ研究发现有明显抑郁症状的患者,其活动量达不到健康组织推荐的水平,而且有规律的活动可以减少抑郁样表现。大量证据表明缺乏活动能够介导抑郁症和幸存的心血管疾病患者二次事件的发生。Whooley 对超过 1000 位患有稳定型冠心病的门诊患者进行研究,发现可以用行为因素(特别是缺乏体力活动)来解释抑郁症状与随后心血管事件之间的联系。Win 及其同事对参与心血管健康研究的 6000 多名患者进行分析,发现抑郁症状和缺乏运动是彼此密切相关的,这两个因素都可以增加心血管疾病患者的死亡风险,更重要的是,体力活动导致心血管疾病患者死亡风险增加的原因是伴随抑郁症状。长时间缺乏运动会极大影响免疫应答反应的激活和增加动脉粥样硬化的形成风险,容易诱发各种心血管疾病。适当的体育锻炼可降低血压,调节脂蛋白转运,降低血液黏度,抑制血小板的积聚,提高纤溶蛋白活性,提高冠状动脉的储备能力,增加心肌组织的血氧供应,维持心肌电稳定,最终减少心脏病及恶性心律失常的发生。

社会孤立与增加心血管疾病患者死亡风险有关。Brummett 及其同事发现,社交网络较局限(<3 人)的心脏病患者,其心源性死亡风险增加两倍,社会孤立与低水平的

收入、较高的敌意、吸烟有关。也有研究表明社会孤立与抑郁症有关，社会孤立可能是介导抑郁症患者发生冠状动脉疾病和心血管终点事件的机制之一。缺乏社会支持，易诱发抑郁症。一项关于抑郁症和社会支持相关性的前瞻性调查结果发现：获得的主观社会支持程度越高者，5年内患抑郁症的可能性越小。心血管疾病患者更易患抑郁症。研究发现，与乳腺癌术后的患者相比，心脏病术后的患者产生严重抑郁症状的概率增加两倍。冠心病，尤其是急性心肌梗死后患者，容易产生并发症，如心脏性猝死、心脏破裂、恶性心律失常等。患者的心理压力往往较大，加上一些农村患者生活条件差，经济能力有限，在治疗上容易产生负面情绪，长期下去，易诱发心理疾病。冠心病是一种慢性疾病，需要长时间的支持与治疗，会给整个家庭带来精神心理压力和经济负担，导致家庭成员容易忽略患者的心理状态，造成患者获得的社会关注减少。社会支持的缺乏，既可对心血管疾病患者产生不良影响，也可增加抑郁症的发生率。

三、血管内皮功能受损

既往研究已经证实心血管疾病患者合并重度抑郁症状与血管内皮功能受损有关，即使抑郁症状轻微，也可引起血管内皮功能受损。急性应激反应可引起瞬间的血管内皮功能损伤，有研究显示压力可引起肱动脉血流介导的血管舒张功能（FMD）减低。Chrapko等人报道抑郁症患者较正常人相比，体内一氧化氮水平下降，这个信息相当重要，因为一氧化氮是调节血管内皮功能的一个关键介质，它可以调整血管紧张度，稳定低密度脂蛋白，抑制平滑肌细胞的增生，这些都能抑制动脉粥样硬化的发展。在抑郁症进展的早期，研究者并没有看到血管内皮功能的损伤，但在长期的疾病进展中却可以发现，血管内皮功能的损伤可能与抑郁症状的轻重有关。尽管测定血管内皮功能的方法不同，但两项研究均表明抑郁症与血管损伤有关，主要出现在疾病的进展期。有多项研究探索抑郁症状的严重程度与血管损伤的关系，他们通过检测肱动脉血流介导的血管舒张功能或大动脉硬度来评估。一项对患抑郁症风险高的年轻女性的前瞻性研究中显示，抑郁症状与血管内皮功能呈负相关，即当抑郁症状加重时，血管内皮功能受损情况也加重，当抑郁症状减轻，血管内皮功能受损情况也减轻；若患者抑郁症处于静止状态，这种关系也就不存在了。这就意味着在抑郁症的早期，情绪症状会加重血管内皮功能损伤，但这种效应并不是持续存在的。血管内皮细胞受损，会促进炎症因子的释放、脂类物质的沉积，引发冠状动脉收缩，促进血栓形成，导致动脉粥样硬化形成和急性冠脉综合征事件的发生。目前与心血管疾病及精神障碍相关的血管内皮功能障碍发生的潜在机制仍不清楚。研究已经证明内皮祖细胞（endothelial progenitor cell，简称EPC）的数目与心血管疾病危险因素和血管内皮功能障碍呈负相关，并能独立预测心血管不良事件的发生。最近也有研究报道处于严重抑郁状态的患者中，内皮祖细胞的数量有所下降。然而，稳定型心绞痛患者中，内皮祖细胞的数目与肱动脉血流介导的血管舒张功能并无明显相关性，这些结果说明内皮祖细胞数量的减少，对抑郁症与稳定型心绞痛患者血管内皮功能的影响是有限的，更可能是血管内皮功能受损和内皮祖细胞的耗尽呈协同作用，并且内皮祖细胞的减少可独立引起心血管不良事件的发生。

四、自主神经系统和下丘脑-垂体-肾上腺轴

如果抑郁症和心血管疾病之间确实存在某种因果机制,那么这个机制必须与激活负价系统相关联,而这个系统能同时对抑郁症和循环系统产生影响,目前可以将中枢神经系统与外周系统相联系的合理的生物学途径有两个:自主神经系统(ANS)和下丘脑-垂体-肾上腺(HPA)轴。自主神经系统有着控制心率、心肌收缩、血管舒张等重要的功能。体力活动、冠状动脉缺血、心力衰竭、心理应激及精神紧张均会激活交感神经,过度激活交感神经会导致心肌缺血加重,增加心血管不良事件(包括死亡事件)的发生风险。机体处于应激状态时,神经体液调节系统会被激活,引起交感神经兴奋性增强,血中儿茶酚胺类激素、促肾上腺皮质激素分泌增加,去甲肾上腺素可作用于心肌上的 α 和 β 受体,增强心肌收缩力,加快心率,以提高心输出量,但与此同时,外周血管收缩,后负荷增大,会增加心脏做功,冠状动脉舒张期缩短,易诱发急性冠脉综合征。研究发现,严重焦虑症和抑郁症患者的肌肉交感神经的活性明显增加。另外研究还发现,在放松状态或心理应激状态下,舍曲林可降低肌肉交感神经活性。研究发现抑郁症患者血液循环中儿茶酚胺的浓度水平升高,儿茶酚胺作为交感神经激活的标志物,可导致抑郁症患者发生心血管疾病的风险大大增加。在另外一项研究中,将尿儿茶酚胺浓度水平标准化后比较,并没有削弱抑郁症与心血管疾病的关联强度。自主神经功能紊乱的另一个标志性指标是心率变异性(HRV)下降,正常情况下,心脏有节律地搏动,可反映交感神经与副交感神经对心脏传导系统的作用处于平衡状态。处于抑郁状态的患者心率变异性是下降的。在冠心病合并抑郁症状患者中,心率变异性下降是评估心肌梗死后死亡率的独立预测因子。在 907 例心血管疾病患者的健康研究中,Kop 等人报道了心率变异性可以作为评定自主神经功能紊乱的指标,炎症标志物可增加与抑郁症相关的心血管死亡风险,另一项研究发现将心率变异性数值标准化后,没有改变抑郁症状和心血管事件之间的关联强度。抑郁状态会过度激活 HPA 轴,在老年患者中更为明显。应对压力或应激性疾病时,下丘脑释放的促肾上腺皮质激素释放激素(CRH)会刺激垂体分泌促肾上腺皮质激素(ACTH),ACTH 进入血液循环后刺激肾上腺分泌皮质醇。抑郁症和心血管疾病与体内高皮质醇水平相关联。纳入 361 个研究的一项 Meta 分析显示抑郁促进 ACTH 的释放,诱发皮质醇激素水平的上升。两项小样本研究也显示,通过测定 ACTH 或地塞米松的水平,人们发现重度抑郁或近期有抑郁发作的患者,HPA 轴的激活表现得更为明显。高基线水平的血清皮质醇可以预测情绪障碍患者的心血管疾病死亡风险。皮质醇水平升高可导致血糖升高、脂代谢异常、血压升高,这些因素使血管内皮功能受损、血管和心肌重塑、心肌纤维化,促使炎症因子释放、脂质沉积,既增加了心血管疾病患者的发病率,又导致其病死率增加,可见 HPA 轴功能失调可能是抑郁症与心血管疾病的共病机制之一。

五、系统性炎症反应

炎症反应参与动脉粥样硬化形成的各个阶段,在肥胖、胰岛素抵抗和糖尿病患者中也有所体现。血液循环中炎症标志物的升高,如肿瘤坏死因子(TNF)、C 反应蛋白

（CRP）、白细胞介素-6（IL-6）等，这些都能预测健康人群中心血管疾病的发病风险，也能预测患病人群中不良心血管事件的发生风险。大量的基础、临床及流行病学证据表明全身炎症反应与抑郁或焦虑症状有关，这种关联在患有急性冠脉综合征的人群中表现得更为突出。Meijer 等人研究发现临床抑郁症或亚临床抑郁状态可出现于患急性冠脉综合征后几周内，并对心血管突发事件和心血管死亡率具有一定的预测作用，急性冠脉综合征后出现抑郁症状可能与炎症反应有关。炎症反应可以通过刺激与大脑精神活动相关的神经通路，作用于谷氨酸系统，或内分泌信号途径等，引起痛苦或抑郁情绪。急性冠脉综合征通常伴随着 CRP、IL-6、肿瘤坏死因子及其他炎症因子的释放，其体内浓度甚至高于急性感染性疾病患者。炎症反应的程度可以预测急性冠脉综合征患者的近远期预后。已经证明炎症反应参与双相情感障碍的发生、发展过程。一项关于双相情感障碍的 Meta 分析显示，双相情感障碍患者体内的白细胞介素-2 受体、白细胞介素-6 受体、肿瘤坏死因子受体-1、肿瘤坏死因子 α 及 IL-4 的浓度均高于正常对照组。另一项 Meta 分析发现，CRP、IL-1、IL-6 与抑郁症相关，但在严格控制体重指数的情况下，这种关联性较小。抑郁症患者体内有较高水平的炎症标志物，这些炎症标志物是否可以直接作用于心血管疾病目前尚不明确，但可反映局部动脉的斑块负担及血栓形成情况。在急性冠脉综合征患者中，CRP 浓度水平可反映冠脉血管病变的严重程度。有研究表明，CRP 可形成免疫复合物激活补体系统，使免疫黏附分子的表达上调，并作用于 MCP-1，从而促进动脉粥样硬化的形成，同时 CRP 还可加快内皮祖细胞的凋亡，抑制新生血管形成，减少内皮细胞舒张因子的合成和释放，加重慢性缺血。Frasure-Smith 及其同事对曾患过急性冠脉综合征的患者进行为期两年的随访，发现抑郁症与 CRP 在预测心血管事件的发生风险上具有很大的重叠性。那么可以猜测，在对心肌梗死后抑郁症患者进行治疗时，应该能够发现在抑郁症状好转的同时，CRP 也会有所下降。一项随机双盲研究对 100 例患者进行 20 周的舍曲林或安慰剂治疗，发现接受舍曲林组抑郁症状明显改善，炎症标记物 CRP、IL-6 和纤维蛋白原等减少。

六、5-羟色胺系统功能紊乱和血小板激活

大脑 5-羟色胺（5-HT）信号系统的传导中断一直参与神经精神疾病的发展与治疗。神经精神疾病的应激体质假说是假设患者存在某些易感因素的条件下（如患某种疾病的体质），压力易诱导不良行为和精神疾病。已经证实抑郁症患者体内的 5-羟色胺水平下降，5-羟色胺系统功能紊乱与情感性精神障碍、焦虑症、压力敏感性改变有关。除此之外，大多数抗抑郁治疗药物会使细胞外 5-羟色胺水平升高，然而，5-羟色胺水平的下降是否改变压力敏感性或有助于异常情感行为的发展目前尚无定论。实验表明，5-羟色胺可以增加心理压力的易感性，从而诱发抑郁或焦虑，可能与 β-连环蛋白信号通路有关。5-羟色胺可促进促肾上腺皮质激素释放因子（CRF）的释放，可以激活 HPA 轴，兴奋交感神经系统，使外周血管收缩，增加心脏后负荷，同时增快心率和升高血压，导致心脏做功，加重心肌的缺血，同时心率增快不利于冠状动脉舒张，引发急性冠脉综合征事件，对冠心病患者产生不良影响及预后。研究表明抑郁症的发病与 5-羟色胺受体（如 5-HT1A、5-HT1C、5-HT2A 受体等）表达的失衡有关，5-羟色胺受体可通过多种信号途

径影响抑郁症的发生,如细胞外信号调节激酶通路、环磷酸腺苷-蛋白激酶 A(cAMP-PKA)信号通路、PLC/PLA2 信号通路或丝裂原激活蛋白激酶(MAPK)通路。临床研究表明,大多数抗抑郁治疗药物会使细胞外 5-羟色胺水平升高,进一步改善抑郁症状及行为。

人体内 99% 的 5-羟色胺储存于血小板内,5-羟色胺能引起下游血小板聚集和冠状动脉收缩,因此,二十年前就有研究人员猜想,血小板功能异常可能介导抑郁症与心血管疾病的发生。后来研究者发现抑郁症与血液中 5-羟色胺的浓度、血小板反应、5-羟色胺受体的密集程度、5-羟色胺相关的血小板聚集、血小板细胞表面 5-羟色胺转运体功能失调有关。然而,有研究发现血小板激活和 5-羟色胺的整体水平与抑郁症并没有关联,也没有证据表明,纠正 5-羟色胺的水平后能够降低抑郁症与冠心病的关联强度。5-羟色胺除了可以作用于大脑神经系统外,选择性 5-羟色胺再摄取抑制剂类药物(SSRIs)还可通过减少细胞内 5-羟色胺的水平而抑制血小板聚集。SADHART 研究是探讨 SSRIs 对血小板功能的影响,将 64 名急性冠脉综合征患者随机分为舍曲林组或安慰剂组,发现舍曲林组,与安慰剂组对比,血液中血小板的聚集程度明显增高。然而,这些发现更多可能是与 SSRIs 对血小板的直接生理效应有关,而不是通过减少抑郁症状来介导的。在 CREATE 实验中,西酞普兰的治疗,并不能降低血小板活化因子(P 选择素、β 血小板球蛋白、可溶性细胞间黏附因子-1)的水平。可见,目前血小板聚集能够介导抑郁症与冠心病的发生存在争议。

七、神经甾体和内质网分子伴侣 Sigma-1 受体

流行病学研究报道了心肌梗死后患者易出现抑郁症状或认知功能障碍,心肌梗死合并精神疾病患者的预后较差。尽管大量研究证据证实中枢神经系统与两者有关,但具体的作用机制尚不明确。最近研究表明,内质网分子伴侣 Sigma-1 受体和脑源性神经营养因子(BDNF)在冠心病与抑郁症的病理生理学机制中发挥着重要作用。

Sigma-1 受体是一种新型的内质网分子伴侣,广泛表达于肺、肝脏、肾上腺、睾丸、肾脏、心脏以及大脑。Sigma-1 受体在新生大鼠的心肌细胞核和成年大鼠的心肌细胞膜上均被检测到。此外,左心室和右心室的全细胞提取物中显示,Sigma-1 受体的含量高于脑组织样本。Sigma-1 受体参与调节多种生理功能,如调节钙浓度、炎症反应、内分泌、免疫反应等。Su 等人报道,某些性腺和肾上腺分泌的类固醇激素,特别是孕酮,与大脑和脾脏中的 Sigma-1 受体有关。最近,Fukunaga 及其同事发现左心室心肌组织 Sigma-1 受体水平下降与左心室肥厚发生发展有关,而且左心室 Sigma-1 受体的表达与慢性心力衰竭存在明显的负相关关联。最近研究显示,心力衰竭合并抑郁症的小鼠大脑中 Sigma-1 受体水平下降。在啮齿类动物中,Sigma-1 受体激动剂,包括内源性神经甾体和 SSRIs,通过激活 Sigma-1 受体,可显现出有效的心脏保护和抗抑郁作用。这些研究结果表明 Sigma-1 受体在心肌肥大和心力衰竭的病理进展中扮演重要角色。

Sigma-1 受体可以通过与配体结合而影响心脏功能。配体主要是指内源性神经甾体,包括孕烯醇酮(PREG)、脱氢表雄酮(DHEA)及其硫酸酯(PREG-S 和 DHEA-S)。脱氢表雄酮,是含量最丰富的内源性神经甾体,是一种具有中等亲和性的 Sigma-1 受体

激动剂。PREG 是 Sigma-1 受体激动剂。研究发现血液中 DHEA-S 的水平比其他的任何神经甾体大约高出 20 倍。DHEA 和 DHEA-S 水平的下降与年龄有关,鉴于这一点,心血管疾病的发病可能与 DHEA 和 DHEA-S 有关。研究发现,DHEA 的慢性治疗可以显著增加 Sigma-1 受体在左心室的表达,防止左心室肥厚,帮助恢复左心室收缩功能。研究表明慢性心力衰竭患者的 DHEA 水平下降,包括合并心肌梗死患者。DHEA 的水平下降可增加心血管终点事件的发生风险。因此,心肌梗死患者 DHEA 水平的下降可能使大脑 Sigma-1 受体激活减少,从而导致精神疾病的发生风险增加。

众所周知,神经甾体能调节和控制中枢神经系统的抑制和兴奋平衡。很多证据表明,神经甾体在精神疾病的病理生理学中发挥作用,如抑郁症和精神分裂症。脑脊液(CSF)中 PREG 水平的下降与重度抑郁症患者的抑郁症状有关。一项随机试验研究表明,在用 PREG 治疗的抑郁症患者中,抑郁症状容易缓解,然而,认知功能并无改善。在多数抑郁症的临床研究中,抗抑郁药物的成功使用与 DHEA-S 的水平下降有关。有趣的是,随机双盲对照研究表明,脱氢表雄酮(DHEA)对抑郁症患者具有抗抑郁作用。在随后的研究中,有人报道了小鼠大脑内 Sigma-1 受体受内源性神经甾体的调控。这些神经甾体通过与 Sigma-1 受体结合在中枢神经系统和外周系统中发挥作用。研究报道 Sigma-1 受体在下丘脑和海马中均有表达,Sigma-1 受体可通过改变交感神经兴奋性而影响自主调节功能,给予超负荷压力刺激后的小鼠,其下丘脑内 Sigma-1 受体表达水平下降,交感神经活动增加,空间记忆能力下降,抑郁样行为增加。

低水平的 DHEA-S 与心血管疾病的发生风险、缺血性心脏病和全因死亡率有关,DHEA-S 结合物的血浆水平下降与心力衰竭的严重程度呈负相关,DHEA 和 DHEA-S 也参与抑郁症的发生发展过程。这些都说明 DHEA 和 DHEA-S 在抑郁症和心血管疾病的病理生理机制中均发挥作用。研究发现,DHEA 的慢性治疗可以显著增加 Sigma-1 受体在左心室的表达,防止左心室肥厚,帮助恢复左心室收缩功能。Itoh 等人报道,大脑中 Sigma-1 受体下降对心力衰竭与抑郁症的发展起到至关重要的作用。研究者通过主动脉缩窄法和高盐饮食制作心力衰竭模型后,发现大脑中 Sigma-1 受体的水平降低,小鼠出现抑郁样行为,脑室内注射(ICV)Sigma-1 受体激动剂 PRE084 后,大脑中 Sigma-1 受体表达增加,交感神经活性降低,心功能改善,抑郁样行为减少;与此相反,在对照组小鼠的脑室内注入 Sigma-1 受体拮抗剂 BD1063,交感神经兴奋性增强,心脏功能降低。此外,模型组小鼠口服氟伏沙明治疗后,研究者发现该药物可以削弱交感神经的过度活化,改善抑郁样行为。上述研究证明 Sigma-1 受体激动剂可激动心脏和大脑中 Sigma-1 受体,对心脏产生保护作用。

八、总结和未来展望

在过去的二十年里,我们看到抑郁症与心血管疾病相关研究的快速发展。有些研究在为心血管疾病合并抑郁症患者提供健康医疗服务的方面做出了重大贡献。已确定适当的体力活动和其他健康行为可以介导两者间的联系。指南呼吁应对所有冠心病患者进行抑郁症筛查。尽管我们已经了解到关于抑郁症与心血管疾病的这些进展研究,但许多重要问题依然存在。未来在抑郁症和心血管疾病领域可能会取得重要进展的五个方向：①在初级保健设置中，利用协作护理（又称 Team Care）来实现心血管疾病合并抑郁症患者的同步管理模式；②确定抑郁症筛查的最佳频率；③评估新的抑郁症筛查和管理指南在临床实践中的影响；④更好地了解抑郁症如何影响脑血管病、外周动脉疾病、心房颤动等；⑤如何确定有效的方法来改善所有心血管疾病患者的健康行为，尤其是体力活动、药物依从性、吸烟等。

参考文献

[1] van Melle J P, de Jonge P, Spijkerman T A, et al. Prognostic association of depression following myocardial infarction with mortality and cardiovascular events：a meta-analysis[J]. Psychosom Med,2004,66(6)：814-822.

[2] Liang J J, Huang C X, Yang B, et al. Depressive symptoms and risk factors in Chinese patients with premature ventricular contractions without structural heart disease[J]. Clin Cardiol,2009,32(11)：E11-17.

[3] Meijer A, Conradi H J, Bos E H, et al. Prognostic association of depression following myocardial infarction with mortality and cardiovascular events：a meta-analysis of 25 years of research[J]. Gen Hosp Psychiatry,2011,33(3)：203-216.

[4] Yusuf S, Hawken S, Ounpuu S, et al. Effect of potentially modifiable risk factors associated with myocardial infarction in 52 countries (the INTERHEART study)：case-control study[J]. Lancet,2004,364(9438)：937-952.

[5] Gustad L T, Laugsand L E, Janszky I, et al. Symptoms of anxiety and depression and risk of acute myocardial infarction：the HUNT 2 study[J]. Eur Heart J, 2014,35(21)：1394-1403.

[6] Laursen T M, Munk-Olsen T, Nordentoft M, et al. Increased mortality among patients admitted with major psychiatric disorders：a register-based study comparing mortality in unipolar depressive disorder, bipolar affective disorder, schizoaffective disorder, and schizophrenia[J]. J Clin Psychiatry, 2007, 68 (6)：899-907.

[7] Lichtman J H, Froelicher E S, Blumenthal J A, et al. Depression as a risk factor for poor prognosis among patients with acute coronary syndrome：systematic review and recommendations：a scientific statement from the American Heart Association[J]. Circulation,2014,129(12)：1350-1369.

[8] Pan A, Sun Q, Okereke O I, et al. Depression and risk of stroke morbidity and mortality：a meta-analysis and systematic review[J]. JAMA, 2011, 306 (11)：1241-1249.

[9] Rutledge T, Reis V A, Linke S E, et al. Depression in heart failure a meta-analytic review of prevalence, intervention effects, and associations with clinical outcomes[J]. J Am Coll Cardiol,2006,48(8)：1527-1537.

[10] Grenon S M, Hiramoto J, Smolderen K G, et al. Association between depression and peripheral artery disease：insights from the heart and soul study[J]. J Am

Heart Assoc,2012,1(4):e002667.

[11] Abramson J, Berger A, Krumholz H M, et al. Depression and risk of heart failure among older persons with isolated systolic hypertension[J]. Arch Intern Med,2001,161(14):1725-1730.

[12] Jiang W, Alexander J, Christopher E, et al. Relationship of depression to increased risk of mortality and rehospitalization in patients with congestive heart failure[J]. Arch Intern Med,2001,161(15):1849-1856.

[13] Rutledge T, Linke S E, Johnson B D, et al. Relationships between cardiovascular disease risk factors and depressive symptoms as predictors of cardiovascular disease events in women[J]. J Womens Health(Larchmt),2011, 21(2):133-139.

[14] Scherrer J F,Garfield L D,Lustman P J,et al. Antidepressant drug compliance: reduced risk of MI and mortality indepressed patients[J]. Am J Med,2011, 124:318-324.

[15] Cooper D C,Trivedi R B,Nelson K M,et al. Antidepressant adherence and risk of coronary artery disease hospitalizations in older and younger adults with depression[J]. J Am Geriatr Soc,2014,62(7):1238-1245.

[16] Brown S, Inskip H, Barraclough B. Causes of the excess mortality of Schizophrenia[J]. Br J Psychiatry,2000,177:212-217.

[17] Dunbar A, Gotsis W, Frishman W. Second-hand tobacco smoke and cardiovascular disease risk:an epidemiological review[J]. Cardiol Rev,2013,21 (2):94-100.

[18] Navar-Boggan A M,Peterson E D,D'Agostino R B Sr,et al. Hyperlipidemia in early adulthood increases long-term risk of coronary heart disease [J]. Circulation,2015,131(5):451-458.

[19] Almeida O P, Yeap B B, Hankey G J, et al. HDL cholesterol and the risk of depression over 5 years[J]. Mol Psychiatry,2014,19(6):637-638.

[20] Kim J M, Stewart R, Kim S W, et al. Cholesterol and serotonin transporter polymorphism interactions in late-life depression[J]. Neurobiol Aging,2011,32 (2):336-343.

[21] Azevedo Da Silva M, Singh-Manoux A, Brunner E J, et al. Bidirectional association between physical activity and symptoms of anxiety and depression: the Whitehall II study[J]. Eur J Epidemiol,2012,27(7):537-546.

[22] Hamer M,Molloy G J,Stamatakis E. Psychological distress as a risk factor for cardiovascular events:pathophysiological and behavioral mechanisms[J]. Am Coll Cardiol,2008,52(25):2156-2162.

[23] Whooley M A,de Jonge P,Vittinghoff E,et al. Depressive symptoms,health behaviors and risk of cardiovascular events in patients with coronary heart

disease[J]. JAMA,2008,300(20):2379-2388.

[24] Win S, Parakh K, Eze-Nliam C M, et al. Depressive symptoms, physical inactivity and risk of cardiovascular mortality in older adults: the Cardiovascular Health Study[J]. Heart,2011,97(6):500-505.

[25] Rosengren A, Hawken S, Ounpuu S, et al. Association of psychosocial risk factors with risk of acute myocardial infarction in 11119 cases and 13648 controls from 52 countries(the INTERHEART study):case-control study[J]. Lancet,2004,364(9438):953-962.

[26] Kohl H W,Craig C L,Lambert E V,et al. The pandemic of physical inactivity: global action for public health[J]. Lancet,2012,380(9838):294-305.

[27] Ruberman W, Weinblatt E, Goldberg J D, et al. Psychosocial influences on mortality after myocardial infarction[J]. N Engl J Med,1984,311(9):552-559.

[28] Barefoot J C,Burg M M,Carney R M,et al. Aspects of social support associated with depression at hospitalization and follow-up assessment among cardiac patients[J]. J Cardiopulm Rehabil,2003,23(6):404-412.

[29] Sher Y,Lolak S,Maldonado J R. The impact of depression in heart disease[J]. Curr Psychiatry Rep,2010,12(3):255-264.

[30] Sherwood A,Hinderliter A L,Watkins L L,et al. Impaired endothelial function in coronary heart disease patients with depressive symptomatology[J]. J Am Coll Cardiol,2005,46(4):656-659.

[31] Chrapko W,Jurasz P,Radomski M W,et al. Alteration of decreased plasma NO metabolites and platelet NO synthase activity by paroxetine in depressed patients[J]. Neuropsychopharmacology,2006,31(6):1286-1293.

[32] Murray D P,Metz N S,Haynes W G,et al. Vascular function is not impaired early in the course of bipolar disorder[J]. J Psychosom Res,2012,72(3): 195-198.

[33] Sodhi S K,Linder J,Chenard C A,et al. Evidence for accelerated vascular aging in bipolar disorder[J]. J Psychosom Res,2012,73(3):175-179.

[34] Fiedorowicz J G,Coryell W H,Rice J P,et al. Vasculopathy related to manic/hypomanic symptom burden and first-generation antipsychotics in a sub-sample from the collaborative depression study[J]. Psychother Psychosom,2012,81 (4):235-243.

[35] Garcia R G,Zarruk J G,Barrera C,et al. Plasma nitrate levels and flow-mediated vasodilation in untreated major depression[J]. Psychosom Med,2011, 73(4):344-349.

[36] Harris K F, Matthews K A, Sutton-Tyrrell K, et al. Associations between psychological traits and endothelial function in postmenopausal women[J]. Psychosom Med,2003,65(3):402-409.

[37] Sherwood A, Hinderliter A L, Watkins L L, et al. Impaired endothelial function in coronary heart disease patients with depressive symptomatology[J]. J Am Coll Cardiol, 2005, 46(4): 656-659.

[38] Pizzi C, Manzoli L, Mancini S, et al. Analysis of potential predictors of depression among coronary heart disease risk factors including heart rate variability, markers of inflammation, and endothelial function[J]. Eur Heart J, 2008, 29(9): 1110-1117.

[39] Cooper D C, Milic M S, Tafur J R, et al. Adverse impact of mood on flow-mediated dilation[J]. Psychosom Med, 2010, 72(2): 122-127.

[40] Chen H, Zhang L, Zhang M, et al. Relationship of depression, stress and endothelial function in stable angina patients[J]. Physiol Behav, 2013, 118: 152-158.

[41] Tomfohr L M, Martin T M, Miller G E. Symptoms of depression and impaired endothelial function in healthy adolescent women[J]. J Behav Med, 2008, 31(2): 137-143.

[42] Osika W, Montgomery S M, Dangardt F, et al. Anger, depression and anxiety associated with endothelial function in childhood and adolescence[J]. Arch Dis Child, 2011, 96(1): 38-43.

[43] Tiemeier H, Breteler M M, van Popele N M, et al. Late-life depression is associated with arterial stiffness: a population-based study[J]. J Am Geriatr Soc, 2003, 51(8): 1105-1110.

[44] Tomfohr L M, Murphy M L, Miller G E, et al. Multiwave associations between depressive symptoms and endothelial function in adolescent and young adult females[J]. Psychosom Med, 2011, 73(6): 456-461.

[45] Huveneers S, Daemen M J, Hordijk P L. Between Rho(k) and a Hard Place: The Relation Between Vessel Wall Stiffness, Endothelial Contractility, and Cardiovascular Disease[J]. Circ Res, 2015, 116(5): 895-908.

[46] Ormel J, Von Korff M, Burger H, et al. Mental disorders among persons with heart disease——results from World Mental Health surveys[J]. Gen Hosp Psychiatry, 2007, 29(4): 325-334.

[47] Lambert E, Dawood T, Straznicky N, et al. Association between the sympathetic firing pattern and anxiety level in patients with the metabolic syndrome and elevated blood pressure[J]. J Hypertens, 2010, 28(3): 543-550.

[48] Scalco A Z, Rondon M U, Trombetta I C, et al. Muscle sympathetic nervous activity in depressed patients before and after treatment with sertraline[J]. J Hypertens, 2009, 27(12): 2429-2436.

[49] CarneyR M, Freedland K E, Veith R C. Depression, the autonomic nervous system, and coronary heart disease[J]. Psychosom Med, 2005, 67(Suppl 1):

S29-33.

[50] Kemp A H, Quintana D S, Gray M A, et al. Impact of depression and antidepressant treatment on heart rate variability: a review and meta-analysis [J]. Biol Psychiatry,2010,67(11):1067-1074.

[51] Carney R M, Blumenthal J A, Freedland K E, et al. Low heart rate variability and the effect of depression on post-myocardial infarction mortality[J]. Arch Intern Med,2005,165(13):1486-1491.

[52] Posener J A, DeBattista C, Williams G H, et al. 24-hour monitoring of cortisol and corticotropin secretion in psychotic and nonpsychotic major depression[J]. Arch Gen Psychiatry,2000,57(8):755-760.

[53] Vreeburg S A, Hoogendijk W J, van Pelt J, et al. Major depressive disorder and hypothalamic-pituitary-adrenal axis activity: results from a large cohort study [J]. Arch Gen Psychiatry,2009,66(6):617-626.

[54] Stetler C, Miller G E. Depression and hypothalamic-pituitary-adrenal activation: a quantitative summary of four decades of research[J]. Psychosom Med,2011,73(2):114-126.

[55] Hatzinger M, Hemmeter U M, Baumann K, et al. The combined DEX-CRH test in treatment course and long-term outcome of major depression[J]. J Psychiatr Res,2002,36(5):287-297.

[56] Rybakowski J K, Twardowska K. The dexamethasone/corticotropin-releasing hormone test in depression in bipolar and unipolar affective illness [J]. J Psychiatr Res,1999,33(5):363-370.

[57] Jokinen J, Nordstrom P. HPA axis hyperactivity and cardiovascular mortality in mood disorder inpatients[J]. J Affect Disord,2009,116(1-2):88-92.

[58] Engstrom G, Hedblad B, Stavenow L, et al. Fatality of future coronary events is related to inflammation-sensitive plasma proteins: a population-based prospective cohort study[J]. Circulation,2004,110(1):27-31.

[59] Ridker P M, Stampfer M J, Rifai N. Novel risk factors for systemic atherosclerosis: a comparison of C-reactive protein, fibrinogen, homocysteine, lipoprotein(a), and standard cholesterol screening as predictors of peripheral arterial disease[J]. JAMA,2001,285(19):2481-2485.

[60] Poole L, Dickens C, Steptoe A. The puzzle of depression and acute coronary syndrome: reviewing the role of acute inflammation[J]. J Psychosom Res,2011, 71(2),61-68.

[61] Meijer A, Conradi H J, Bos E H, et al. Prognostic association of depression following myocardial infarction with mortality and cardiovascular events: a meta-analysis of 25 years of research[J]. Gen Hosp Psychiatry,2011,33(3), 203-216.

［62］ Capuron L,Fornwalt F B,Knight B T,et al. Does cytokine-induced depression differ from idiopathic major depression in medically healthy individuals? ［J］. J Affect Disord,2009,119(1-3):181-185.

［63］ Capuron L,Ravaud A,Gualde N,et al. Association between immune activation and early depressive symptoms in cancer patients treated with interleukin-2-based therapy［J］. Psychoneuroendocrinology,2001,26(8):797-808.

［64］ Munkholm K,Brauner J V,Kessing L V,et al. Cytokines in bipolar disorder vs. healthy control subjects:a systematic review and meta-analysis ［J］. J Psychiatric Res,2013,47(9):1119-1133.

［65］ Empana J P,Sykes D H,Luc G,et al. Contributions of depressive mood and circulating inflammatory markers to coronary heart disease in healthy European men:the Prospective Epidemiological Study of Myocardial Infarction(PRIME) ［J］. Circulation,2005,111(18):2299-2305.

［66］ Howren M B,Lamkin D M,Suls J. Associations of depression with C-reactive protein,IL-1,and IL-6:a meta-analysis［J］. Psychosom Med,2009,71(2):171-186.

［67］ Vaccarino V,Johnson B D,Sheps D S,et al. Depression,inflammation,and incident cardiovascular disease in women with suspected coronary ischemia:the National Heart,Lung,and Blood Institute-sponsored WISE study［J］. J Am Coll Cardiol,2007,50(21):2044-2050.

［68］ Kendler K S,Gardner C O,Fiske A,et al. Major depression and coronary artery disease in the Swedish twin registry:phenotypic,genetic,and environmental sources of comorbidity［J］. Arch Gen Psychiatry,2009,66(8):857-863.

［69］ Frasure-Smith N,Lespérance F,Irwin M R,et al. Depression,C-reactive protein and two-year major adverse cardiac events in men after acute coronary syndromes［J］. Biol Psychiatry,2007,62(4):302-308.

［70］ Silberg J,Rutter M,Neale M,et al. Genetic moderation of environmental risk for depression and anxiety in adolescent girls［J］. Br J Psychiatry,2001,179(2):116-121.

［71］ Caspi A,Sugden K,Moffitt T E,et al. Influence of life stress on depression:Moderation by a polymorphism in the 5-HTT gene［J］. Science,2003,301(5631):386-389.

［72］ Jacobsen J P,Medvedev I O,Caron M G,et al. The 5-HT deficiency theory of depression:Perspectives from a naturalistic 5-HT deficiency model,the tryptophan hydroxylase 2Arg439His knockin mouse［J］. Philos Trans R Soc Lond B Biol Sci,2012,367(1601):2444-2459.

［73］ Zhang X,Gainetdinov R R,Beaulieu J M,et al. Loss-of-function mutation in tryptophan hydroxylase-2 identified in unipolar major depression［J］. Neuron,

2015,45(1):11-16.

[74] Zhou Z, Roy A, Lipsky R, et al. Haplotype-based linkage of tryptophan hydroxylase 2 to suicide attempt, major depression, and cerebrospinal fluid 5-hydroxyindoleacetic acid in 4 populations[J]. Arch Gen Psychiatry, 2005, 62 (10):1109-1118.

[75] Zill P, Baghai T C, Zwanzger P, et al. SNP and haplotype analysis of a novel tryptophan hydroxylase isoform(TPH2)gene provide evidence for association with major depression[J]. Mol Psychiatry,2004,9(11):1030-1036.

[76] Chi S, Teng L, Song J H, et al. Tryptophan hydroxylase 2 gene polymorphisms and poststroke anxiety disorders[J]. J Affect Disord,2013,144(1-2):179-182.

[77] van der Werf-Eldering M J, Riemersma-van der Lek R F, Burger H, et al. Can variation in hypothalamic-pituitary-adrenal(HPA)-axis activity explain the relationship between depression and cognition in bipolar patients? [J]. PLoS One,2012,7(5):e37119.

[78] Mondelli V, Pariante C M, Navari S, et al. Higher cortisol levels are associated with smaller left hippocampal volume in first-episode psychosis[J]. Schizophr Res,2010,119(1-3):75-78.

[79] Musselman D L, Evans D L, Nemeroff C B. The relationship of depression to cardiovascular disease: epidemiology, biology, and treatment[J]. Arch Gen Psychiatry,1998,55(7):580-592.

[80] Markovitz J H, Matthews K A. Platelets and coronary heart disease:potential psychophysiologic mechanisms[J]. Psychosom Med,1991,53(6):643-668.

[81] Wulsin L R, Musselman D, Otte C, et al. Depression and whole blood serotonin in patients with coronary heart disease from the Heart and Soul Study[J]. Psychosom Med,2009,71(3):260-265.

[82] Maurer-Spurej E, Pittendreigh C, Solomons K. The influence of selective serotonin reuptake inhibitors on human platelet serotonin[J]. Thromb Haemost,2004,91(1):119-128.

[83] van Zyl L T, Lesperance F, Frasure-Smith N, et al. Platelet and endothelial activity in comorbid major depression and coronary artery disease patients treated with citalopram: the Canadian Cardiac Randomized Evaluation of Antidepressant and Psychotherapy Efficacy Trial(CREATE)biomarker sub-study[J]. J Thromb Thrombolysis,2009,27(1):48-56.

[84] Collier T L, Waterhouse R N, Kassiou M. Imaging sigma receptors:applications in drug development[J]. Current Pharmaceutical Design,2007,13(1):51-72.

[85] Waterhouse R N, Chang R C, Atuehene N, et al. In vitro and in vivo binding of neuroactive steroids to the sigma-1 receptor as measured with the positron emission tomography radioligand[J]. Synapse,2007,61(7):540-546.

［86］ Novakova M,Ela C,Barg J,et al. Inotropic action of sigma receptor ligands in isolated cardiac myocytes from adult rats［J］. European Journal of Pharmacology,1995,286(1):19-30.

［87］ Bhuiyan M S,Tagashira H,Shioda N,et al. Targeting Sigma-1 receptor with fluvoxamine ameliorates pressure-overload-induced hypertrophy and dysfunctions［J］. Expert Opinion on Therapeutic Targets,2010,14（10）:1009-1022.

［88］ Bhuiyan M S,Fukunaga K. Targeting sigma-1 receptor signaling by endogenous ligands for cardioprotection［J］. Expert Opinion on Therapeutic Targets,2011,15(2):145-155.

［89］ Su T P,London E D,Jaffe J H. Steroid binding at sigma receptors suggests a link between endocrine,nervous,and immune systems［J］. Science,1988,240(4849):219-221.

［90］ Bhuiyan M S,Tagashira H,Fukunaga K. Sigma-1 receptor stimulation with fluvoxamine activates Akt-eNOS signaling in the thoracic aorta of ovariectomized rats with abdominal aortic banding［J］. European Journal of Pharmacology,2011,650(2-3):621-628.

［91］ Kim J M,Stewart R,Kim S W,et al. Cholesterol and serotonin transporter polymorphism interactions in late-life depression［J］. Neurobiol Aging,2011,32(2):336-343.

［92］ Rosengren A,Hawken S,Ounpuu S,et al. Association of psychosocial risk factors with risk of acute myocardial infarction in 11119 cases and 13648 controls from 52 countries(the INTERHEART study):case-control study［J］. Lancet,2004,364(9438):953-962.

［93］ Kohl H W 3rd,Craig C L,Lambert E V,et al. The pandemic of physical inactivity:global action for public health［J］. Lancet,2012,380(9838):294-305.

［94］ Schule C,Eser D,Baghai T C,et al. Neuroactive steroids in affective disorders:target for novel antidepressant or anxiolytic drugs? ［J］. Neuroscience,2011,191:55-77.

［95］ George M S,Guidotti A,Rubinow D,et al. CSF neuroactive steroids in affective disorders:pregnenolone,progesterone,and DBI［J］. Biological Psychiatry,1994,35(10):775-780.

［96］ Osuji I J,Vera-Bolaños E,Carmody T J,et al. Pregnenolone for cognition and mood in dual diagnosis patients［J］. Psychiatry Research,2010,178（2）:309-312.

［97］ Morales A J,Nolan J J,Nelson J C,et al. Effects of replacement dose of dehydroepiandrosterone in men and women of advancing age［J］. The Journal of Clinical Endocrinology and Metabolism,1994,78(6):1360-1367.

［98］ Wolkowitz O M,Reus V I,Keebler A,et al. Double-blind treatment of major depression with dehydroepiandrosterone [J]. The American Journal of Psychiatry,1999,156(4):646-649.

[99] Nahrendorf M, Swirski F K. Lifestyle Effects on Hematopoiesis and Atherosclerosis[J]. Circ Res,2015,116(5):884-894.

[100] Itoh K, Hirooka Y, Matsukawa R, et al. Decreased brain sigma-1 receptor contributes to the relationship between heart failure and depression[J]. Cardiovascular Research,2012,93(1):33-40.

第十一章　抑郁症与冠心病的研究进展

抑郁症和冠心病是重要的全球健康问题。抑郁症在全球范围内有着高发病率,同时增加全球疾病负担。研究发现一种或多种躯体疾病的患者 9.3％～23％合并抑郁症。同样,冠心病在世界范围内也是主要的疾病负担,具有较高的患病率和死亡率,全球共有 5400 万心绞痛患者。

冠心病和抑郁症有着复杂的相互关系,抑郁症可导致缺血性心脏病,心脏病可导致抑郁症。抑郁症增加心脏病患者 3～4 倍心脏事件复发风险或死亡风险。抑郁症同样增加冠心病患者心脏事件的发生或死亡风险。冠心病患者患抑郁症的概率是健康人群的 3 倍。Thombs 等发现急性心肌梗死后患者出现重度抑郁的概率是一般人群的 3 倍多。本综述主要总结冠心病和抑郁症之间的联系机制,为以后的研究提供可行的方案。

目前,冠心病和抑郁症之间的共病机制有如下几方面:①行为方式;②基因机制;③免疫调节紊乱;④凝血机制紊乱和内皮功能受损;⑤多不饱和脂肪酸缺乏;⑥自主神经系统紊乱。其他联系冠心病和抑郁症的机制由于证据不足,在这里就不过多描述。例如,抗抑郁药物的心脏毒性是抑郁症患者心脏不良事件高发的原因。这显然不是抑郁症和冠心病患者共病的一条可信机制。SSRIs 现在作为临床抗抑郁治疗的一线用药,几乎没有心脏毒副作用,而且抗抑郁药物的心脏毒性一般都不会威胁生命。

新型抗抑郁药物和三环类药物相比,心脏毒副作用小,研究发现 SSRIs 对心脏尚有其他作用。Pacher 和 Kecskemeti 指出 SSRIs 导致心动过缓、节律障碍和晕厥,延长 QT 间期,减少 T 波振幅,同时影响血管舒张中枢和血压。研究还发现 SSRIs 在体外影响心脏动作电位和离子通道。

一、行为方式

抑郁症患者更容易有不健康的行为方式,如抽烟、缺乏运动、不合理的饮食等,从而增加肥胖和糖尿病的发生率,也增加心脏病的发生率。已经证实抑郁症是糖尿病的危险因素,同时糖尿病是冠心病的危险因素。2088 例样本的前瞻性队列研究发现,抑郁症患者与非抑郁症患者相比,腹型肥胖者内脏脂肪明显增多。肥胖和重度抑郁症之间相互作用,肥胖人群中抑郁症患病率高,同样抑郁症是肥胖的危险因素。

代谢综合征增加心血管疾病和胰岛素抵抗的发生风险。代谢综合征包括肥胖、糖尿病、高血糖等,和抑郁症的发生发展也有一定的联系。代谢综合征患者无论男性还是女性,抑郁症发病率较高。剔除年龄、是否吸烟、社会经济状况和生活方式的影响因素,代谢综合征和抑郁症仍然相互作用。同时,代谢综合征也增加心血管疾病的全因死亡率。

抑郁症患者对慢性生活压力适应不良,更易与社会隔离,缺乏社交能力,而社会隔离会增加心源性死亡率。社会支持不良使冠心病发病率增加 2～3 倍,情感支持不良同样会增加不良心脏事件的发生率。心肌梗死后情感支持不良的患者心脏不良事件发生率增加 3 倍。虽然社会支持和抑郁症的因果关系不明确,但是在心肌梗死应激下,社会支持不良和社会隔离可能会导致抑郁症的发生。

心肌梗死后患者可能经历心理困扰、低自尊、工作和社交受损。心理困扰常和抑郁和焦虑相伴,心肌梗死后的压力和痛苦有可能会导致抑郁症的恶化,也有可能与心肌梗死后的社会支持不良有关。

抑郁症患者常伴有尼古丁依赖，并且更加不愿意戒烟。吸烟者发生急性心肌梗死的风险是非吸烟者的 3 倍，由此可推测，抑郁症患者的吸烟行为和冠心病的高发病率有一定的因果关系。

二、基因机制

尽管有证据支持基因机制可能是冠心病和抑郁症共病的原因，基因机制的复杂性决定了这方面还需要进一步的研究。5-羟色胺转运体基因编码 5-羟色胺转运体，5-羟色胺转运体协助从 5-羟色胺能神经元突触间隙再摄取 5-羟色胺。5-羟色胺转运体基因多态性和抑郁症的发病机制相关。有一个或两个短序列 5-羟色胺转运体等位基因的个体与有两个长序列 5-羟色胺转运体等位基因的个体相比，更容易发生应激后抑郁。短序列的 5-羟色胺转运体基因降低翻译的效率，从而导致 5-羟色胺转运体在神经元突触表达的下降。虽然 5-羟色胺转运体基因导致抑郁症的相关机制并不明确，短序列等位基因的个体更容易患应激后抑郁症。同时，短序列 5-羟色胺转运体等位基因和急性心肌梗死后抑郁症也有明显的关系。短序列 5-羟色胺转运体等位基因可能与交感神经活化也有一定的联系。Otte 等研究发现短序列 5-羟色胺转运体等位基因的个体和冠心病合并抑郁症患者明显增多，体内去甲肾上腺素水平明显增高。同时，交感活性增高又与冠心病的发病明显相关。

5-羟色胺转运体也是抗抑郁药物如 SSRIs 作用的靶点。5-羟色胺转运体基因多态性增加相关人群患心血管疾病和心境障碍的概率。5-羟色胺转运体基因多态性可能和抑郁症相关的心血管疾病的患病率和死亡率相关。但是缺乏直接的证据证实 5-羟色胺转运体基因多态性与心血管疾病患者的抑郁症状相关。一项法国和加拿大关于心血管疾病和血小板聚集相关基因、内皮功能相关基因、炎症相关基因、多不饱和脂肪酸代谢相关基因的联合研究指出，前两项基因多态性与心血管疾病患者的抑郁症状相关。

三、炎症机制

重度抑郁症患者免疫调节功能紊乱可能导致冠心病的发生。抑郁症患者的免疫调节功能紊乱包括 IL-1、IL-2、IL-6 等白细胞介素水平上升，肿瘤坏死因子、急性时相蛋白如 C 反应蛋白增高。这些炎性指标的上升同时与心力衰竭、冠心病和急性心肌梗死等心脏病相关。

动脉粥样硬化是一种慢性炎症，导致细胞因子水平上升。同样，炎症也促进动脉粥样硬化的发生，进而导致心脏不良事件的发生。动脉粥样硬化不仅仅是冠心病的危险因素，动脉粥样硬化同样是抑郁症的独立危险因素。细胞因子水平升高可能导致食欲不振、疲乏、冷漠、社会退缩等系列抑郁症状。目前仍然不确定抑郁症和冠心病对细胞因子是否有促进蓄积效应。

另外，自主神经系统调控炎症应答。Tracey 提出存在炎症-神经反射，炎症刺激激活感觉通路，上传至下丘脑激活抗炎反应。迷走神经可以通过阻止巨噬细胞活化和减少细胞因子释放来调控急性炎症反应。如果刺激迷走神经能够抑制细胞因子的释放，同时中和炎症反应,则可以推断,迷走神经功能紊乱导致了炎症反应异常,最终导致了冠心病的发生。

四、血管内皮功能紊乱和血小板激活

血小板和免疫细胞激活导致凝血功能障碍和血管内皮功能紊乱,从而导致抑郁症患者动脉粥样硬化的发生。健康个体突发性心理应激可能会导致一过性血管内皮功能紊乱,这是心理应激和血管内皮功能紊乱有着必然联系的有力证据。同时也支持心理应激和动脉粥样硬化存在着必然的联系。研究发现抑郁症患者的血管内皮功能受损。急性心肌梗死患者和抑郁症患者体内细胞黏附分子(如 ICAM-1)水平升高。即使在健康的个体,抑郁症同样可以导致 ICAM-1 水平升高,患者患冠心病的风险也会增高。

抑郁症通过调节血小板活性导致心脏血栓事件的发生风险增大。同时血小板分泌 5-羟色胺,作用于血小板 5-羟色胺受体,促进血小板聚集,导致动脉血管收缩。抑郁症患者 5-羟色胺受体表达上调,5-羟色胺受体密度增加,从而改变血小板的活性。血小板活化增加血栓形成、动脉闭塞发生概率,同样也增加炎性细胞因子的水平。研究发现抑郁症患者体内血管内皮功能紊乱、血小板活化,同时血管内皮功能紊乱和血小板活化又导致动脉粥样硬化、血管损伤和血流介导性血管扩张异常。动脉粥样硬化导致大脑血流受损、情绪和认知脑区损伤和神经元丢失,导致抑郁症发生。

五、多不饱和脂肪酸缺乏

血清和红细胞低水平多不饱和脂肪酸和冠心病合并抑郁症患者相关。抑郁症患者与健康人群相比,血清多不饱和脂肪酸水平较低。二十碳五烯酸(EPA)和二十二碳六烯酸(DHA)等包含多不饱和脂肪酸的饮食可以缓解抑郁症,同时增加抗抑郁药物的疗效。多不饱和脂肪酸缺乏是冠心病的独立危险因素。红细胞内的 EPA 和 DHA 是多不饱和脂肪酸的替代指标,能够提示冠心病患者的死亡风险。

多不饱和脂肪酸是细胞膜的组成成分之一。EPA 和 DHA 在神经元突触集中表达,同时在脑组织的神经传递和受体功能方面发挥重要的作用。这可能是多不饱和脂肪酸缺乏导致抑郁症的直接原因。

急性冠脉综合征合并重度抑郁症与血清低水平不饱和脂肪酸相关。多不饱和脂肪酸缺乏可能是联系重度抑郁症和冠心病患者的机制。

六、自主神经系统功能紊乱

自主神经系统功能紊乱导致抑郁症的机制包括以下几个方面:交感神经系统功能紊乱、下丘脑-垂体-肾上腺轴活化、副交感神经系统(如迷走神经)功能紊乱。自主神经系统功能紊乱也是心血管疾病的高危因素。

抑郁症患者交感神经系统活化,导致静息心率增高,心率反应性增高,压力反射敏感性受损,心室复极高变异性,心率变异性降低。

1. 交感神经系统 抑郁症患者交感神经系统活性增高,交感神经系统活性增高又与心血管疾病高发病率、高死亡率相关。抑郁症患者去甲肾上腺素水平增高,交感神

系统活化。实验研究发现在精神压力下心脏交感神经系统活化,同时交感神经系统活化和精神压力下的抑郁症状相关。应激下交感神经系统活化,表现为心输出量增加和心率增快、肌肉血流量增加等生理反应。

关于重度抑郁症患者和健康人群的心脏交感神经和整体交感神经活性的研究发现,重度抑郁症患者与健康人群相比,整体交感神经活性并没有增高。抑郁症患者的心脏交感神经活性和整体交感神经活性均有增高,但是肌肉交感神经活性没有增高或降低。这些发现提示静息和压力反应性交感神经活性是区域分配的,在情绪压力下心脏等器官的交感神经优先活化,这一机制促进了冠心病的发生。

2. 下丘脑-垂体-肾上腺轴 抑郁症和压力导致下丘脑-垂体-肾上腺(HPA)轴功能紊乱。HPA轴是对应激的生理反应系统,即常说的"战斗或逃避"反应或"全身适应综合征"。

全身适应综合征包括两个系统——促肾上腺皮质激素释放激素系统和蓝斑-去甲肾上腺素(交感)神经系统。在应激情况下下丘脑释放促肾上腺皮质激素释放激素,激活垂体分泌促肾上腺皮质激素,促进肾上腺分泌皮质醇和儿茶酚胺(主要是肾上腺素,也包括去甲肾上腺素)。皮质醇和儿茶酚胺又反馈作用于垂体、海马和下丘脑调节HPA轴的活性。活化的交感神经系统导致血糖升高、心率增快和血压增高。

抑郁症患者脑脊液和下丘脑室旁核促肾上腺皮质激素释放激素(CRH)升高,证实了抑郁症患者HPA轴活性增高的假说。大鼠脑室内注射CRH可减少其摄食活动和性活动,导致睡眠障碍、学习障碍和其他抑郁行为学表现。

HPA轴活性增高与抑郁症患者的恶性心脏事件相关。CRH激活交感神经,从而加快抑郁症患者的平均心率。Carney等研究发现冠心病合并抑郁症患者与不合并抑郁症患者相比平均心率增高。平均心率增高是冠状动脉粥样硬化斑块破裂的独立危险因素,是抑郁症患者发生恶性心脏事件的可能机制之一。

抑郁症患者和抑郁症合并心血管疾病的患者均有心率增快表现。心率增快和心律失常、心脏性猝死、心肌缺血和心力衰竭等相关。心率增快导致动脉壁应力增大,同时促发动脉粥样硬化。

血清皮质醇浓度和早期动脉粥样硬化相关。HPA轴功能和交感神经活化同样也与动脉粥样硬化相关。血清皮质醇浓度增加冠心病风险,如库欣综合征患者血清皮质醇浓度增高,同时心血管疾病风险增高。交感神经系统过度活化与心肌缺血的发展相关。

3. 副交感神经系统:迷走神经和心率变异性 抑郁症和冠心病损害自主神经系统反馈环路,从而降低心率变异性。心率变异性是探索迷走神经对心脏的影响的主要途径,心率变异性也是冠心病和抑郁症共病的直接机制。

副交感神经系统的迷走神经主要支配心脏发挥自主调节功能。迷走神经的改变与抑郁症和冠心病相关。心脏的生理指标如心率是由交感神经和副交感神经共同调节的。交感神经或副交感神经共同激活或共同抑制调节心率变异性,或一方激活、一方抑制调节心率变异性。迷走神经活性可抵消和阻止交感神经活性,是平衡交感神经和副交感神经调控的"刹车",被称作心脏迷走调控(CVC)。迷走神经的静息活性与应激的生理反应相关。抑制迷走神经活性可能与交感神经与副交感神经失衡相关。

抑郁症降低 CVC。心率变异性降低是联系冠心病和抑郁症的可能机制,同样也是冠心病猝死和室性心律失常发生的高危因素。心肌梗死后心率变异性变化和死亡风险相关,心肌梗死后心率变异性降低的患者死亡风险增高,心血管疾病患者死亡率增高。因此 CVC 和抑郁症也有直接联系。

七、结论

综上所述,冠心病和抑郁症之间可能并不是通过一条途径联系起来的,而是一个复杂的网状系统。目前冠心病和抑郁症之间的确切关系并不是十分明确,需要更多的临床和基础研究继续探索。

参考文献

[1] Vos T,Mathers C D. The burden of mental disorders:a comparison of methods between the Australian burden of disease studies and the Global Burden of Disease study [J]. Bull World Health Organ,2000,78(6):427-438.

[2] Lesperance F,Frasure-Smith N,Talajic M. Major depression before and after myocardial infarction:its nature and consequences [J]. Psychosom Med,1996,58(5):99-110.

[3] Abbas C C,Schmid J P,Guler E,et al. Trajectory of posttraumatic stress disorder caused by myocardial infarction:a two-year follow-up study [J]. Int J Psychiatry Med,2009,39(4):359-376.

[4] de Jonge P,Rosmalen J G,Kema I P,et al. Psychophysiological biomarkers explaining the association between depression and prognosis in coronary artery patients:A critical review of the literature [J]. Neurosci Biobehav Rev,2010,35(1):84-90.

[5] Mamedov M N,Didigova R T,Ugurchieva Z O,et al. Priorities of secondary prevention of ischemic heart disease in conditions of a depressive region:preliminary results of the north caucasian project [J]. Kardiologiia,2011,51(12):4-10.

[6] Baxter A J,Charlson F J,Somerville A J,et al. Mental disorders as risk factors:assessing the evidence for the Global Burden of Disease study [J]. BMC Med,2011,9(1):134.

[7] Pishgoo B. A novel prediction model for all cause emergency department visits in ischemic heart disease[J]. J Res Med Sci,2011,16(3):262-268.

[8] Thombs B D,Bass E B,Ford D E,et al . Prevalence of depression in survivors of acute myocardial infarction [J] . J Gen Intern Med,2006,21(1):30-38.

[9] Leftheriotis D,Flevari P,Ikonomidis I,et al. The role of the selective serotonin re-uptake inhibitor sertraline in nondepressive patients with chronic ischemic heart failure:a preliminary study [J]. Pacing Clin Electrophysiol,2010,33(10):1217-1223.

[10] Brown J C, Huedo-Medina T B, Pescatello L S, et al. The efficacy of exercise in reducing depressive symptoms among cancer survivors: a meta-analysis [J]. PLoS One, 2012, 7(1): e30955.

[11] Shomaker L B, Tanofsky-Kraff M, Zocca J M, et al. Depressive symptoms and cardiorespiratory fitness in obese adolescents [J]. J Adolesc Health, 2012, 50 (1): 87-92.

[12] Pishgoo B. A novel prediction model for all cause emergency department visits in ischemic heart disease [J]. J Res Med Sci, 2011, 16(3): 262-268.

[13] Hosoya T, Matsushima M, Nukariya K, et al. The relationship between the severity of depressive symptoms and diabetes-related emotional distress in patients with type 2 diabetes[J]. Intern Med, 2012, 51(3): 263-269.

[14] Vogelzangs N, Kritchevsky S B, Beekman A T, et al. Depressive symptoms and change in abdominal obesity in older persons [J]. Arch Gen Psychiatry, 2008, 65(12): 1386-1393.

[15] Pamidi S, Knutson K L, Ghods F, et al. Depressive symptoms and obesity as predictors of sleepiness and quality of life in patients with REM-related obstructive sleep apnea: cross-sectional analysis of a large clinical population [J]. Sleep Med, 2011, 12(9): 827-831.

[16] Yazici H U, Poyraz F, Sen N, et al. Relationship between mean platelet volume and left ventricular systolic function in patients with metabolic syndrome and ST-elevation myocardial infarction [J]. Clin Invest Med, 2011, 34(6): E330.

[17] Sawyer M G, Borojevic N, Ettridge K A, et al. Do help-seeking intentions during early adolescence vary for adolescents experiencing different levels of depressive symptoms? [J]. J Adolesc Health, 2012, 50(3): 236-242.

[18] Huang J F, Wong R H, Chen C C, et al. Trajectory of depression symptoms and related factors in later life-a population based study[J]. J Affect Disord, 2011, 133(3): 499-508.

[19] Ramanathan M, Balaji B, Justin A. Behavioural and neurochemical evaluation of Perment an herbal formulation in chronic unpredictable mild stress induced depressive model [J]. Indian J Exp Biol, 2011, 49(4): 269-275.

[20] Goodwin R D, Lavoie K L, Lemeshow A R, et al. Depression, Anxiety, and COPD: the unexamined role of nicotine dependence [J]. Nicotine Tob Res, 2012, 14(2): 176-183.

[21] Quinn C R, Dobson-Stone C, Outhred T, et al. The contribution of BDNF and 5-HTT polymorphisms and early life stress to the heterogeneity of major depressive disorder: a preliminary study [J]. Aust N Z J Psychiatry, 2012, 46 (1): 55-63.

[22] Daniele A, Divella R, Paradiso A, et al. Serotonin transporter polymorphism in

major depressive disorder（MDD）, psychiatric disorders, and in MDD in response to stressful life events: causes and treatment with antidepressant[J]. In Vivo,2011,25(6):895-901.

[23] Karg K, Burmeister M, Shedden K, et al. The serotonin transporter promoter variant(5-HTTLPR), stress, and depression meta-analysis revisited: evidence of genetic moderation [J]. Arch Gen Psychiatry,2011,68(5):444-454.

[24] Otte C, McCaffery J, Ali S, et al. Association of a serotonin transporter polymorphism（5-HTTLPR）with depression, perceived stress, and norepinephrine in patients with coronary disease: the Heart and Soul Study. Am J Psychiatry,2007,164(9):1379-1384.

[25] Kangelaris K N, Vittinghoff E, Otte C, et al. Association between a serotonin transporter gene variant and hopelessness among men in the Heart and Soul Study [J]. J Gen Intern Med,2010,25(10):1030-1037.

[26] Bozzini S, Gambelli P, Boiocchi C, et al. Coronary artery disease and depression: possible role of brain-derived neurotrophic factor and serotonin transporter gene polymorphisms [J]. Int J Mol Med,2009,24(6):813-818.

[27] Dantzer R. Depression and inflammation: an intricate relationship [J]. Biol Psychiatry,2012,71(1):4-5.

[28] Pizzi C, Manzoli L, Mancini S, et al. Autonomic nervous system, inflammation and preclinical carotid atherosclerosis in depressed subjects with coronary risk factors [J]. Atherosclerosis,2010,212(1):292-298.

[29] Tracey K J. The inflammatory reflex [J]. Nature,2002,420(6917):853-859.

[30] Hamer M, Malan N T, Harvey B H, et al. Depressive symptoms and sub-clinical atherosclerosis in Africans: role of metabolic syndrome, inflammation and sympathoadrenal function [J]. Physiol Behav,2011,104(5):744-748.

[31] Neves V J, Moura M J, Tamascia M L, et al. Proatherosclerotic effects of chronic stress in male rats: altered phenylephrine sensitivity and nitric oxide synthase activity of aorta and circulating lipids [J]. Stress, 2009, 12 (4): 320-327.

[32] Tomfohr L M, Murphy M L, Miller G E, et al. Multiwave associations between depressive symptoms and endothelial function in adolescent and young adult females[J]. Psychosom Med,2011,73(6):456-461.

[33] Zhuo C, Wang Y, Tian H, et al. Impairment of endothelial protection by ischemic postconditioning in patients with major depressive disorder [J]. Can J Physiol Pharmacol,2011,89(9):647-653.

[34] Goveas J S, Hogan P E, Kotchen J M, et al. Depressive symptoms, antidepressant use, and future cognitive health in postmenopausal women: the Women's Health Initiative Memory Study [J]. Int Psychogeriatr,2012,24(8):1252-1264.

[35] Kim J H,Kim J W,Ko Y H,et al. Coronary endothelial dysfunction associated with a depressive mood in patients with atypical angina but angiographically normal coronary artery [J]. Int J Cardiol,2010,143(2):154-157.

[36] Halaris A. Comorbidity between depression and cardiovascular disease [J]. Int Angiol,2009,28(2):92-99.

[37] Greenstein A S,Paranthaman R,Burns A,et al. Cerebrovascular damage in late-life depression is associated with structural and functional abnormalities of subcutaneous small arteries [J]. Hypertension,2010,56(4):734-740.

[38] Steinert J R,Chernova T,Forsythe I D. Nitric oxide signaling in brain function, dysfunction,and dementia [J]. Neuroscientist,2010,16(4):435-452.

[39] Godlewski G, Alapafuja S O, Bátkai S, et al. Inhibitor of fatty acid amide hydrolase normalizes cardiovascular function in hypertension without adverse metabolic effects [J]. Chem Biol,2010,17(11):1256-1266.

[40] Carney R M,Freedland K E,Stein P K,et al. Effect of omega-3 fatty acids on heart rate variability in depressed patients with coronary heart disease [J]. Psychosom Med,2010,72(8):748-754.

[41] Carney R M, Freedland K E, Rubin E H, et al. Omega-3 augmentation of sertraline in treatment of depression in patients with coronary heart disease:a randomized controlled trial [J]. JAMA,2009,302(15):1651-1657.

[42] Gao Q,Niti M,Feng L,et al. Omega-3 polyunsaturated fatty acid supplements and cognitive decline:Singapore Longitudinal Aging Studies [J]. J Nutr Health Aging,2011,15(1):32-35.

[43] Poudyal H,Panchal S K,Diwan V,et al. Omega-3 fatty acids and metabolic syndrome:effects and emerging mechanisms of action [J]. Prog Lipid Res, 2011,50(4):372-387.

[44] Giltay E J,Geleijnse J M,Kromhout D. Effects of n-3 fatty acids on depressive symptoms and dispositional optimism after myocardial infarction [J]. Am J Clin Nutr,2011,94(6):1442-1450.

[45] Xiao L, Gao L, Lazartigues E, et al. Brain-selective overexpression of angiotensin-converting enzyme 2 attenuates sympathetic nerve activity and enhances baroreflex function in chronic heart failure [J]. Hypertension,2011,58(6):1057-1065.

[46] Proietti R,Mapelli D,Volpe B,et al. Mental stress and ischemic heart disease: evolving awareness of a complex association [J]. Future Cardiol,2011,7(3): 425-437.

[47] Xu B,Chen W W,Fan Z D,et al. Responses of neurons in paraventricular nucleus to activation of cardiac afferents and acute myocardial ischaemia in rats [J]. Exp Physiol,2011,96(3):295-304.

[48] Maes M,Mihaylova I,Kubera M,et al. IgM-mediated autoimmune responses

directed against multiple neoepitopes in depression: new pathways that underpin the inflammatory and neuroprogressive pathophysiology [J]. J Affect Disord,2011,135(1-3):414-418.

[49]　Lin H P,Lin H Y,Lin W L,et al. Effects of stress,depression,and their interaction on heart rate,skin conductance,finger temperature,and respiratory rate:sympathetic -parasympathetic hypothesis of stress and depression [J]. J Clin Psychol,2011,67(10):1080-1091.

[50]　Guinjoan S M,Vigo D E,Castro M N,et al. Mood,Th-1/Th-2 cytokine profile, and autonomic activity in older adults with acute/decompensated heart failure: preliminary observations [J]. World J Biol Psychiatry,2009,10(4):913-918.

[51]　Koschke M,Boettger M K,Schulz S,et al. Autonomy of autonomic dysfunction in major depression[J]. Psychosom Med, 2009,71(8):852-860.

[52]　Lambert E, Dawood T, Straznicky N, et al. Association between the sympathetic firing pattern and anxiety level in patients with the metabolic syndrome and elevated blood pressure [J]. J Hypertens,2010,28(3):543-550.

[53]　Messerli-Bürgy N,Molloy G J,Wikman A,et al. Cortisol levels and history of depression in acute coronary syndrome patients[J]. Psychol Med,2012,42(9): 1815-1823.

[54]　Licht C M,Vreeburg S A,van Reedt Dortland A K,et al. Increased sympathetic and decreased parasympathetic activity rather than changes in hypothalamic-pituitary -adrenal axis activity is associated with metabolic abnormalities [J]. J Clin Endocrinol Metab,2010,95(5):2458-2466.

[55]　Tanaka Y,Ishitobi Y,Maruyama Y,et al. Salivary alpha-amylase and cortisol responsiveness following electrical stimulation stress in major depressive disorder patients [J]. Prog Neuropsychopharmacol Biol Psychiatry, 2012, 36 (2):220-224.

[56]　Papadopoulos A S,Cleare A J. Hypothalamic-pituitary-adrenal axis dysfunction in chronic fatigue syndrome [J]. Nat Rev Endocrinol,2011,8(1):22-32.

[57]　Manthey L,Leeds C,Giltay E J,et al. Antidepressant use and salivary cortisol in depressive and anxiety disorders [J]. Eur Neuropsychopharmacol,2011,21 (9):691-699.

[58]　Heidland U E,Strauer B E. Left ventricular muscle mass and elevated heart rate are associated with coronary plaque disruption [J]. Circulation,2001,104 (13):1477-1482.

[59]　Coleman L S. A stress repair mechanism that maintains vertebrate structure during stress [J]. Cardiovasc Hematol Disord Drug Targets, 2010, 10 (2): 111-137.

[60]　Reynolds R M, Ilyas B, Price J F, et al. Circulating plasma cortisol

concentrations are not associated with coronary artery disease or peripheral vascular disease [J]. QJM,2009,102(7):469-475.

[61] Nijm J,Jonasson L. Inflammation and cortisol response in coronary artery Disease [J]. Ann Med. 2009,41(3):224-233.

[62] Celik A,Ozturk A,Ozbek K,et al. Heart rate variability and turbulence to determine true coronary artery disease in patients with ST segment depression without angina during exercise stress testing [J]. Clin Invest Med,2011,34(6): E349.

[63] Tucker P,Pfefferbaum B,Jeon-Slaughter H,et al. Emotional stress and heart rate variability measures associated with cardiovascular risk in relocated katrina survivors [J]. Psychosom Med,2012,74(2):160-168.

[64] Henje Blom E,Olsson E M,Serlachius E,et al. Heart rate variability(HRV) in adolescent females with anxiety disorders and major depressive disorder [J]. Acta Paediatr,2010,99(4):604-611.

[65] Sperling W,Reulbach U,Bleich S,et al. Cardiac effects of vagus nerve stimulation in patients with major depression [J]. Pharmacopsychiatry,2010,43 (1):7-11.

第十二章　细胞凋亡在心肌梗死和抑郁症共病机制中的研究进展

心血管疾病及抑郁症均为人群高发疾病,严重影响患者生活质量并增加经济负担,心梗是一种严重的心血管疾病。目前研究认为心梗与抑郁症为双向关系,抑郁症在心梗患者中广泛而持续存在着,心梗患者住院 2 周内抑郁症的发病率为 16%～27%,其中 1/2～2/3 患者在出院后 1～12 个月抑郁症仍然持续存在。抑郁症严重影响心梗患者预后,心血管疾病合并抑郁症患者比不合并抑郁症的死亡率高得多,一项 Meta 分析结果显示,心梗后抑郁症患者新的心脏事件发生率是非抑郁心梗患者的 1.59(95% CI,1.37～1.85)倍,并且心梗后抑郁症是心梗患者死亡的独立危险因子。反之,无心血管疾病的抑郁症患者发生心梗的风险明显增高,多个前瞻性研究表明抑郁症是心梗发生的独立预测因子,抑郁症患者心梗发生率是非抑郁症患者的 1.64 倍,并且抑郁评分越高,心梗发生的风险越高。综上所述,心梗与抑郁症为双向关系,相互影响,相互促进,严重影响患者生活质量。但是到目前为止,心梗与抑郁症的共病机制仍不十分清楚。加强心梗与抑郁症共病机制研究,特别是在分子细胞水平阐述其病因病理机制和有效的干预方法,可以最大限度改善心梗后抑郁症状和降低心脏事件发生率,因此具有十分重要的理论价值和现实意义。

一、细胞凋亡的发生途径

　　细胞凋亡是由基因控制的细胞自主有序的死亡。许多因素可导致细胞凋亡,包括缺氧、再灌注、心梗等。目前研究认为细胞凋亡主要通过两种途径实现,内源性(线粒体)凋亡途径和外源性(死亡受体)凋亡途径。

　　内源性凋亡途径主要有化学物质、药物、辐射及缺氧诱导。线粒体外膜通透性(MOMP)增高导致细胞色素 C 及其他促凋亡蛋白释放是内源性凋亡途径中关键步骤。细胞色素 C 与凋亡蛋白酶活化因子(Apaf-1)等结合激活 caspase-9,从而启动 caspase 级联反应,激活下游 caspase-7 与 caspase-3,并切割其相应底物从而引起细胞凋亡。caspase-3 还可激活 CAD(caspase-activated DNase)从而导致 DNA 损伤,在此过程中,MOMP 主要由 Bcl-2 家族中促凋亡成员 Bax、Bak 及抑制凋亡成员 Bcl-2、Bcl-xl 调节。Bax 或诱导其他蛋白形成离子通道,或者自身形成离子通道,或诱导脂质体结构改变形成通透性转运孔导致细胞色素 C 等释放,从而促进凋亡。Bcl-2 是第一个被发现的抗凋亡基因,其广泛存在于海马、小脑、心脏等组织中。生理 pH 条件下 Bcl-2 可阻止 Bax 在线粒体膜上形成通透性转运孔,抑制细胞色素 C 的释放,抑制细胞凋亡。Bcl-2 具有重要的神经保护作用,可以减少神经元在缺血、神经营养因子缺乏及自由基增多时的损害。Bcl-2 过表达具有抵抗心肌细胞凋亡及缺血再灌注损伤的能力。Bax/Bcl-2 值对细胞凋亡的敏感性优于 Bax 或 Bcl-2 单个指标,Bax/Bcl-2 值越高,凋亡越活跃,值越低凋亡越少。

　　外源性凋亡主要由死亡受体超家族启动,目前已知的死亡受体包括 TNFR-1、Fas、DR3、DR4 和 DR5 五种,配体为 TNF、Fas-L、APO-3L 和 TNF 相关的凋亡诱导配体(TRAIL)。在 Fas/Fas-L 死亡通路中,Fas 与 Fas-L 结合后并与 Fas 相关死亡结构域(FADD)结合,从而激活 caspase-8。激活的 caspase-8 进一步激活下游的 caspase 蛋白等,切割其相应底物从而引起细胞凋亡。在 TNFR-1 死亡通路中,TNF 与 TNFR-1 结合后再与 TRADD（TNFR-associated death domain）结合，TRADD 再与 FADD、TRAF-2（TNFR-associated factor-2）和受体相互作用蛋白（receptor interacting protein）结合。FADD 激活半胱氨酸蛋白酶（caspases）从而促使细胞凋亡，TRAF-2 和 RIP 激活 NF-κB 诱导激酶（NIK），进一步活化抑制性卡巴蛋白从而促使细胞凋亡。

两种凋亡途径并不是孤立的，外源性凋亡途径中激活的 caspase-8 切割 Bcl-2 家族中促凋亡成员 Bid 成为具有活性的 tBid，tBid 转位到线粒体膜与 Bax 和 Bak 作用，促使细胞色素 C 释放，从而引起凋亡。

二、心梗后心肌细胞凋亡

心脏冠状动脉左前降支永久性结扎或心脏缺血再灌注均可以导致心肌细胞死亡。心肌细胞死亡具有三种形式，分别为凋亡、自我吞噬和坏死。有研究认为心肌细胞凋亡而不是心肌坏死更能反映心梗面积。心肌缺血后心梗区域 24 h 内有大量心肌细胞发生凋亡，在非心梗区心肌细胞凋亡持续数月。一项研究表明心梗患者梗死心肌周边区有 12% 的心肌细胞发生凋亡，远离心梗区有 1% 的心肌细胞发生凋亡。因此，急性心梗后心梗区在 24 h 内有大量的心肌细胞发生凋亡，之后数月内心梗区、心梗周边区及远离心梗区均有心肌细胞发生凋亡，并且从远离心梗区、心梗周边区到心梗区心肌细胞凋亡越来越活跃。

有研究表明缺乏 FAS 基因的小鼠的心肌细胞凋亡明显减少，心梗后心梗面积也明显减小，FAS 介导外源性凋亡途径，因此心梗后外源性凋亡途径参与心肌细胞凋亡过程。过表达 Bcl-2 的小鼠心脏缺血再灌注后心梗面积明显减少，并且有研究表明 Bax 基因敲除后，心梗后梗死面积减少约 50%；Bax 与 Bcl-2 介导内源性凋亡途径，因此内源性凋亡途径参与心梗后心肌细胞的凋亡过程。由此可见，内源性凋亡途径及外源性凋亡途径均参与心梗后心肌细胞的凋亡。有研究表明心梗后再灌注大鼠心肌细胞凋亡主要通过内源性凋亡途径，而不是外源性凋亡途径实现的。综上所述，内源性凋亡途径和外源性凋亡途径均参与心梗后心肌细胞的凋亡，但内源性凋亡途径发挥着主要作用。急性心梗后 C 反应蛋白（CRP）、TNF-α、IL-6 水平增加，而 CRP、TNF-α、IL-6 等可通过线粒体凋亡途径扩大心梗后心肌细胞凋亡范围。此外，心脏容量、压力负荷增高，缺血、缺氧均可导致心脏产生炎症因子，炎症因子 TNF-α 和 Fas-L 能够导致心肌细胞凋亡。因此急性心梗后炎症反应增加心肌细胞的凋亡。

心肌细胞凋亡在心梗的病理生理过程中发挥着重要作用。心肌细胞凋亡与心功能下降具有密切联系，有研究表明人类 Bcl-2 转基因大鼠过表达 Bcl-2，心脏缺血再灌注后心肌细胞凋亡明显减少，心功能下降明显改善。心肌细胞凋亡可导致心肌细胞数目明显减少，心脏间质纤维化明显增多，心肌的这种重构在心梗后心衰的发生发展中起着重要作用。抑制细胞凋亡可以延缓心衰的进展。有研究表明小鼠心肌细胞以 0.023% 凋亡速度发生凋亡，8～24 周时间足够导致致死性和扩张型心肌病，这表明心肌细胞凋亡在扩张型心肌病的发展中起着重要作用。

综上所述，内源性凋亡途径和外源性凋亡途径均参与心梗后心肌细胞的凋亡，但内源性凋亡途径发挥着主要作用，心肌细胞凋亡在心梗后心脏功能下降、发展为心肌病、出现心衰中都起重要作用。

三、心梗后大脑边缘系统神经元凋亡

Wann 等研究表明心梗后 72 h 大脑边缘系统中杏仁核 TUNEL 阳性细胞 (TUNEL-positive cells)、caspase-3、Bax/Bcl-2 值均明显增高,这表明心梗后大脑边缘系统也有细胞发生凋亡。与此研究结果一致,有研究表明心梗再灌注大鼠大脑边缘系统如 CA1、DG 和 MA 区域 caspase-3 及 caspase-8 活性明显增高;也有研究表明心梗后大脑杏仁核、下丘脑、海马出现 caspase-3 活性增高,DNA 片段增多。

心梗如何导致大脑边缘系统发生细胞凋亡的具体机制仍不清楚。有研究表明心梗后不仅心脏及血浆中促炎症因子如 IL-1β 和 IL-6 增高,而且心梗后数分钟内大脑中促炎症因子 TNF-α 也增高并且可持续增高至少 1 个月,促炎症因子如 TNF-α 可激活细胞凋亡途径引起细胞凋亡。有研究表明使用促炎症因子抑制剂 PTX 可抑制心梗后大脑边缘系统神经元凋亡。因此,心梗后促炎症因子增高与大脑边缘系统神经元凋亡的发生有关。此外,有研究表明心梗后大脑神经元凋亡的原因还可能与心梗后机体糖皮质激素水平增高有关。心梗后机体 HPA 轴激活,导致糖皮质激素水平增高。海马是糖皮质激素受体含量最多的脑区,高浓度的糖皮质激素可选择性地攻击海马,使海马受损,主要表现为神经元的萎缩和凋亡。

综上所述,心梗不仅可导致心肌细胞凋亡,还可导致大脑边缘系统出现细胞凋亡,但是机制仍不清楚,可能与心梗后促炎症因子、HPA 轴激活和糖皮质激素增多有关。

四、心梗后抑郁症的发生与凋亡

Wann 等研究发现心梗后大鼠糖水摄入量明显下降,强迫游泳不动时间明显延长,这些行为学改变可通过注射抗抑郁药物逆转。心梗 2 周后大鼠行为学改变与人类抑郁症状相似。以上表明心梗可能导致抑郁症的发生。

有研究认为心梗后抑郁症的发生与心梗后大脑边缘系统神经元凋亡有关。大脑边缘系统中杏仁核在抑郁症发生的病理生理中起着重要作用。具体而言,杏仁核与情绪记忆、快感缺乏、焦虑及行为减少有密切关系。心梗后大鼠杏仁核神经元凋亡明显增加,并且抑郁大鼠杏仁核神经元凋亡也明显增多。大脑边缘系统中海马是与记忆损害、自杀、内疚和绝望等抑郁症状密切相关的脑区。心梗后大鼠海马中神经元凋亡明显增加,而慢性不可预测性应激刺激大鼠,大鼠海马结构损害,凋亡增加,神经元萎缩,结构与功能损害,导致抑郁症的发生。心梗后大鼠杏仁核神经元凋亡和海马神经元凋亡明显增加,这与慢性不可预测性应激导致的海马及杏仁核神经元结构改变相似。凋亡被认为是抑郁症发生的机制之一。抑郁大鼠大脑边缘系统神经元凋亡明显增加,有研究表明抑郁大鼠杏仁核及海马中 Bcl-2 及 Bcl-xlmRNA 明显减少,使用抗抑郁药物可上调杏仁核及海马中 Bcl-2 及 Bcl-xlmRNA 的表达。与此研究结果一致,有研究表明抑郁大鼠海马中 TUNEL 阳性神经元数目明显增多,Bax 和 caspase-3 明显增加,使用抗抑郁药物氟西汀后,海马中 TUNEL 阳性神经元数目明显减少,Bax 和 caspase-3 也明显减少。抑郁症的发生与大鼠大脑边缘系统神经元的凋亡有关,而心梗后大鼠大脑边

缘系统改变与抑郁大鼠相似,因此推测心梗后抑郁症的发生与大脑边缘系统神经元凋亡有关。使用抗抑郁药物可减少大脑边缘系统的神经元凋亡,改善抑郁症状,进一步验证了心梗后抑郁症的发生与大脑边缘系统神经元凋亡有关。

综上所述,抑郁症的发生与大鼠大脑边缘系统神经元的凋亡有关,心梗后大脑边缘系统改变与抑郁症后大脑边缘系统改变相似,因此心梗后抑郁症的发生与心梗后大脑边缘系统神经元凋亡的发生有关,并且心梗后抑郁症发生率增高。

五、抑郁后心肌细胞凋亡

抑郁症不仅可导致大脑边缘系统神经元凋亡增加,而且有研究证实慢性不可预测性应激可导致抑郁大鼠心肌细胞凋亡增加。与此实验结果一致,通过慢性不可预测性应激制作的抑郁大鼠模型,其心肌 Bax/Bcl-2 值明显增高。使用抗抑郁药物后,心肌细胞 Bax/Bcl-2 值明显降低,进一步表明抑郁症可导致心肌细胞凋亡增加。

抑郁症导致心肌细胞凋亡增多的具体机制仍不清楚。有研究表明抑郁大鼠血浆中5-羟色胺(5-HT)减少,去甲肾上腺素(HE)、肾上腺素(E)、糖皮质激素(GC)水平增高,这些改变均对心肌细胞有损伤,导致心脏形态异常,尤其是线粒体结构异常,心肌细胞凋亡增加。HE 在左心室肥厚及心衰中发挥着重要的作用。冠心病是一种血管内皮损伤导致的慢性炎症反应过程。抑郁症患者神经-内分泌及免疫系统发生紊乱,这可以触发或加重血管内皮的损伤,促发炎症反应。促炎症因子增多可诱导细胞凋亡。心肌细胞凋亡在心梗及扩张型心肌病及心室重塑的病理过程中发挥着重要的作用,因此凋亡可能是抑郁后心梗发生率增高的机制之一,并且也可能是心梗患者不良心脏事件增加的原因。

综上所述,抑郁症不仅可导致大脑边缘系统细胞凋亡增加,也可导致心肌细胞凋亡增加,这可能是抑郁后心梗等心血管疾病发生率增加及预后差的机制。

六、心梗与抑郁症共病机制与凋亡

心梗后不仅心肌细胞凋亡增加,大脑边缘系统细胞凋亡也增加,心梗后抑郁症的发生和心梗导致的大脑边缘系统神经元凋亡有关。抑郁症不仅使大脑边缘系统细胞凋亡增加,心肌细胞凋亡也增加,抑郁后心血管疾病发病率增高与抑郁导致心肌细胞凋亡有关。凋亡可能是心梗促发及加重抑郁症的一个重要的病理生理机制,同时凋亡可能也是抑郁症促发及加重心梗的一个重要的病理生理机制。因此我们推测凋亡为心梗与抑郁症发生的共病机制之一。

为了验证这个假设,有研究者建立心梗后抑郁大鼠模型,探究心梗与抑郁症发生的共同病理生理机制。Yiming Wang 等研究表明心梗后抑郁大鼠心肌细胞凋亡较抑郁大鼠及心梗后大鼠明显增加,心梗后抑郁大鼠大脑边缘系统细胞凋亡较抑郁大鼠及心梗后大鼠明显增加。由此可见,抑郁症可促使心梗后心肌细胞及大脑边缘系统细胞进一步凋亡,心梗也可促使抑郁后大脑边缘系统及心肌细胞进一步凋亡。心梗后心肌与大脑边缘系统细胞凋亡与抑郁后心肌和大脑边缘系统细胞凋亡相互作用、相互促进,引起细胞凋亡明显增加。

七、抗抑郁药与凋亡

凋亡作为心梗与抑郁症的共病机制之一,抑制凋亡对预防心梗后抑郁症的发生具有重要作用,对预防抑郁后心脏损害具有重要作用,可以抑制心梗与抑郁症发生的相互促进作用。

目前有五大随机双盲临床试验研究 SSRI 与安慰剂对比治疗冠心病合并抑郁症患者的疗效,结果表明 SSRI 可有效改善冠心病合并抑郁症患者的抑郁症状,对治疗抑郁症有效。有研究对照了 SSRI 类与三环类抗抑郁药物治疗心血管疾病合并抑郁症患者的不良反应,结果发现三环类抗抑郁药物有明显的心血管副作用,尤其可导致直立性低血压和心脏传导系统功能障碍。一项临床试验随访了 2247 名使用抗抑郁药物的患者,发现使用三环类抗抑郁药物的患者发生心梗的风险是使用 SSRI 类抗抑郁药物患者的 2 倍。一项临床研究表明使用 SSRI 类抗抑郁药患者与对照组相比,死亡与再发心梗的风险降低 43％,由此可见使用 SSRI 类抗抑郁药不仅可以治疗抑郁,而且可以降低心血管疾病发生风险。有研究表明 SSRI 类抗抑郁药氟西汀通过阻断线粒体膜通透性转运孔抑制细胞凋亡,因此 SSRI 类抗抑郁药物通过抑制细胞凋亡发挥抗抑郁作用,同时可以通过抗凋亡作用降低心血管疾病发生风险。此外,5-羟色胺具有血小板激活作用,可导致血小板聚集,SSRI 为 5-羟色胺再摄取抑制剂,具有抑制血小板激活与聚集作用,此作用也可降低心梗发生率。

综上所述,细胞凋亡主要有两种途径,分别为内源性凋亡途径和外源性凋亡途径,两种途径并不是孤立的,相互之间有着内在的联系。内源性凋亡途径和外源性凋亡途径均参与心梗后心肌细胞的凋亡,但内源性凋亡途径发挥着主要作用,心肌细胞凋亡在心梗后心脏功能下降、发展为心肌病、发生心衰中都起重要作用。抑制心梗后心肌细胞凋亡对抑制心梗后心脏不良事件的发生具有重要的作用。心梗不仅可导致心肌细胞凋亡,还可导致大脑边缘系统出现细胞凋亡,心梗后大脑神经元发生凋亡与心梗后抑郁症的发生有关,是心梗后抑郁症发生率增高的原因。抑郁症不仅可导致大脑边缘系统神经元凋亡增多,还可导致心肌细胞凋亡增加,这可能是抑郁后心梗等心血管疾病发生率增加及预后差的机制。心梗后抑郁大鼠心肌细胞凋亡较抑郁大鼠及心梗后大鼠明显增加,心梗后抑郁大鼠大脑边缘系统细胞凋亡较抑郁大鼠及心梗后大鼠明显增加。抑郁可促使心梗后心肌细胞及大脑边缘系统细胞进一步凋亡,心梗也可促使抑郁后大脑边缘系统及心肌细胞进一步凋亡。心梗与抑郁后心肌和大脑边缘系统细胞凋亡相互作用、相互促进,这可以解释心梗与抑郁症相互促进、相互作用的双向关系。因此凋亡为心梗和凋亡的共病机制。

参考文献

[1] Thombs B D,Bass E B,Ford D E,et al. Prevalence of depression in survivors of acute myocardial infarction[J]. J Gen Intern Med,2006,21(1):30-38.

[2] Meijer A,Conradi H J,Bos E H,et al. Prognostic association of depression following myocardial infarction with mortality and cardiovascular events:a meta-analysis of 25 years of research[J]. Gen Hosp Psychiatry,2011,33(3):203-216.

［3］ Larsen K K,Christensen B,Søndergaard J,et al. Depressive symptoms and risk of new cardiovascular events or death in patients with myocardial infarction：a population-based longitudinal study examining health behaviors and health care interventions[J]. PLoS One,2013,8(9)：e74393.

［4］ Nicholson A, Kuper H, Hemingway H. Depression as an aetiologic and prognostic factor in coronary heart disease：a meta-analysis of 6362 events among 146 538 participants in 54 observational studies[J]. Eur Heart J,2006,27(23)：2763-2774.

［5］ Pössel P,Mitchell A M,Ronkainen K,et al. Do depressive symptoms predict the incidence of myocardial infarction independent of hopelessness? [J]. J Health Psychol,2015,20(1)：60-68.

［6］ Kang P M, Haunstetter A, Aoki H, et al. Morphological and molecular characterization of adult cardiomyocyte apoptosis during hypoxia and reoxygenation[J]. Circ Res,2000,87(2)：118-125.

［7］ Olivetti G, Quaini F, Sala R, et al. Acute myocardial infarction in humans is associated with activation of programmed myocyte cell death in the surviving portion of the heart[J]. J Mol Cell Cardiol,1996,28(9)：2005-2016.

［8］ Danial N N,Korsmeyer S J. Cell death：critical control points[J]. Cell,2004,116(2)：205-219.

［9］ Tait S W, Green D R. Mitochondria and cell death：outer membrane permeabilization and beyond[J]. Nat Rev Mol Cell Biol,2010,11(9)：621-632.

［10］ Crow M T,Mani K,Nam Y J,et al. The mitochondrial death pathway and cardiac myocyte apoptosis[J]. Circ Res,2004,95(10)：957-970.

［11］ Antonsson B,Conti F,Ciavatta A,et al. Inhibition of Bax channel-forming activity by Bcl-2[J]. Science,1997,277(5324)：370-372.

［12］ Chen Z,Chua C C,Ho Y S,et al. Overexpression of Bcl-2 attenuates apoptosis and protects against myocardial I/R injury in transgenic mice[J]. Am J Physiol Heart Circ Physiol,2001,280(5)：2313-2320.

［13］ Chen L,Willis S N,Wei A,et al. Differential targeting of prosurvival Bcl-2 proteins by their BH3-only ligands allows complementary apoptotic function [J]. Mol Cell,2005,17(3)：393-403.

［14］ Jarskog L F,Selinger E S,Lieberman J A,et al. Apoptotic proteins in the temporal cortex in schizophrenia：high Bax/Bcl-2 ratio without caspase-3 activation[J]. Am J Psychiatry,2004,161(1)：109-115.

［15］ Oltvai Z N,Milliman C L,Korsmeyer S J. Bcl-2 heterodimerizes in vivo with a conserved homolog,Bax,that accelerates programmed cell death[J]. Cell,1993. 74(4)：609-619.

［16］ Pimentel-Muiños F X, Seed B. Regulated commitment of TNF receptor signaling:a molecular switch for death or activation[J]. Immunity,1999,11 (6):783-793.

[17] Wang S,El-Deiry W S. TRAIL and apoptosis induction by TNF-family death receptors[J]. Oncogene,2003,22(53):8628-8633.

[18] Kajstura J, Cheng W,Reiss K,et al. Apoptotic and necrotic myocyte cell deaths are independent contributing variables of infarct size in rats[J]. Lab Invest, 1996,74(1):86-107.

[19] Konstantinidis K,Whelan R S ,Kitsis R N. Mechanisms of cell death in heart disease[J]. Arterioscler Thromb Vasc Biol,2012,32(7):1552-1562.

[20] Wann B P, Bah T M,Kaloustian S,et al. Behavioural signs of depression and apoptosis in the limbic system following myocardial infarction: effects of sertraline[J]. J Psychopharmacol,2009,23(4):451-459.

[21] Ekhterae D, Hinmon R, Matsuzaki K, et al. Infarction induced myocardial apoptosis and ARC activation[J]. J Surg Res,2011,166(1):59-67.

[22] Olivetti G,Quaini F,Sala R,et al. Acute myocardial infarction in humans is associated with activation of programmed myocyte cell death in the surviving portion of the heart[J]. J Mol Cell Cardiol,1996,28(9):2005-2016.

[23] Nakamura T, Ueda Y, Juan Y, et al. Fas-mediated apoptosis in adriamycin-induced cardiomyopathy in rats: In vivo study[J]. Circulation,2000,102(5): 572-578.

[24] Lee P,Sata M,Lefer D J,et al. Fas pathway is a critical mediator of cardiac myocyte death and MI during ischemia-reperfusion in vivo[J]. Am J Physiol Heart Circ Physiol,2003,284(2):H456-463.

[25] Chen Z,Chua C C,Ho Y S,et al. Overexpression of Bcl-2 attenuates apoptosis and protects against myocardial I/R injury in transgenic mice[J]. Am J Physiol Heart Circ Physiol,2001,280(5):H2313-2320.

[26] Kaloustian S, Bah T M, Rondeau I, et al. Tumor necrosis factor-alpha participates in apoptosis in the limbic system after myocardial infarction[J]. Apoptosis,2009,14(11):1308-1316.

[27] Weidman D, Shaw J, Bednarczyk J, et al. Dissecting apoptosis and intrinsic death pathways in the heart[J]. Methods Enzymol,2008,446:277-285.

[28] Francis J, Zhang Z H, Weiss R M, et al. Neural regulation of the proinflammatory cytokine response to acute myocardial infarction[J]. Am J Physiol Heart Circ Physiol,2004,287(2):H791-797.

[29] Danial N N,Korsmeyer S J. Cell death:critical control points[J]. Cell,2004,116 (2):205-219.

[30] Yang J, Wang J, Zhu S, et al. C-reactive protein augments hypoxia-induced apoptosis through mitochondrion-dependent pathway in cardiac myocytes[J].

Mol Cell Biochem,2008,310(1-2):215-226.

[31] Brocheriou V, Hagège A A, Oubenaïssa A, et al. Cardiac functional improvement by a human Bcl-2 transgene in a mouse model of ischemia/reperfusion injury[J]. J Gene Med,2000,2(5):326-333.

[32] Fan Q, Huang Z M, Boucher M, et al. Inhibition of Fas-associated death domain-containing protein（FADD）protects against myocardial ischemia/reperfusion injury in a heart failure mouse model[J]. PLoS One, 2013, 8 (9):e73537.

[33] Wencker D, Chandra M, Nguyen K, et al. A mechanistic role for cardiac myocyte apoptosis in heart failure[J]. J Clin Invest,2003,111(10):1497-1504.

[34] Wann B P,Boucher M,Kaloustian S,et al. Apoptosis detected in the amygdala following myocardial infarction in the rat[J]. Biol Psychiatry,2006,59(5):430-433.

[35] Kaloustian S, Bah T M, Rondeau I, et al. Tumor necrosis factor-alpha participates in apoptosis in the limbic system after myocardial infarction[J]. Apoptosis,2009,14(11):1308-1316.

[36] Francis J, Chu Y, Johnson A K, et al. Acute myocardial infarction induces hypothalamic cytokine synthesis[J]. Am J Physiol Heart Circ Physiol,2004, 286(6):H2264-2271.

[37] Rivest S. How circulating cytokines trigger the neural circuits that control the hypothalamic-pituitary-adrenal axis [J]. Psychoneuroendocrinology, 2001, 26 (8):761-788.

[38] Yu S,Holsboer F,Almeida O F. Neuronal actions of glucocorticoids:focus on depression[J]. J Steroid Biochem Mol Biol,2008,108(3-5):300-309.

[39] Magariños A M, McEwen B S, Flügge G, et al. Chronic psychosocial stress causes apical dendritic atrophy of hippocampal CA3 pyramidal neurons in subordinate tree shrews[J]. J Neurosci,1996,16(10):3534-3540.

[40] Wann B P, Bah T M,Boucher M,et al. Vulnerability for apoptosis in the limbic system after myocardial infarction in rats: a possible model for human postinfarct major depression[J]. J Psychiatry Neurosci,2007,32(1):11-16.

[41] Keilhoff G, Becker A, Grecksch G, et al. Cell proliferation is influenced by bulbectomy and normalized by imipramine treatment in a region-specific manner[J]. Neuropsychopharmacology,2006,31(6):1165-1176.

[42] Nestler E J,Gould E,Manji H,et al. Preclinical models:status of basic research in depression[J]. Biol Psychiatry,2002,52(6):503-528.

[43] Kubera M, Obuchowicz E, Goehler L, et al. In animal models, psychosocial stress-induced（neuro）inflammation, apoptosis and reduced neurogenesis are associated to the onset of depression[J]. Prog Neuropsy chopharmacol Biol

Psychiatry,2011,35(3):744-759.

[44] Kosten T A,Galloway M P,Duman R S,et al. Repeated unpredictable stress and antidepressants differentially regulate expression of the bcl-2 family of apoptotic genes in rat cortical,hippocampal,and limbic brain structures[J]. Neuropsychopharmacology,2008,33(7):1545-1558.

[45] Xinxing W,Wei L,Lei W,et al. A neuroendocrine mechanism of co-morbidity of depression-like behavior and myocardial injury in rats[J]. PLoS One,2014,9 (2):e88427.

[46] Ho Y L,Chen C L,Hsu R B,et al. The correlation between expression of apoptosis-related proteins and myocardial functional reserve evaluated by dobutamine stress echocardiography in patients with dilated cardiomyopathy [J]. J Am Soc Echocardiogr,2003,16(9):931-936.

[47] Dixon J A,Spinale F G. Pathophysiology of myocardial injury and remodeling: implications for molecular imaging. J Nucl Med,2010,51 Suppl 1:102S-106S.

[48] Goldston K,Baillie A J. Depression and coronary heart disease:a review of the epidemiological evidence, explanatory mechanisms and management approaches[J]. Clin Psychol Rev,2008,28(2):288-306.

[49] Alvarez W Jr,Pickworth K K. Safety of antidepressant drugs in the patient with cardiac disease:A review of the literature[J]. Pharmacotherapy,23(6), 754-771.

[50] Cohen H W,Gibson G,Alderman M H. Excess risk of myocardial infarction in patients treated with antidepressant medications:association with use of tricyclic agents[J]. Am J Med,2000,108(1):2-8.

[51] Nahon E,Israelson A,Abu-Hamad S,et al. Fluoxetine (Prozac) interaction with the mitochondrial voltage-dependent anion channel and protection against apoptotic cell death[J]. FEBS Lett,2005,579(22):5105-5110.

[52] Musselman D L,Marzec U M,Manatunga A,et al. Platelet reactivity in depressed patients treated with paroxetine:preliminary findings[J]. Arch Gen Psychiatry,2000,57(9):875-882.

第十三章　Sigma-1 受体在"双心"疾病中的作用

流行病学调查已经证实了心血管疾病(cardiovascular disease,CVD)和抑郁症之间存在密切的关系。在患有心脏病的人群中,抑郁症是非常普遍的,20%~40%的患者满足重度抑郁障碍(major depressive disorder,MDD)的标准或抑郁症状逐渐加重。这些症状通常是慢性的,与冠状动脉疾病的发生和发展密切相关,这将降低健康相关生活质量(QOL),导致生理功能变差及心脏事件复发,并且预后不良。

考虑到心血管疾病与抑郁症的发生可能有一个共同的疾病发生的潜在机制,本综述重点讨论了内质网(ER)分子伴侣 Sigma-1 受体与脑源性神经营养因子(BDNF)在心血管疾病与抑郁症发生发展中的作用。此外提出,Sigma-1 受体激动剂可作为抑郁症合并心血管疾病患者的潜在治疗手段。

一、Sigma-1 受体

20 世纪学者们提出阿片受体亚型假说和 MK-801 结合位点假说,这些假说试图解释 Sigma-1 受体的本质。然而,在那个时代,放射性配体是检测 Sigma-1 受体的唯一工具,实验很难肯定性地证明这些假设。因此,甚至 Sigma-1 受体蛋白是否存在还没有被完全确认。但在 1996 年,科学家成功克隆 Sigma-1 受体基因,Sigma-1 受体的完整性争论终于结束。这是利用分子生物学方法所取得的重大成果。

研究表明至少存在两个亚型的受体:Sigma-1 受体和 Sigma-2 受体。到目前为止,Sigma-1 受体已在天竺鼠和人类中被克隆,继而在大鼠和小鼠中得到克隆。Sigma-1 受体,是一个完整的相对分子质量为 24 kDa 的膜蛋白,主要在内质网表达。物种间 Sigma-1 受体氨基酸序列有 95% 相似。这些受体与酵母甾醇 C8-C7 异构酶也有 30% 的一致和 67% 的相似性,异构酶参与了甾醇后序列的合成。TMBase 分析预测前两个疏水域(11~29)和氨基酸(91~109)是跨膜螺旋,由 50 个氨基酸环、125 个氨基酸的羧基末端分割。两个疏水区域位于氨基末端,包含 α 螺旋的受体的中心跨膜片段。

最近研究结果显示,Sigma-1 受体是一种新型的内质网分子伴侣蛋白,调节多种细胞功能,如肌醇 1,4,5-三磷酸受体(IP3R)介导的钙信号,离子通道,蛋白激酶定位、激活,细胞氧化还原、神经递质释放,炎症,细胞分化,神经元生存及突触的发生。在其休眠状态下,Sigma-1 受体与伴侣结合形成免疫球蛋白结合蛋白(BiP),其同时也被称为糖调节蛋白(GRP78)。Sigma-1 受体激动剂通过减少内质网 Ca^{2+} 而引发 Sigma-1 受体从 BiP 解离,激活 Sigma-1 受体伴侣。更为重要的是,即便内质网 Ca^{2+} 缺失,Sigma-1 受体激动剂也能导致 BiP 从 Sigma-1 受体解离,导致 Sigma-1 受体伴侣的激活。同时证明了 Sigma-1 受体拮抗剂抑制受体激动剂的活性。此受体分子伴侣活性位点位于羧基末端,受体激动剂通过激动该受体来缓解内质网应激及氧化应激,从而起到神经保护作用。

最近的研究表明,内源性脂质如 D-赤型-鞘氨醇、鞘氨醇和天然保湿因子,这些脂质与脂质筏相结合,而脂质筏以较高亲和力结合 Sigma-1 受体。这表明,在微粒中调节脂质动力的 Sigma-1 受体与含有脂质的微粒相关联。此外,Sigma-1 受体参与内质网脂质的代谢和运输、脂质筏在质膜的重构、营养因子信号传导、细胞分化和细胞保护。综上所述,在内质网膜上,Sigma-1 受体很可能在胆固醇等脂质转化中发挥作用。

越来越多的证据表明,Sigma-1 受体在神经可塑性上发挥着重要作用,而这一过程涉及神经精神疾病(如 MDD 等)的病理生理机制。因此,Sigma-1 受体激动剂可以作为新型治疗药物减少大脑中错误折叠的蛋白质。

1. Sigma-1 受体与心脏　Sigma-1 受体广泛表达于外周器官,在新生鼠心肌细胞和成人的心肌细胞的细胞膜中已发现 Sigma-1 受体。此外,与大脑组织相比,左、右心室心肌细胞中 Sigma-1 受体的表达更加丰富。

最近,Fukunaga 和同事报告了左心室 Sigma-1 受体表达下降参与左心室肥大的进程,Sigma-1 受体在左心室的表达量和心力衰竭之间存在显著负相关。这些发现表明 Sigma-1 受体在心脏病的病理生理机制中发挥重要作用。

2. 神经甾体与 Sigma-1 受体　研究报道,某些性腺和肾上腺分泌的类固醇激素(尤其是孕酮),在大脑和脾脏中结合 Sigma-1 受体,这提示内分泌、神经及免疫系统存在某种联系。在随后的研究中,Maurice 等研究发现大鼠大脑中 Sigma-1 受体主要受神经甾体的调节。脱氢表雄酮是最丰富的内源性甾体激素,是 Sigma-1 受体激动剂,与 Sigma-1 受体有温和的亲和力。但睾酮与孕酮是 Sigma-1 受体拮抗剂。这些发现表明,神经甾体在中枢神经系统和周围神经系统中发挥重要的生理作用。

3. 神经甾体与抑郁症模型　众所周知,神经甾体能改变中枢神经系统的抑制性及兴奋性,使其适应环境及机体的需要。较多证据表明神经甾体在 MDD 和精神分裂症等精神疾病中扮演一个重要的病理生理学角色。在动物模型中给予睾酮、脱氢表雄酮及它们的酯类:PREG-S 和 DHEA-S,能起到抗抑郁作用,这些影响能被提前给予的 Sigma-1 受体拮抗剂所拮抗,如 BD1047 和孕酮。这个研究提示 Sigma-1 受体在神经甾体抗抑郁机制中发挥作用。此外,硫酸脱氢表雄酮能缓解 PCP 诱导的小鼠认知障碍。这种效应可被给予的 Sigma-1 受体拮抗剂 NE-100 所逆转。睾酮或脱氢表雄酮及各自硫酸酯的抗抑郁作用可能与肾上腺皮质(HPA)轴活动和 BDNF 表达相关。以上研究表明神经甾体发挥作用可能是通过调节 BDNF 表达来介导的。

在动物实验中,使用抗抑郁药氟西汀诱导大鼠脑内四氢孕酮(ALLO)迅速增加,而没有改变孕酮、睾酮及脱氢表雄酮的表达。最近,Shirayama 等报道,在习得性无助大鼠中向其海马和杏仁核注入入 ALLO 产生了抗抑郁效果。综上所述,ALLO 很可能在 MDD 的病理生理学和抗抑郁机制中发挥至关重要的作用。目前不清楚 Sigma-1 受体在 ALLO 抗抑郁机制中的具体作用,虽然 ALLO 与 Sigma-1 受体有着千丝万缕的联系。

4. 神经甾体与心血管疾病模型　Sigma-1 受体配体通过与心脏中受体结合而影响心血管功能。内源性神经甾体(如脱氢表雄酮)、硫酸脱氢表雄酮在血液中的水平高出其他甾体激素约 20 倍。脱氢表雄酮、硫酸脱氢表雄酮的含量随着年龄增大而呈下降趋势,可能与年龄相关的一些疾病(包括心血管疾病)相关。长期给予脱氢表雄酮能显著增加 Sigma-1 受体在左心室的表达,防止左心室肥大,促进心功能的恢复。此外,在压力过载(PO)情况下,脱氢表雄酮的治疗能显著抑制胸主动脉的 Sigma-1 受体的表达。这种治疗也同时能恢复因压力超负荷引起的 Akt 磷酸化及 eNOS 蛋白的表达,这主要与 Akt 介导的磷酸化增加相关。这些研究提示 Sigma-1 受体介导脱氢表雄酮在心血管系统中的作用。

5. 选择性 5-羟色胺再摄取抑制剂(SSRIs)和 Sigma-1 受体　众所周知,MI 后抑郁症患者与单纯 MI 患者相比,预后较差。选择性 5-HT 都能安全用于心血管疾病患者,甚至减少 MI 后的发病率和死亡率。然而,SSRIs 对心血管疾病患者的保护作用的详细具体分子机制还未阐明。

先前报道提出,大脑中 Sigma-1 受体与 SSRIs、三环类抗抑郁药有中度到高度的亲和力。这些药物对受体的效力如下:氟伏沙明＞舍曲林＞氟西汀＞西酞普兰＞丙咪嗪＞帕罗西汀＞去郁敏。在抗抑郁药中氟伏沙明显示对 Sigma-1 受体有强大的亲和力,表明其作用可能是通过这种受体介导的。我们发现氟伏沙明可以缓解小鼠在重复给予PCP 后的认知缺陷,同时加入 NE-100 则会反转这种效果。以上研究发现氟伏沙明和舍曲林分别对 Sigma-1 受体可能发挥激动和拮抗作用。最近的一项研究表明,在对胎儿丘脑的轴突影响上,西酞普兰对 netrin-1 的作用被 Sigma-1 受体拮抗剂 BD1047 所拮抗,表明西酞普兰对 Sigma-1 受体发挥激动作用。

6. Sigma-1 受体与心血管疾病　大量研究发现 Sigma-1 受体与心血管疾病有着方方面面的联系,Sigma-1 受体具有抗心律失常、调节心脏收缩和血管舒缩性的功能。在心血管疾病研究中发现给予去除卵巢的大鼠 DNEA(脱氢表雄酮),可缓解压力诱导的心肌肥厚。Sigma-1 受体对心脏功能的影响可能是由离子通道介导的。如前所述,在心血管疾病患者中使用 SSRIs 具有潜在的安全性问题。然而,最近有结果显示,SSRIs对心血管疾病患者的抗抑郁作用只有一小部分。尽管所有 SSRIs 通过阻断 5-HT 转运蛋白,导致整个大脑 5-HT 水平升高,但大量数据表明它们的药理作用其实非常相似。选择性血清素再吸收抑制剂,作为 Sigma-1 受体激动剂氟伏沙明显示了最大的激动效力,而帕罗西汀对 Sigma-1 受体没有亲和力,舍曲林可能作为一种受体拮抗剂。因此,可能是 SSRIs 在 Sigma-1 受体上的相似作用部分促成了其在心血管疾病的研究中的微弱作用。

脱氢表雄酮增加氟伏沙明诱导的 Sigma-1 受体的表达,从而起到心脏保护作用,这种作用可以被 Sigma-1 受体拮抗剂 NE-100 所拮抗,表明 Sigma-1 受体在氟伏沙明作用中的用途。相比之下,帕罗西汀(另一种 SSRI)对 Sigma-1 受体的亲和力非常低,而且无效。氟伏沙明能够显著改善主动脉压力诱导的心肌肥厚,同时使左心室 Sigma-1 受体的表达增加。此外,氟伏沙明也减少了左心室肥厚引发的心功能损害,这种心肌保护作用也同样能被 NE-100 所抵消。氟伏沙明在切除卵巢的老鼠中通过缓解血管损伤诱导的心肌肥厚而表现出心肌保护作用,这些影响同样被 NE-100 所拮抗。

最近,Itoh 等报道,大脑中 Sigma-1 受体水平的下降在心力衰竭和抑郁症之间的关系上起到关键作用。主动脉缩窄及高盐饮食诱导的心肌功能损害的小鼠大脑中Sigma-1 受体水平降低,表现出抑郁样行为。侧脑室(ICV)注入 Sigma-1 受体激动剂PRE084,可增加大脑 Sigma-1 受体的表达,降低交感神经活性,改善心脏功能和抑郁样行为。

二、脑源性神经营养因子

脑源性神经营养因子(BDNF)的前体蛋白(pro BDNF)最初在内质网合成。后随着信号肽段分离,pro BDNF 被运输到高尔基构成或调节分泌囊泡。pro BDNF 转化为成熟 BDNF(mature BDNF)依赖于细胞外蛋白酶,如基质金属蛋白酶-9(metalloproteinase-9,MMP-9)和胞浆素。成熟 BDNF 可由 pro BDNF 通过生物作用激活。然而,最近的研究数据发现,pro BDNF 和成熟 BDNF 分别通过 p75NTR 和 TrkB 受体起相反的生理作用,多个证据表明 BDNF 在 MDD 的病理生理学以及抗抑郁机制方面起着重要的作用。考虑到 pro BDNF 和成熟 BDNF 相反的生理作用,pro BDNF 在 MDD 的病理生理学中也可能发挥作用。

1. 脑源性神经营养因子与抑郁症动物模型 BDNF 在抑郁症动物模型中表现出保护作用。具体地说,在中脑注入 BDNF 有抗抑郁作用,并影响抑郁症动物模型中习得性无助和强迫游泳实验的结果。此外,Shira yam 等人报道,经海马体齿状回(DG)双侧注入的 BDNF 在习得性无助和强迫游泳实验中缓解抑郁样行为。这些结果在注入 BDNF 开始 3 天被观察到,且至少持续 10 天。此外,注入酪氨酸激酶抑制剂 K25a,或选择性细胞外调节蛋白激酶(ERK)抑制剂 U0126 阻断了 BDNF 的抗抑郁效果,这意味着 TrkB / 线粒体源激活蛋白质(MAP)激酶级联效应在抗抑郁药物治疗中发挥作用。

研究已表明,相对于对照组,内腹侧盖的区域(VTA)注入 BDNF 导致 57% 的较短的不活动(类似抑郁的作用)。大鼠伏隔核区域(NAc)注射表达 BDNF 的受体的剪切体的病毒,相对于注入表达完整脑源性神经营养因子受体(具有抗抑郁效应)的病毒,前者静止不动时间达后者的 5 倍。有趣的是,使用病毒介导中脑边缘多巴胺 BDNF 的特定敲除,提示在测试抑郁样行为的社交缺乏的应激模型的社交行为转换中,BDNF 是被需要的。另外,他们通过 NAc 基因分析,发现局部敲除 BDNF 彻底抵消在这个环路上对基因重复的攻击产生的影响。这种效应类似于慢性的 SSRI(如氟西汀)治疗。这些发现表明,BDNF 在 VTA-NAc 通路上起作用,并导致抑郁表型。这个结果与海马 BDNF 的抗抑郁作用相反。有趣的是,新型 TrkB 拮抗剂在强迫游泳实验和悬尾实验中显示抗抑郁作用,这表明抑制 BDNF-TrkB 通路可发挥缓解抑郁的作用。在抑郁症的动物模型中要进一步理解相关的机制,TrkB 系统还需进行详细的研究。

Montaggia 等发现条件性脑源性神经营养因子的敲除小鼠也表现出抑郁样行为,增加了强迫游泳实验和蔗糖偏好实验结果,提示较低的 BDNF 产生可能会导致抑郁样行为。在一个后续的研究中 Ahachi 等使用一种病毒介导的转基因的方法来评估在小鼠海马亚区域脑源性神经营养因子的作用。在其 CA1 区 BDNF 的减少没有改变运动活动、焦虑行为、恐惧条件反射或抑郁相关的行为。然而,在 DG 区选择性缺失 BDNF 缓解了在强迫游泳实验中的抑郁样行为。这些数据提示在抗抑郁制剂的治疗效果中 BDNF 通过 DG 起作用。

2. BDNF 在氯胺酮的抗抑郁效果中的作用 越来越多的证据表明谷氨酸在 MDD 的病理生理学上发挥至关重要的作用。一个随机、安慰剂对照研究证明,NMDA 受体拮抗剂氯胺酮,在难治性抑郁症及双向抑郁障碍中具有快速抗抑郁作用。这使得氯胺酮成为治疗难治性抑郁症的一个有吸引力的治疗药物。

人类中 pro BDNF 的单核苷酸多态性 Val66Met(rs6265)与认知(如情景记忆和学习)和海马体积相关。研究者发现一个变体 pro BDNF(66Met/Met)在具有同样变体等位基因的人类可表现出表型特征,此时若这样的小鼠被放置在应激环境中,则显示出焦虑行为增加,且不被氟西汀缓解。这项研究突出了 pro BDNF/Met 的替换对焦虑行为的影响。利用突变 BDNF Val66Met 基因敲除小鼠,研究者研究了基因多态性在小鼠对氯胺酮的突触生成和抗抑郁反应中的作用。笔者发现携带等位基因的小鼠的远端顶树突结构萎缩、在第五层的前额皮质锥状细胞有针对性的兴奋性突触后电流的衰减。这些小鼠的脊突密度和直径减少,突触的形成和成熟(突触发生)受损。有趣的是,在 Met/Met 小鼠,氯胺酮没有表现出诱导抗抑郁或突触生成效应。这些发现提示 BDNF/Met 等位基因表达导致基本突触缺失,抑制突触生成和氯胺酮的抗抑郁作用。因此,感兴趣研究者可以检查对氯胺酮耐药的患者是否有这样的等位基因。

最近,Laje 等报道了 BDNF Val66Met 多态性和氯胺酮治疗反应之间的关系。在汉密尔顿抑郁量表(HAMD)均值变化百分比分数测试中,携带 Met 等位基因者为24%,Val 等位基因携带者为 41%。仅在高加索人群测试里,研究者发现这两种等位基因携带者分别为 20% 和 40%。这些发现表明,相比 Met 携带者,在携带 Val 等位基因的 MDD 患者中氯胺酮更容易发挥抗抑郁作用。亚洲人口等位基因出现的频率为 40%~50%,显著高于高加索人群的 20%~30%,表明一个种族中这种多态性的分布是有差异的。因此,在大多数人是亚洲人的人群中,氯胺酮不太可能在携带等位基因的 MDD 患者中产生抗抑郁作用。

最近的一项利用条件性敲除 BDNF 的小鼠研究显示氯胺酮的快速抗抑郁效果和依赖 BDNF 的活性之间的因果关系。这表明 BDNF/TrkB 信号通路在氯胺酮发挥作用时至关重要。Duncan 等最近报道,在难治性抑郁症患者中($n=30$),注入氯胺酮后,BDNF 的血浆水平和早期的慢波睡眠活动(SWA)都增加。这些发现表明,睡眠 SWA 参数和血液 BDNF 水平,可以作为非侵入性指数测试新开发的针对谷氨酸系统的抗抑郁制剂的治疗效果。

3. TrkB 受体激动剂与抑郁症动物模型　如上所述,BDNF/TrkB 信号通路在抗抑郁作用中起到关键作用。最近,Jang 等发现了一种选择性 TrkB 受体激动剂 7,8-二羟基黄酮(7,8-DHF),具有强大的神经营养活性。有趣的是,经侧脑室慢性给予经历应激事件后的小鼠 7,8-DHF 抑制了抑郁样行为发作(如快感缺乏或无助行为)和海马参数的变化,如海马体积、细胞增殖、顶端树突长度和脊突密度。在这些实验之后,同一组研发了一种新的化合物 40-DMA-7,8-DHF,这种化合物显示出比 7,8-DHF 更高的 TrkB 激动剂活性。在野生型小鼠的实验中,7,8-DHF 或 40-DMA-7,8-DHF 显示了抗抑郁作用,而不是 TrkB F616A 敲除小鼠。同时,这些药物的抗抑郁效果能被 TrkB 拮抗剂所逆转。最近,研究者发现系统性给予脂多糖(LPS)诱导的小鼠 7,8-DHF 显示出抗抑郁作用,而 5,7-DHF,一个惰性的 8-DHF 立体异构体对其没有影响。这些研究提示 7,8-DHF、40-DMA-7,8-DHF 发挥作用是通过 TrkB 受体信号级联反应介导的。这使得 TrkB 受体激动剂作为 MDD 的潜在治疗药物更有吸引力。

4. 抑郁症患者血液中 BDNF 水平及其前体 pro BDNF　有报道指出,在应用抗抑郁药物的患者中,检测其血清 BDNF,发现 BDNF 水平比正常对照组显著降低。在这些应用抗抑郁药治疗的患者血清中,BDNF 水平下降,抑郁症状恢复到正常水平。这些研究结果证实了三个 Meta 分析研究和一个大队列研究。因此,血 BDNF 水平可以作为一个潜在的生物标志物用于 MDD 治疗后效果的判定。尽管使用商用酶联免疫吸附剂测定(ELISA)试剂盒可以测量人体血液 BDNF 水平,但准确阅读有时受到脑源性神经营养因子抗体的特异性限制,就像早期的试剂盒无法区分 pro BDNF 和成熟 BDNF。最近,笔者报道了在健康受试者中使用 pro BDNF 和 BDNF ELISA 试剂盒测量血清 pro BDNF 和成熟 BDNF 的水平。利用这些试剂盒,笔者发现 MDD 患者的血清中,成熟 BDNF 而不是 pro BDNF 水平,显著低于健康对照组。

5. 脑源性神经营养因子与心血管疾病动物模型　研究发现 BDNF 的表达不足会损害心肌内动脉和毛细血管的血管内皮细胞的生存。此外,BDNF 的缺乏使血管内皮细胞间信息联系和血管内皮细胞凋亡减少,这导致心室内出血、心脏收缩受抑制及出生后的早期死亡。此外,低氧刺激促使 BDNF 作用于血管内皮细胞,促进新血管形成,这一作用是通过一种蛋白激酶通路介导的。TrkB 的转录活性对于冠状血管的形成不可缺少。综上所述,BDNF/TrkB 信号通路可能在心脏病发生发展中扮演着相当关键的角色。

Daimon 等于 2004 年报道发现 BDNF 敲除的杂合小鼠心梗后左心室重量增加,梗死面积扩大,左心室舒张末期直径扩大,以及左心室部分缩短增加(与野生型小鼠相比,野生型 BDNF 的表达大概增加了 50%)。最近,OKada 等报道了 BDNF 诱导的中枢神经介导的机制通过 TrkB 途径可以防止 MI 后的心肌重塑。与对照组相比,BDNF 基因敲除明显增加心梗两周后小鼠心脏大小和心肌细胞死亡数。心脏组织敲除 TrkB 基因,同样导致 MI 后心功能恶化。MI 后血浆 BDNF 水平明显升高,与脑而不是心脏中的 BDNF 上调显著相关。此外,外周给予 BDNF 显著恢复了 BDNF 缺失导致的小鼠心脏表型。这些有趣的发现表明 BDNF 的心脏保护作用是通过中枢神经系统相关通路介导的。这些研究结果强调在心脏功能障碍中 BDNF/TrkB 信号通路扮演着重要角色。因此可以合理认为 BDNF 或 TrkB 受体激动剂如 7,8-DHF 或 40-DMA-7,8-DHF 可以作为心肌梗死新的治疗靶点。

6. 心血管疾病患者血液中的 BDNF 水平　在专利申请中,我们发现缺血性心肌病组血清 BDNF 显著低于正常对照组,表明测量血液 BDNF 可作为一个预测缺血性心脏病风险的有用生物标记指标。Gold 等报道,血浆 BDNF 与多个危险因素(体重指数、脂肪质量、舒张压、睾丸激素和脂联素结合球蛋白)、代谢综合征和心功能不全显著相关。最近的一项研究表明,心绞痛患者血浆 BDNF 水平与甘油三酯水平、低密度脂蛋白胆固醇水平、纤维蛋白原水平及年龄呈负相关,与高密度脂蛋白胆固醇水平和血小板计数呈正相关,这表明低水平的 BDNF 与冠心病患者发生冠状动脉事件和死亡率相关。这些发现强烈提示 BDNF 在心血管疾病的发病中具有至关重要的作用。此外,考虑到 pro BDNF 和 BDNF 在生理学功能中的重要作用,未来在心血管疾病患者中检测 pro BDNF 的水平和成熟 BDNF 的水平是有意义的。

7. Sigma-1 受体激动剂对 BDNF 表达的影响　慢性给予抗抑郁药物(SSRIs),增加大脑中 BDNF 蛋白水平,这支持 MDD 的 BDNF/TrkB 信号通路假设。此外,慢性给予在 MDD 二期临床试验中已测试的 SA4503(新型强有力的 Sigma-1 受体激动剂),在大鼠海马组织发现 BDNF 显著增加。最近,Fujimoto 等报道 SA4503 增加 Sigma-1 受体的表达,与此同时增加内源性 BDNF 的分泌,提示 BDNF 是由 Sigma-1 受体调节的。过表达 Sigma-1 受体促使 pro BDNF 向成熟 BDNF 转换,增加 BDNF 向细胞外分泌。这些研究表明 Sigma-1 受体的激活会增强伴侣的活性,反过来调节 BDNF 的表达,也能抑制 ER 诱导的蛋白增加,这在临床上有着重要的意义。因此,Sigma-1 受体的刺激似乎增加 BDNF 的分泌,可以产生对心血管功能的有益影响。尽管如此,有必要进一步研究 Sigma-1 受体和 BDNF/TrkB 信号通路之间的密切关系。

三、ER 应激在心血管疾病与抑郁症的病理生理学中的作用

ER 是细胞内关于蛋白质折叠的一种细胞器,这里是钙稳态和脂质合成发生的地方。氧化应激、缺血性刺激、钙稳态紊乱及正常和(或)错误折叠蛋白质的增加导致未折叠蛋白反应(UPR),称为 ER 应激。越来越多的证据表明 ER 应激和错误折叠蛋白质在心血管疾病和 MDD 的病理生理学上有至关重要的作用。例如,心力衰竭患者的 BiP 表达显著增加,这表明 UPR 激活与人类心力衰竭的发病相关。此外,ER 应激蛋白(如 BiP、GRP94、钙网蛋白等)在抑郁症患者颞叶皮层水平显著增加,这显示 ER 应激在抑郁症中的潜在作用。应该注意的是,BiP 是与 Sigma-1 受体结合的分子。一方面,Sigma-1 受体使假定的胞内信号转导放大,另一方面,它们参与各种新陈代谢。因此这个分子似乎是一个重要的蛋白质,能够影响细胞内大量的代谢和信号通路。考虑 Sigma-1 受体分子在 ER 调节蛋白质折叠和降解中的伴侣功能,Sigma-1 受体的激活可能预防因蛋白质的错误折叠而引发的心血管疾病和 MDD。

四、总结

ER 应激在心血管疾病中的病理生理学作用提示了 UPR 可以作为治疗心血管疾病的一种有效手段。各种药物直接激活或去激活 UPR 可能是最大的潜在机制。例如,Sigma-1 受体经激动剂激活,而后促进 BDNF 分泌可能对于心血管疾病患者是有益的,尽管有必要进一步研究 Sigma-1 受体和 BDNF/TrkB 信号通路之间的关系。这是由最近的两个动物研究做出的提议,这两个研究证实了中枢神经系统中 Sigma-1 受体及 BDNF/TrkB 信号在心血管疾病病理生理学中的作用。最后,理解在心血管疾病中 Sigma-1 受体和 pro BDNF/成熟 BDNF/TrkB 信号通路的确切分子机制将为药物研发和治疗方法提供新的靶点。

参考文献

[1]　Nemeroff C B, Goldschmidt-Clermont P J. Heartache and heartbreak—the link between depression and cardiovascular disease[J]. Nature reviews Cardiology, 2012,9(9):526-539.

[2]　Celano C M, Huffman J C. Depression and cardiac disease: a review [J]. Cardiology in review,2011,19(3):130-142.

[3]　de Jonge P, Rosmalen J G, Kema I P, et al. Psychophysiological biomarkers explaining the association between depression and prognosis in coronary artery

patients: a critical review of the literature[J]. Neuroscience and biobehavioral reviews,2010,35(1):84-90.

[4] Su T P, Hayashi T. Understanding the molecular mechanism of Sigma-1 receptors: towards a hypothesis that Sigma-1 receptors are intracellular amplifiers for signal transduction[J]. Curr Med Chem,2003,10(20):2073-2080.

[5] Quirion R,Hammer R P,Jr. ,Herkenham M,et al. Phencyclidine(angel dust)/ sigma "opiate" receptor: visualization by tritium-sensitive film[J]. Proc Natl Acad Sci U S A,1981,78(9):5881-5885.

[6] Hanner M,Moebius F F,Flandorfer A,et al. Purification,molecular cloning,and expression of the mammalian sigma1-binding site[J]. Proc Natl Acad Sci U S A, 1996,93(15):8072-8077.

[7] Jin J L,Fang M,Zhao Y X,et al. Roles of Sigma-1 receptors in Alzheimer's disease[J]. International journal of clinical and experimental medicine,2015,8 (4):4808-4820.

[8] Banister S D,Manoli M,Kassiou M. The development of radiotracers for imaging sigma(σ)receptors in the central nervous system(CNS)using positron emission tomography(PET)[J]. J Labelled Comp Radiopharm,2013,56(3-4):215-224.

[9] Kekuda R,Prasad P D,Fei Y J,et al. Cloning and functional expression of the human type 1 sigma receptor(hSigmaR1)[J]. Biochem Biophys Res Commun, 1996,229(2):553-558.

[10] Seth P, Leibach F H, Ganapathy V. Cloning and structural analysis of the cDNA and the gene encoding the murine type 1 sigma receptor[J]. Biochem Biophys Res Commun,1997,241(2):535-540.

[11] Seth P, Fei Y J, Li H W, et al. Cloning and functional characterization of a sigma receptor from rat brain[J]. Journal of neurochemistry, 1998, 70 (3): 922-931.

[12] Moebius F F,Reiter R J,Hanner M,et al. High affinity of sigma 1-binding sites for sterol isomerization inhibitors: evidence for a pharmacological relationship with the yeast sterol C8-C7 isomerase[J]. British journal of pharmacology, 1997,121(1):1-6.

[13] Su T P,Hayashi T,Maurice T,et al. The Sigma-1 receptor chaperone as an inter-organelle signaling modulator[J]. Trends Pharmacol Sci, 2010, 31 (12): 557-566.

[14] Hayashi T,Tsai S Y,Mori T,et al. Targeting ligand-operated chaperone Sigma-1 receptors in the treatment of neuropsychiatric disorders[J]. Expert Opin Ther Targets,2011,15(5):557-577.

[15] Duncan G, Wang L. Focus on molecules: the Sigma-1 receptor[J]. Exp Eye Res,2005,81(2):121-122.

[16] Hayashi T，Su T P. Sigma-1 receptor chaperones at the ER-mitochondrion interface regulate Ca(2+)signaling and cell survival[J]. Cell,2007,131(3): 596-610.

[17] Hayashi T, Fujimoto M. Detergent-resistant microdomains determine the localization of Sigma-1 receptors to the endoplasmic reticulum-mitochondria junction[J]. Mol Pharmacol,2010,77(4):517-528.

[18] Hayashi T，Su T P. The potential role of Sigma-1 receptors in lipid transport and lipid raft reconstitution in the brain:implication for drug abuse[J]. Life Sci,2005,77(14):1612-1624.

[19] Hayashi T，Su T P. Cholesterol at the endoplasmic reticulum:roles of the Sigma-1 receptor chaperone and implications thereof in human diseases[J]. Subcell Biochem,2010,51:381-398.

[20] Hashimoto K,Furuse T. Sigma-1 receptor agonist fluvoxamine for delirium in older adults[J]. International journal of geriatric psychiatry, 2012, 27 (9): 981-983.

[21] Niitsu T,Iyo M,Hashimoto K. Sigma-1 receptor agonists as therapeutic drugs for cognitive impairment in neuropsychiatric diseases [J]. Current pharmaceutical design,2012,18(7):875-883.

[22] Shioda N,Ishikawa K,Tagashira H,et al. Expression of a truncated form of the endoplasmic reticulum chaperone protein, sigma1 receptor, promotes mitochondrial energy depletion and apoptosis[J]. J Biol Chem,2012,287(28): 23318-23331.

[23] Waterhouse R N,Chang R C,Atuehene N,et al. In vitro and in vivo binding of neuroactive steroids to the Sigma-1 receptor as measured with the positron emission tomography radioligand [^{18}F]FPS[J]. Synapse,2007,61(7):540-546.

[24] Collier T L,Waterhouse R N,Kassiou M. Imaging sigma receptors:applications in drug development[J]. Current pharmaceutical design,2007,13(1):51-72.

[25] Hashimoto K, Ishiwata K. Sigma receptor ligands:possible application as therapeutic drugs and as radiopharmaceuticals [J]. Current pharmaceutical design,2006,12(30):3857-3876.

[26] Ela C,Barg J,Vogel Z,et al. Sigma receptor ligands modulate contractility, Ca^{2+} influx and beating rate in cultured cardiac myocytes[J]. The Journal of pharmacology and experimental therapeutics,1994,269(3):1300-1309.

[27] Novakova M,Ela C,Barg J,et al. Inotropic action of sigma receptor ligands in isolated cardiac myocytes from adult rats [J]. European journal of pharmacology,1995,286(1):19-30.

[28] Bhuiyan M S,Tagashira H,Shioda N,et al. Targeting Sigma-1 receptor with fluvoxamine ameliorates pressure-overload-induced hypertrophy and dysfunctions[J].

Expert Opin Ther Targets,2010,14(10):1009-1022.

[29] Bhuiyan M S, Fukunaga K. Targeting Sigma-1 receptor signaling by endogenous ligands for cardioprotection[J]. Expert Opin Ther Targets,2011, 15(2):145-155.

[30] Bhuiyan M S, Fukunaga K. Stimulation of Sigma-1 receptor signaling by dehydroepiandrosterone ameliorates pressure overload-induced hypertrophy and dysfunctions in ovariectomized rats[J]. Expert Opin Ther Targets,2009,13 (11):1253-1265.

[31] Su T P,London E D,Jaffe J H. Steroid binding at sigma receptors suggests a link between endocrine,nervous,and immune systems[J]. Science,1988,240 (4849):219-221.

[32] Hayashi T,Su T P. Sigma-1 receptor ligands:potential in the treatment of neuropsychiatric disorders[J]. CNS Drugs,2004,18(5):269-284.

[33] Sumiyoshi T,Higuchi Y,Uehara T. Neural basis for the ability of atypical antipsychotic drugs to improve cognition in schizophrenia[J]. Front Behav Neurosci,2013,7:140.

[34] Urani A,Roman F J,Phan V L,et al. The antidepressant-like effect induced by sigma(1)-receptor agonists and neuroactive steroids in mice submitted to the forced swimming test[J]. The Journal of pharmacology and experimental therapeutics,2001,298(3):1269-1279.

[35] Hashimoto K,Fujita Y,Iyo M. Phencyclidine-induced cognitive deficits in mice are improved by subsequent subchronic administration of fluvoxamine:role of Sigma-1 receptors[J]. Neuropsychopharmacology,2007,32(3):514-521.

[36] Naert G,Maurice T,Tapia-Arancibia L,et al. Neuroactive steroids modulate HPA axis activity and cerebral brain-derived neurotrophic factor (BDNF) protein levels in adult male rats[J]. Psychoneuroendocrinology,2007,32(8-10):1062-1078.

[37] Uzunov D P,Cooper T B,Costa E,et al. Fluoxetine-elicited changes in brain neurosteroid content measured by negative ion mass fragmentography[J]. Proc Natl Acad Sci U S A,1996,93(22):12599-12604.

[38] Shirayama Y,Muneoka K,Fukumoto M,et al. Infusions of allopregnanolone into the hippocampus and amygdala,but not into the nucleus accumbens and medial prefrontal cortex,produce antidepressant effects on the learned helplessness rats[J]. Hippocampus,2011,21(10):1105-1113.

[39] Bhuiyan M S,Tagashira H,Fukunaga K. Dehydroepiandrosterone-mediated stimulation of Sigma-1 receptor activates Akt-eNOS signaling in the thoracic aorta of ovariectomized rats with abdominal aortic banding[J]. Cardiovascular therapeutics,2011,29(4):219-230.

[40] Taylor C B, Youngblood M E, Catellier D, et al. Effects of antidepressant medication on morbidity and mortality in depressed patients after myocardial infarction[J]. Archives of general psychiatry,2005,62(7):792-798.

[41] Narita N, Hashimoto K, Tomitaka S, et al. Interactions of selective serotonin reuptake inhibitors with subtypes of sigma receptors in rat brain[J]. European journal of pharmacology,1996,307(1):117-119.

[42] Hashimoto K. Sigma-1 receptors and selective serotonin reuptake inhibitors: clinical implications of their relationship[J]. Cent Nerv Syst Agents Med Chem,2009,9(3):197-204.

[43] Nishimura T, Ishima T, Iyo M, et al. Potentiation of nerve growth factor-induced neurite outgrowth by fluvoxamine: role of Sigma-1 receptors, IP3 receptors and cellular signaling pathways[J]. PloS one,2008,3(7):e2558.

[44] Bonnin A, Zhang L, Blakely R D, et al. The SSRI citalopram affects fetal thalamic axon responsiveness to netrin-1 in vitro independently of SERT antagonism[J]. Neuropsychopharmacology,2012,37(8):1879-1884.

[45] Baumeister H, Hutter N, Bengel J. Psychological and pharmacological interventions for depression in patients with coronary artery disease[J]. The Cochrane database of systematic reviews,2011,(9):CD008012.

[46] Ishikawa M, Ishiwata K, Ishii K, et al. High occupancy of Sigma-1 receptors in the human brain after single oral administration of fluvoxamine: a positron emission tomography study using [^{11}C]SA4503[J]. Biological psychiatry,2007,62(8):878-883.

[47] Tagashira H, Bhuiyan S, Shioda N, et al. Sigma1-receptor stimulation with fluvoxamine ameliorates transverse aortic constriction-induced myocardial hypertrophy and dysfunction in mice[J]. American journal of physiology Heart and circulatory physiology,2010,299(5):H1535-1545.

[48] Bhuiyan M S, Tagashira H, Fukunaga K. Sigma-1 receptor stimulation with fluvoxamine activates Akt-eNOS signaling in the thoracic aorta of ovariectomized rats with abdominal aortic banding[J]. European journal of pharmacology,2011,650(2-3):621-628.

[49] Okada S, Yokoyama M, Toko H, et al. Brain-derived neurotrophic factor protects against cardiac dysfunction after myocardial infarction via a central nervous system-mediated pathway [J]. Arteriosclerosis, thrombosis, and vascular biology,2012,32(8):1902-1909.

[50] Ito K, Hirooka Y, Matsukawa R, et al. Decreased brain Sigma-1 receptor contributes to the relationship between heart failure and depression [J]. Cardiovascular research,2012,93(1):33-40.

[51] Williams K. Ifenprodil, a novel NMDA receptor antagonist: site and mechanism

of action[J]. Curr Drug Targets,2001,2(3):285-298.

[52] Ishima T,Hashimoto K. Potentiation of nerve growth factor-induced neurite outgrowth in PC12 cells by ifenprodil:the role of Sigma-1 and IP3 receptors [J]. PloS one,2012,7(5):e37989.

[53] Catelli M,Monassier L,Feldman J,et al. Cardiovascular effects of chronic ifenprodil in a model of central sympathetic stimulation[J]. Fundam Clin Pharmacol,2000,14(6):587-592.

[54] Hashimoto K. Brain-derived neurotrophic factor as a biomarker for mood disorders:an historical overview and future directions[J]. Psychiatry and clinical neurosciences,2010,64(4):341-357.

[55] Ethell I M,Ethell D W. Matrix metalloproteinases in brain development and remodeling:synaptic functions and targets[J]. J Neurosci Res,2007,85(13): 2813-2823.

[56] Lu B,Pang P T,Woo N H. The yin and yang of neurotrophin action[J]. Nat Rev Neurosci,2005,6(8):603-614.

[57] Russo-Neustadt A,Ha T,Ramirez R,et al. Physical activity-antidepressant treatment combination:impact on brain-derived neurotrophic factor and behavior in an animal model[J]. Behavioural brain research,2001,120(1): 87-95.

[58] Shirayama Y,Chen A C,Nakagawa S,et al. Brain-derived neurotrophic factor produces antidepressant effects in behavioral models of depression[J]. J Neurosci,2002,22(8):3251-3261.

[59] Berton O,McClung C A,Dileone R J,et al. Essential role of BDNF in the mesolimbic dopamine pathway in social defeat stress[J]. Science,2006,311 (5762):864-868.

[60] Nestler E J,Carlezon W A,Jr. The mesolimbic dopamine reward circuit in depression[J]. Biological psychiatry,2006,59(12):1151-1159.

[61] Duman R S. Depression:a case of neuronal life and death? [J]. Biological psychiatry,2004,56(3):140-145.

[62] Cazorla M,Premont J,Mann A,et al. Identification of a low-molecular weight TrkB antagonist with anxiolytic and antidepressant activity in mice[J]. J Clin Invest,2011,121(5):1846-1857.

[63] Monteggia L M,Luikart B,Barrot M,et al. Brain-derived neurotrophic factor conditional knockouts show gender differences in depression-related behaviors [J]. Biological psychiatry,2007,61(2):187-197.

[64] Hashimoto K. Role of the mTOR signaling pathway in the rapid antidepressant action of ketamine[J]. Expert review of neurotherapeutics,2011,11(1):33-36.

[65] Zarate C Jr,Machado-Vieira R,Henter I,et al. Glutamatergic modulators:the

future of treating mood disorders? [J]. Harvard review of psychiatry,2010,18(5):293-303.

[66] Zarate C A Jr, Brutsche N E, Ibrahim L, et al. Replication of ketamine's antidepressant efficacy in bipolar depression: a randomized controlled add-on trial[J]. Biological psychiatry,2012,71(11):939-946.

[67] Diazgranados N, Ibrahim L, Brutsche N E, et al. A randomized add-on trial of an N-methyl-D-aspartate antagonist in treatment-resistant bipolar depression[J]. Archives of general psychiatry,2010,67(8):793-802.

[68] Murrough J W. Ketamine as a novel antidepressant:from synapse to behavior [J]. Clin Pharmacol Ther,2012,91(2):303-309.

[69] Mathew S J, Shah A, Lapidus K, et al. Ketamine for treatment-resistant unipolar depression:current evidence[J]. CNS Drugs,2012,26(3):189-204.

[70] Bunney B G, Bunney W E. Rapid-acting antidepressant strategies:mechanisms of action[J]. The international journal of neuropsychopharmacology,2012,15(5):695-713.

[71] Soliman F, Glatt C E, Bath K G, et al. A genetic variant BDNF polymorphism alters extinction learning in both mouse and human[J]. Science,2010,327(5967):863-866.

[72] Kim J M, Stewart R, Kim S W, et al. Interactions between life stressors and susceptibility genes(5-HTTLPR and BDNF)on depression in Korean elders [J]. Biological psychiatry,2007,62(5):423-428.

[73] Autry A E, Adachi M, Nosyreva E, et al. NMDA receptor blockade at rest triggers rapid behavioural antidepressant responses [J]. Nature,2011,475(7354):91-95.

[74] Martinowich K, Manji H, Lu B. New insights into BDNF function in depression and anxiety[J]. Nature neuroscience,2007,10(9):1089-1093.

[75] Blugeot A, Rivat C, Bouvier E, et al. Vulnerability to depression:from brain neuroplasticity to identification of biomarkers[J]. J Neurosci,2011,31(36):12889-12899.

[76] Liu X, Chan C B, Jang S W, et al. A synthetic 7,8-dihydroxyflavone derivative promotes neurogenesis and exhibits potent antidepressant effect[J]. J Med Chem,2010,53(23):8274-8286.

[77] Shimizu E, Hashimoto K, Okamura N, et al. Alterations of serum levels of brain-derived neurotrophic factor(BDNF)in depressed patients with or without antidepressants[J]. Biological psychiatry,2003,54(1):70-75.

[78] Molendijk M L, Bus B A, Spinhoven P, et al. Serum levels of brain-derived neurotrophic factor in major depressive disorder:state-trait issues, clinical features and pharmacological treatment [J]. Molecular psychiatry,2011,16

(11):1088-1095.

[79] Bocchio-Chiavetto L,Bagnardi V,Zanardini R,et al. Serum and plasma BDNF levels in major depression:a replication study and meta-analyses[J]. The world journal of biological psychiatry,2010,11(6):763-773.

[80] Chaldakov G N,Fiore M,Stankulov I S,et al. Neurotrophin presence in human coronary atherosclerosis and metabolic syndrome:a role for NGF and BDNF in cardiovascular disease? [J]. Prog Brain Res,2004,146:279-289.

[81] Donovan M J,Lin M I,Wiegn P,et al. Brain derived neurotrophic factor is an endothelial cell survival factor required for intramyocardial vessel stabilization [J]. Development,2000,127(21):4531-4540.

[82] Nakamura K,Martin K C,Jackson J K,et al. Brain-derived neurotrophic factor activation of TrkB induces vascular endothelial growth factor expression via hypoxia-inducible factor-1alpha in neuroblastoma cells[J]. Cancer Res,2006,66 (8):4249-4255.

[83] Wagner N,Wagner K D,Theres H,et al. Coronary vessel development requires activation of the TrkB neurotrophin receptor by the Wilms' tumor transcription factor Wt1[J]. Genes Dev,2005,19(21):2631-2642.

[84] Ejiri J,Inoue N,Kobayashi S,et al. Possible role of brain-derived neurotrophic factor in the pathogenesis of coronary artery disease[J]. Circulation,2005,112 (14):2114-2120.

[85] Jiang H,Liu Y,Zhang Y,et al. Association of plasma brain-derived neurotrophic factor and cardiovascular risk factors and prognosis in angina pectoris[J]. Biochem Biophys Res Commun,2011,415(1):99-103.

[86] Kikuchi-Utsumi K,Nakaki T. Chronic treatment with a selective ligand for the Sigma-1 receptor chaperone,SA4503,up-regulates BDNF protein levels in the rat hippocampus[J]. Neuroscience letters,2008,440(1):19-22.

[87] Fujimoto M,Hayashi T,Urfer R,et al. Sigma-1 receptor chaperones regulate the secretion of brain-derived neurotrophic factor[J]. Synapse,2012,66(7): 630-639.

[88] Dickhout J G,Carlisle R E,Austin R C. Interrelationship between cardiac hypertrophy,heart failure,and chronic kidney disease:endoplasmic reticulum stress as a mediator of pathogenesis[J]. Circ Res,2011,108(5):629-642.

[89] Sawada T,Minamino T,Fu H Y,et al. X-box binding protein 1 regulates brain natriuretic peptide through a novel AP1/CRE-like element in cardiomyocytes [J]. J Mol Cell Cardiol,2010,48(6):1280-1289.

第十四章　N-甲基-D-天冬氨酸受体与抑郁症

抑郁症是由各种原因所引起的以情绪低落为主要症状的精神性疾病,是以抑郁心境自我体验为中心的临床症状群,主要表现为活动力下降、兴趣丧失及食欲降低等。随着经济的发展和社会压力的增加,精神障碍已成为世界的第四大疾病,具有发病率高、易反复和难治愈等特点。近年来,抑郁症的病理机制得到更加深入的研究,然而尚未被彻底阐明。N-甲基 D-天冬氨酸受体(N-methyl-D-aspartate receptor,NMDA 受体)在大脑皮层广泛分布,与中枢神经系统的发育和学习、记忆功能密切相关,被认为是学习、记忆功能中的关键物质。越来越多的研究证据显示,应激性抑郁症的发生与海马谷氨酸(glutamate,Glu)含量增加及其受体功能变化有关,尤其是其受体亚型之一的 NMDA 受体。本章综述了 NMDA 受体在抑郁症发病机制中所起作用的研究进展。

一、谷氨酸及其受体

1. 谷氨酸及其生理代谢 谷氨酸为体内重要的兴奋性氨基酸,在哺乳动物中枢神经系统中分布广泛,覆盖 80% 神经元,其含量远高于单胺类递质,是重要的兴奋性神经递质。谷氨酸参与神经系统多种重要功能的调节,在神经可塑性的维持、学习、记忆及神经传导等方面有着重要的作用。谷氨酸与主要的抑制性神经递质——γ-氨基丁酸(GABA)之间的平衡是维持中枢神经系统中生理稳态的必要条件。研究显示,谷氨酸兴奋性中毒与多种中枢神经系统疾病以及精神疾病的发生均有密切关系,包括精神分裂症、抑郁症、阿尔茨海默病(Alzheimer's disease,AD)、亨廷顿病(Huntington's disease,HD)、肌萎缩侧索硬化(amyotrophic lateral sclerosis,ALS)等。

谷氨酸作用于三种主要神经元区域,分别为突触前神经元、突触后神经元和胶质。谷氨酸在中枢神经系统的神经末梢中储存于囊泡,谷氨酸能神经元去极化后,囊泡中的谷氨酸以胞吐形式被释放至突触间隙,一部分与位于突触后的谷氨酸受体相结合,谷氨酸受体激活后,再使相应的效应子发挥作用,从而改变细胞的膜电位和生化状态,发挥信息传递的作用;另一部分则与胶质细胞上的兴奋性氨基酸转运体(excitatory amino acid transporters,EAATs)以高亲和力结合后被清除。重摄入的谷氨酸被谷氨酰胺合成酶快速转换成中间物质——谷氨酰胺,继而被转运回神经元,并被再次转换回谷氨酸。最后,囊泡中谷氨酸转运体(vesicular glutamate transporters,VGLUTs)将谷氨酸打包入突触小泡,完成 1 次完整的谷氨酸循环。

2. 谷氨酸受体 谷氨酸在中枢神经系统中分布广泛,其受体亦多种多样。根据其与效应子间功能耦联的关系,Glu 受体分为 2 种主要类型,离子型谷氨酸受体(ionotropic glutamate receptors,iGluRs)和代谢型谷氨酸受体(metabotropic glutamate receptors,mGluRs)。

根据受体选择性激动剂的不同,iGluRs 分为四种:N-甲基-D-天冬氨酸(N-methyl-D-aspartate,NMDA)受体(GluN1、GluN2A~GluN2D、GluN3A 及 GluN3B)、α-氨基-3-羟基-5-甲基-4-异噁唑(AMPA)受体(GluA1~GluA4)、海藻酸(KA)受体(GluK1~GluK5),以及 δ 受体(GluD1 和 GluD2)。后三种受体又常合称为非 NMDA 受体。这些受体都是非选择性阳离子通道,介导氨基酸快速兴奋性突触传递,调节神经元去极化,参与学习记忆的形成和突触可塑性的维持。其中,KA 受体、AMPA 受体通道主要维持平时的信息传递,而 NMDA 受体通道只在学习记忆过程中才开启,因此被认为是学习记忆中的关键物质。

mGluRs 则是一类 G 蛋白耦联受体(G-protein-coupled receptor,GPCR),与谷氨酸细胞外结构域结合,从而将细胞外信息传递至细胞内,参与神经兴奋性的维持和突触传递。根据其氨基酸序列同源性被分为三组:组Ⅰ包括 mGluRs1 和 mGluRs5,组Ⅱ包括 mGluRs2 和 mGluRs3,组Ⅲ包括 mGluRs4、mGluRs6、mGluRs7 和 mGluRs8。

二、NMDA 受体及其亚基

NMDA 受体是由三种亚基组成的异聚体,包括 NR1、NR2 及 NR3,即 GluN1、GluN2 和 GluN3。其中,NR1 有八种不同的亚型(NR1-1a/b～NR4a/b),由同一基因可变剪接而来;NR2 包括四种亚型,即 NR2A～NR2D;NR3 有两种,NR3A 和 NR3B;NR2 和 NR3 分别由六种不同基因编码。在哺乳动物细胞中,NMDA 受体的功能表达需要至少一个 NR1 和 NR2 亚基的共同表达,最常见的 NMDA 受体结构是由两个 NR1 亚型和两个 NR2 亚型组成的四聚体。在表达 NR3 亚基的细胞中,NMDA 受体是由 NR3 与 NR1、NR2 亚基组装在一起所形成的 NR1/NR2/NR3 聚合体,此结构较为少见。NR1(核心亚基)是 NMDA 受体的必需组分,而 NR2(强化亚基)独立存在时并不表达,其介入修饰了整个受体的功能特性,决定 NMDA 受体的生理和药理特性,包括对 H^+、Zn^{2+} 和多巴胺的敏感性、通道的开放和失活,以及细胞内信号分子的相互作用。

NMDA 受体在哺乳动物中枢神经系统内分布广泛,含量最高的脑区是海马 CA1 区、CA3 区和齿状回,在大脑皮层的前脑皮层、前扣带回和梨状皮层,以及纹状体、丘脑和小脑颗粒细胞中也有较高分布。不同脑区 NR1 与 NR2A～NR2D 的分布和功能不同,不同部位 NMDA 受体所表现出的电生理特性和药理性质也各不相同。NR2B 和 NR2D 是胚胎时期主要的 NR2 亚单位,NR2D 主要存在于间脑和脑干,NR2B 则存在于中枢神经系统。出生后 2 周开始,NR2A 逐渐代替了 NR2B。在成熟大脑中,NR2A 在大部分中枢神经系统区域内均有表达,NR2B 主要局限于前脑,NR2D 的表达亦逐渐减少,主要分布在丘脑和脑干,NR2C 则分布在小脑。含 NR2A 或 NR2B 的 NMDA 受体具有更高的单通道电导性,对 Ca^{2+} 有更高的通透性,更易被细胞外 Mg^{2+} 所阻断,NR2C 的表达可一定程度减少 Mg^{2+} 对 NMDA 受体的阻断作用。

三、NMDA 受体的生理功能

NMDA 受体是一种非选择性阳离子通道,激活后可介导 Na^+、K^+、Ca^{2+} 等阳离子的入胞,主要是对 Ca^{2+} 具有直接通透性,介导持续缓慢的去极化过程。另外,NMDA 受体可被低浓度 Mg^{2+} 阻断,这一作用是受膜电位调控的。在静息膜电位(-70 mV 至 -50 mV)下,NMDA 受体在很大程度上被突触间隙中 Mg^{2+} 所阻断;膜的去极化则大大减少了 Mg^{2+} 对 NMDA 受体的阻断,促使 NMDA 受体参与突触活动。

NMDA 受体是一种双重门控通道,既受膜电位控制,也受其他神经递质控制。NMDA 受体的激活需要非 NMDA 受体的参与,主要是 AMPA 受体。当刺激达到一定强度时,突触前膜释放的谷氨酸作用于 AMPA 受体,通过 AMPA 受体的离子流增强,使邻近 NMDA 受体的突触后膜局部去极化,膜电位高于 -40 mV 时,Mg^{2+} 与 NMDA 受体通道的亲和力降低并移出通道,阻断作用消失,谷氨酸与 NMDA 受体的结合便可使通道打开。当有甘氨酸结合到甘氨酸结合位点时,谷氨酸结合 NMDA 受体后所产生的效应大大增强。NMDA 受体对 Ca^{2+} 的通透性需要谷氨酸和甘氨酸的共同激活,甘氨酸结合在 NR1 亚基上,谷氨酸则结合在 NR2 亚基上。NMDA 受体与谷氨酸/甘氨酸结合后被激活,活化的 NMDA 受体介导兴奋性神经递质的传递,在突触可塑性的维持及学习记忆的形成中至关重要。

1. NMDA 受体的神经保护作用　　生理水平的 NMDA 受体活性,对于神经元的存活是必需的。其神经保护作用最初是 1994 年由 Gould 等发现的。Gould 等采用出生一周内的正常大鼠,在体阻断 NMDA 受体活性后,健康的海马神经元数目下降,固缩细胞密度增加,齿状回形态学结构严重退化。在发育的神经元中,NMDA 受体活性的减弱会引起广泛的神经元凋亡,并加重缺血缺氧等引起的损伤。在已发育成熟的中枢神经系统,阻断 NMDA 受体活性会加速缺血性脑损伤引起的神经元丢失,并抑制海马齿状回新生神经元的存活。NMDA 受体的神经保护作用可能是通过以下几种途径实现的。

(1) PI3K-Akt 信号通路:当 NMDA 受体激活后,Ca^{2+} 内流,与钙调蛋白(CaM)结合后激活磷酸肌醇 3 激酶(PI3K),该酶将细胞膜上的磷脂酰肌醇 4,5-双磷酸(PIP2)催化为 PIP3。PIP3 与磷酸肌醇蛋白依赖性蛋白激酶 1(PDK1)的普列克底物蛋白同源结构域(PH)结合后,可募集 PDK1 及其底物 Akt/PKB 到细胞膜上。PDK1 和 PDK2 共同磷酸化并激活 Akt,磷酸化后的 Akt 可通过磷酸化激活多种目的蛋白或使其失活来促进神经元的存活和发育:磷酸化失活糖原合成酶激酶-3β(GSK-3β)有助于 NMDA 受体信号的神经保护作用;磷酸化失活促凋亡的 Bcl-2 家族成员 BAD(拮抗 Bcl-2/Bcl-X$_L$ 引起凋亡),使其无法与促生存的 Bcl-2 家族成员 Bcl-2 和 Bcl-X$_L$ 结合;磷酸化抑制 JNK/p38 激活因子 ASK1(凋亡信号调节激酶 1);抑制促凋亡基因如 p53 的表达,导致 Bax 表达减少。

(2) 抑制促凋亡基因表达:磷酸化的 Akt 不仅可通过影响转录后事件促进对神经元的保护作用,还可通过促进 FOXO(forkhead box O)的磷酸化和转运来调节基因的表达。FOXO 控制促凋亡基因如 Fas 配体和 Bim 的表达,Akt 活化可下调这一表达。Akt 依赖的 FOXO 转运也是在 NMDA 受体信号活化后发生的,可抑制硫氧还蛋白相互作用蛋白(Txnip)的基因转录,保护神经元不受氧化应激损伤。而突触活动触发的 FOXO 转运也可抑制 FOXO1 基因表达,可能导致 FOXO 靶基因表达的持续下调。更重要的是,促凋亡基因转录因子 p53 的基因转录可被突触 NMDA 受体活性所抑制。p53 是一种可调节促凋亡基因 Bax、Puma 等表达的转录因子,其靶基因 Sestrin1 和 Sestrin2 可调控活性氧的累积,抑制 mTOR 途径,负向调控细胞生长。敲除 p53 则有神经元保护作用,可抑制兴奋性毒性损伤时线粒体的去极化。

(3) CREB 信号通路:cAMP 反应性元件结合蛋白(cAMP response element-binding protein,CREB)是重要的活性依赖性基因表达调控因子。活化的 NMDA 受体

可通过 Ca^{2+} 内流激活 Ras/ERK 途径和钙调蛋白依赖性蛋白激酶Ⅳ（CaMK Ⅳ），CaMK Ⅳ可调节 CREB 转录因子 Ser133 位点的快速磷酸化，ERK1/2 途径则可缓慢长期调节 CREB 的磷酸化。Ser133 位点的磷酸化对于募集 CREB 结合蛋白（CREB binding protein，CBP）是必需的。CaMK Ⅳ亦可通过磷酸化 Ser301 位点直接激活 CBP。在未成熟神经元中，CREB 活性可预防兴奋性毒性损伤，并拮抗 CREB 抑制家族（inhibitory CREB，ICREB）的毒性作用，对于 NMDA 受体的神经元保护作用至关重要。在短暂性脑缺血发作时，CREB 的激活有助于脑缺血耐受或预适应，这一作用很可能也是由 NMDA 受体介导激活的。另外，CREB 可调控一系列基因的表达，目前研究已证实的主要靶基因包括抗凋亡基因 Btg2 和 Bcl-6。给予神经元凋亡刺激如营养缺失和星形孢菌素处理时，Btg2 和 Bcl-2 基因表达可减少凋亡刺激带来的损伤，发挥神经元保护作用；siRNA 敲除实验也证实了其对突触 NMDA 受体介导的神经元保护作用的必要性。最近一项实验提出，Btg2 可以增强神经元抵抗力和线粒体功能，减轻兴奋性毒性诱导的线粒体通透性改变，增强呼吸容量。促生长基因脑源性神经营养因子（BDNF）也是 CREB 的靶基因之一，NMDA 受体活化可上调其表达，有促进神经元生长的作用。在体动物使用 NMDA 受体拮抗剂后，BDNF mRNA 表达量减少，而离体实验表明，BDNF 对神经元的预处理可减轻 NMDA 受体拮抗剂所诱导的毒性作用。

（4）增强内在的抗氧化防御系统：在所有细胞中，尤其是神经元因其易受氧化应激累积影响，所以对其进行正常的氧化还原调控是必不可少的。细胞内部存在其自身的抗氧化防御系统，以中和氧化应激时所产生活性氧（ROS）的损伤作用。神经元通过呼吸和代谢作用可产生高水平的 ROS，然而其抗氧化酶水平相对较低，因此特别容易受到氧化应激的损伤。氧化应激损伤涉及多种神经退行性疾病及脑血管疾病的病理过程。研究表明，神经元对氧化应激的易损性特点是由 NMDA 受体信号调节的。突触 NMDA 受体高活性（或曾为高活性）的神经元能更好地抵御氧化应激损伤；离体阻断 NMDA 受体后，神经元对氧化损伤更敏感；在体阻断 NMDA 受体可使氧化应激所诱导的神经元坏死增多。突触 NMDA 受体的信号激活，使 Txnip 基因失活，突触硫氧还蛋白活性增强，促进过氧化 Prxs 的减少，促进抗氧化抵抗力。相反，NMDA 受体阻断后，Txnip 在体内和体外的含量上调，必将使硫氧还蛋白含量减少，使机体易受氧化与损伤。突触 NMDA 受体活动也上调 Prxszaici 激活基因的表达，可重新激活基因 Sestrin2 和硫氧还蛋白 Srxn1，这些相关表达的变化，足以增强抗氧化防御系统。

2. NMDA 受体的神经毒性作用　细胞外谷氨酸浓度的增加，将会造成强神经毒性作用，导致中央神经元坏死。NMDA 受体由于具有高 Ca^{2+} 通透性，是介导谷氨酸兴奋性毒性作用的重要介质。病理状态下，如急性脑缺血、缺氧和机械损伤时，NMDA 受体的过度激活介导了 Ca^{2+} 大量激活，进而触发一系列改变，是引起神经元凋亡和坏死的重要原因。

（1）线粒体功能障碍和活性氧/氮的产生：线粒体通过潜在的驱动单向转运体摄取过量 Ca^{2+}，引起线粒体功能障碍，这是导致严重神经毒性的关键事件。线粒体膜由于 Ca^{2+} 的吸收而发生去极化，从而抑制 ATP 的产生，甚至引起胞内 ATP 耗竭，进而限制神经元对胞内 Ca^{2+} 水平的调节能力的发挥。线粒体 Ca^{2+} 的摄取也可以促进活性氧

(ROS)的产生,触发进一步的线粒体损伤和延迟 Ca^{2+} 去调节(DCD)。也有研究显示,NMDA 受体调控 ROS 的生成是通过 NAPDH 氧化酶 NOX 而介导的,而非线粒体。

同时,NMDA 受体的过度激活触发了 Ca^{2+} 依赖神经元一氧化氮合酶(nNOS)的下游毒性作用,包括线粒体功能障碍、p38 丝裂原活化蛋白激酶信号和瞬时受体电位 M 型(TRPM)激活。nNOS 的激活导致一氧化氮(NO)的产生,过量的 NO 与其他 ROS 如超氧化物结合形成过氧亚硝基阴离子 $ONOO^-$。NO 和 $ONOO^-$ 均可破坏细胞成分,抑制线粒体呼吸酶,促进线粒体去极化。$ONOO^-$ 还有损伤 DNA 的作用,导致单链断裂和 DNA 修复酶聚 ADP-核糖聚合酶 1(PARP-1)的过度激活。PARP-1 的过度激活消耗细胞 NAD(+)水平,同时触发线粒体释放凋亡诱导因子(AIF),从而促进神经元坏死。另一方面,$ONOO^-$ 可激活阳离子通道 TRPM7,而 TRPM7 具有钙离子通透性,可进一步加重 Ca^{2+} 内流,形成正向反馈环路。

(2)钙蛋白酶激活:过量的 Ca^{2+} 内流使其流出过程亦受损伤。在神经元中,Ca^{2+} 流出是通过质膜 Ca^{2+} ATP 酶泵(plasma membrane Ca^{2+} ATPase pump,PMCA)和钠钙交换体(Na^+/Ca^{2+} exchangers,NCX)实现的。钙蛋白酶 calpain 是由 NMDA 受体介导的 Ca^{2+} 大量内流所激活的,可分裂质膜 NCX 的主要异构体,损伤其在小脑颗粒神经元(CGNs)中的作用。PMCA 可水解 ATP 释放能量,将 Ca^{2+} 穿膜运输至胞外,兴奋性毒性作用下 PMCA 可被半胱天冬酶(caspase)和钙蛋白酶所灭活。此外,钙蛋白酶的激活可分解 $mGluR1\alpha$,抑制 Akt 活性,间接促进细胞凋亡。

(3)应激活化蛋白激酶:应激活化的蛋白激酶(SAPKs)是另一类参与 NMDA 受体介导的细胞毒性作用的信号分子。p38 激活导致 caspase 依赖性细胞死亡,这是 CGNs 中 NMDA 受体介导的毒性作用的机制。在皮层神经元中,JNKs 参与了 NMDA 受体介导的兴奋性毒性作用。NMDA 受体激活可活化 JNKs 信号通路,从而增加 ROS 的合成,促进神经元坏死。

3. NMDA 受体神经保护作用与毒性作用的调节 正如上文所述,NMDA 受体介导的 Ca^{2+} 内流可触发一系列下游反应从而发挥其神经保护作用或引起神经元坏死。为了针对其兴奋性毒性引起的神经退行性疾病设计临床药物,必须区分 NMDA 受体作用的影响因素。以下将分别介绍可能影响 NMDA 受体作用的因素及途径。

(1)刺激强度:激活 NMDA 受体的刺激强度或持续时间,在一定程度上决定了细胞对 NMDA 受体活性的反应性质。神经元对 NMDA 受体或谷氨酸反应的"经典钟形曲线模型"认为,轻度或生理性的 NMDA 受体活性水平可促进神经保护作用,而太低或太高的病理性 NMDA 受体活性促进神经元的坏死。这意味着,促生存 Ca^{2+} 信号途径相对于促死亡 Ca^{2+} 信号途径有更高的亲和力,或对 Ca^{2+} 浓度的要求更低。因此,激活 PI3K、ERK、CaMKIV 等信号的 Ca^{2+} 浓度阈值低于触发线粒体 Ca^{2+} 再摄取或 NO 合成的浓度。相应地,当神经元中 NMDA 受体浓度增加时,只有更高的毒性剂量才会触发线粒体膜电位的持续丢失和线粒体 Ca^{2+} 浓度的增加。

(2)NMDA 受体部位:发育中的神经元在突触部位及突触外均有大量 NMDA 受体分布,而不同部位的 NMDA 受体所触发的信号不同。突触 NMDA 受体诱发的 Ca^{2+} 内流对于细胞是可承受的,而突触外 NMDA 受体激活所引起的 Ca^{2+} 则会触发线粒体动作电位,导致细胞坏死。突触 NMDA 受体激活可诱导 CREB 依赖性基因表达,而突触外 CREB 则会引起 CREB 活性部位 Ser133 位点的去磷酸化,阻断 CREB 途径。海马神经元中,突触 NMDA 受体和突触外 NMDA 受体对 ERK 途径的作用亦是完全相反的,而且只有活性突触 NMDA 受体能够促进 PI3K-Akt 途径的持续激活。一项分子研究将突触外 NMDA 受体阻断 CREB 途径的机制聚焦在了 Jacob 蛋白上。Jacob 是神经元 Ca^{2+} 结合蛋白 caldendrin 的结合蛋白,表达于大脑边缘系统和皮质。NMDA 受体激活后,Jacob 聚集在神经元细胞核中,可引起 CREB 失活,促进突触联系的丢失。突触 NMDA 受体促进 Jacob 在核外的定位,而突触外 NMDA 受体则会诱发 Jacob 在核内的累积。

虽然 NMDA 或谷氨酸会同时激活突触和突触外 NMDA 受体,而长期地应用 NMDA 或谷氨酸却是有神经保护作用的,显然促死亡的突触外 NMDA 受体未起支配作用。在多个体外神经元类型中,包括小脑颗粒细胞和海马神经元,都可观察到小剂量 NMDA 或谷氨酸的抗凋亡作用。慢性亚毒性剂量的 NMDA 或谷氨酸应用可通过激活 CREB 途径,增加 BDNF 合成,从而发挥神经保护作用。保护性小剂量 NMDA 会引起动作电位激发,因而优先活化突触 NMDA 受体,而毒性大剂量 NMDA 强烈抑制了激发频率,不利于突触 NMDA 受体的激活。

4. NMDA 受体与学习记忆 学习记忆的神经生物学基础是突触可塑性,长时程增强(LTP)是中枢神经系统可塑性的一种模式。单突触传入通路上给予短串高频强直刺激,使突触后细胞兴奋,兴奋性突触后电位(EPSP)出现长达数小时乃至数周的振幅增加,这种现象称为长时程增强。大脑海马突触 LTP 是记忆形成和巩固的机制。

NMDA 受体在 LTP 形成过程中起重要调控作用。研究显示,NMDA 受体拮抗剂的应用可抑制海马 CA1 区和齿状回区域的 LTP 诱导。Morris 及其同事发现,给予大鼠竞争性 NMDA 受体拮抗剂 AP5 后,其空间学习能力受损,海马 LTP 形成受阻,这一作用呈剂量依赖关系。在海马 CA1 区 NR1 基因敲除后的动物模型中,实验动物虽能发育成为正常成年动物,但其学习及空间记忆能力大受影响,神经电生理检测结果表明,NR1 敲除动物兴奋性突触后电位消失,且无 LTP 产生。

NMDA 受体对 LTP 的调控作用与其介导的 Ca^{2+} 内流及一系列下游反应有关。NMDA 受体被激活后,通道打开,Ca^{2+} 内流,胞内 Ca^{2+} 浓度升高,进而触发一系列下游的蛋白激酶级联反应包括蛋白激酶 C(PKC)、蛋白激酶 A(PKA)、细胞外信号调节激酶 1/2(ERK1/2)和钙调蛋白依赖性蛋白激酶 Ⅱ(CaMKⅡ)等,这些蛋白激酶使底物蛋白质磷酸化和去磷酸化引发一系列可塑性变化,发挥生理作用。其中以 PKC 的作用最为重要,同时 NMDA 受体还能被 PKC 介导的蛋白质磷酸化作用所调节激活。PKC 不仅可以加强 Ca^{2+} 依赖性谷氨酸的释放,提高突触后膜对递质的敏感性,而且能促使 Ca^{2+} 通过电压依赖性通道进一步内流入细胞;PKC 使蛋白质磷酸化,并修饰核转录因子,转录因子的修饰促使早期诱导基因的表达,影响核内相关靶基因的启动和转录,导致突触后神经元产生 LTP 生理效应。另一方面,内流的 Ca^{2+} 与钙调蛋白(CaM)结合并激活 CaMKⅡ,CaMKⅡ可激活 Ras-ERK 途径,使质膜上的 K^+ 通道磷酸化,促进 LTP 的形成。CaMKⅡ迁移至突触后致密区(PSD)与 NR2B 结合,使 AMPA 受体 GluR1 亚单位的 Ser831 位点磷酸化,导致受体通道电导增加。PKA 的活化则可磷酸化 GluR1 亚单位的 Ser845 位点,调节 AMPA 受体亚单位向 PSD 转移,增加突触后 AMPA 受体通道活化、Na^+ 内流以及突触后膜的去极化,增加 LTP 传递效率,促进学习与记忆。

然而在病理状态下,谷氨酸释放增多,NMDA 受体过度激活,参与其兴奋性毒性作用。Ca^{2+} 大量内流,产生氧自由基、线粒体损害,激发神经元的退化及神经元死亡等过程,神经元结构的异常导致其细胞间信息传递功能减弱,导致 LTP 的异常,造成学习记忆障碍。

四、NMDA 受体与应激

应激(stress)是指在外界环境发生剧烈变化时,机体受到刺激所出现的一种综合非特异性应答状态,包括精神、神经、内分泌和免疫等多方面的反应。当机体感受到应激源刺激时,下丘脑-垂体-肾上腺(HPA)轴兴奋性升高,肾上腺分泌糖皮质激素(GCs)增多,动员机体储备功能,提高心血管张力,有利于机体克服短期恶劣环境。但若机体长期处于应激状态,HPA 轴兴奋性持续亢进,则对机体十分不利。研究表明,长期不良应激严重影响人类的身心健康,可导致机体出现应激性精神障碍、免疫力低下等。研究发现,应激性生活事件是抑郁症的明显促发因素,并认为慢性、低强度、长期的日常压力是引发抑郁症的主要原因,并呈剂量反应关系。

慢性应激状态会引起中枢神经系统突触可塑性的变化,主要表现为脑结构的形态学改变、中枢神经递质及其受体活性变化、突触传递的改变等。海马是边缘系统的重要组成部分,参与情绪、学习记忆、行为、免疫等多方面的调节,也是参与调节应激的主要结构,外界应激的刺激信息首先作用于海马,是慢性应激时最易受累损伤的区域。对与战争相关的创伤后应激障碍(PTSD)患者进行磁共振扫描发现,患者海马体积明显缩小,且其体积变化与战争暴露程度直接相关。电镜下观察可见,抑郁症大鼠海马区神经元萎缩、变性、坏死。

长期应激所致 HPA 轴功能失调可能是海马神经元损伤及再生抑制的重要因素之一。研究发现,长期暴露于高浓度 GCs 下的大鼠海马神经元逐渐萎缩、丢失,有大量 DNA 分子链断裂,表现出凋亡的特征。高水平的 GCs 透过血脑屏障进入脑组织,促进兴奋性氨基酸(EAAs)释放,抑制海马神经元葡萄糖的转运,导致 ATP 水平下降加剧,引起神经元能量储备耗竭。过多的 EAAs 与 NMDA 受体结合,使 NMDA 受体过度激活,Ca^{2+} 缓慢内流,造成细胞内钙超载,产生兴奋性神经毒性作用,导致海马神经元的丢失、LTP 的异常。

NMDA 受体在脑内含量丰富,在海马内含量最多,功能复杂,对应激反应十分敏感,涉及应激后中枢神经系统改变的多个方面。慢性应激状态下,海马 EAAs 释放增加,与 NMDA 受体结合后诱发 NMDA 受体的过度激活,引起突触后膜持续去极化,受体门控通道大量开放,介导兴奋性毒性作用。另一方面,NMDA 受体的过度激活还可反馈性激活 HPA 轴,进一步促进 GCs 释放,加剧应激性脑损害。研究发现,谷氨酸和 NMDA 可使离体培养的大鼠杏仁核神经元释放促肾上腺皮质激素释放因子,且这种作用是剂量依赖性的,可被 NMDA 受体拮抗剂抑制。在应激动物模型中,NMDA 受体拮抗剂的应用可明显缓解应激所致行为学改变。

五、NMDA 受体与抑郁症相关的证据

NMDA 受体在多个大脑区域的信号传导过程中发挥着不可或缺的作用,因此 NMDA 受体稳态失衡可能导致各种各样的病理过程。20 世纪 80 年代中期起,研究者通过大量的实验证实,NMDA 受体与多种神经精神疾病有关,包括阿尔茨海默病、癫痫、慢性疼痛综合征、精神分裂症、帕金森病、亨廷顿病、重度抑郁症、焦虑症等。

1. NMDA 受体水平变化　多项尸检结果显示出重度抑郁症(MDD)患者脑组织内谷氨酸受体(包括 NMDA 受体)水平的异常。一项以放射性配体结合技术对抑郁症自杀者与其他原因突然死亡者的大脑进行比较的研究结果表明,前者额叶皮质 NMDA 受体复合物中高亲和性甘氨酸结合位点的数目减少,NMDA 受体拮抗剂结合点[^{3}H] L-689560 亦减少,其亚基 NR1 免疫活性降低;用原位杂交法对抑郁症自杀者大脑进行检测,结果发现其边缘皮层中 NMDA 受体亚基 NR2A 和 NR2B 的 mRNA 表达水平显著降低,AMPA 受体亚基 GluR1、GluR3 及 GluR5 表达减少。蛋白质印迹法分析结果也证实了 MDD 患者前额皮质中 NR2A 和 NR2B 表达水平的减少。相反,配体结合技术和放射自显影检查结果则显示,[^{3}H]CGP39653 与 NMDA 受体上谷氨酸位点结合率增高。MDD 患者海马的质子磁共振影像研究显示,抑郁症患者在前扣带回的谷氨酸水平降低。

一些研究还发现,三环类抗抑郁药(tricyclic antidepressants,TCA)可直接与 NMDA 受体作用,抑制在体 NMDA 的活性。在小鼠中,TCA 和电击疗法的慢性应用可引起大脑皮层 NMDA 受体的适应性改变,表现为 NMDA 受体甘氨酸结合位点和谷氨酸结合位点配体结合特性的变化。早在 20 世纪 80 年代,Reynolds 等发现,多种 TCA,包括地昔帕明和丙咪嗪等,可减缓[^{3}H]MK-801 与 Zn^{2+} 结合的解离速度。Sernagor 等则发现,离体培养的海马神经元中,虽然地昔帕明可选择性阻断 NMDA 受体激活的内向电流,但与已知 NMDA 受体拮抗剂相比,地昔帕明仍显示出延迟开始和恢复的电压依赖性拮抗作用。在 CGNs 中,TCA 阿米替林也被证实减少了 NMDA 和红藻氨酸诱导的 Ca^{2+} 内流,并呈剂量依赖性。

2. NMDA 受体拮抗剂的抗抑郁作用　NMDA 受体拮抗剂氯胺酮被证实具有迅速、持续缓解抑郁症状的作用。在其他药物无效的 MDD 患者中,单次治疗剂量的氯胺酮可在服用 2 h 后快速产生抗抑郁作用,且此作用可持续 1 周。直接作用于 NMDA 受体可能产生相对持久的抗抑郁作用。然而,非选择性 NMDA 受体拮抗剂苯环己哌啶和氯胺酮在急性应用时可能产生类似精神障碍的效应,因此需要更具特异性、针对 NMDA 受体亚基的拮抗剂。选择性 NR2B 拮抗剂由于变构机制的不同,应用风险相对于非选择性拮抗剂较小。一项针对难治性 MDD 患者的随机双盲安慰剂对照研究表明,选择性 NR2B 拮抗剂 CP-101606(曲索罗地)在服用 5 天后产生明显的抗抑郁作用,且药物生物利用度高,具有良好的安全性和耐受性。美金刚是一种低亲和力非竞争性 NMDA 受体拮抗剂,被批准用于阿尔茨海默病的治疗。一项临床报告中,美金刚(5～20 mg/d)并未显示出改善 MDD 患者抑郁症状的作用;而另一项小型开放式临床研究

显示,美金刚(20～40 mg/d)可在应用一周内显著改善 MDD 患者症状。美金刚可能在大剂量水平(20 mg/d 以上)时才表现出抗抑郁效应,然而其抗抑郁作用的机制尚不清楚。

在多种抑郁症动物模型中,NMDA 受体拮抗剂也表现出其抗抑郁作用,包括习得性无助模型、慢性应激模型等。有动物研究显示,应用氯胺酮、MK-801 等 NMDA 受体拮抗剂治疗后,抑郁症动物在强迫游泳实验(forced-swimming test,FST)和旷场实验(open field tests,OFT)中的不动时间减少,提示其有改善抑郁症状的作用。而 TCA(丙咪嗪、阿米替林)和西酞普兰可增强 MK-801 诱导的行为学改变,大剂量的氟西汀或舍曲林亦可增加 MK-801 诱发的高活动度。这一效应可被氟哌啶醇完全阻断,提示这一效应可能是通过影响多巴胺系统而发挥作用的。然而氟西汀并不增强 D-苯丙胺或脱水吗啡诱导的行为学改变,说明 NMDA 受体的阻断作用对于 MK-801 和氟西汀的协同效应是必需的。氟西汀也可以增强 MK-801 引起的大鼠脑纹状体多巴胺的释放。

六、NMDA 受体与抑郁症相关机制

综合上述研究,NMDA 受体影响抑郁症的发病可能通过以下方面来实现。

(1)长期慢性应激状态下,HPA 轴兴奋性持续增高,GCs 释放增加,透过血脑屏障进入脑组织,引起 EAAs 过度释放,与 NMDA 受体结合,使后者激活。而 NMDA 受体的过度激活又可反馈性激活 HPA 轴,使 GCs 浓度进一步增高,最终导致 NMDA 受体功能亢进。

(2)NMDA 受体活化后,通道开放,引起 Ca^{2+} 内流,Ca^{2+} 与 CaM 结合形成的复合物可使 CaMK 磷酸化激活,生理状态下可通过激活 PI3K-Akt 途径、Ras-ERK 途径、CREB 途径等信号通路及 PKA、PKC 等下级蛋白,增强内在抗氧化防御系统,抑制促凋亡基因的表达,促进神经元的生长发育。同时,Ca^{2+} 内流可触发一系列级联反应,引起质膜去极化,促进 LTP 的形成。然而在病理状态下,NMDA 受体过度激活,导致细胞内 Ca^{2+} 超载,活化钙蛋白酶,灭活 NCX 和 PMCA,引起 Ca^{2+} 流出障碍,进一步加重 Ca^{2+} 超载,造成线粒体功能障碍和活性 NO 的产生,激活应激活化蛋白酶,激发神经元的退化及神经元死亡等过程,神经元结构的异常导致其细胞间信息传递功能减弱,导致 LTP 形成和传递的异常,造成学习记忆障碍。

(3)研究表明,NMDA 受体拮抗剂的抗抑郁作用可能与哺乳类动物雷帕霉素靶蛋白(mTOR)信号转导途径活化增加,从而增加前额叶皮质蛋白合成,增加神经元突出数量有关。另一些研究则提示,氯胺酮的抗抑郁作用是通过增加蛋白合成而实现的,但其作用的靶蛋白是脑源性神经营养因子(BDNF),而非 mTOR。在大鼠中,氯胺酮可减少谷氨酸能抑制性神经元的自发活动,导致兴奋性神经元活化延迟增加,引起突触前谷氨酸水平增加,与 AMPA 受体结合比例增加,最终增大 AMPA/NMDA 受体活化比例,这可能也是氯胺酮抗抑郁作用的机制之一。

七、结论

中枢 NMDA 受体是重要的离子型谷氨酸受体,介导了兴奋性神经递质的传递,在突触可塑性的维持及学习记忆的形成中至关重要。NMDA 受体稳态失衡参与了多种神经精神疾病的病理过程。NMDA 受体的过度激活会导致 Ca^{2+} 大量内流，通过引起线粒体功能障碍，增加活性氧合成等多种方式诱发神经元退化和坏死，造成神经组织结构障碍，同时影响 LTP 的形成和传递，最终导致抑郁症的发生。NMDA 受体拮抗剂的应用则可表现出明显的抗抑郁效果，相信 NMDA 受体的相关研究能够为抑郁症的治疗提供新的思路和理论基础。

参考文献

[1]　Lester R A，Jahr C E. NMDA channel behavior depends on agonist affinity [J]. J Neurosci，1992，12(2)：635-643.

[2]　Watson D J，Herbert M R，Stanton M E. NMDA receptor involvement in spatial delayed alternation in developing rats [J]. Behav Neurosci，2009，123(1)：44-53.

[3]　Verkhratsky A，Kirchhoff F. Glutamate-mediated neuronalglial transmission [J]. Anat，2007，210(6)：651-660.

[4]　Parsons C G，Danysz W，Quack G. Glutamate in CNS disorders as a target for drug development：an update [J]. Drug News Perspect，1998，11(9)：523-569.

[5]　Francis P T. Glutamatergic systems in Alzheimer's disease [J]. Int J Geriatr Psychiatry，2003，18(Suppl 1)：S15-21.

[6]　Cortese B M，Phan K L. The role of glutamate in anxiety and related disorders [J]. CNS Spectr，2005，10(10)：820-830.

[7]　Fan M M，Raymond L A. N-methyl-D-aspartate(NMDA)receptor function and excitotoxicity in Huntington's disease [J]. Prog Neurobiol，2007，81(5-6)：272-293.

[8]　Machado-Vieira R，Manji H K，Zarate C A. The role of the tripartite glutamatergic synapse in the pathophysiology and therapeutics of mood disorders [J]. Neuroscientist，2009，15(5)：525-539.

[9]　Lesch K P，Schmitt A. Antidepressants and gene expression profiling：how to SNARE novel drug targets [J]. Pharmacogenomics J，2002，2(6)：346-348.

[10]　Traynelis S F，Wollmuth L P，McBain C J，et al. Glutamate receptor ion channels：structure，regulation，and function [J]. Pharmacol Rev，2010，62(3)：405-496.

[11]　Petrie R X，Reid I C，Stewart C A. The N-methyl-D-aspartate receptor，synaptic plasticity，and depressive disorder：A critical review [J]. Pharmacology & Therapeutics，2000，87(1)：11-25.

[12]　Zeynep Ates-Alagoz，Adeboye Adejare. NMDA receptor antagonists for treatment of depression [J]. Pharmaceuticals，2013，6(4)：480-499.

[13]　Gould E，Cameron H A，McEwen B S. Blockade of NMDA receptors increases cell death and birth in the developing rat dentate gyrus [J]. Journal of Comparitive Neurology，1994，340(4)：551-565.

[14] Ikonomidou C, Bosch F, Miksa M, et al. Blockade of NMDA receptors and apoptotic neurodegeneration in the developing brain [J]. Science, 1999, 283 (5398):70-74.

[15] Monti B, Contestabile A. Blockade of the NMDA receptor increases developmental apoptotic elimination of granule neurons and activates caspases in the rat cerebellum [J]. Eur J Neurosci, 2000, 12(9):3117-3123.

[16] Adams S M, de Rivero Vaccari J C, Corriveau R A. Pronounced cell death in the absence of NMDA receptors in the developing somatosensory thalamus [J]. J Neurosci, 2004, 24(42):9441-9450.

[17] Ikonomidou C, Stefovska V, Turski L. Neuronal death enhanced by N-methyl-D-aspartate antagonists [J]. Proc Natl Acad Sci USA, 2000, 97 (23): 12885-12890.

[18] Tashiro A, Sandler V M, Toni N, et al. NMDA-receptor-mediated, cell-specific integration of new neurons in adult dentate gyrus [J]. Nature, 2006, 442 (7105):929-933.

[19] Lafon-Cazal M, Perez V, Bockaert J, et al. Akt mediates the anti-apoptotic effect of NMDA but not that induced by potassium depolarization in cultured cerebellar granule cells [J]. Eur J Neurosci, 2002, 16(4):575-583.

[20] Alessi D R, James S R, Downes C P, et al. Characterization of a 3-phosphoinositide-dependent protein kinase which phosphorylates and activates protein kinase Balpha [J]. Curr Biol, 1997, 7(4):261-269.

[21] Sarbassov D D, Guertin D A, Ali S M, et al. Phosphorylation and regulation of Akt/PKB by the rictor-mTOR complex [J]. Science, 2005, 307 (5712): 1098-1101.

[22] Cross D A, Alessi D R, Cohen P, et al. Inhibition of glycogen synthase kinase-3 by insulin mediated by protein kinase B [J]. Nature, 1995, 378(6559):785-789.

[23] Soriano F X, Papadia S, Hofmann F, et al. Preconditioning doses of NMDA promote neuroprotection by enhancing neuronal excitability [J]. J Neurosci, 2006, 26(17):4509-4518.

[24] Kim A H, Khursigara G, Sun X, et al. Akt phosphorylates and negatively regulates apoptosis signal-regulating kinase 1 [J]. Mol Cell Biol, 2001, 21(3): 893-901.

[25] Yamaguchi A, Tamatani M, Matsuzaki H, et al. Akt activation protects hippocampal neurons from apoptosis by inhibiting transcriptional activity of p53 [J]. J Biol Chem, 2001, 276(7):5256-5264.

[26] Brunet A, Bonni A, Zigmond M J, et al. Akt promotes cell survival by phosphorylating and inhibiting a Forkhead transcription factor [J]. Cell, 1999, 96(6):857-868.

[27] Gilley J, Coffer P J, Ham J. FOXO transcription factors directly activate bim gene expression and promote apoptosis in sympathetic neurons [J]. J Cell Biol, 2003,162(4):613-622.

[28] Papadia S, Soriano F X, Léveillé F, et al. Synaptic NMDA receptor activity boosts intrinsic antioxidant defenses [J]. Nat Neurosci,2008,11(4):476-487.

[29] Al-Mubarak B, Soriano F X, Hardingham G E. Synaptic NMDAR activity suppresses FOXO1 expression via a cis-acting FOXO binding site: FOXO1 is a FOXO target gene [J]. Channels (Austin),2009,3(4):233-238.

[30] Lau D, Bading H. Synaptic activity-mediated suppression of p53 and induction of nuclear calcium-regulated neuroprotective genes promote survival through inhibition of mitochondrial permeability transition [J]. J Neurosci, 2009, 29 (14):4420-4429.

[31] Lonze B E, Ginty D D. Function and regulation of CREB family transcription factors in the nervous system [J]. Neuron,2002,35(4):605-623.

[32] Hardingham G E, Fukunaga Y, Bading H. Extrasynaptic NMDARs oppose synaptic NMDARs by triggering CREB shut-off and cell death pathways [J]. Nat Neurosci,2002,5(5):405-414.

[33] Wu G Y, Deisseroth K, Tsien R W. Activity-dependent CREB phosphorylation: convergence of a fast, sensitive calmodulin kinase pathway and a slow, less sensitive mitogen-activated protein kinase pathway [J]. Proc Natl Acad Sci USA,2001,98(5):2808-2813.

[34] Hardingham G E, Chawla S, Cruzalegui F H, et al. Control of recruitment and transcription-activating function of CBP determines gene regulation by NMDA receptors and L-type calcium channels [J]. Neuron,1999,22(4):789-798.

[35] Impey S, Fong A L, Wang Y, et al. Phosphorylation of CBP mediates transcriptional activation by neural activity and CaM kinase Ⅳ [J]. Neuron, 2002,34(2):235-244.

[36] Riccio A, Ahn S, Davenport C M, et al. Mediation by a CREB family transcription factor of NGF-dependent survival of sympathetic neurons [J]. Science,1999,286(5448):2358-2361.

[37] Bonni A, Brunet A, West A E, et al. Cell survival promoted by the Ras-MAPK signaling pathway by transcription-dependent and -independent mechanisms [J]. Science,1999,286(5443):1358-1362.

[38] Walton M, Woodgate A M, Muravlev A, et al. CREB phosphorylation promotes nerve cell survival [J]. J Neurochem,1999,73(5):1836-1842.

[39] Mayr B, Montminy M. Transcriptional regulation by the phosphorylation-dependent factor CREB [J]. Nat Rev Mol Cell Biol,2001,2(8):599-609.

[40] Zhang X, Odom D T, Koo S H, et al. Genome-wide analysis of cAMP-response

element binding protein occupancy, phosphorylation, and target gene activation in human tissues [J]. Proc Natl Acad Sci U S A,2005,102(12):4459-4464.

[41] Shieh P B,Hu S C,Bobb K,et al. Identification of a signaling pathway involved in calcium regulation of BDNF expression [J]. Neuron,1998,20(4):727-740.

[42] Tao X, Finkbeiner S, Arnold D B, et al. Ca^{2+} influx regulates BDNF transcription by a CREB family transcription factor-dependent mechanism [J]. Neuron,1998,20(4):709-726.

[43] Mariani E,Polidori M C,Cherubini A,et al. Oxidative stress in brain aging, neurodegenerative and vascular diseases: an overview [J]. J Chromatogr B Analyt Technol Biomed Life Sci,2005,827(1):65-75.

[44] Halliwell B. Oxidative stress and neurodegeneration: where are we now? [J]. J Neurochem,2006,97(6):1634-1658.

[45] Yoshida T, Nakamura H, Masutani H, et al. The involvement of thioredoxin and thioredoxin binding protein-2 on cellular proliferation and aging process [J]. Ann N Y Acad Sci,2005,1055:1-12.

[46] Biteau B, Labarre J, Toledano M B. ATP-dependent reduction of cysteine-sulphinic acid by S. cerevisiae sulphiredoxin [J]. Nature,2003,425(6961):980 - 984.

[47] Chang T S, Jeong W, Woo H A, et al. Characterization of mammalian sulfiredoxin and its reactivation of hyperoxidized peroxiredoxin through reduction of cysteine sulfinic acid in the active site to cysteine [J]. J Biol Chem, 2004,279(49):50994 -51001.

[48] Budanov A V, Sablina A A, Feinstein E, et al. Regeneration of peroxiredoxins by p53-regulated sestrins, homologs of bacterial AhpD [J]. Science, 2004, 304 (5670):596-600.

[49] Olney J W. Brain lesions, obesity, and other disturbances in mice treated with monosodium glutamate [J]. Science,1969,164(3880):719-721.

[50] Lipton S A. Paradigm shift in neuroprotection by NMDA receptor blockade: memantine and beyond [J]. Nat Rev Drug Discov,2006,5(2):160-170.

[51] Kalia L V, Kalia S K, Salter M W. NMDA receptors in clinical neurology: excitatory times ahead [J]. Lancet neurology,2008,7(8):742-755.

[52] Stout A K, Raphael H M, Kanterewicz B I, et al. Glutamate-induced neuron death requires mitochondrial calcium uptake [J]. Nat Neurosci,1998,1(5):366-373.

[53] Nicholls D G,Johnson-Cadwell L,Vesce S,et al. Bioenergetics of mitochondria in cultured neurons and their role in glutamate excitotoxicity [J]. J Neurosci Res,2007,85(15):3206 -3212.

[54] Vesce S, Kirk L, Nicholls D G. Relationships between superoxide levels and

delayed calcium deregulation in cultured cerebellar granule cells exposed continuously to glutamate [J]. J Neurochem,2004,90(3):683-693.

[55] Nicholls D G. Oxidative stress and energy crises in neuronal dysfunction [J]. Ann N Y Acad Sci,2008,1147:53-60.

[56] Forder J P, Tymianski M. Postsynaptic mechanisms of excitotoxicity: Involvement of postsynaptic density proteins, radicals, and oxidant molecules [J]. Neuroscience,2009,158(1):293-300.

[57] Kauppinen T M,Swanson R A. The role of poly(ADP-ribose)polymerase-1 in CNS disease [J]. Neuroscience,2007,145(4):1267-1272.

[58] Andrabi S A,Dawson T M,Dawson V L. Mitochondrial and nuclear cross talk in cell death:parthanatos [J]. Ann N Y Acad Sci,2008,1147:233-241.

[59] Aarts M,Iihara K,Wei W L,et al. A key role for TRPM7 channels in anoxic neuronal death [J]. Cell,2003,115(7):863-877.

[60] Bano D,Young K W,Guerin C J,et al. Cleavage of the plasma membrane Na^+/Ca^{2+} exchanger in excitotoxicity [J]. Cell,2005,120(2):275-285.

[61] Pottorf W J 2nd,Johanns T M,Derrington S M,et al. Glutamate-induced protease-mediated loss of plasma membrane Ca^{2+} pump activity in rat hippocampal neurons [J]. J Neurochem,2006,98(5):1646-1656.

[62] Schwab B L,Guerini D,Didszun C,et al. Cleavage of plasma membrane calcium pumps by caspases:a link between apoptosis and necrosis [J]. Cell Death Differ,2002,9(8):818-831.

[63] Xu W,Wong T P,Chery N,et al. Calpain-mediated mGluR1alpha truncation:a key step in excitotoxicity [J]. Neuron,2007,53(3):399-412.

[64] Kawasaki H,Morooka T,Shimohama S,et al. Activation and involvement of p38 mitogen-activated protein kinase in glutamate-induced apoptosis in rat cerebellar granule cells [J]. J Biol Chem,1997,272(30):18518-18521.

[65] Legos J J,McLaughlin B,Skaper S D,et al. The selective p38 inhibitor SB-239063 protects primary neurons from mild to moderate excitotoxic injury [J]. Eur J Pharmacol,2002,447(1):37-42.

[66] Cao J,Semenova M M,Solovyan V T,et al. Distinct requirements for p38alpha and c-Jun N-terminal kinase stress-activated protein kinases in different forms of apoptotic neuronal death [J]. J Biol Chem,2004,279(34):35903 -35913.

[67] Borsello T,Clarke P G,Hirt L,et al. A peptide inhibitor of c-Jun N-terminal kinase protects against excitotoxicity and cerebral ischemia [J]. Nat Med,2003, 9(9):1180 -1186.

[68] Martel M A,Soriano F X,Baxter P,et al. Inhibiting pro-death NMDA receptor signaling dependent on the NR2 PDZ ligand may not affect synaptic function or synaptic NMDA receptor signaling to gene expression [J]. Channels,2009,3

(1):12-15.

[69] Hardingham G E, Fukunaga Y, Bading H. Extrasynaptic NMDARs oppose synaptic NMDARs by triggering CREB shut-off and cell death pathways [J]. Nat Neurosci,2002,5(5):405-414.

[70] Leveille F,El Gaamouch F,Gouix E,et al. Neuronal viability is controlled by a functional relation between synaptic and extrasynaptic NMDA receptors [J]. Faseb J,2008,22(12):4258-4271.

[71] Hardingham G E,Bading H. Coupling of extrasynaptic NMDA receptors to a CREB shut-off pathway is developmentally regulated [J]. Biochim Biophys Acta,2002,1600(1-2):148-153.

[72] Sala C, Rudolph-Correia S, Sheng M. Developmentally regulated NMDA receptor-dependent dephosphorylation of cAMP response element-binding protein(CREB)in hippocampal neurons [J]. Journal of Neuroscience,2000,20 (10):3529-3536.

[73] Ivanov A, Pellegrino C, Rama S, et al. Opposing role of synaptic and extrasynaptic NMDA receptors in regulation of the ERK activity in cultured rat hippocampal neurons [J]. J Physiol,2006,572(3):789 -798.

[74] Bambrick L L,Yarowsky P J,Krueger B K. Glutamate as a hippocampal neuron survival factor:an inherited defect in the trisomy 16 mouse [J]. Proc Natl Acad Sci U S A,1995,92(21):9692-9696.

[75] Chuang D M, Gao X M, Paul S M. N-methyl-D-aspartate exposure blocks glutamate toxicity in cultured cerebellar granule cells [J]. Mol Pharmacol, 1992,42(2):210-216.

[76] Rocha M, Martins R A, Linden R. Activation of NMDA receptors protects against glutamate neurotoxicity in the retina:evidence for the involvement of neurotrophins [J]. Brain Res,1999,827(1-2):79-92.

[77] Soriano F X, Papadia S, Hofmann F, et al. Preconditioning doses of NMDA promote neuroprotection by enhancing neuronal excitability [J]. J Neurosci, 2006,26(17):4509-4518.

[78] Deborah J,Watson,Mariel R. NMDA receptor involvement in spatial delayed alternation in developing rats [J] . Behav Neurosci,2009,123(1):44-53.

[79] Watson D J,Stanton M E. Intrah ippocampal adm in istrat ion of an NMDA receptor antagonist impairs spatial discrimination reversal learning in weanling rats [J]. Neurobiol Learn Mem,2009,92(1):89-98.

[80] Matthies H,Schroder H,Wanger M,et al. NMDA/R1-antisense oligonucleotide influences the early stage of long-term potentiation in the CA1 region of rat hippocampus [J]. Neurosci Lett,1995,202(1-2):113-116.

[81] Tsien J Z, Huerta P T, Tonegawa S. The essential role of hippocampal CA1

NMDA receptor-dependent synaptic plasticity in spatial memory [J]. Cell, 1996,87(7):1327 -1338.

[82] Durand G M,Kovalchuk Y,Konnerth A. Long-term potentiation and functional synap se induction in develop ing hippocampus [J]. Nature,1996,381(6577): 71-75.

[83] Bredt D S,Nicoll R A. AMPA receptor trafficking at excitatory synapses [J]. Neuron,2003,40(2):361-379.

[84] Poncer J C. Hippocampal long term potentiation:silent synapses and beyond [J]. J Physio Paris,2003,97(4-6):415-422.

[85] Gardner S M, Takamiya K, Xia J, et al. Calcium-permeable AMPA receptor plasticity is mediated by subunit-specific interactions with PICK1 and NSF [J]. Neuron,2005,45(6):903-915.

[86] Law A J, Deakin J F. Asymmetrical reductions of hippocampal NMDAR1 glutamate receptor mRNA in the psychoses [J]. Neuroreport,2001,12(13): 2971-2974.

[87] Reynolds I J,Miller R J. Tricyclic antidepressants block N-methyl-D-aspartate receptors:similarities to the action of zinc [J]. Br J Pharmacol,1988,95(1):95-102.

[88] Sernagor E, Kuhn D, Vyklicky L Jr, et al. Open channel block of NMDA receptor responses evoked by tricyclic antidepressants [J]. Neuron,1989,2(3): 1221-1227.

[89] Cai Z, McCaslin P P. Amitriptyline, desipramine, cyproheptadine and carbamazepine in concentrations used therapeutically reduce kainate and N-methyl-D-aspartate-induced intracellular Ca^{2+} levels in neuronal culture [J]. Eur J Pharmacol,1992,219(1):53-57.

[90] Berman R M,Cappiello A,Anand A,et al. Antidepressant effects of ketamine in depressed patients [J]. Biol. Psychiatry,2000,47(4):351-354.

[91] Zarate C A Jr,Singh J,Manji H K. Cellular plasticity cascades:targets for the development of novel therapeutics for bipolar disorder [J]. Biol Psychiatry, 2006,59(11):1006-1020.

[92] Li N,Lee B,Liu R J,et al. mTOR-dependent synapse formation underlies the rapid antidepressant effects of NMDA antagonists [J]. Science, 2010, 329 (5994):959-964.

[93] Feyissa A M,Chandran A,Stockmeier C A,et al. Reduced levels of NR2A and NR2B subunits of NMDA receptor and PSD-95 in the prefrontal cortex in major depression [J]. Prog Neuropsychopharmacol Biol Psychiatry, 2009, 33 (1):70-75.

[94] Beneyto M,Kristiansen L V,Oni-Orisan A,et al. Abnormal glutamate receptor

expression in the medial temporal lobe in schizophrenia and mood disorders [J]. Neuropsychopharmacology,2007,32(9):1888-1902.

[95]　Maj J,Rogoz Z,Skuza G,et al. The synergistic effect of fluoxetine on the locomotor hyperactivity induced by MK-801,a non-competitive NMDA receptor antagonist[J]. J Neural Transm,1996,103(1-2):131-146.

[96]　Nowak G,Trullas R,Layer R T,et al. Adaptive changes in the N-methyl-D-aspartate receptor complex after chronic treatment with imipramine and 1-aminocyclopropanecarboxylic acid [J]. J Pharmacol Exp Ther,1993,265(3):1380-1386.

[97]　Paul I A,Nowak G,Layer R T,et al. Adaptation of the N-methyl-D-aspartate receptor complex following chronic antidepressant treatments [J]. J Pharmacol Exp Ther,1994,269(1):95-102.

[98]　Rothman S M,Olney J W. Excitotoxicity and the NMDA receptor e still lethal after eight years [J]. Trends Neurosci,1995,18(2):57-58.

[99]　Salter M W,Kalia L V. Src kinases:a hub for NMDA receptor regulation [J]. Nat Rev Neurosci,2004,5(4):317-328.

[100]　Magarinos A M,McEwen B S. Stress-induced at rophy of apical dendrites of hippocampal CA3 neurons:comparison of stressors [J]. Neuroscience,1995,69(1):83-88.

[101]　Preskorn S H,Baker B,Kolluri S,et al. An innovative design to establish proof of concept of the antidepressant effects of the NR2B subunit selective N-methyl-D-aspartate antagonist,CP-101,606,in patients with treatmentrefractory major depressive disorder [J]. J Clin Psychopharmacol,2008,28(6):631-637.

[102]　Zarate Jr C A,Singh J B,Quiroz J A,et al. A double-blind,placebo-controlled study of memantine in the treatment of major depression [J]. Am J Psychiatry,2006,163(1):153-155.

[103]　Ferguson J M,Shingleton R N. An open-label,flexible-dose study of memantine in major depressive disorder [J]. Clin Neuropharmacol,2007,30(3):136-144.

[104]　McDonnell T J,Beham A,Sarkiss M,et al. Impotance of the Bcl-2 family in cell death regulation [J]. Experientia,1996,52(10-11):1008-1017.

[105]　Wang M,Chen J,Ruan D,et al. The influence of developmental period of aluminum exposure on synaptic plasticity in the adult rat dentate gyrus in vivo [J]. Neuroscience,2002,113(2):411-419.

[106]　Lin Y H,Liu A H,Xua Y,et al. Effect of chronic unpredictable mild stress on brain-pancreas:relative protein in rat brain and pancreas [J]. Behav Brain Res,2005,165(1):63-71.

[107]　Ogonovszky H,Berkes I,Kumagai S,et al. The effects of moderate-,

strenuous-and over-training on oxidative stress markers, DNA repair, and memory, in rat brain [J]. Neuro chemistry International, 2005, 46 (8): 635-640.

[108] Jernigan C S, Goswami D B, Austin M C, et al. The mTOR signaling pathway in the prefrontal cortex is compromised in major depressive disorder[J]. Prog Neuropsychopharmacol Biol Psychiatry, 2011, 35(7):1774-1779.

[109] Li N, Lee B, Liu R J, et al. mTOR-dependent synapse formation underlies the rapid antidepressant effects of NMDA antagonists [J]. Science, 2010, 329 (5994):959-964.

[110] Homayoun H, Moghaddam B. NMDA receptor hypofunction produces opposite effects on prefrontal cortex interneurons and pyramidal neurons [J]. J Neurosci, 2007, 27(43):11496-11500.

第十五章　N-甲基-D-天冬氨酸受体与心律失常的关系研究进展

心律失常是指心脏电活动的起源或传导障碍,导致心脏电冲动的频率、节律或次序异常。心律失常作为心血管系统的一类重要疾病,发病率居高不下,可单独发病,也可伴发于其他心血管疾病。其临床表现各异,从无症状到晕厥、猝死,是心血管系统疾病的防治重点和难点。然而,心律失常的治疗方法却十分有限,大部分抗心律失常药物因为不能有效地达到治疗的评判终点,而限制了临床应用。虽然现代的射频消融手术和ICD等器械治疗显示出巨大的优势,但仍有其缺点,如费用高、技术要求高等。既往心律失常的研究主要聚焦于心肌细胞的离子流、钙运作和传导异质性,其作为心电生理的重要机制,直接参与了心电活动的形成。然而,基于上述机制发明的药物却不能满足心律失常治疗的目的,这一现象提示研究者们,心电生理的机制复杂,不能单纯着眼于下游靶点,应该从整体的角度,构建上游的调控网络,用新的研究思路,为心律失常的防治打开新局面。近来研究发现 N-甲基-D-天冬氨酸受体(N-methyl-D-aspartate receptor,NMDA 受体)与心脏电活动密切相关,作为重要的调控位点,在心脏电生理和心律失常发生机制中发挥重要的作用。

一、NMDA 受体在心脏中的分布

NMDA 受体是离子型谷氨酸受体之一,在中枢神经系统中广泛分布,作为谷氨酸信号通路的关键部位,不仅参与神经突触的形成、学习、记忆等生理过程,而且还是诸多疾病机制的重要环节,如脑卒中、抑郁症、阿尔茨海默病等。NMDA 受体主要由两个NR1 亚基和两个 NR2 亚基组成,较少包含 NR3 亚基。NR1 亚基就可以表现出NMDA 受体的基本功能,敲除 GRIN1 基因后 NMDA 受体的反应也将消失,表明 NR1亚基是组成 NMDA 受体必不可少的部分。

NMDA 受体除了广泛表达于中枢神经系统外,在心脏中也有丰富的表达。在大鼠和猴的心脏中,NMDA 受体主要分布在心房肌、心室肌、传导系统、心脏内在神经纤维和神经节细胞上。Santokh Gill 等通过尸检,鉴定和评价了人类的心脏传导系统和工作心肌,发现 NMDA 受体在神经纤维、神经节、传导系统、心房和心室等心脏部位大量分布。孔小平等分析了 12 例高空坠楼的成年人类心脏标本,发现 NMDA1 受体在窦房结、房室结及左、右心室中均有表达。NMDA1 受体在人类心脏的肌小梁上呈强染色,而在闰盘(intercalated disk,ID)上无分布(图 15-1)。而早前的研究发现 NMDA1 受体在大鼠心脏 ID 上呈现阳性染色,ID 作为连接复合体构建心肌细胞间的连接,主要在心室中分布。心肌细胞上 NMDA1 受体和 ID 上 Cx43 的位置关系接近,提示两者功能上相互联系。Cx43 是构成缝隙和细胞连接的关键蛋白,心脏的缝隙连接提供了低阻力通道,易化了心肌细胞的电和物质代谢耦联,为心脏协同合作和维持组织内稳态提供条件。因此,任何影响 NMDA1 受体表达的因素都有可能影响离子平衡,从而通过缝隙连接快速导致心律失常。

在大鼠、猴和人类三个物种中,NMDA 受体均在心肌、传导系统、神经纤维和神经节细胞分布,这种现象强烈地支持 NMDA 受体可能在心脏节律和兴奋性的生理病理中发挥重要作用。

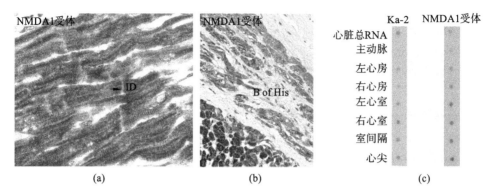

图 15-1　NMDA1 受体在人类心脏中的分布

(a)NMDA1 受体广泛分布于心室肌细胞膜上,而在闰盘上没有表达;(b)NMDA1 受体在希氏束上也有丰富的表达;(c)NMDA1 受体在人类的心房、心室、室间隔、心尖部位均呈高强度的表达。ID,闰盘;B of His,希氏束

二、NMDA 受体与 Ca^{2+} 的关系

NMDA 受体在心脏的传导系统、工作心肌、神经纤维等与心电活动形成、传导、调控有关的部位分布,加上对 Ca^{2+} 的高电导特性,共同决定了 NMDA 受体可能是心律失常发生机制的潜在靶点。正常心脏的电冲动由窦房结发出,沿着心房肌、房室结、希氏束、浦肯野纤维、心室肌的顺序,依次激动心房、心室,进而完成一次完整的电生理周期。冲动形成和传导异常是心律失常发生的两大机制,NMDA 受体在冲动形成和传导的结构中均大量分布,为 NMDA 受体参与心电活动提供了物质基础。另外,NMDA 受体具有受体和通道的双重特点,激活时引起 Ca^{2+} 大量内流。Ca^{2+} 是心脏电和机械活动的关键离子,心肌细胞含有大约 20000 个钙释放单位(CRUs),由一串分布在细胞膜上的 L 型钙通道(L-tpye Ca^{2+} channels,LCCs)和大量分布在肌质网(sarcoplasmic reticulum,SR)膜上的雷诺丁受体(ryanodine receptor,RyR)组成。由动作电位导致的少量 Ca^{2+} 从 L 型钙通道进入胞质触发大量 Ca^{2+} 从 SR 中释放,完成一次钙诱导钙释放过程,最终引起电-机械耦联。

钙运作紊乱导致心肌细胞内钙失平衡,会引起钙超载,将成为心律失常的重要促发因素。钙运作紊乱时常常导致心脏舒张期的自发钙释放频率增加,称为钙漏,不同于钙火花。钙火花是肌质网释放 Ca^{2+} 的基本单位。细胞肌质网上钙释放通道自发开放或由单个 L 型钙通道开放触发引起的局部钙释放事件被称为钙火花,大量钙火花在空间和时间内的同步出现将汇集成一次钙瞬变。钙瞬变是指由心肌细胞膜上兴奋冲动到来时的电除极所诱发的瞬时性 Ca^{2+} 增多,主要是由肌质网释放的,与正常的收缩功能密切相关,是心肌细胞内正常的钙信号,它与钙波和钙火花不同,只是在兴奋-收缩耦联时出现 Ca^{2+} 瞬时性增高,或为 CICR 所引起的细胞内 Ca^{2+} 浓度快速上升的过程。钙波是指许多钙释放单位在事件、空间上依序激活所产生的钙释放,反映了高效率的钙致钙释放,指某些情况下(如病理状态缺血或细胞内钙负荷增高等)细胞内 Ca^{2+} 在局部自发性释放增加并伴以传导的现象。其特点是在激光共聚焦显微镜下可见细胞内 Ca^{2+} 在某个区域瞬时性增多,并以很快的速度($100\mu m/s$)在细胞内传播,似乎反映了细胞对高钙负荷后的反应。

心室肌细胞中钙波的发生常常与细胞内钙循环紊乱有关。当肌质网钙负荷增加（如提高胞外 Ca^{2+} 含量）到一定水平以上后，自发性钙火花的发生频率大大增加，在细胞完成单收缩之后很快出现很多钙火花。这些钙火花能够启动钙波，钙波通过钙诱导的钙释放激活其余的钙释放单位，从而传播贯穿整个心肌细胞。以钙波形式发生的肌质网钙释放会激活肌纤维膜上的内向电流（生电性的 Na^+/Ca^{2+} 交换和（或）Ca^{2+} 激活的非选择性阳离子通道），从而使肌纤维膜去极化，导致 DAD。DAD 是导致多种心疾病（包括心力衰竭、儿茶酚胺敏感的多形性室性心动过速等）中发生心房、心室心律失常的重要机制之一。除了 DAD 外，钙波也可能参与其他一些致心律失常机制，包括亚细胞水平上的空间非协调性交替、突发复极化改变引起的不应期离散，以及早期后除极（EAD）等。

用 NMDA 培养心肌细胞，随着 NMDA 浓度的升高，细胞内的 Ca^{2+} 浓度随之升高。L 型谷氨酸也是 NMDA 受体的激动剂，Winter 和 Baker 发现 L 型谷氨酸增加大鼠心肌细胞钙震荡的频率，导致心肌细胞收缩频率增加，引起心脏充盈、缺氧和心绞痛样胸痛。本文第三部分也证实，NMDA 受体表达上调将会导致心肌细胞的钙运作紊乱，表现为自发性钙释放事件频率增多，与心律失常发生率增高显著相关，提示长期慢性激活 NMDA 受体使钙超载是其引起心律失常的主要原因。

三、NMDA 受体与心律失常的关系

前期研究主要集中在 NMDA 受体与心肌缺血相关心律失常、SCD 的关系上。D'Amico 等在心肌缺血再灌注手术前 5 min 用 NMDA 受体拮抗剂和阻断剂（MK-801、Ketamme、menantine）预处理，研究了其对心律失常、血压和心率的影响，结果显示三者均大幅降低了缺血再灌注 8 min 内的室性心动过速和死亡的发生率，并加快了血压和心率的恢复，提示阻断 NMDA 受体对缺血再灌注心肌的保护作用。Lu 等用 4-甲基儿茶酚诱导交感神经再生模型，通过液氮损伤心外膜制作心肌坏死模型，发现两模型组心肌细胞 NMDA 受体表达均上调，用 NMDA 离体灌注（12 mg/kg）心肌坏死合并交感神经再生模型组大鼠心脏，其室上性心动过速和心室颤动诱发率分别为 58.3%、75%，D-2-氨基-5-磷酸酯（NMDA 受体的竞争性拮抗剂）却能抑制心律失常的发生。研究者认为这可能与受体激活导致的心肌细胞 Ca^{2+}、Na^+ 和 K^+ 大量内流有关，钙超负荷会导致心肌细胞线粒体功能紊乱、氧化应激和细胞凋亡，Ca^{2+}、Na^+ 和 K^+ 大量内流干扰了心肌细胞的电稳定性。这也与心肌细胞 Kv4.2、Kir2.1 和 KChIP2 表达下降，引起 I_{to} 和 I_{k1} 电流密度减小有关。

近来研究发现，NMDA 受体与心脏舒缩功能和结构密切相关，高同型半胱氨酸血症（hyperhomocysteinemia，HHCY）是心力衰竭、冠心病、高血压、心脏性猝死等心血管疾病的独立危险因素，主要机制为 HHCY 通过 NMDA 受体激活基质金属蛋白酶（matrix metalloproteinases，MMPs），导致线粒体通透性增加，氧自由基和 NO 大量生成，启动线粒体自噬和细胞凋亡过程，损伤心肌细胞，降解缝隙连接蛋白，使心脏机械功能紊乱，导致电重构，使 SCD 发生率增加。而 NMDA 受体非竞争性拮抗剂 MK-801 能

够阻断该过程,降低 SCD 发生率。Moshal 等运用特异性敲除心脏 NMDA1 受体基因的大鼠研究,发现 HHCY 不能导致该类大鼠心脏机械功能紊乱,提示 NMDA 受体在 HHCY 介导的心脏损伤机制中扮演着关键的作用。Meneghini 等发现低温应激时 (−8 ℃,4h)大鼠心肌细胞核减小,提示心肌细胞缺血缺氧,而用 NMDA 受体拮抗剂 (Memantine,美金刚)预处理 7 天(20 mg/(kg・d))却能减轻心肌细胞的低温损伤。 Matsuoka 等采用心肌病仓鼠模型研究,发现 NMDA 受体拮抗剂(地佐环平)能够抑制低温刺激引起模型仓鼠发生 SCD。我们的研究发现,慢性激活 NMDA 受体通过下调心室复极相关钾通道,延长复极时程,增加复极变异性,导致心电活动稳定性下降,最终显著增加室性心律失常的易感性。

抗 NMDA 受体脑炎为研究 NMDA 受体与心律失常的关系提供了新的视角。抗 NMDA 受体脑炎由 Dalmau 等在 2007 年首次提出,患者的血清或脑脊液出现 NR1/ NR2 抗体,引起免疫介导的可逆性神经功能障碍,以运动障碍、癫痫发作、认知障碍、自主神经功能紊乱、中枢性低通气障碍为主要临床表现。心律失常也是抗 NMDA 受体脑炎患者的常见表现之一,发生率约为 1/3,主要表现为窦房结功能障碍,严重的会出现窦性停搏,需要安装临时起搏器。研究发现其主要机制为 NR1/NR2 抗体影响边缘系统功能障碍,导致中枢性自主神经功能失调,心率调控功能紊乱。

四、总结

NMDA 受体在心脏和神经系统的分布特点及自身的功能特性,共同决定了 NMDA 受体在调节心脏电活动和心律失常发生中的重要作用,这将为心律失常的发生机制和调控靶点研究提供新的思路和方向。接下来的工作可能需要进一步构建 NMDA 受体在心律失常发生发展中的调控网络,更加明确上游和下游的通路位点,以形成完整的生物学链条,全面理解 NMDA 受体在其中的调控机制;其次,还需要在具体的疾病模型中研究 NMDA 受体与心律失常的关系,以拓展 NMDA 受体的应用领域,为临床防治心律失常提供有力的证据。

参考文献

[1] January C T,Wann L S,Alpert J S,et al. 2014 AHA/ACC/HRS guideline for the management of patients with atrial fibrillation:a report of the American College of Cardiology/American Heart Association Task Force on Practice Guidelines and the Heart Rhythm Society[J]. J Am Coll Cardiol,2014,64(21): e1-76.

[2] van Rees J B,de Bie M K,Thijssen J,et al. Implantation-related complications of implantable cardioverter-defibrillators and cardiac resynchronization therapy devices:a systematic review of randomized clinical trials[J]. J Am Coll Cardiol, 2011,58(10):995-1000.

[3] Andrade J,Khairy P,Dobrev D,et al. The clinical profile and pathophysiology of atrial fibrillation:relationships among clinical features, epidemiology, and mechanisms[J]. Circ Res,2014,114(9):1453-1468.

[4] Iwasaki Y K, Nishida K, Kato T, et al. Atrial fibrillation pathophysiology: implications for management[J]. Circulation,2011,124(20):2264-2274.

[5] Levin R,Dor-Abarbanel A E,Edelman S,et al. Behavioral and cognitive effects of the N-methyl-d-aspartate receptor co-agonist d-serine in healthy humans: Initial findings[J]. J Psychiatr Res,2015,61:188-195.

[6] Burnashev N, Szepetowski P. NMDA receptor subunit mutations in neurodevelopmental disorders[J]. Curr Opin Pharmacol,2015,20:73-82.

[7] Traynelis S F, Wollmuth L P, Mcbain C J, et al. Glutamate receptor ion channels:structure, regulation, and function[J]. Pharmacol Rev, 2010, 62(3): 405-496.

[8] Kumar J,Mayer M L. Functional insights from glutamate receptor ion channel structures[J]. Annu Rev Physiol,2013,75:313-337.

[9] Mueller R W, Gill S S, Pulido O M. The monkey(Macaca fascicularis)heart neural structures and conducting system:an immunochemical study of selected neural biomarkers and glutamate receptors[J]. Toxicol Pathol, 2003, 31(2): 227-234.

[10] Gill S S, Pulido O M, Mueller R W, et al. Immunochemical localization of the metabotropic glutamate receptors in the rat heart[J]. Brain Res Bull,1999,48 (2):143-146.

[11] Gill S, Veinot J, Kavanagh M, et al. Human heart glutamate receptors - implications for toxicology,food safety,and drug discovery[J]. Toxicol Pathol, 2007,35(3):411-417.

[12] 孔小平,罗斌,江东华,等.NMDAR1 在成人心脏中的分布及其法医学意义[J]. 中国法医学杂志,2009,24(4):217-219.

[13] Verheule S,Kaese S. Connexin diversity in the heart:insights from transgenic mouse models[J]. Front Pharmacol,2013,4:81.

[14] Inoue M,Bridge J H. Variability in couplon size in rabbit ventricular myocytes [J]. Biophys J,2005,89(5):3102-3110.

[15] Györke S,Fill M. Ryanodine receptor adaptation:control mechanism of Ca(2 +)-induced Ca(2+) release in heart[J]. Science,1993,260(5109):807-809.

[16] Ibrahim M, Navaratnarajah M, Siedlecka U, et al. Mechanical unloading reverses transverse tubule remodelling and normalizes local Ca(2+)-induced Ca(2+)release in a rodent model of heart failure[J]. Eur J Heart Fail,2012,14 (6):571-580.

[17] Wang W, Landstrom A P, Wang Q, et al. Reduced junctional Na^+/Ca^{2+}-exchanger activity contributes to sarcoplasmic reticulum Ca^{2+} leak in junctophilin-2-deficient mice[J]. Am J Physiol Heart Circ Physiol,2014,307 (9):H1317-1326.

［18］ Li S,Cheng H,Tomaselli G F,et al. Mechanistic basis of excitation-contraction coupling in human pluripotent stem cell-derived ventricular cardiomyocytes revealed by Ca^{2+} spark characteristics: direct evidence of functional Ca^{2+}-induced Ca^{2+} release［J］. Heart Rhythm,2014,11(1):133-140.

［19］ Kanaporis G,Blatter L A. The mechanisms of calcium cycling and action potential dynamics in cardiac alternans［J］. Circ Res,2015,116(5):846-856.

［20］ Yeh Y H,Wakili R,Qi X Y,et al. Calcium-handling abnormalities underlying atrial arrhythmogenesis and contractile dysfunction in dogs with congestive heart failure［J］. Circ Arrhythm Electrophysiol,2008,1(2):93-102.

［21］ Qu Z,Nivala M,Weiss J N. Calcium alternans in cardiac myocytes:order from disorder［J］. J Mol Cell Cardiol,2013,58:100-109.

［22］ Kim J J,Němec J,Li Q,et al. Synchronous Systolic Subcellular Ca^{2+}-Elevations Underlie Ventricular Arrhythmia in Drug-Induced Long QT Type 2［J］. Circ Arrhythm Electrophysiol,2015,8(3):703-712.

［23］ Gao X,Xu X,Pang J,et al. NMDA receptor activation induces mitochondrial dysfunction, oxidative stress and apoptosis in cultured neonatal rat cardiomyocytes［J］. Physiol Res,2007,56(5):559-569.

［24］ Winter C R,Baker R C. L-glutamate-induced changes in intracellular calcium oscillation frequency through non-classical glutamate receptor binding in cultured rat myocardial cells［J］. Life Sci,1995,57(21):1925-1934.

［25］ D'Amico M,Di Filippo C,Rossi F,et al. Arrhythmias induced by myocardial ischaemia-reperfusion are sensitive to ionotropic excitatory amino acid receptor antagonists［J］. Eur J Pharmacol,1999,366(2-3):167-174.

［26］ Lu J,Gao X,Gu J,et al. Nerve sprouting contributes to increased severity of ventricular tachyarrhythmias by upregulating iGluRs in rats with healed myocardial necrotic injury［J］. J Mol Neurosci,2012,48(2):448-455.

［27］ Gao X,Xu X,Pang J,et al. NMDA receptor activation induces mitochondrial dysfunction, oxidative stress and apoptosis in cultured neonatal rat cardiomyocytes［J］. Physiol Res,2007,56(5):559-569.

［28］ Ren C,Wang F,Li G,et al. Nerve sprouting suppresses myocardial I(to)and I(K1)channels and increases severity to ventricular fibrillation in rat［J］. Auton Neurosci,2008,144(1-2):22-29.

［29］ Wang X, Cui L, Joseph J, et al. Homocysteine induces cardiomyocyte dysfunction and apoptosis through p38 MAPK-mediated increase in oxidant stress［J］. J Mol Cell Cardiol,2012,52(3):753-760.

［30］ Rosenberger D,Gargoum R,Tyagi N,et al. Homocysteine enriched diet leads to prolonged QT interval and reduced left ventricular performance in telemetric monitored mice［J］. Nutr Metab Cardiovasc Dis,2011,21(7):492-498.

［31］ Maldonado C, Soni C V, Todnem N D, et al. Hyperhomocysteinemia and sudden cardiac death: potential arrhythmogenic mechanisms［J］. Curr Vasc Pharmacol, 2010,8(1):64-74.

［32］ Moshal K S, Kumar M, Tyagi N, et al. Restoration of contractility in hyperhomocysteinemia by cardiac-specific deletion of NMDA-R1［J］. Am J Physiol Heart Circ Physiol,2009,296(3):H887-892.

［33］ Meneghini A, Ferreira C, Abreu L C, et al. Cold stress effects on cardiomyocytes nuclear size in rats: light microscopic evaluation［J］. Rev Bras Cir Cardiovasc,2008,23(4):530-533.

［34］ Meneghini A, Ferreira C, Abreu L C, et al. Memantine prevents cardiomyocytes nuclear size reduction in the left ventricle of rats exposed to cold stress［J］. Clinics(Sao Paulo),2009,64(9):921-926.

［35］ Matsuoka N, Kodama H, Arakawa H, et al. N-Methyl-D-aspartate receptor blockade by dizocilpine prevents stress-induced sudden death in cardiomyopathic hamsters［J］. Brain Res,2002,944(1-2):200-204.

［36］ 周晨光,王建平. 抗 NMDAR 脑炎:一种新型边缘叶脑炎［J］. 中国现代医生, 2014,52(12):157-160.

［37］ Dalmau J, Tuzun E, Wu H Y, et al. Paraneoplastic anti-N-methyl-D-aspartate receptor encephalitis associated with ovarian teratoma［J］. Ann Neurol,2007,61 (1):25-36.

［38］ Kayser M S, Dalmau J. Anti-NMDA receptor encephalitis, autoimmunity, and psychosis［J］. Schizophr Res,2016,176(1):36-40.

［39］ Lee M, Lawn N, Prentice D, et al. Anti-NMDA receptor encephalitis associated with ictal asystole［J］. J Clin Neurosci,2011,18(12):1716-1718.

［40］ Chia P L, Tan K, Foo D. Profound sinus node dysfunction in anti-N-methyl-d-aspartate receptor limbic encephalitis［J］. Pacing Clin Electrophysiol,2013,36 (3):e90-92.

［41］ Nazif T M, Vazquez J, Honig L S, et al. Anti-N-methyl-D-aspartate receptor encephalitis: an emerging cause of centrally mediated sinus node dysfunction ［J］. Europace,2012,14(8):1188-1194.

［42］ Dalmau J, Gleichman A J, Hughes E G, et al. Anti-NMDA-receptor encephalitis: case series and analysis of the effects of antibodies［J］. Lancet Neurol,2008,7(12):1091-1098.

第十六章　冠心病与抑郁症的相互影响

心血管疾病与抑郁症是严重威胁人类健康的两种疾病。每年约有 1670 万人患有心血管疾病。在所有疾病中引起患者死亡人数最多的就是心血管疾病。其中冠心病是最常见的心血管疾病。冠心病在工业化国家有较高的发病率与死亡率。抑郁症是一种常见的情感障碍,全球约有 1200 万人患有抑郁症。在过去的几十年里,抑郁症的发病率稳步上升。

一、心脑共病

心血管疾病与抑郁症可相互影响。许多研究均已证明,抑郁症可引起心血管疾病,而患心血管疾病的患者更易发生抑郁症。在 Barth 等发表的 Meta 分析中指出,抑郁症是冠心病患者发生死亡的高危因素。流行病学研究也明确显示患有局部缺血性心肌病的患者也容易并发抑郁症。抑郁症被认为是心肌梗死后 6~8 个月患者死亡的高危因素。在急性心肌梗死患者中,抑郁症也被认为是引起再次栓塞和心脏性猝死的独立危险因素。不但抑郁症患者更容易发生充血性心衰,而且充血性心衰合并抑郁症患者的预后比单纯患心衰的患者预后要差。据美国弗雷明汉心脏研究中心的随访研究显示,与健康的人群相比,出现抑郁症的人群可以预测发生心血管事件。已经患有冠心病合并抑郁症的患者比单纯患有冠心病的患者预后更差。有 Meta 分析研究尝试将抑郁症作为心血管疾病的影响因素,尽管 Meta 分析有其局限性,但这些研究者还是发现了这两者之间存在紧密关系。在心脑共病中,抑郁症是心血管疾病的独立危险因素,抑郁症患者更容易罹患心血管疾病,主要是由抑郁症患者的心理、行为改变引起的。有多中心报告指出,压力应激、精神心理因素(抑郁、焦虑等)在冠心病的独立危险因素中排在载脂蛋白 B/载脂蛋白 A1 值和吸烟之后的第三位,排在高血压和腹型肥胖的前面,是重要的独立危险因子。这就是说,一定数量的心血管疾病患者在患病前都经历过情绪障碍。而心血管疾病患者在发病及治疗过程中也会出现抑郁等精神症状。

此外,抑郁症加重心血管疾病(尤其是冠状动脉疾病)的不良预后,可以显著增加心血管事件的发生率。在发生心血管事件后 18 个月死亡的患者中,有抑郁表现的患者的死亡危险度是没有抑郁表现患者的 2 倍。最近的研究还在已经戒烟和进入心脏康复的患者中进行,抑郁症对心肌梗死患者的再入院率也有很大影响。所有这些流行病学证据都显示抑郁症与心血管疾病可相互影响。

二、冠心病患者中抑郁症的发生

有冠心病背景特征的患者,抑郁症发作的诊断仍然是一个复杂的问题,需要临床医生从患者的精神状况、躯体环境去考虑。鉴于心血管事件有时会突然发生,病情的变化会引起正常的心理反应,需要患者耐心去适应,这有时会导致患者情绪变化,引起一定的生理抑郁症。这也会影响心血管疾病的预后。通常情况下,若能在短时间内解决患者对疾病的适应问题,精神心理障碍就不会有放大的迹象。在某些情况下,患者不能恢复到正常情绪,真正的抑郁症就会逐渐发展起来。如果出现典型的临床表现,如长期情绪悲伤、躯体运动减慢、思维活动放缓、在睡眠和食欲及各种功能障碍等,则抑郁症的临床诊断将会十分明确。尽管如此,抑郁症的临床表现通常是不完全的。首先,患者特别容易受心脏、躯体状况的影响。对待问题总保持消极的态度,对未知的探索欲也逐渐下降。其次,抑郁症的症状隐匿,基本上表现为极度疲劳,这使得患者难以返回到以前的状态。因此,通过采用昼夜三位分析是评价抑郁症的良好方法。患者在早晨悲伤感增加,缺乏活力或仅表现为乏力,伴随着一天结束这些症状会有显著改善。事实上,这些指标昼夜变化可能是抑郁症的诊断标志。以同样的方式关注睡眠质量和时长,抑郁症则几乎是系统性伴有睡眠障碍的疾病:80%的病例伴随睡眠障碍或嗜睡。临床医生必须真正记住心脑共病的潜在严重性,因为心脑共病会导致其中之一的疾病预后差。最近的一项研究显示,女性尤其是有抑郁症与冠状动脉疾病的女性自杀的风险更大。为了优化筛选情感性精神障碍,某些心脏病或心脏康复服务单位经常使用标准自问卷调查,如医院焦虑抑郁量表。在应用量表评价患者精神状态的期间,经常发现患者伴有心血管系统疾病。这些量表确实可以揭示某些情绪障碍,也方便医生去了解患者患有心血管疾病后是否会发生抑郁。心血管疾病发作期间患抑郁症的流行病学和临床现实正被广泛接受,这就需要从心理、行为,甚至生物学角度考虑抑郁症和冠心病的病因联系。

1. 压力应激 压力应激被广泛认为是引起冠心病与抑郁症的因素之一,从心理学的角度来看,已有研究提出了应激因素和适宜紧张刺激程度对心血管系统的作用。事实上,应激因素不仅包括第一感知后行为方式的管理,还包括认知、行为和情绪反应,以及神经体液反应等,这些因素长期作用,可以加速人体心血管疾病的发生发展。在1960年,有研究对A型人格进行了成功的性格描写,并且成功地从行为习惯预测了该人格个体生物学事件的发生。A型人格总结起来有以下特点:精神长期高度紧张,拥有极强的好斗性,做事容易急躁,急于求成。对住院治疗往往缺乏足够的耐心。有研究表明,此种人格的人更容易罹患心血管疾病。总之,A型人格个体极易发展为抑郁症患者。在Consoli的研究中,这类个体不仅有极高的抑郁风险,也更容易引起心血管疾病的发生。许多心肌梗死后的幸存者都是这种人格类型或表现出相似的人格表现,这种性格会导致心脏和大脑的调节失去平衡。总之,应激的某些因素可能需要自我适应,这可能需要从自身出发,进行心神调节。这样的压力应激因素包括感情缺失(哀悼等)、事业缺失(退休、失业等)、艰苦条件下的社会专业环境(社会隔离、在工作中缺乏认同等)。事实上,一些研究表明上述这些事件中有一个强烈的情感组成部分,是可能导致情绪障碍、触发不良的心血管事件的原因。压力应激可能是生理性的或是心理性的,但人们普遍将生理与心理混淆。生理压力应激会破坏机体的完整与平衡,而精神压力则分不同的强度与程度,对精神压力的感知又存在个体偏差。不同的个体对压力的敏感程度不同,这种个体差异是受先天基因决定和后天环境影响的。慢性的特别是不可避免的压力应激最终都会导致人们精神状态的改变和心血管系统的病理改变。这种病理改变可能是组织器官的功能和结构的改变,最终导致不可逆的器官损伤。自主神经系统在调节压力应激与应激相关障碍中起重要作用,应激相关障碍严重的后果之一就是抑郁症,而心功能同样受自主神经的调节。所以,自主神经系统功能的紊乱是心脑共病的主要诱发因素。但单纯的压力应激还无法完全说明心脑共病的发生机制。多途径多通路才是心脑共病的发生机制。

除了心理因素的影响外,似乎有必要强调抑郁症对心血管疾病的负面影响。事实上，情绪障碍有时也是一种心理行为障碍，如开展简单任务（进食、做体力活动）的探索欲与未知欲亏损，这也解释了抑郁症患者的生活习惯差，例如，抑郁症患者无法鼓起足够的勇气来考虑戒烟、维持均衡的饮食习惯或维持规律的体力活动。在患者冠状动脉疾病的发生过程中，有些行为因素会对疾病的发生产生重要的影响，例如，精神萎靡和患者长期采取久坐等生活方式会导致心血管疾病的恶化，在心理和生理上体会欣快感的动机下降，而且往往不遵从医生的治疗方案。为了强调行为对疾病的干扰和影响，Räikkönen等人的研究发现，抑郁症状可能是代谢综合征的发展预测因素，尤其是对于中年女性。代谢紊乱后冠心病的发生率升高。

2. 压力引起的心理生理结果　压力应激可影响心脏的心率变异性。一些研究调查了抑郁症和心血管疾病之间的联系的病理生理学变化。心脏心率变异性（HRV）反映心血管系统中交感神经和副交感神经系统之间的平衡、心脏速率的调节水平，涉及胆碱能和单胺能神经递质的改变。心率变异性与年龄、左心室射血分数或心律失常的频率一样，是在急性心血管事件（如心肌梗死等）发生中的重要预测因子。心脏心率变异性的降低是病理性的改变，如突然发生急性心肌梗死的患者中，心率变异性降低的风险增加。这种心率变异性的降低表现也往往发生在抑郁症患者中。这表明，心率变异性降低，患者并发冠状动脉疾病、抑郁症、室性心律失常后的死亡率升高。压力应激除激活下丘脑-垂体-肾上腺轴外，还会激活自主神经的交感神经支。交感神经的激活会使迷走神经张力减低，引起机体的免疫应答。这些通路的改变对冠心病及精神类疾病的共同发生起很大作用。据Thayer报道，自主神经的调节失衡尤其是副交感神经的失活，可能影响精神类疾病发生的共同通路，并且增加疾病的发病率与死亡率。抑郁症患者的交感-肾上腺系统过度激活，迷走神经张力减低，会使血浆内儿茶酚胺、血管紧张素含量升高，心率加快和血小板活化。有报道证实，冠心病合并抑郁症患者体内的去甲肾上腺素水平异常升高。这些机体的改变可能是单独引起的，也可能是共同作用的。而这些体内因子的变化在心血管系统中起相反的作用，在心血管系统中长期维持高水平的儿茶酚胺浓度和血小板活化度会使血流动力学改变，增加心脏负荷。副交感神经的活性下降会引起心律失常，这可能也解释了心脑共病的发生和冠心病患者发生心脏性猝死的原因。心率变异性是心脏根据内、外压力做出调节的能力，是评价心功能的重要指标。心率变异性在高频区的指数下降或呼吸性窦性心律失常都可以反映副交感神经的活性减低，这一点在抑郁症患者身上也可以看到。Licht等在其队列研究中指出，抑郁症患者与正常人相比，心率变异性指数下降，这也反映了心脏迷走神经的作用减低。严重的冠心病患者与心衰患者也可出现心率变异性的下降。心肌梗死后的猝死患者，其心率变异性更是明显下降。因此，心率变异性也与年龄、左心室射血分数等一样，是影响心肌梗死的预后因素。有报道称，与单纯冠心病患者相比，冠心病合并抑郁症患者的心率变异性下降更加明显。

3. 压力应激与免疫　这一部分主要讲述心脑共病患者体内与炎症反应有关的生化改变。炎症反应与体内大脑皮层功能紊乱、动脉粥样硬化有关。免疫系统的激活和相关炎症因子的检测都是临床诊断心血管疾病和神经系统疾病的常规检查内容。精神压力会使中枢和周围神经系统发生改变而导致免疫系统激活，结果是炎症因子前体发生转化。

炎症假说在情绪障碍和心血管疾病的病理生理学共同通路中被越来越频繁地提出。事实上，通过仔细检查在心血管疾病和抑郁症患者中遇到的生物学现象，类似的共同通路似乎有两种，一种是主要炎症反应，另一种是氧化应激。在抑郁症的病理生理学发生机制中，炎症假设正变得更加重要。炎症的血液标志物（如白细胞介素-1、白细胞介素-6、肿瘤坏死因子 α 等）的浓度增加已在抑郁症和心血管疾病的共病中被发现。再氧化-3 型多不饱和脂肪酸的血清浓度与抗炎因子的并行下降也已在抑郁症和心血管疾病中被发现。实际上，在大多数精神障碍的患者中，经常发现有关炎症氧化应激现象，与由活性氧（ROS）介导的膜脂质过氧化反应增加有关。这些损坏的活性氧通过有氧代谢的生理过程和病理生理学过程引起生物学改变。这种改变可以是缺血性的、炎症性的，或引起心理压力进而导致抑郁症。这一炎症和氧化应激在两种情绪障碍和冠心病的发生发展中发挥重要作用的假设被越来越多的研究所证实。

此外，情绪障碍的心血管合并症与下丘脑-垂体-肾上腺（HPA）轴的过度活化通常相关。在抑郁症的发病特征中，HPA 轴强烈激活；尿皮质醇衍生物的血清浓度增加表明抗炎系统启动，抗炎系统的激活会引起机体代偿反应的启动。这种慢性激活可诱导糖和脂质代谢，从而导致大量的内脏脂肪和胰岛素抵抗的增加，这两者都通过促炎介质激活而向代谢综合征发展。从而可以看出 HPA 轴的刺激与动脉粥样硬化的发展有关，并显示情绪障碍和冠心病之间的另一种生物相似性。

4. 压力应激与致死性心律失常　有研究显示抑郁症发作期间血浆去甲肾上腺素的浓度增加，临床观察到抑郁症受试者比对照组心脏速率更快。此时交感神经系统过度激活，并通过对心脏功能本身和对血小板聚集产生影响，这会减少冠状动脉的供血，通过双重途径影响冠状动脉疾病。抑郁症对冠状动脉疾病患者的有害影响也可能是由于血小板系统的功能障碍所致。血小板可通过单胺作用影响血清素受体发挥止血功能和引起冠状血管收缩；血小板过度活化会引起冠状动脉缺血导致增加冠心病危险。因此，交感神经途径可能促使无心血管疾病的抑郁症患者患心血管疾病，在已有心血管疾病的抑郁症患者中恶化心血管疾病预后。

目前临床医生和研究人员对情绪障碍的研究越来越感兴趣，尤其是对生理节律对抑郁症的作用研究。事实上，抑郁症的临床特征表现不是呈直线性的，而往往遵循昼夜周期规律，从早上悲伤情绪严重到傍晚情绪有所改善，这与睡眠-觉醒周期几乎是一致的，并没有发现两者相互干扰。而且从生物学角度来看，生物介质（皮质醇、甲状腺激素、褪黑激素等）的分泌变化也与此周期有关。在抑郁状态下的这些结果得益于光疗或某些临床情况，剥夺睡眠节律的治疗验证了这个结果。一些研究表明，带有周期规律特征的临床和生物学现象有不同改变。目前，关于抑郁症发生发展的昼夜节律的影响理论模型似乎仍然不完善，汇集了极其复杂的遗传、神经生物学和内分泌变量。不良冠状动脉事件似乎遵循昼夜周期，在清晨心血管事件发生的频率更大。各种基本的研究已经表明，许多涉及心脏和主动脉功能的基因有不同的昼夜表达，而且昼夜节律的紊乱可引起动物组织病理学纤维化的改变。一项研究以叙利亚仓鼠为模型制作心肌病模式动物，温度变化的幅度减少是预测 8 周内死亡的影响因素，结果提示昼夜失调对心脏功能的影响。虽然不可能通过功能障碍昼夜系统建立心血管疾病和抑郁症之间的绝对联系,但是昼夜失调可引发情感障碍和心脏并发症。此外,使用涉及节律变化引起躯体或精神疾病的管理方法正在被逐步认可。这有助于推进健康的睡眠模式,工作与休息之间平衡的交替,生理和社会生活之间的平衡教育等。这些对抗压力的战略已被证明有利于躯体和心理。所有这些心理、行为和病理生理学参数,都与抑郁症和心血管疾病有关,这强烈提示临床医生应认真注意冠心病患者的心理精神症状,以评判可能构成的情感性精神障碍,并确定合适的治疗策略。

前期研究发现,情绪变化可引起心律失常的发生与终止,有文献报道,情绪压力应激有影响心室复极化的作用,从而引起心律失常。然而,情绪引起心电生理变化甚至心室颤动的发生机制还不明确。现在研究普遍认为中枢神经系统发挥重要作用。交感神经与副交感神经是中枢神经系统调节中的重要组成部分。在心脏尤其是心室结构中增强交感神经刺激,机体会应激性出现副交感神经活性增强。其中,值得注意的典型代表有长 QT 综合征及 Brugada 综合征。虽然排除了迷走神经兴奋性升高的影响,但这些疾病主要都是由副交感神经兴奋引起的。交感神经刺激引起的心律失常模型已经被广泛建立,这其中就包括能完整保存自主神经的分离心脏和载体的选择性刺激交感与副交感神经的模型。抑郁型迷走神经反射是引起室性心律失常的关键因素,这也是临床应用 β 受体阻滞剂抗心律失常的主要原因。交感与副交感神经系统的调节是一个动态平衡过程,任何打破这种平衡的影响因素都会引起心血管方面的表现。

心脏功能的调节主要依靠心肌细胞上的化学受体接受神经递质,从而形成信息的传递。压力感受器调节控制着心脏交感、副交感神经系统的平衡,这些压力感受器受中心静脉压及血容量的影响十分明显。最近研究发现,传入与传出神经反馈通路不仅受周围神经调节,还受大脑神经中枢的调节。在一项研究中,研究者利用 PET 对有心血管疾病同时伴有精神心理障碍的患者进行检查,结果显示脊髓侧索和中脑的活动增强可使交感神经兴奋心血管系统(主要表现为心率加快),同时影响心肌复极化而引起心律失常。这是大脑皮层与心脏共存的压力应激系统。

5. 交感神经刺激:β 受体通路　交感神经的刺激通过 β 受体通路引起心律失常的主要机制如下:通过结合活化的 G 蛋白使细胞内 cAMP 表达含量升高,从而活化蛋白激酶 A(PKA)。cAMP 与 HCN 通道结合,HCN 通道是起搏节律控制通道,HCN1 和 HCN4 通道主要在控制节律的组织中表达,如在窦房结、房室结、主动脉窦、浦肯野纤维中都有表达。HCN2 和 HCN4 通道主要在心肌细胞内表达,不仅如此,在心衰与心房颤动的患者中,HCN 通道的表达也是升高的。

活化的 PKA 也可使其他通路磷酸化,例如,可使 Na^+ 通道蛋白磷酸化,使 Na^+ 电流增加,L 型 Ca^{2+} 通道电流增加,同时延迟 K^+ 电流的复极化。PKA 的磷酸化同时也能加强 Na^+-Ca^{2+} 交换,进而影响 Na^+-K^+ 泵交换。刺激 β 受体影响复极化过程可促进心律失常的发生,尤其在心肌梗死或缺血区域缺血再灌注损伤后。同时,PKA 的磷酸化可使细胞内的 Ca^{2+} 超载,引起细胞损伤,进而影响中枢神经系统。

6. 遗传标记与心脑共病　现已有研究表明,抑郁症和心血管疾病有共同的遗传机制,特别是在炎症通路和氧化应激方面。例如,循环白细胞测定中端粒(氧化应激时,当长度达到临界阈值触发细胞死亡的遗传标记)的长度减少在抑郁症和冠状动脉疾病中都会有不同程度的表现,这充分显示了两种情况下遗传过程中的初始水平的氧化应激的影响。

在单相抑郁症方面,Teyssier 等人通过研究发现了两个候选基因(p16INK4a 基因和 STMN1 基因,这是人的老化和端粒功能紊乱的生物标记物),并与抑郁症患者的血液中白细胞之间的表达有很强的相关性。这两种基因是引起精神疾病和躯体组织疾病,特别是代谢疾病和心血管疾病共同的基本机制。此外,最近的研究已经表明,候选基因在 ω-3 脂肪酸合成途径的表达中下降,是抑郁症的特征表现。在 McCaffery 等的研究中,977 例的心肌病患者,单核苷酸多态性中基因编码的 von Willebrand 因子(血管性假血友病因子)可在抑郁症继发于心血管疾病的患者中产生影响,这些结果应与炎症机制、内皮功能障碍有关,可能会导致抑郁症与心血管疾病的共同发生。反之亦然,遗传参数的改变可影响血小板聚集,引起心血管事件。此两种情况应当一同考虑。此外,Kendler 等对 30000 名双胞胎的遗传研究结果显示,冠状动脉疾病对重度抑郁症的发作有显著的影响。通过威康信托基金会病例控制协会(WTCCC)全基因组关联分析,Torkamani 等人分析了 7 种疾病的遗传关系,结果显示 2 型糖尿病和冠心病之间有显著的相关性。因此,可以推测情绪障碍和冠心病的共病机制可能是遗传参数的积累结果。

三、心脑共病的治疗策略

虽然抑郁症和心血管疾病之间的许多环节可能有共同通路的科学依据正在被不断地提出,但抑郁症仍然是在这个特定背景下的群体疾病,由于治疗方法不够以及重视程度不足容易导致漏诊、误诊。关于抑郁症的药物治疗,目前为止典型代表药物有三环类抗抑郁药。一些研究发现,三环类抗抑郁药可以与海马谷氨酸受体直接发生作用,抑制大脑谷氨酸受体活性。在小鼠中,三环类抗抑郁药物和电击疗法的应用可引起大脑皮层谷氨酸受体的适应性改变,表现为 NMDA 受体谷氨酸结合位点和甘氨酸结合位点配体结合特性发生变化。重复的电刺激还会导致大鼠大脑皮层、海马齿、CA1 区和 CA3 区神经元中 AMPA 受体亚基 GluR1 的 mRNA 表达减少。早在 20 世纪 80 年代,Reynolds 等研究发现,多种三环类抗抑郁药物,包括地昔帕明和丙咪嗪等,可减缓[³H]MK-801 与 Zn^{2+} 结合的解离速度。不仅如此,Sernagor 等发现,离体培养的海马神经元中,虽然地昔帕明可选择性阻断 NMDA 受体激活的内向电流,但与已知的谷氨酸受体拮抗剂相比,地昔帕明仍显示出延迟开始和恢复的电压依赖性拮抗作用。三环类抗抑郁药阿米替林也被证实减少了 NMDA 和红藻氨酸诱导的 Ca^{2+} 内流,并表现出药物的剂量依赖性。但三环类抗抑郁药物可能有潜在的不良影响(心脏节律紊乱等)。一些研究表明,新一代抗抑郁药,特别是选择性血清素再摄取抑制剂,具有耐受性良好、疗效满意等特点,但此种药物容易产生耐药性,心血管疾病患者使用后效果不甚理想。此外,这些药物可以表现出较好的临床功效,在病理生理方面可以在改善血管内皮功能的同时降低炎症标记物(C 反应蛋白、白细胞介素-6 等)的浓度。

利用同样的研究方式,Mazza 等人的 Meta 分析研究表明,在急性冠脉综合征之后使用选择性血清素再摄取抑制剂治疗可降低患者的再入院率。因此,要强调指出,抗抑郁药应足剂量、足周期服用,遵医嘱从抑郁症首次发作开始服用最少 6 个月,这个时期可以根据病情进行药物调整,如病情反复发作可延长药物治疗时间。药物的使用注意事项包括:尽管新一代抗抑郁药有疗效稳定、效果较好等特点,但是还要特别注意抗抑郁药和心血管药物之间潜在的药物相互作用。对细胞色素 P450 代谢途径的观察可以较好地检测药物的相互作用,还需要考虑某些抗抑郁药物可能导致心脏 QT 间期延长。作为药物治疗的补充,心理辅导及人文关怀也十分必要,如对抑郁症患者进行心理辅导,聆听患者的诉求,主动与患者进行沟通,这对患者的预后都是有益的。然而,在科学文献中,只有认知行为疗法被以标准化方式评价,并已被证明是治疗心血管疾病的必要补充条件。心理支持、提供压力管理相关的帮助等这些辅助治疗方法,对疾病的影响是十分有成效的。关于这个问题,各种研究已经表明,心理社会应激的减少可以增加心肌梗死患者冠状动脉旁路移植后的预期寿命。帮助患者一定要讲求方式与方法,尽管这些方法(如戒烟、改变饮食结构等)有时是激进和难以接受的。这些帮助患者保持身体机能的方法对心血管疾病的预后是有益的,相反,如果辅助治疗不得当会对心脏产生潜在危害,如敌意、过度悲观或任何可能引发压力的不同因素、有害的心理生物反应和态度改变等。因此研究表明,减少应激的因素对心脏和心理状态有益。心血管疾病患者需要更好地了解自己的心脏功能,然后进行后续治疗。心脏的治疗需要循序渐进,医生与患者共同努力,逐步学习卫生和饮食的新规则,并接受专业人士的指导。心理护理是恢复患者身体和心理平衡的好方法。最后,特别要注意冠心病患者的抑郁症特征和心理反应,如一些临床试验已经揭示抑郁症患者治疗后可复发心血管事件,抑郁症也是心血管事件引起心脏性死亡的独立危险因素。对冠心病合并抑郁症患者的治疗在临床试验中的结果是令人失望的。这其中的一个原因可能是,这些治疗方法应用完后,患者已产生心脑共病。精神障碍患者通常在青春期或成年早期发病,有的在童年发病。心血管代谢疾病常发生在中老年,这使得精神因素的发展周期延长。虽然抑郁和焦虑可以在身体疾病的发生过程中在很短的时间内表现出来,但实际上心脑疾病的相互作用已经发展了很长的时间。如果这些心理和生理改变是因果关系,那么减少后续的疾病发生风险将需要临床医生和社会卫生服务者对青少年的身体健康和心理健康给予更大的关注。

虽然目前许多临床医生和社会卫生服务者对年轻人提供了更好的精神卫生服务,但目前社会对这个群体的精神心理状况还不够重视。青少年需要能解决自身的身体健康问题,以减小精神障碍发生的可能性,培养青少年更注重自身的抑郁症和焦虑症的健康意识。McCloughen 等通过研究发现,患有精神障碍的年轻人(16~24 岁)出现心血管疾病的发生率升高,这些精神障碍包括抑郁症及焦虑症。有迹象表明,可以适当给予有情感障碍的人临床干预帮助防止其心脏代谢疾病的发生。主要干预措施如下:将身体健康的初级保健监测从现有的中年精神障碍患者群体扩展到年轻群体中,并监测青少年精神障碍情况,旨在识别和预防心血管疾病。

四、结论

抑郁症尤其是情感性精神障碍正受到越来越多的关注。事实上,最近的心境障碍研究已经证实,神经系统可通过代谢改变影响心血管疾病。双向的流行病学的研究结果显示,生物和遗传现象都提示冠心病和抑郁症之间的关系密切。多项研究都表明心脑共病有共同的病理生理学改变,这两种疾病有着共同的发病机制。心理因素的影响应作为始终考虑的一个关键因素。而且,无论病因如何,抑郁症合并冠心病的诊断都需要一个多学科的诊断方法,使冠心病合并抑郁症可以确诊,然后进行有效治疗。有充足的证据表明焦虑、抑郁等精神压力应激在心律失常及心脏性猝死中起重要作用,其主要机制包括细胞生物学、生理学、心脏电生理等领域。近年来越来越多的来自不同领域的研究者都从不同的角度对此问题进行了研究。越来越多的证据表明抑郁等精神心理压力应激可使大脑皮层兴奋性改变而影响自主神经系统调节,引起心脏电生理的变化。疾病状态下的心脏对大脑的反馈调节也在心脑共病过程中发挥了重要作用。

参考文献

［1］ Dahlöf B. Cardiovascular disease risk factors:epidemiology and risk assessment[J]. Am J Cardiol,2010,105(1 Suppl):3A-9A.

［2］ Kovasic J C,Fuster V. From treating complex coronary artery disease to promoting cardiovascular health:therapeutic transitions and challenges,2010-2020[J]. Clin Pharmacol Ther,2011,90(4):509-518.

［3］ Viles-Gonzalez J F,Fuster V,Badimon J J. Atherothrombosis:A widespread disease with unpredictable and life-threatening consequences[J]. Eur Heart J,2004,25(14):1197-1207.

［4］ Murray C J,Lopez A D. Global mortality,disability and the contribution of risk factors:Global Burden of Disease Study[J]. Lancet,1997,349(9063):1436-1442.

［5］ Barth J,Schumacher M,Herrmann-Lingen C. Depression as a risk factor for mortality in patients with coronary heart disease:a meta-analysis[J]. Psychosom Med,2004,66(6):802-813.

［6］ Fielding R. Depression and acute myocardial infarction:a review and reinterpretation[J]. Soc Sci Med,1991,32:1017-1028.

［7］ Schleifer S J,Macari-Hinson M M,Coyle D A. The nature and course of depression following myocardial infarction[J]. Arch Intern Med,1989,149(8):1785-1789.

［8］ Frasure-Smith N,Lespérance F,Talajic M. Depression following myocardial infarction. impact on 6-month survival[J]. JAMA,1993,270(15):1819-1825.

［9］ Frasure-Smith N,Lespérance F,Talajic M. Depression and 18-month prognosis after myocardial infraction[J]. Circulation,1995,91(4):999-1005.

［10］ Ahern D K,Gorkin L,Anderson J L,et al. Biobehavioral variables and mortality or cardiac arrest in the Cardiac Arrhythmia Pilot Study(CAPS)[J]. Am J Cardiol,1990,66(1):59-62.

［11］ Bush D E,Ziegelstein R C,Tayback M,et al. Even minimal symptoms of depression increase mortality risk after acute myocardial infection[J]. Am J

Cardiol,2001,88(4):337-341.

[12] Junger J, Schellberg D, Müller-Tasch T. Depression increasingly predicts mortality in the course of congestive heart failure[J]. Eur J Heart Fail,2005,7(2):261-267.

[13] Sherwood A,Blumenthal J A,Trivedi R,et al. Relationship of depression to death or hospitalization in patients with heart failure[J]. Arch Intern Med,2007,167(4):367-373.

[14] Wulsin L R,Evans J C,Vasan R S,et al. Depressive symptoms,coronary heart disease,and overall mortality in the Framingham Heart Study[J]. Psychosom Med,2005,67(5):697-702.

[15] Nicholson A, Kuper H, Hemingway H. Depression as an aetiologic and prognostic factor in coronary heart disease:a meta-analysis of 6362 events among 146 538 participants in 54 observational studies[J]. Eur Heart J,2006,27(23):2763-2774.

[16] Taylor V, McKinnon M C, Macdonald K, et al. Adults with mood disorders have an increased risk profile for cardiovascular disease within the first 2 years of treatment[J]. Can J Psychiatry,2010,55(6):362-368.

[17] Myers V,Gerber Y,Benyamini Y,et al. Post-myocardial infarction depression: increased hospital admissions and reduced adoption of secondary prevention measures — A longitudinal study[J]. J Psychosom Res,2012,72(1):5-10.

[18] Webb R T, Kontopantelis E, Doran T, et al. Suicide risk in primary care patients with major physical diseases:a case-control study [J]. Arch Gen Psychiatry,2012,69(3):256-264.

[19] Sirri L, Fava G A, Guidi J, et al. Type A behaviour:a reappraisal of its characteristics in cardiovascular disease[J]. Int J Clin Pract, 2012, 66(9):854-861.

[20] Friedman M,Rosenman R H. Type A Behavior Pattern:its association with coronary heart disease[J]. Ann Clin Res,1971,3(6):300-312.

[21] Leifheit-Limson E C,Reid K J,Kasl S V,et al. The role of social support in health status and depressive symptoms after acute myocardial infarction: evidence for a stronger relationship among women[J]. Circ Cardiovasc Qual Outcomes,2010,3(2):143-150.

[22] Kilbourne A M,Rofey D L,McCarthy J F,et al. Nutrition and exercise behavior among patients with bipolar disorder[J]. Bipolar Disord,2007,9(5):443-452.

[23] Räikkönen K,Matthews K A,Kuller L H. Depressive symptoms and stressful life events predict metabolic syndrome among middle-aged women:a comparison of World Health Organization, Adult Treatment Panel Ⅲ, and International Diabetes Foundation definitions[J]. Diabetes Care,2007,30(4):

872-877.

[24] Martens E J,Nyklicek I,Szabó B M,et al. Depression and anxiety as predictors of heart rate variability after myocardial infarction[J]. Psychol Med,2008,38 (3):375-383.

[25] Thayer J F,Lane R D. The role of vagal function in the risk for cardiovascular disease and mortality[J]. Biol Psychol,2007,74(2):224-242.

[26] Otte C,Neylan T C,Pipkin S S,et al. Depressive symptoms and 24-hour urinary norepinephrine excretion levels in patients with coronary disease:findings from the Heart and Soul Study[J]. Am J Psychiatry,2005,162(11):2139-2145.

[27] Licht C M, de Geus E J, Zitman F G, et al. Association between major depressive disorder and heart rate variability in the Netherlands Study of Depression and Anxiety (NESDA) [J]. Arch Gen Psychiat,2008,65(12):1358-1367.

[28] Leboyer M,Soreca I,Scott J,et al. Can bipolar disorder be viewed as a multi-system inflammatory disease? [J]. J Affect Disord,2012,141(1):1-10.

[29] Maes M, Van Bockstaele D R, Gastel A, et al. The effects of psychological stress on leukocyte subset distribution in humans: evidence of immune activation [J]. Neuropsychobiology,1999,39(1):1-9.

[30] Tsaluchidu S,Cocchi M,Tonello L,et al. Fatty acids and oxidative stress in psychiatric disorders[J]. BMC Psychiatry,2008,8(Suppl 1):S5.

[31] de Almeida K M, Moreira C L, Lafer B. Metabolic syndrome and bipolar disorder:what should psychiatrists know? [J]. CNS Neurosci Ther,2012,18 (2):160-166.

[32] Roy A, Pickar D, De Jong J, et al. Norepinephrine and its metabolites in cerebrospinal fluid, plasma, and urine. Relationship to hypothalamic-pituitary-adrenal axis function in depression[J]. Arch Gen Psychiatry, 1988, 45 (9): 849-857.

[33] Musselman D L, Tomer A, Manatunga A K, et al. Exaggerated platelet reactivity in major depression[J]. Am J Psychiatry,1996,153(10):1313-1317.

[34] Hassler G. Pathophysiology of depression:do we have any solid evidence of intersest to clinicians? [J]. World Psychiatry ,2010,9(3):155-161.

[35] Couch R D. Travel,time zones,and sudden cardiac death. Emporiatric pathology [J]. Am J Forensic Med Pathol,1990,11(2):106-111.

[36] Silva C M, Sato S, Margolis R N. No time to lose: workshop on circadian rhythms and metabolic disease[J]. Genes Dev,2010,24(14):1456-1464.

[37] Martino T A, Sole M J. Molecular time: an often overlooked dimension to cardiovascular disease[J]. Circ Res,2009,105(11):1047-1061.

[38] Ahmed A,Gondi S,Cox C,et al. Circadian body temperature variability is an

indicator of poor prognosis in cardiomyopathic hamsters[J]. J Card Fail ,2010, 16(3):268-274.

[39] Lampert R,Jain D,Burg M M,et al. Destabilizing effects of mental stress on ventricular arrhythmias in patients with implantable cardioverter-defibrillators [J]. Circulation,2000,101(2):158-164.

[40] Lampert R,Shusterman V,Burg M,et al. Anger induced T-wave alternans predicts future ventricular arrhythmias in patients with implantable cardioverter-defibrillators[J]. J Am Coll Cardiol,2009,53(9):774-778.

[41] Ng G A,Brack K E,Patel V H,et al. Autonomic modulation of electrical restitution, alternans and ventricular fibrillation in the isolated heart [J]. Cardiovasc Res,2007,73(4):750-760.

[42] Schwartz P J,DeFerrari G M. Sympathetic-parasympathetic interaction in health and disease:abnormalities and relevance in heart failure[J]. Heart Fail Rev,2011,16(2),101-107.

[43] Yanni J,Boyett M R,Anderson R H,et al. The extent of the specialized atrioventricular ring tissues[J]. Heart Rhythm,2009,6(5),672-680.

[44] Stillitano F,Lonardo G,Zicha S,et al. Molecular basis of funny current(If) in normal and failing human heart[J]. J Mol Cell Cardiol,2008,45(2):289-299.

[45] Mukherjee M,Brouilette S,Stevens S,et al. Association of shorter telomeres with coronary artery disease in Indian subjects[J]. Heart,2009,95(8):669-673.

[46] Simon N M,Smoller J W,McNamara K L,et al. Telomere shortening and mood disorders:preliminary support for a chronic stress model of accelerated aging [J]. Biol Psychiatry,2006,60(5):432-435.

[47] Teyssier J R,Chauvet-Gelinier J C,Ragot S,et al. Up-regulation of leucocytes genes implicated in telomere dysfunction and cellular senescence correlates with depression and anxiety severity scores[J]. PLoS One,2012,7(11):e49677.

[48] McNamara R K,Liu Y. Reduced expression of fatty acid biosynthesis genes in the prefrontal cortex of patients with major depressive disorder[J]. J Affect Disord,2011,129(1-3):359-363.

[49] Kendler K S,Gardner C O,Fiske A,et al. Major depression and coronary artery disease in the Swedish twin registry:phenotypic, genetic, and environmental sources of comorbidity[J]. Arch Gen Psychiatry,2009,66(8):857-863.

[50] Torkamani A,Topol E J,Schork N J. Pathway analysis of seven common diseases assessed by genome-wide association [J]. Genomics, 2008, 92 (5): 265-272.

[51] Paul I A,Nowak G,Layer R T,et al. Adaptation of the N-methyl-D-aspartate receptor complex following chronic antidepressant treatments [J]. J Pharmacol Exp Ther,1994,269(1):95-102.

[52] Rothman S M, Olney J W. Excitotoxicity and the NMDA receptor-still lethal after eight years [J]. Trends Neurosci,1995,18 (2):57-58.

[53] Preskorn S H, Baker B, Kolluri S, et al. An innovative design to establish proof of concept of the antidepressant effects of the NR2B subunit selective N-methyl-D-aspartate antagonist, CP-101, 606, in patients with treatment-refractory major depressive disorder [J]. J Clin Psychopharmacol,2008,28(6): 631-637.

[54] Zarate C A Jr, Singh J B, Quiroz J A, et al. A double-blind, placebo-controlled study of memantine in the treatment of major depression [J]. Am J Psychiatry, 2006,163(1):153-155.

[55] Pizzi C, Mancini S, Angeloni L, et al. Effects of selective serotonin reuptake inhibitor therapy on endothelial function and inflammatory markers in patients with coronary heart disease[J]. Clin Pharmacol Ther,2009,86(5):527-532.

[56] Mazza M, Lotrionte M, Biondi-Zoccai G, et al. Selective serotonin reuptake inhibitors provide significant lower rehospitalization rates in patients recovering from acute coronary syndromes: evidence from a meta-analysis [J]. J Psychopharmacol 2010,24(12):1785-1792.

[57] Freedland K E, Skala J A, Carney R M, et al. Treatment of depression after coronary artery bypass surgery: a randomized controlled trial[J]. Arch Gen Psychiatry,2009,66(4):387-396.

[58] Pavy B, Iliou M C, Vergés-Patois B, et al. French Society of Cardiology guidelines for cardiac rehabilitation in adults[J]. Arch Cardiovasc Dis,2012,105 (5):309-328.

[59] Silberman A, Banthia R, Estay I S, et al. The effectiveness and efficacy of an intensive cardiac rehabilitation program in 24 sites[J]. Am J Health Promot, 2010,24(4):260-266.

[60] Carney R M, Freedland K E. Treatment-resistant depression and mortality after acute coronary syndrome[J]. Am J Psychiatry,2009,166(4):410-417.

[61] Scherrer J F, Chrusciel T, Garfield L D, et al. Treatment-resistant and insufficiently treated depression and all-cause mortality following myocardial infarction[J]. Br J Psychiatry,2012,200(2):137-142.

[62] Frasure-Smith N, Lespérance F. Depression and cardiac risk: present status and future directions [J]. Heart,2010,96 (3):173-176.

[63] Myers V, Gerber Y, Benyamini Y, et al. Post-myocardial infarction depression: Increased hospital admissions and reduced adoption of secondary prevention measures - a longitudinal study [J]. J Psychosom Res,2012,72(1):5-10.

[64] Glassman A H, O'Connor C M, Califf R M, et al. Sertraline treatment of major depression in patients with acute MI or unstable angina[J]. JAMA,2002,288

(60):701-709.

[65] Birchwood M,Singh S P. Mental health services for young people:matching the service to the need[J]. Br J Psychiatry Suppl,2013,54:s1-2.

[66] McCloughenA,Foster K,Huws-Thomas M,et al. Physical health and wellbeing of emerging and young adults with mental illness:an integrative review of international literature[J]. Int J Ment Health Nurs,2012,21(3):274-288.

[67] Curtis J,Newall H D,Samaras K. The heart of the matter:cardiometabolic care in youth with psychosis[J]. Early Interv Psychiatry,2012,6(3):347-353.

[68] Davidson K W,Burg M M,Kronish I M,et al. Association of anhedonia with recurrent major adverse cardiac events and mortality 1 year after acute coronary syndrome[J]. Arch Gen Psychiatry,2010,67(5):480-488.

[69] Ziegelstein R C,Fauerbach J A,Stevens S S,et al. Patients with depression are less likely to follow recommendations to reduce cardiac risk during recovery from a myocardial infarction[J]. Arch Intern Med,2000,160(12):1818-1823.

附　　录

附录 A 社会支持评定量表(SSRS)

测验简介:

在心理学中,所谓的社会支持指的是一个人从自己的社会关系(家人、朋友、同事等)中获得的客观支持以及个人对这种支持的主观感受。社会支持不仅指物质上的条件和资源支持也包括情感上的支持。社会支持评定量表是肖水源等心理卫生工作者在借鉴国外量表的基础上,根据我国的实际情况,自行设计编制的,帮助人们对自己的社会支持有一个全面的评定。测验使用的是自测法,也就是请您对自己的各个健康指标做一个主观评定。

题目数量:14 道题。

完成时间:需要 3～5 min 完成。

适用人群:适用于 14 岁以上各类人群(尤其是普通人群)。

测验目的:

量表以社会支持与身心健康的关系为理论指导,根据被测者的社会支持情况,对形成被测者心理障碍的社会环境原因做出可能性推测。

测验功能:

SSRS 适用于 14 岁以上各类人群(尤其是普通人群)的健康测量。本测验结果还可以作为影响因素引入心理障碍、疾病的成因研究中。

理论背景:

对于社会关系与健康的关系的研究已经有很长时间了。多数学者认为,良好的社会支持有利于健康,而劣性的社会关系的存在则损害身心健康。国外有影响的社会支持问卷一般采用多轴评价方法,从两个维度——社会支持的数量和对所获得的支持的满意程度来评价。笔者认为对社会支持的评定有必要把对支持的利用度作为社会支持的第三个维度。

测验构成:

问卷共 14 个条目,包含客观支持、主观支持和对支持的利用度等三个维度。

社会支持评定量表

姓名:　　　　　　性别:　　　　年龄:　　　　　(岁)

文化程度:　　　　　职业:　　　　婚姻状况:

住址或工作单位:

填表日期:　　　年　　　月　　　日

指导语:下面的问题用于反映您在社会中所获得的支持,请按各个问题的具体要求,根据您的实际情况来回答。谢谢您的合作。

1. 您有多少关系密切,可以得到支持和帮助的朋友?(只选一项)

（1）一个也没有　　　　　　（2）1～2个

（3）3～5个　　　　　　　　（4）6个或6个以上

2. 近一年来您：（只选一项）

（1）远离家人，且独居一室。

（2）住处经常变动，多数时间和陌生人住在一起。

（3）和同学、同事或朋友住在一起。

（4）和家人住在一起。

3. 您与邻居：（只选一项）

（1）相互之间从不关心，只是点头之交。

（2）遇到困难可能稍微关心。

（3）有些邻居很关心您。

（4）大多数邻居很关心您。

4. 您与同事：（只选一项）

（1）相互之间从不关心，只是点头之交。

（2）遇到困难可能稍微关心。

（3）有些同事很关心您。

（4）大多数同事很关心您。

5. 从家庭成员得到的支持和照顾（在合适的框内划"√"）

	无	极少	一般	全力支持
A. 夫妻（恋人）	□	□	□	□
B. 父母	□	□	□	□
C. 儿女	□	□	□	□
D. 兄弟姐妹	□	□	□	□
E. 其他成员（如嫂子）	□	□	□	□

6. 过去，在您遇到急难情况时，曾经得到的经济支持和解决实际问题的帮助的来源有：

（1）无任何来源。

（2）下列来源：（可选多项）

A. 配偶　　B. 其他家人　C. 朋友　　　D. 亲戚　　　E. 同事　　　F. 工作单位

G. 党团工会等官方或半官方组织　　H. 宗教、社会团体等非官方组织

I. 其他（请列出）

7. 过去，在您遇到急难情况时，曾经得到的安慰和关心的来源有：

（1）无任何来源。

（2）下列来源：（可选多项）

A.配偶　B.其他家人　C.朋友　D.亲戚　E.同事　F.工作单位

G.党团工会等官方或半官方组织　H.宗教、社会团体等非官方组织

I.其他（请列出）

8. 您遇到烦恼时的倾诉方式：（只选一项）

（1）从不向任何人诉述。

（2）只向关系极为密切的1～2个人诉述。

（3）如果朋友主动询问您会说出来。

（4）主动倾诉自己的烦恼，以获得支持和理解。

9. 您遇到烦恼时的求助方式：（只选一项）

（1）只靠自己，不接受别人帮助。

（2）很少请求别人帮助。

（3）有时请求别人帮助。

（4）有困难时经常向家人、朋友、组织求援。

10. 对于团体（如党团组织、宗教组织、工会、学生会等）组织活动，您：（只选一项）

（1）从不参加。

（2）偶尔参加。

（3）经常参加。

（4）主动参加并积极活动。

量表计分方法：第1～4、8～10条：每条只选一项，选择（1）（2）（3）（4）项分别计1、2、3、4分，第5条分A、B、C、D四项计总分，每项从无到全力支持分别计1～4分，第6、7条如回答"无任何来源"则计0分，回答"下列来源"者，有几个来源就计几分。社会支持评定量表分析方法如下。总分：即十个条目计分之和；客观支持分：2、6、7条评分之和；主观支持分：1、3、4、5条评分之和；对支持的利用度：第8、9、10条评分之和。

该量表用于测量个体社会关系的3个维度共10个条目，有客观支持（即患者所接受到的实际支持）、主观支持（即患者所能体验到的或情感上的支持）和对支持的利用度（支持利用度是反映个体对各种社会支持的主动利用，包括倾诉方式、求助方式和参加活动的情况）3个分量表，总得分和各维度得分越高，说明社会支持程度越好。

附录 B　健康调查简表(SF-36)

SF-36，健康调查简表(the MOS item short from health survey，SF-36)，是在1988年Stewartse研制的医疗结局研究量表(medical outcomes study short from，MOS SF)的基础上，由美国波士顿健康研究发展而来。1991年浙江大学医学院社会医学教研室

翻译了中文版的SF-36。

健康调查简表

1. 总体来讲,您的健康状况是:

①非常好　　②很好　　　③好　　　④一般　　　⑤差

2. 跟1年以前比您觉得自己的健康状况是:

①比1年前好多了　　②比1年前好一些　　③跟1年前差不多　　④比1年前差一些　　⑤比1年前差多了

(权重或得分依次为1、2、3、4和5)

健康和日常活动

3. 以下这些问题都和日常活动有关。请您想一想,您的健康状况是否限制了这些活动? 如果有限制,程度如何?

(1) 重体力活动。如跑步举重、参加剧烈运动等:

①限制很大　　②有些限制　　③毫无限制

(权重或得分依次为1、2、3;下同)注意:如果采用汉化版本,则得分为1、2、3、4分,则得分转换时做相应的改变。

(2) 适度的活动。如移动一张桌子、扫地、打太极拳、做简单体操等:

①限制很大　　②有些限制　　③毫无限制

(3) 手提日用品。如买菜、购物等:

①限制很大　　②有些限制　　③毫无限制

(4) 上几层楼梯:

①限制很大　　②有些限制　　③毫无限制

(5) 上一层楼梯:

①限制很大　　②有些限制　　③毫无限制

(6) 弯腰、屈膝、下蹲:

①限制很大　　②有些限制　　③毫无限制

(7) 步行1500 m以上的路程:

①限制很大　　②有些限制　　③毫无限制

(8) 步行1000 m的路程:

①限制很大　　②有些限制　　③毫无限制

(9) 步行100 m的路程:

①限制很大　　②有些限制　　③毫无限制

(10) 自己洗澡、穿衣:

①限制很大　　②有些限制　　③毫无限制

4. 在过去4周里,您的工作和日常活动有无因为身体健康的原因而出现以下这些问题?

(1) 减少了工作或其他活动时间:

①是　　②不是

(权重或得分依次为1、2;下同)

（2）本来想要做的事情只能完成一部分：

①是　　②不是

（3）想要干的工作或活动种类受到限制：

①是　　②不是

（4）完成工作或其他活动困难增多（比如需要额外的努力）：

①是　　②不是

5．在过去4周里，您的工作和日常活动有无因为情绪的原因（如压抑或忧虑）而出现以下这些问题？

（1）减少了工作或活动时间：

①是　　②不是

（权重或得分依次为1、2；下同）

（2）本来想要做的事情只能完成一部分：

①是　　②不是

（3）干事情不如平时仔细：

①是　　②不是

6．在过去4周里，您的健康或情绪不好在多大程度上影响了您与家人、朋友、邻居或集体的正常社会交往？

①完全没有影响　　②有一点影响　　③中等影响　　④影响很大　　⑤影响非常大

（权重或得分依次为5、4、3、2、1）

7．在过去4周里，您有身体疼痛吗？

①完全没有疼痛　　②有一点疼痛　　③中等疼痛　　④严重疼痛　　⑤很严重疼痛

（权重或得分依次为6、5.4、4.2、3.1、2.2、1）

8．在过去4周里，您的身体疼痛影响了您的工作和家务吗？

①完全没有影响　　②有一点影响　　③中等影响　　④影响很大　　⑤影响非常大

（如果7无8无，权重或得分依次为6、4.75、3.5、2.25、1.0；如果为7有8无，则权重或得分依次为5、4、3、2、1）

您的感觉

9．以下这些问题是关于过去1个月里您自己的感觉，对每一条问题所说的事情，您的情况是什么样的？

（1）您觉得生活充实：

①所有的时间　　②大部分时间　　③比较多时间　　④一部分时间　　⑤小部分时间　　⑥没有这种感觉

（权重或得分依次为6、5、4、3、2、1）

（2）您是一个敏感的人：

①所有的时间　　②大部分时间　　③比较多时间　　④一部分时间　　⑤小部分时间　　⑥没有这种感觉

（权重或得分依次为1、2、3、4、5、6）

（3）您的情绪非常不好，什么事都不能使您高兴起来：

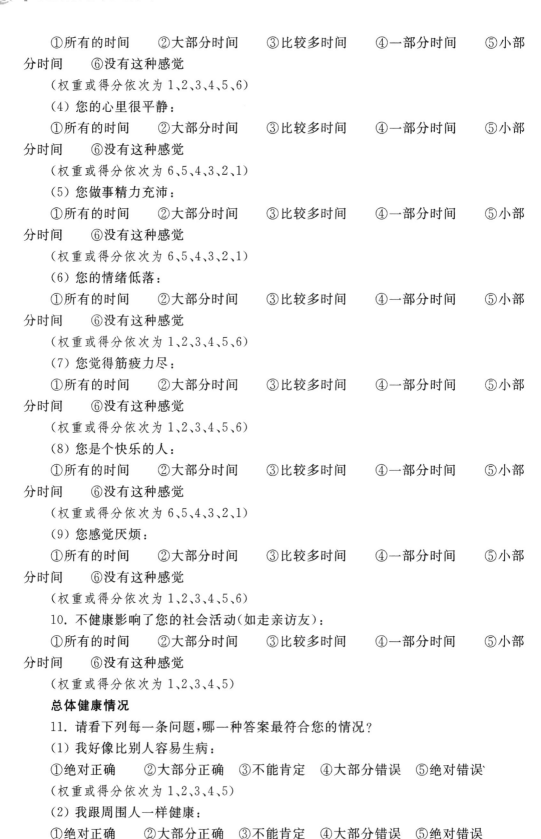

①所有的时间　　②大部分时间　　③比较多时间　　④一部分时间　　⑤小部分时间　　⑥没有这种感觉

（权重或得分依次为 1、2、3、4、5、6）

（4）您的心里很平静：

①所有的时间　　②大部分时间　　③比较多时间　　④一部分时间　　⑤小部分时间　　⑥没有这种感觉

（权重或得分依次为 6、5、4、3、2、1）

（5）您做事精力充沛：

①所有的时间　　②大部分时间　　③比较多时间　　④一部分时间　　⑤小部分时间　　⑥没有这种感觉

（权重或得分依次为 6、5、4、3、2、1）

（6）您的情绪低落：

①所有的时间　　②大部分时间　　③比较多时间　　④一部分时间　　⑤小部分时间　　⑥没有这种感觉

（权重或得分依次为 1、2、3、4、5、6）

（7）您觉得筋疲力尽：

①所有的时间　　②大部分时间　　③比较多时间　　④一部分时间　　⑤小部分时间　　⑥没有这种感觉

（权重或得分依次为 1、2、3、4、5、6）

（8）您是个快乐的人：

①所有的时间　　②大部分时间　　③比较多时间　　④一部分时间　　⑤小部分时间　　⑥没有这种感觉

（权重或得分依次为 6、5、4、3、2、1）

（9）您感觉厌烦：

①所有的时间　　②大部分时间　　③比较多时间　　④一部分时间　　⑤小部分时间　　⑥没有这种感觉

（权重或得分依次为 1、2、3、4、5、6）

10. 不健康影响了您的社会活动（如走亲访友）：

①所有的时间　　②大部分时间　　③比较多时间　　④一部分时间　　⑤小部分时间　　⑥没有这种感觉

（权重或得分依次为 1、2、3、4、5）

总体健康情况

11. 请看下列每一条问题，哪一种答案最符合您的情况？

（1）我好像比别人容易生病：

①绝对正确　　②大部分正确　　③不能肯定　　④大部分错误　　⑤绝对错误

（权重或得分依次为 1、2、3、4、5）

（2）我跟周围人一样健康：

①绝对正确　　②大部分正确　　③不能肯定　　④大部分错误　　⑤绝对错误

（权重或得分依次为 5、4、3、2、1）

（3）我认为我的健康状况在变坏：

①绝对正确　　②大部分正确　③不能肯定　④大部分错误　⑤绝对错误

（权重或得分依次为 1、2、3、4、5）

（4）我的健康状况非常好：

①绝对正确　　②大部分正确　③不能肯定　④大部分错误　⑤绝对错误

（权重或得分依次为 5、4、3、2、1）

附录 C　焦虑自评量表(SAS)

焦虑是一种比较普遍的精神体验，长期存在焦虑反应的人易发展为焦虑症。本量表包含 20 个项目，分为 4 级评分，请您仔细阅读以下内容，根据最近一周的情况如实回答。

填表说明：所有题目均共用答案，请在 A、B、C、D 下画"√"，每题限选一个答案。

评分标准：正向计分题 A、B、C、D 按 1、2、3、4 分计；反向计分题(标注 * 的题目题号：5、9、13、17、19)按 4、3、2、1 分计。总分乘以 1.25 取整数，即得标准分。

自评题目：

答案：A 没有或很少时间(0～1 天)；B 少部分时间(2 天左右)；C 相当多时间(3 天左右)；D 绝大部分或全部时间(4 天及以上)。

1. 我觉得比平时容易紧张或着急	A	B	C	D
2. 我无缘无故感到害怕	A	B	C	D
3. 我容易心里烦乱或感到惊恐	A	B	C	D
4. 我觉得我可能将要发疯	A	B	C	D
*5. 我觉得一切都很好	A	B	C	D
6. 我手脚发抖	A	B	C	D
7. 我因为头痛、颈痛和背痛而苦恼	A	B	C	D
8. 我觉得容易衰弱和疲乏	A	B	C	D
*9. 我觉得心平气和,并且容易安静坐着	A	B	C	D
10. 我觉得心跳得很快	A	B	C	D
11. 我因为一阵阵头晕而苦恼	A	B	C	D
12. 我有晕倒发作,或觉得要晕倒似的	A	B	C	D
*13. 我吸气、呼气都感到很容易	A	B	C	D
14. 我的手脚麻木和刺痛	A	B	C	D
15. 我因为胃痛和消化不良而苦恼	A	B	C	D
16. 我常需要小便	A	B	C	D
*17. 我的手脚常常是干燥温暖的	A	B	C	D
18. 我脸红发热	A	B	C	D

*19. 我容易入睡并且一夜睡得很好　　　　　　　A　　B　　C　　D
20. 我做噩梦　　　　　　　　　　　　　　　　A　　B　　C　　D

附录 D　抑郁自评量表(SDS)

指导语:下面有 20 条文字,请仔细阅读每一条,把意思弄明白,然后根据您最近一周的实际感觉,在前面的括号内标出分数。

评分标准:"1"表示没有或很少时间;"2"表示少部分时间;"3"表示相当多时间;"4"表示绝大部分时间或全部时间。

(　　)1. 我觉得闷闷不乐,情绪低沉。
(　　)2. 我觉得一天之中早晨最好。(R)
(　　)3. 我一阵阵哭出来或觉得想哭。
(　　)4. 我晚上睡眠不好。
(　　)5. 我吃得跟平常一样多。(R)
(　　)6. 我与异性密切接触时和以往一样感到愉快。(R)
(　　)7. 我发觉我的体重在下降。
(　　)8. 我有便秘的苦恼。
(　　)9. 我心跳比平时快。
(　　)10. 我无缘无故地感到疲乏。
(　　)11. 我的头脑跟平常一样清楚。(R)
(　　)12. 我觉得经常做的事情并没有困难。(R)
(　　)13. 我觉得不安而平静不下来。
(　　)14. 我对未来抱有希望。(R)
(　　)15. 我比平常容易生气激动。
(　　)16. 我觉得做出决定是容易的。(R)
(　　)17. 我觉得自己是个有用的人,有人需要我。(R)
(　　)18. 我的生活过得很有意思。(R)
(　　)19. 我认为我死了别人会生活得更好。
(　　)20. 平常感兴趣的事我仍然感兴趣。(R)

抑郁自评量表评定方法

记分和结果解释:每个项目采用 1～4 级计分,其中第 2、5、6、11、12、14、16、17、18、20 项目为反向评分题,按 4～1 分计,各项目累计即为抑郁粗分(X),将粗分乘以 1.25 以后取整数部分,就得到标准分(Y)。抑郁严重度=各项目总分/80。

抑郁严重度 0.5 以下者为无抑郁;0.5～0.59 为轻微至轻度抑郁;0.6～0.69 为中至重度抑郁;0.7 以上为重度抑郁。有抑郁症状者,应主动调节情绪状态或向心理咨询师求助。

附录 E 艾森克人格问卷简式量表(EPQ-RSC)

1. 你是否有许多不同的业余爱好?

2. 你是否在做任何事情以前都要停下来仔细思考?

3. 你的心境是否常有起伏?

4. 你曾有过明知是别人的功劳而你去接受奖励的事吗?

5. 你是否健谈?

6. 欠债会使你不安吗?

7. 你曾无缘无故觉得"真是难受"吗?

8. 你曾贪图过分外之物吗?

9. 你是否在晚上小心翼翼地关好门窗?

10. 你是否比较活跃?

11. 你在见到一小孩或一动物受折磨时是否会感到非常难过?

12. 你是否常常为自己不该做而做了的事,不该说而说了的话而紧张吗?

13. 你喜欢跳降落伞吗?

14. 通常你能在热闹联欢会中尽情地玩吗?

15. 你容易激动吗?

16. 你曾经将自己的过错推给别人吗?

17. 你喜欢会见陌生人吗?

18. 你是否相信保险制度是一种好办法?

19. 你是一个容易感伤的人吗?

20. 你所有的习惯都是好的吗?

21. 在社交场合你是否总不愿崭露头角?

22. 你会服用具有奇异或危险作用的药物吗?

23. 你常有"厌倦"之感吗?

24. 你曾拿过别人的东西吗(哪怕一针一线)?

25. 你是否常爱外出?

26. 你是否从伤害你所宠爱的人中感到乐趣?

27. 你常为有罪恶之感所苦恼吗?

28. 你在谈论中是否有时不懂装懂?

29. 你是否宁愿去看书而不愿去多见人?

30. 你想要伤害你的仇人吗?

31. 你觉得自己是一个神经过敏的人吗?

32. 对人有所失礼时你是否经常要表示歉意?

33. 你有许多朋友吗?

34. 你是否喜爱讲些有时确能伤害人的笑话?

35. 你是一个多忧多虑的人吗？

36. 你在童年是否按照吩咐要做什么便做什么，毫无怨言？

37. 你认为你是一个乐天派吗？

38. 你很讲究礼貌和整洁吗？

39. 你是否总在担心会发生可怕的事情？

40. 你曾损坏或遗失过别人的东西吗？

41. 交新朋友时一般是你采取主动吗？

42. 当别人向你诉苦时，你是否容易理解他们的苦衷？

43. 你认为自己很紧张，如同"拉紧的弦"一样吗？

44. 在没有废纸篓时，你是否将废纸扔在地板上？

45. 当你与别人在一起时，你是否言语很少？

46. 你是否认为结婚制度是过时了的，应该废止？

47. 你是否有时感到自己可怜？

48. 你是否有时有点自夸？

49. 你是否很容易将一个沉寂的集会搞得活跃起来？

50. 你是否讨厌那种小心翼翼开车的人？

51. 你为你的健康担忧吗？

52. 你曾讲过什么人的坏话吗？

53. 你是否喜欢对朋友讲笑话和有趣的故事？

54. 你小时候曾对父母粗暴无礼吗？

55. 你是否喜欢与人混在一起？

56. 你如果知道自己工作有错误，这会使你感到难过吗？

57. 你失眠吗？

58. 你吃饭前必定洗手吗？

59. 你常无缘无故感到无精打采和倦怠吗？

60. 和别人玩游戏时，你有过欺骗行为吗？

61. 你是否喜欢从事一些动作迅速的工作？

62. 你的母亲是一位善良的妇人吗？

63. 你是否常常觉得人生非常无味？

64. 你曾利用过某人为自己取得好处吗？

65. 你是否常常参加许多活动，超过你的时间所允许？

66. 是否有几个人总在躲避你？

67. 你是否为你的容貌而非常烦恼？

68. 你是否觉得人们为了未来有保障而办理储蓄和保险所花的时间太多？

69. 你曾有过不如死了为好的愿望吗？

70. 如果有把握永远不会被别人发现，你会逃税吗？

71. 你能使一个集会顺利进行吗？

72. 你能克制自己的无礼行为吗？

73. 遇到一次难堪的经历后,你是否在一段很长的时间内还感到难受?

74. 你患有"神经过敏"吗?

75. 你曾经故意说些什么来伤害别人的感情吗?

76. 你与别人的友谊是否容易破裂,虽然不是你的过错?

77. 你常感到孤单吗?

78. 当人家寻你的差错,找你工作中的缺点时,你是否容易在精神上受伤?

79. 你赴约会或上班曾迟到过吗?

80. 你喜欢忙忙碌碌地过日子吗?

81. 你愿意别人怕你吗?

82. 你是否觉得有时浑身是劲,而有时又是懒洋洋的吗?

83. 你有时把今天应做的事拖到明天去做吗?

84. 别人认为你是生气勃勃的吗?

85. 别人是否对你说了许多谎话?

86. 你是否对某些事物容易冒火?

87. 当你犯了错误时,你是否常常愿意承认它?

88. 你会为一动物落入圈套被捉拿而感到很难过吗?

评分标准:EPQ问卷总共有四个分量表(E分量表指内外向,N分量表指情绪稳定性,P分量表指精神质,L分量表指掩饰、虚假),共88道题,每道题的记分方法如下(前面没有负号的项目就表示回答"是"时记1分,回答"否"时记0分,前面有负号的项目就表示回答"否"时记1分,回答"是"时记0分):

E分量表(共21个项目):1 5 10 13 14 17 −21 25 −29 33 37 41 −45 49 53 55 61 65 71 80 84

N分量表(共24个项目):3 7 12 15 19 23 27 31 35 39 43 47 51 57 59 63 67 69 73 74 77 78 82 86

P分量表(共23个项目):−2 −6 −9 −11 −18 22 26 30 34 −38 −42 46 50 −56 −62 66 68 −72 75 76 81 85 −88

L分量表(共20个项目):−4 −8 −16 20 −24 −28 32 36 −40 −44 −48 −52 −54 58 −60 −64 −70 −79 −83 87

各分量表表示的含义:

E(内外向)得分越高表示越外向,爱交际,喜欢参加联欢会,朋友多,需要有人同他说话,不爱一个人阅读和做研究,渴望兴奋的事,喜欢冒险,向外发展,行动受一时冲动影响。喜欢实际的工作,回答问题迅速,漫不经心,随和,乐观,喜欢谈笑,宁愿动而不愿静,倾向进攻。总的来说是情绪失控的人,不是一个很踏实的人。

得分越低表示越内向,安静,离群,内省,喜爱阅读而不喜欢接触人。保守,与人保持一定距离(除非挚友),倾向于事前有计划,做事瞻前顾后,不凭一时冲动。不喜欢兴奋的事,日常生活有规律,严谨。很少进攻行为,多少有些悲观。踏实可靠。价值观念是以伦理做标准。

N(情绪稳定性)得分越高表示情绪越不稳定,焦虑、紧张、易怒往往又有抑郁。睡眠不好,患有各种心身障碍。情绪过度,对各种刺激的反应都过于强烈,情绪激发后又很难平复下来。由于强烈的情绪反应而影响了他的正常反应。不可理喻,有时走上危险道路。在与外向结合时,这种人是容易发火的和不休息的,以致激动、进攻。概括地说,这是一个紧张的人,好抱偏见,易犯错误。

得分越低表示情绪越稳定,倾向于情绪反应缓慢、弱,即使激起了情绪也很快平复下来。通常是平静的,即使生气也是有节制的,并且不紧张。

P(精神质)得分越高表示喜独身,不关心人,常有麻烦,在哪里都不合适。可能是残忍的、不人道的,缺乏同情心,感觉迟钝,对人抱敌意,即便是对亲友也如此。倾向进攻,即使是面对喜爱的人。喜欢一些古怪的不平常的事情,不惧安危。喜恶作剧,总要捣乱。

L(掩饰、虚假性)得分没有统一的划分标准,一般来说成人的L分因年龄而升高,儿童则因年龄而减低。